Springer-Lehrbuch

Das Erste – kompakt

Herausgeber
Jesko Priewe
Daniel Tümmers

Konzept
PD. Dr. Dr. Oliver Friedrich
Jesko Priewe
Daniel Tümmers

Weitere Titel dieser Reihe:

Friedrich, Physiologie – GK1
978-3-540-36479-5

Krantz, Biochemie – GK1
978-3-540-36470-2

Schön, Medizinische Psychologie und Soziologie – GK1
978-3-540-36361-3

Witt, Anatomie – GK1
978-3-540-36367-5

Priewe/Tümmers (Hrsg.),
Das Erste
Kompendium Vorklinik
978-3-540-32877-3

Jürgen Ernst, Sven Krantz, Martin Witt

Chemie Physik Biologie – GK1

Mit 152 Abbildungen und 32 Tabellen

Springer

Prof. Dr. Jürgen Ernst
Auf dem Uhlberg 2
53127 Bonn

Prof. Dr. Sven Krantz
Universität Greifswald
Institut für Med. Biochemie u. Molekularbiologie
Sauerbruchstraße
17487 Greifswald

Prof. Dr. med. Martin Witt
TU Dresden
Institut für Anatomie
Fetscherstraße 74
01307 Dresden

Reihenherausgeber:
Jesko Priewe
Daniel Tümmers
medicu(r)s GbRmbH
Hauptstraße 580
53347 Alfter
info@medicurs.de

ISBN-13 978-3-540-36485-6 Springer Medizin Verlag Heidelberg
Bibliografische Information der Deutschen Nationalbibliothek
Die Deutsche Nationalbibliothek verzeichnet diese Publikation in der Deutschen Nationalbibliografie; detaillierte bibliografische Daten sind im Internet über http://dnb.d-nb.de abrufbar.

Springer Medizin Verlag
springer.de

Planung: Renate Scheddin, Kathrin Nühse, Heidelberg
Projektmanagement: Sigrid Janke, Heidelberg
Lektorat: Dr. med. Susanne Meinrenken, Freiburg

Layout und Umschlaggestaltung: deblik Berlin
Satz: Fotosatz-Service Köhler GmbH, Würzburg
SPIN 11796756

Gedruckt auf säurefreiem Papier 15/2117 – 5 4 3 2 1 0

Vorwort

DIE Klippe im Medizinstudium ist und bleibt das Physikum, oder wie es nunmehr seit kurzer Zeit genannt wird, das erste Staatsexamen.

Wir widmen uns seit mittlerweile knapp fünf Jahren der professionellen Bewältigung dieser Hürde, indem wir medicu(r)s – ein Repetitorium für Medizinstudenten – gegründet und seit dieser Zeit schon zahlreiche Studenten erfolgreich durch die Vorbereitung und die anschließende Prüfung geleitet haben.

Im Jahr 2004 kam der Springer Verlag mit der Bitte auf uns zu, Fachbücher zur Prüfungsvorbereitung auf das neue erste Staatsexamen zu erarbeiten. Wir haben unsere Zusage an die Bedingung geknüpft, dass die Bücher sowohl enge klinische Bezüge enthalten müssen, als auch durch eine sinnvoll dosierte Didaktik geprägt sein sollen. Beide Aspekte haben in diesem Buch ihre Umsetzung auf besondere Weise gefunden: Zum einen stellen unsere Klinikboxen schon erste klinische Bezüge her. Zum anderen bieten die Mindmaps einen strukturierten Überblick über den Inhalt der jeweiligen Kapitel und die Merke-Boxen, sowie Prüfungsfallstricke geben eine Gewichtung vor, worauf Sie in der Vorbereitung besonders achten sollten.

Dieses Buch ist streng nach dem aktuellen GK1 gegliedert, um Ihnen, liebe Leser, den Weg zu ebnen, sich strukturiert vorzubereiten, ohne einen thematischen Aspekt zu übersehen oder zu vernachlässigen.

Wir möchten uns in diesem Zusammenhang bei unseren Autoren Herrn Prof. Dr. Ernst, Herrn Prof. Dr. Krantz und Herrn Prof. Dr. Witt für die gute und vertrauensvolle Zusammenarbeit bedanken.

Des Weiteren möchten wir uns beim Springer Verlag bedanken, der letztlich das Erscheinen des Buches ermöglicht hat. Hier danken wir insbesondere Frau Kathrin Nühse für die stets gute und konstruktive Zusammenarbeit und Frau Sigrid Janke für das professionelle Projektmanagement.

Zum Schluss danken wir unseren Ehefrauen Nadine und Petra für ihren Rückhalt, ihre Geduld und häufige Rücksichtnahme.

Unser großer Wunsch ist es, dass Ihnen, liebe Leser, dieses Buch bei der Bewältigung Ihrer Prüfung hilft und Sie sich im Nachhinein gerne an die »Zeit des Lernens und Leidens« zurückerinnern.

Bonn, Juli 2006
Daniel Tümmers und Jesko Priewe

Wir Autoren des vorliegenden Repetitoriums der Physik, Chemie und Biologie für Mediziner haben uns der Aufgabe gestellt, die vom GK1 geforderten naturwissenschaftlichen Grundkenntnisse möglichst übersichtlich darzustellen und ihre Bedeutung für die Medizin durch typische Anwendungsbeispiele aus Medizin und Alltag anschaulich zu machen. Wir glauben, dass uns dazu unsere langjährige Erfahrung mit der Problematik befähigt, wie man den eigentlich fachfremden Medizinern das für sie Wichtige in unseren Fächern durch Vorlesungen und Praktika vermittelt. Als involvierte Dozenten in dem von den Herausgebern angebotenen Repetitorium für Medizinstudenten war es für uns deshalb besonders reizvoll, unsere dort verwendeten Skripte nochmals genau nach dem GK1 zu überarbeiten und in Buchform herauszubringen. Wir hoffen, den mit Wissensstoff von so viel Fächern überhäuften Medizinstudenten mit diesem Band nicht nur einen knappen und zugleich anregenden Leitfaden für »Das Erste« geben zu können, sondern auch einen bleibenden Zugang zu aktuellen und allgemeinen naturwissenschaftlichen Fragestellungen. Wir danken Frau Susanne Meinrenken für das kompetente Lektorat.

Bonn, Greifswald und Dresden, August 2006
Jürgen Ernst, Sven Krantz und Martin Witt

Die Herausgeber

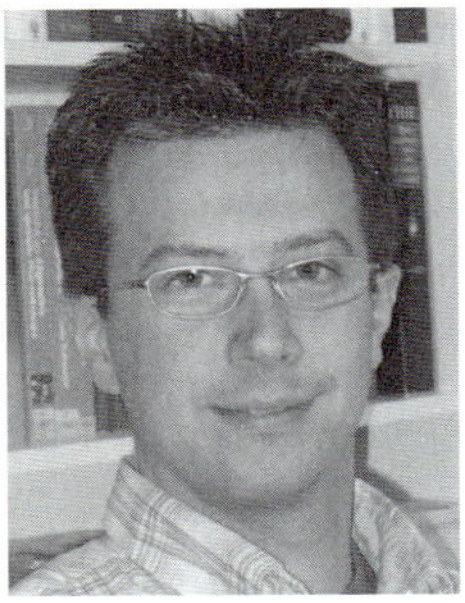

Jesko Priewe
geboren 1974 in Bonn-Bad Godesberg, verheiratet. Studium der Humanmedizin an der Ruhr-Universität-Bochum und der Rheinischen Friedrich-Wilhelms-Universität Bonn, Studium der Gesundheitsökonomie, Akademie Prof. Dr. Braunschweig, Köln. 2003 Gründung der Firma medicu(r)s GbRmbH. Geschäftsführer der medicu(r)s GbRmbH von 2003 bis heute. Seit 2006 Tätigkeit in der Klinik für Innere Medizin am Marienhospital Euskirchen. Herausgeber des Bandwerkes »Das Erste – kompakt« mit den Einzelwerken: »Chemie, Physik, Biologie«; »Biochemie«; »Medizinische Psychologie und Soziologie«; »Anatomie«; »Physiologie«. Herausgeber des Kompendiums »Das Erste – kompakt · Kompendium Vorklinik« im Springer-Verlag Heidelberg.

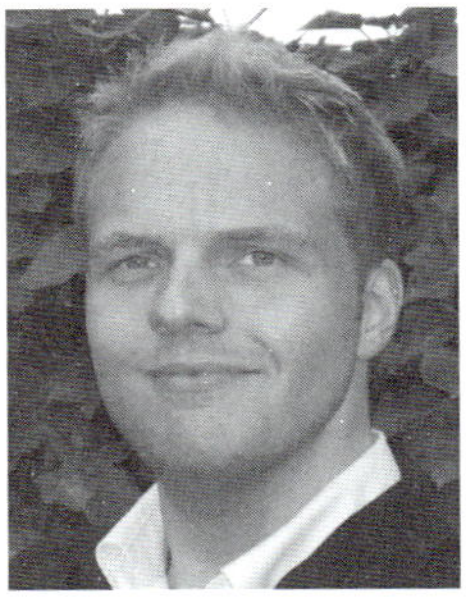

Daniel Tümmers
geboren 1976 in Hamm, verheiratet. Studium der Humanmedizin an der Universität Bochum von 1998 bis 2002. Studium der Biologie, Germanistik und Pädagogik an der Universität Essen von 2002 bis 2006. 2003 Gründung der Firma medicu(r)s GbRmbH. Geschäftsführer der medicu(r)s GbRmbH von 2003 bis heute. 2006 Staatsarbeit zum Thema: »Das Arzt-Patienten-Gespräch«. Herausgeber des Bandwerkes »Das Erste – kompakt« mit den Einzelwerken: »Chemie, Physik, Biologie«; »Biochemie«; »Medizinische Psychologie und Soziologie«; »Anatomie«; »Physiologie«. Herausgeber des Kompendiums »Das Erste – kompakt · Kompendium Vorklinik« im Springer-Verlag Heidelberg.

Der Autor

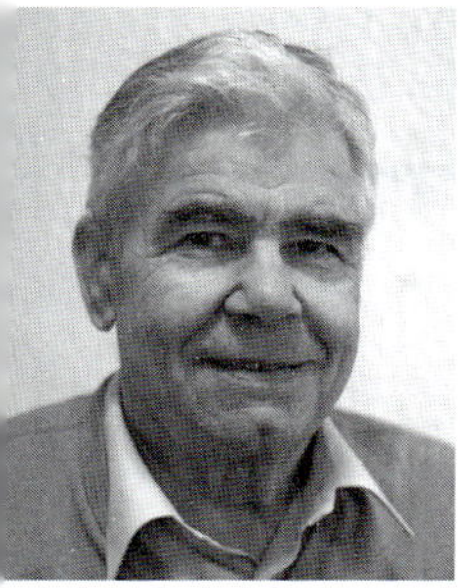

Jürgen Ernst
geboren 1936 in Nürnberg. Studium der Physik an den Universitäten Erlangen und Heidelberg, 1965 Promotion mit experimenteller Arbeit am Max-Planck-Institut für Kernphysik in Heidelberg. 1966 Assistent am Institut für Strahlen- und Kernphysik der Universität Bonn. 1971 Habilitation, 1980 Ernennung zum Professor C3. Längere Forschungsaufenthalte an Beschleunigerlaboratorien in Berkeley CA, Rochester N.Y., Vancouver B.C. und Orsay bzw. Saclay bei Paris. Lehrtätigkeit: u. A. Atom- und Kernphysik für Nebenfächler, insbesondere Biologen, Einführung in die Physik für Mediziner, Zahnmediziner und Pharmazeuten, Leitung zugehöriger Physikpraktika.

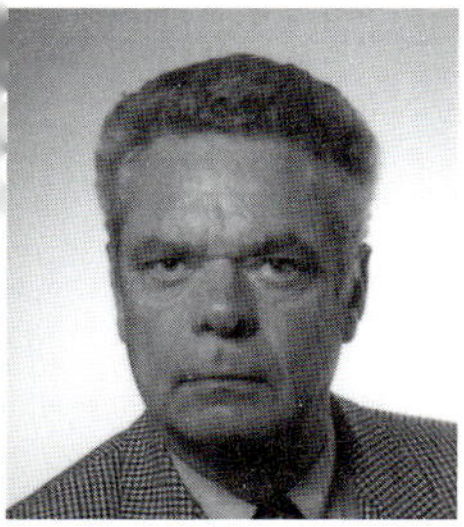

Sven Krantz
1940 in Gotenhafen geboren, Medizinstudium von 1959-65 an der Ernst Moritz Arndt-Universität Greifswald, seit 1966 am Institut für Biochemie in Greifswald, Promotion 1965, Habilitation 1976, Facharzt für Biochemie 1971, 1980 Berufung zum Professor, 2005 Eremetierung.

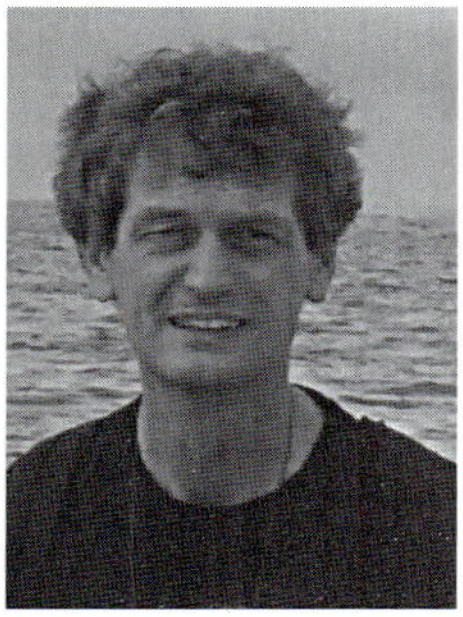

Martin Witt
geboren 1956 in Göttingen. Studium der Humanmedizin in Turin, Graz und Hamburg. 1984-1994 am Anatomischen Institut Tübingen, dort Promotion und Habilitation für Anatomie. 1994 bis 2005 am Institut für Anatomie an der Technischen Universität Dresden, seitdem im Interdisziplinären Zentrum für Riechen und Schmecken der Medizinischen Fakultät der TU Dresden. Forschungsaufenthalte an der Bowman Gray University (Winston-Salem, NC) und Tokyo University (Faculty of Frontier Sciences). Verheiratet mit einer Historikerin; zwei Kinder, die auf keinen Fall Ärztinnen werden wollen. Hobby: Verirren in der Dresdner Heide.

Chemie Physik Biologie: Das neue Lehrbuch

Mind Map: grafische Übersicht der wichtigsten Kapitelinhalte, kombiniert mit einer Zusammenfassung

Leitsystem: schnelle Orientierung über alle Kapitel und den Anhang

Aufzählungen: Lerninhalte übersichtlich präsentiert

Gleichungen, Formeln, Gesetze und Theoreme

Klinik-Box: klinisch relevantes Wissen für die Praxis

Physik

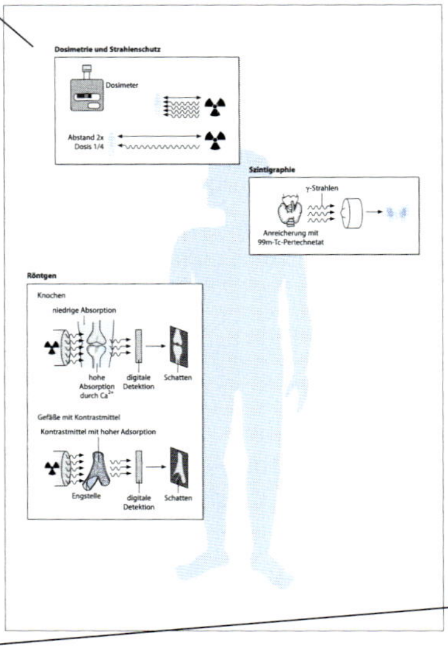

8 Ionisierende Strahlung

Mind Map

Im Jahr 1896 entdeckte Henri Becquerel die Radioaktivität von Uran mit den damals rätselhaften α-, β- und γ-Strahlen. Die Aufklärung der Natur dieser Strahlen erschloss in den Folgejahren neue Gebiete, die Atom-, Kern- und Elementarteilchenphysik. Die Radioaktivität verschiedenster Substanzen ermöglicht heute eine Vielzahl von Detektionsverfahren wie z. B. die **Szintigraphie**.

Im Jahr 1895 entdeckte Wilhelm Konrad Röntgen die im deutschen Sprachraum nach ihm benannte **Röntgen**strahlen. Sie sind seitdem unentbehrliches Hilfsmittel der medizinischen Diagnostik und Therapie.

Die Radioaktivität wurde von Becquerel durch die Schwärzung einer in einer Schublade lichtdicht eingepackten Photoplatte entdeckt, auf der Kaliumuranylsulfat lag. 110 Jahre danach kann man geringste Spuren ionisierender Strahlung nachweisen, wobei dies in der **Dosimetrie** heute immer noch über die Schwärzung von Filmmaterial funktioniert. In der Röntgendiagnostik hingegen wird der Film mehr und mehr durch **digitale Aufzeichnung** ersetzt.

In der Medizin muss bei allen Anwendungen von ionisierenden Strahlen immer der Kompromiss zwischen Nutzen und Schaden gesucht werden. Dies gilt für Patienten, aber natürlich auch für das medizinische Personal. Für den persönlichen **Strahlenschutz** (und für die Prüfung) ist es wichtig zu wissen, dass die Dosisleistung um den Faktor 4 abnimmt, wenn man den Abstand zur Strahlungsquelle verdoppelt.

2.5.1 Genmutationen

Genmutationen sind Veränderungen der Nucleotidsequenz der DNA eines Gens. Sie können Folge sein von:

- **Basensubstitution**: Ersatz einer Base durch eine andere (Punktmutation),
- **Basendeletion**; Nucleotide gehen verloren,
- **Baseninsertion**: neue Basen werden zusätzlich eingefügt,
- **ungleichem Crossing over** (Genkonversion): Ein Genabschnitt eines Chromosoms wird als Bruchstück beim Crossing-over in das homologe Chromosom eingefügt (Duplikation).

2.5.2 Folge von Genmutationen

Die Folge von Genmutationen ist eine verringerte oder fehlende Synthese der mRNA und damit Veränderungen der Aminosäuresequenz der jeweiligen Polypeptidkette. Falls die Promotorregion gestört wird, wird das gesamte Gen inaktiviert. Bei Veränderungen des Stop-Codons entsteht ein abnormal langes oder verkürztes Protein.

KLINIK

Ein schönes Beispiel für eine Punktmutation ist die autosomal-rezessiv vererbte Sichelzellanämie. Der Austausch der Aminosäure Val gegen Glu in der Hämoglobin-β-Kette (HbS) führt zu abnormer Sauerstoffbindungskapazität und Formveränderungen des Erythrozyten bei Desoxygenierung. Massiver Abbau der Erythrozyten in der Milz führt zu anämischen Krisen. Selektionsvorteil der Erkrankten besteht in höherer Resistenz gegenüber Malaria.

5.1.3 Coulomb-Kraft

Elektrisch geladene Körper üben anziehende Kräfte aufeinander aus, wenn sie ungleichnamig geladen sind, während sich gleichnamig geladene abstoßen. Dies Verhalten drückt das **Coulombsche Gesetz** quantitativ aus, wobei wie bei der Gravitation (► Kap. 2) die Kraft umgekehrt proportional zum Quadrat des Abstandes zwischen den punktförmig gedachten Ladungen ist:

$$|F| = \frac{1}{4\pi\varepsilon_0 \cdot \varepsilon} \frac{Q_1 \cdot Q_2}{r_{12}^2} [\mathrm{N}];$$

Carbonsäuren sind Kohlenwasserstoffverbindungen mit einer **Carboxylgruppe (–COOH).** Die Carboxylgruppe dissoziiert ein Proton ab und geht in das Carboxylatanion COO^- über. Dieses Anion ist Mesomerie-stabilisiert. Carbonsäuren sind schwache Elektrolyte. Die Azidität aliphatischer Carbonsäuren ist geringer als die aliphatischer Sulfonsäuren.

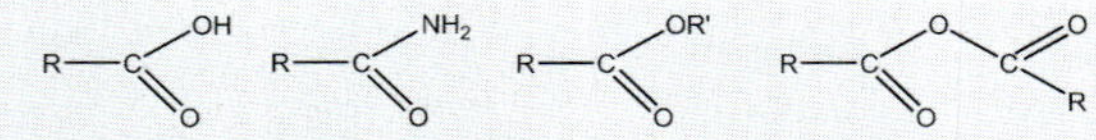

Abb. 2.11. Carbonsäurederivate

Inhaltliche Struktur: klare Gliederung durch alle Kapitel

Navigation: Seitenzahl und Kapitelnummer für die schnelle Orientierung

Tabelle: klare Übersicht der wichtigsten Fakten

Tab. 7.2. Brechzahl von Stoffen STPD und Grenzwinkel der Totalreflexion zu Luft für gelbes Na-Licht der Wellenlänge = 589 nm

Feststoff	*n*	α_{TR}	Fl. Stoff, Gas	*n*	α_{TR}
Eis	1,310	49,8°	Luft	1,0003	–
Quarzglas	1,459	43,3°	Wasser	1,333	48,6°
Flintglas	1,613	38,3°	Benzol	1,501	41,8°
Diamant	2,417	24,4°	Methyleniodid	1,628	37,9°

7.2.2 Abbildung durch Reflexion an Spiegeln

Konstruiert man nach dem in ► Kapitel 6.2.3 besprochenen **Reflexionsgesetz »Einfallswinkel = Ausfallswinkel«** die von einzelnen Punkten eines Gegenstandes ausgehenden Lichtstrahlen, so findet man bei einem ebenen Spiegel Folgendes: die reflektierten Strahlen scheinen von einem Abbild des Gegenstandes herzukommen, das in gleichem Abstand wie der Gegenstand hinter der Spiegelfläche zu stehen scheint. Generell nennt man solche Abbildungen **virtuell**, da man am vermeintlichen Ort des Bildes es nicht durch eine Mattscheibe oder einen Film aufnehmen oder sichtbar machen kann. Bekanntlich erscheint bei einfacher Spiegelung im virtuellen Bild immer rechts und links gegenüber dem Original vertauscht.

spiegel von Kraftfahrzeugen, da sie einen großen Raumwinkel erfassen.

Auf die Gesetze der Abbildung mit Konkav- und Konvexspiegeln und ihre Bildfehler wird hier nicht näher eingegangen, da sie im Prinzip dieselben sind wie für Linsen (s. u.).

Merke

Ebener Spiegel: Bild virtuell, hinter dem Spiegel im gleichen Abstand wie Gegenstand.
Konkaver Spiegel: Brennweite $f=R/2$, R Krümmungsradius; für Gegenstandsweite $g<f$ Bild virtuell und vergrößert.
Konvexer Spiegel: Brennweite $f=-R/2$; für Gegenstandsweite $g>0$ Bilder stets virtuell und verkleinert.

Merke: das Wichtigste auf den Punkt gebracht

$\varepsilon_0 = 8{,}854 \cdot 10^{-12}$ As/(Vm) ist die **Dielektrizitätskonstante**, ε die **Permittivitätszahl**, die angibt, um welchen Faktor sich die Kraftwirkung abschwächt, wenn der Raum zwischen den Ladungen mit nichtleitendem Stoff (Dielektrikum) gefüllt ist. Für Vakuum ist $\varepsilon = 1$. Zwei gleich große Ladungen q mit ungleichem Vorzei-

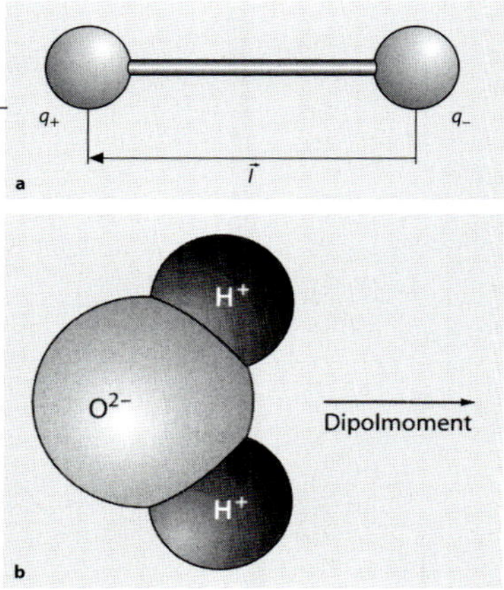

Abb. 5.1a,b. Dipol: **a** Schematische Darstellung eines Dipols mit Dipolmoment $\vec{p} = q \times \vec{l}$; **b** Dipol des Wassermoleküls, schematisch. (Harten 2006)

Doppelbindungen, die mehr als 9 C-Atome von der Carboxylgruppe entfernt sind, werden durch Dehydrierungen nicht eingeführt.

Für die **Nomenklatur der C-Atome und Doppelbindungen in Fettsäuren** gelten folgende Regeln:

- das C-Atom 1 ist die Carboxylgruppe;
- das der Carboxylgruppe benachbarte C-Atom 2 wird als α-C-Atom, die folgenden als β-, γ- usw. bezeichnet. Die endständige Methylgruppe erhält die Kennzeichnung ω;
- die Stellung einer Doppelbindung wird durch das Symbol Δ gekennzeichnet. Die Zählung beginnt am C_1 der Carboxylgruppe.

Prüfungsfallstricke

Unter der Bezeichnung **ω3 oder ω6** werden ungesättigte Fettsäuren aufgeführt, die eine Doppelbindung 2 oder 5 Stellen vor der ω-endständigen Methylgruppe enthalten.

Prüfungsfallstricke: hilft erfolgreich durch die Prüfung

Harmonische Schwingungen

Man nennt eine Schwingung **harmonisch**, wenn die schwingende Größe durch die folgende **Sinusfunktion** beschrieben werden kann: $y(t) = y_0 \times \sin(\omega \times t + \varphi)$.

Anschaulich beschreibt diese Gleichung die Projektion eines Punkts auf die y-Achse, während sich der Punkt gleichmäßig auf einem Kreis um den Ursprung bewegt (Abb. 1.5). Die in Tabelle 2.3 eingeführten physikalischen Größen, die auch zur Beschreibung von Wechselstrom in ► Kapitel 5.10 benutzt werden, gelten auch hier.

Schlüsselbegriffe: sind fett bzw. kursiv hervorgehoben

Zahlreiche **Abbildungen:** veranschaulichen komplizierte und komplexe Sachverhalte

Verweis auf Abbildungen und Tabellen: deutlich herausgestellt und leicht zu finden

Inhaltsverzeichnis

Biologie

Physik

Chemie

Biologie

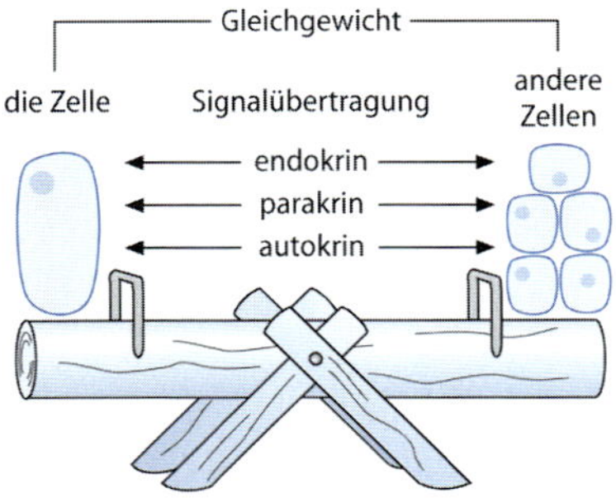

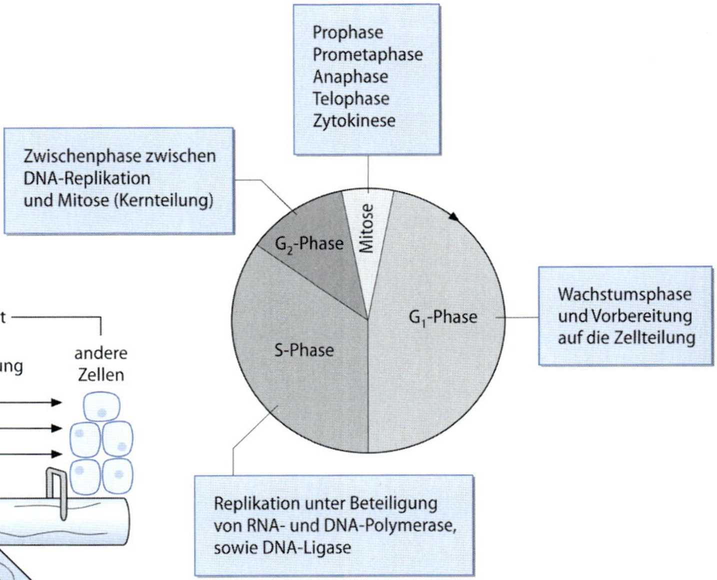

Prokaryonten ↔ **Eukaryonten**

Prokaryonten
- Kernäquivalent (Nukleoid)
- 1 Chromosom
- kaum Kompartimente (kein Endoplasmatisches Retikulum)
- keine Organellen

Eukaryonten
- Zellkern mit Membran
- mehr als 1 Chromosom
- komplexe Kompartimente (durch Endoplasmatisches Retikulum)
- Zellorganellen (Mitochondrien, Golgi-Apparat, etc.)

↓

Protoplast und Plasmaembran
- Zytoplasma
  - Zytosol, Zytoskelett
  - Organellen
- Karyoplasma

Zelltod
- Apoptose
  - programmierter Zelltod
  - durch andere Zellen ausgelöst
- Nekrose
  - Platzen oder Zerfallen von Zellen
  - bei Entzündungen

1 Allgemeine Zellbiologie, Zellteilung und Zelltod

Mind Map

Nach Virchow ist die Zelle als Ausgangspunkt allen Lebens die kleinste organisatorisch selbstständige Einheit des Körpers (cum grano salis). Man sollte jedoch ihre Autonomie nicht überschätzen, denn sie ist eingebunden in ein sorgsam austariertes Gleichgewicht mit anderen Zellen, zu denen sie mit zahlreichen Kommunikationsmitteln Kontakt hält.

Ihr Charakter ist dualer Natur; einerseits muss sie an sich selbst denken, Strukturproteine herstellen und für Nachkommen sorgen. Andererseits ist sie Teil des Räderwerks, das das System am Laufen hält. Die Zeit und Energie, die sie für Nachwuchs und sich selbst verwendet, geht von der Zeit ab, die sie dem Gesamtorganismus dient. Normalerweise ist diese Art Taktung durch Regulationsmechanismen vorgeschrieben. Sinn der normalen Proliferation ist die Staffelübergabe an jüngere Kandidaten, da das Leben der Zellen gewebsspezifisch begrenzt ist. Der regulierte Todesfall ist die Apoptose, der »plötzliche Herztod« der Zelle die Nekrose.

Im Extremfall können sich jedoch Zellpopulationen aus dem Gesamtverband lösen und unabhängig von anderen Geweben »Unsinn« treiben und die Taktung zugunsten kaum geregelter Proliferation aufgeben, wie es z. B. Tumorzellen tun.

1.1 Zellbegriff und zelluläre Strukturelemente

Die Zelle gilt (neben den Mitochondrien) als kleinste organisatorische Einheit, die in der Lage ist, sich selbst zu reproduzieren. Organismen können in 2 unterschiedliche Zellformen eingeteilt werden:
- Prokaryonten und
- Eukaryonten.

Die **Prokaryonten** besitzen keinen Zellkern. Sie sind zwar stammesgeschichtlich älter, dies macht sie jedoch nicht weniger primitiv: ihre Parademitglieder, Bakterien, sind sehr hartnäckig und erfolgreich, und auch dies beruht zu einem guten Teil auf angepasstes Verhalten in ihren jeweiligen Umgebungen. Ihr Durchmesser beträgt etwa 1–10 µm.

Bakterien verhalten sich hinsichtlich ihrer Teilungsfähigkeit, des DNA-Gehalts ähnlich wie Mitochondrien. Diese Ähnlichkeit gibt die **Endosymbiontentheorie** wieder, wonach Mitochondrien phagozytierten und gezähmten Bakterien entsprechen.

Die **Eukaryonten** besitzen einen echten membranumschlossenen Zellkern. Zu ihnen gehören alle höheren mehrzelligen Organisationsformen, Pflanzen und Pilze. Die Zellen haben einen Durchmesser von 8–150 µm. Die eukaryontischen Zellen gehen grundsätzlich aus undifferenzierten Zellen hervor, die sich nach zahlreichen Teilungsvorgängen differenzieren. Zwar ist jede Zelle unabhängig von benachbarten Individuen; dies wird allerdings durch einen ausgeprägten Kommunikationsapparat (z. B. direkte Zellverbindungen, Adhäsionsmoleküle oder hormonartige Substanzen) eingeschränkt. Jedoch gibt es auch große Zellverbände, deren Zellen sich durch Verschmelzung (Synzytium) spezialisieren. Beispiele sind Skelettmuskelzellen oder der Synzytiotrophoblast der Plazenta.

Dessen ungeachtet spezialisieren sich fast alle einkernigen Zellen innerhalb ihrer Organsysteme. Ihre Größen und Formen sind außerordentlich variabel. Zu den größten Zellen zählt die Skelettmuskelfaser (GK Physiologie, ▶ Kap. 13), die bis 50 cm (Zentimeter!) lang werden kann, aber Tausende von Kernen enthalten muss, um zu überleben. Auch Nervenzellen zählen mit bis zu 100 µm großen Zellleibern und bis 50 cm langen Fortsätzen zu den Elefanten unter den Zellen.

»O815-Zellen« sind meist Drüsenzellen mit Durchmessern um die 20 µm (z. B. Hepatozyten). Zu den kleineren, aber feineren gehört das rote Blutkörperchen (Erythrozyt), das seinen Kern herausgeworfen und sich ganz auf die Sauerstoffbindung spezialisiert hat.

Die Zelle als Fabrik

Man kann die eukaryontische Zelle vergleichen mit einer großen Fabrik, z. B. einer Autofabrik. Der Chef und Aufsichtsrat, Streikkomitee etc, sitzen im **Zellkern** (Nucleus) und entscheiden über Wohl und Wehe der Firma. Produktionsentscheidungen werden über e-mails oder Boten (messenger-RNA) ans Fließband in der Werkhalle adressiert und herausgegeben. An den Fließbändern (**Ribosomen des rauen endoplasmatischen Retikulums**) werden diese Entscheidungen umgesetzt (**Translation**), und es entsteht erst einmal die grobe Karosserie (**Proteine**), die dann in anderen Bereichen mit allem möglichen Zusatzbehör (Reifen, Motor, Kurbelwelle) ergänzt wird. In der Zelle entspricht dies dem **Golgi-Apparat** bzw. dem **glatten endoplasmatischen Retikulum**, in der Glykosylierung und Lipoproteinsynthese stattfinden (◘ Abb. 1.1).

Das fertige Auto wird dann aus dem Werksgelände herausgefahren, wobei bestimmte Tore geöffnet werden müssen (Carrier, **Exozytose**). Die Energie für den Produktionsablauf wird über lokale Kraftwerke (**Mitochondrien**) umgesetzt. Gängige konvertible Währung ist der Bio-Dollar (**ATP**). Müll und Abfallprodukte werden zum Teil in internen, gut isolierten Müllcontainern zwischengelagert und verkleinert (**Lysosomen**), zum

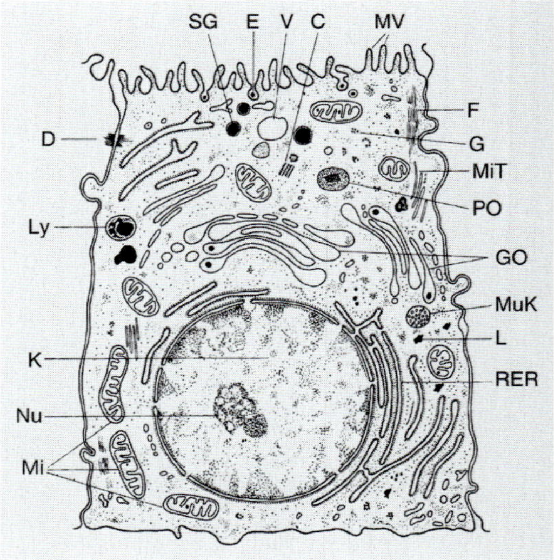

◘ **Abb. 1.1.** Schema einer polarisierten Zelle (Epithelzelle). D: Desmosom mit einstrahlenden Intermediärfilamenten; E: Endozytose; F: Filamente; G: Glykogengranula; GO: Golgi-Apparat; K: Zellkern; L: Lipidtröpfchen; Ly: Lysosom; Mi: Mitochondrien; MiT: Mikrotubuli; MuK: Multivesikulärkörper; MV: Mikrovilli; Nu: Nucleolus; PO: Peroxisomen; RER: raues endoplasmatisches Retikulum; SG: Sekretgranula; V: Vakuole; C: Centriol. (Schiebler 1997)

Teil ausgeschleust (Exozytose) und zum Teil recycelt. Es wird Dosenpfand erhoben. Wenn die Firma pleite macht, platzen die Müllcontainer, und es verbreitet sich ein unangenehmer Duft.

Im Folgenden werden einige Zellorganellen nicht weiter besprochen, da dies in den Kapiteln der Biochemie erfolgt.

1.2 Plasmamembran

GK Biochemie, ▶ Kap. 6.3.

1.3 Zellkern

GK Biochemie, ▶ Kap. 6.4.

1.4 Cytoplasma, Cytosol

GK Biochemie, ▶ Kap. 6.

1.5 Ribosomen

An den Ribosomen findet die Proteinsynthese statt (◘ Abb. 1.2). Als nicht membranumschlossene Organellen liegen sie entweder in freier Form im Cytoplasma vor, oder sie sind an das endoplasmatische Retikulum gebunden.

Die Untereinheiten eines Ribosoms bestehen aus einer 40S- und einer 60S-Untereinheit (S wie Svedberg). Beide Einheiten zusammen ergeben nach Bindung an mRNA die 80S-Partikel. Die Svedberg-Einheiten verhalten sich als Maßgaben für die Sedimentationsgeschwindigkeit nicht additiv. Beide Einheiten nehmen den ankommenden mRNA-Strang in die Zange und bilden einen Initiationskomplex, der die Translation, d. h. die Umsetzung des Nucleotid-Codes in eine Aminosäuresequenz einleitet.

Um Zeit zu sparen, können mehrere Ribosomen gleichzeitig mehrere Ketten eines künftigen (Poly)peptids zusammensetzen. Diese Komplexe bezeichnet man als Polysomen.

1.6 Endoplasmatisches Retikulum (GK Biochemie, ▶ Kap. 6.8)

1.6.1 Definition

Das endoplasmatische Retikulum (ER) ist ein membrangebundenes netzförmiges Schlauch-System, das man in ein raues (mit Ribosomen besetztes) ER und ein glattes ER unterteilen kann.

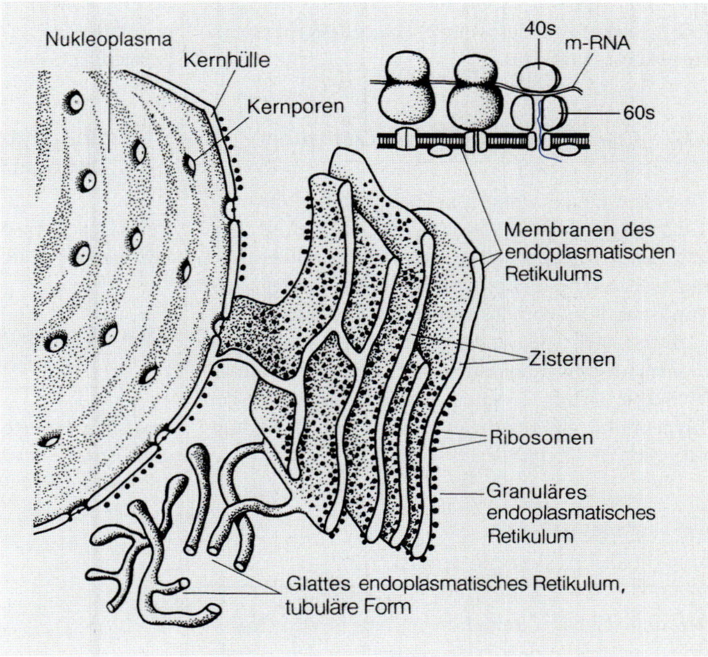

◘ **Abb. 1.2.** Endoplasmatisches Retikulum und Ribosomen. Raue Form in Gestalt von abgeplatteten Membransäcken. Sie stehen untereinander und mit der Kernhülle in kontinuierlicher Verbindung. Glattes endoplasmatisches Retikulum in Gestalt von gewundenen, verzweigten Tubuli. Oben: 3 Ribosomen, aufgebaut aus 2 Untereinheiten und verbunden durch den »Faden« der m-RNA. Anlagerung an die Membran des endoplasmatischen Retikulums während der Proteinsynthese und Abgabe eines Proteinmakromoleküls (blau) in den Raum des endoplasmatischen Retikulums. (Schiebler 1997)

1.6.2 Raues Endoplasmatisches Retikulum

Das rER ist der Ort der Synthese von sekretorischen, lysosomalen und Membranproteinen; zudem werden Kommunikationspeptide (Signalpeptide, Signalerkennungspartikel und Signalerkennungspartikel-Rezeptor) hergestellt. Auch einfache Modifikationen der Proteine, z. B. N-Glykosylierung, Hydroxylierung und Disulfidbrückenbildung werden hier vorgenommen. Das rER dient auch als Speicherreservoir für Zellprodukte.

1.6.3 Glattes Endoplasmatisches Retikulum

Das glatte ER (sER) ist der Syntheseort der Membranphospholipide, der Steroidhormone, der Biotransformation der Xenobiotika (d. h. Detoxifizierung, aber auch »Toxifizierung«, z. B. mit Cytochrom P-450), der Gluconeogenese und der Speicherung von Ca^{2+}.

1.7 Golgi-Komplex (Golgi-Apparat)
(GK Biochemie ► Kap. 6.9)

1.7.1 Stapel (Diktyosomen) von flachen Zisternen (Sacculi) und peripheren Vesikeln

Der Golgi-Apparat ist ein meist kappenförmig über dem Zellkern liegender, weitmaschiger Zisternenraum, der polar organisiert ist.

1.7.2 Cis-, Mittel- und Trans-Cisternen

Die polare Organisation zeigt sich in einem Cis- und Trans-Golgi-Netzwerk. Die cis-Seite ist dem ER, bzw. dem Zellkern zugewandt, die trans-Seite zellkernfern: hier werden die fertigen Moleküle in Vesikel abgeschnürt und ggf. zur Plasmamembran verfrachtet.

Der Golgi-Apparat ist der Ort der posttranslationalen Modifikation und Sortierung der Proteine wie O-Glykosylierung, Sulfatierung und Abspaltung von Polypeptidketten (z. B. Insulin). Hier werden Glykolipide und Polysaccharide konstruiert.

1.8 Exozytose
(GK Physiologie ► Kap. 1.2.2)

Der Sinn zellulärer Bemühungen liegt u. a. im Export ihrer Produkte in den Extrazellulärraum. Die Abgabe gebundener Substanzen erfolgt über eine Fusion sekretorischer Vesikel mit der Plasmamembran. Dieser Mechanismus wird auch verwendet, um Teile der Plasmamembran zu erneuern.

1.9 Endozytose
(GK Physiologie, ► Kap. 1.2.2)

1.9.1 Intrazelluläre Aufnahme von Stoffen durch Plasmamembranvesikel

Als Endozytose im weiteren Sinne bezeichnet man die Aufnahme von Stoffen durch Vesikel, die sich von der Plasmamembran abschnüren. Man kann weiter differenzieren in

- Pinozytose und
- Phagozytose.

1.9.2 Rezeptor-vermittelte (spezifische) Endozytose

Die Rezeptor-vermittelte Endozytose wird dadurch eingeleitet, dass sich an der zytoplasmatischen Seite der Plasmamembran das Hüllprotein Clathrin anlagert. Aus diesem Abschnitt (coated pit) entsteht dann ein flüssigkeitsgefülltes Bläschen (coated vesicle). Clathrin löst sich bald wieder von der Vesikelmembran ab (◘ Abb. 1.3a–h). Das noch membranumschlossene einverleibte Material wird als Phagosom oder Endosom bezeichnet.

1.9.3 Pinozytose (unspezifische Endozytose) für lösliche Stoffe

Pinozytose nennt man die Einschleusung kleinster, flüssiger Substrate, die keinen Rezeptor benötigen.

1.9.4 Endosom (Endozytose-Vesikel) mit frühen und späten Formen

Das inkorporierte vesikuläre Material (Endosom; Phagosom) wird entweder im Zytoplasma freigesetzt oder aber geht durch Verschmelzung der Vesikelmembran mit der Membran von Lysosomen in ein Phagolysosom über (► Kap. 1.9.7).

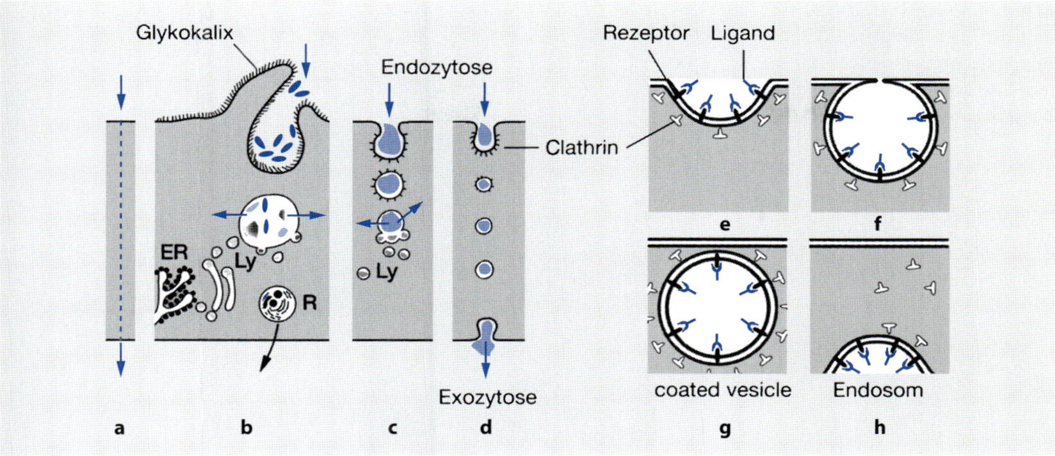

Abb. 1.3a–h. Formen der Stoffaufnahme, -verarbeitung und -abgabe. Diffusion (**a**); Aufnahme mechanismus durch Endozytose, Abgabe durch Exozytose (**b–d**): Phagozytose (**b**), Pinozytose (**c**), Transzytose (**d**). Bei der Phagozytose werden korpukuläre Elemente aufgenommen und von den Enzymen der Lysosomen (Ly) abgebaut. Die niedermolekularen Spaltprodukte diffundieren aus dem Heterophagolysosom in das Grundplasma (dünne Pfeile). Evtl. bleibt ein Restkörper (R), der durch Exozytose eliminiert wird. Grubdsätzlich gleich ist der Mechanismus bei der Pinozytose. Aufgenommen werden hierbei Flüssigkeiten (**c**). Bei der Transzytose (**d**) erfolgt nach der Aufnahme durch Pinozytose ein Durchschleusmechanismus ohne merkliche Veränderung des Inhalts. Vorgänge bei der rezeptormediierten Mikropinozytose im molekularen Bereich (**e–h**): Initialstadium: Liganden haben sich an die Rezeptoren gebunden. Durch Anlagerung von Clathrin hat sich ein »coated pit« gebildet (**e**). Ablösung von der Plasmamembran (**f**); ein »coated vesicle« ist entstanden (**g**); die Clathrinmoleküle lösen sich von seiner Oberfläche und kehren zur Plasmamembran zurück (**h**). (Schiebler 1997)

1.9.5 Phagozytose (Partikel)

Zur Phagozytose sind besonders spezialisierte Zellen in der Lage. Fresszellen bilden Ausläufer (Filopodien), mit denen sie das Objekt der Begierde ausloten und angreifen. Heterophagosomen sind membranumschlossene Vesikelinhalte, die in der Zelle ein ungewisses Schicksal erwartet (► Kap. 1.10.2).

1.9.6 Transzytose und Caveolae (mit Caveolin)

Eine Sonderform der Stoffaufnahme ist die Transzytose. Hier werden Vesikelinhalte ohne weitere Veränderung im Transitverkehr durch die Zelle hindurchgewinkt. **Caveolae** sind kleine (50–100 nm) Plasmamembran-Invaginationen, die mit dem Membranprotein **Caveolin** ausgestattet sind. Sie können die Endozytose (bei einigen Viren und Bakterientoxinen) bzw. die Transzytose (z. B. bei Rezeptor-vermitteltem Albumintransport) einleiten.

1.10 Lysosomen

1.10.1 Eigenschaften

Lysosomen sind rund bis oval und kommen in allen Zellen (außer Erythrozyten) vor. Sie werden bis zu 1 µm groß. Ihre Doppelmembran ist besonders solide (mit einer Art Glykocalix versehen), die sie vor dem chemisch aggressiven Inhalt schützt.

Im Lysosom herrscht eine hohe Protonenkonzentration (pH 4,5–5). Die zahlreichen sauren Hydrolasen beherrschen die Kunst des Zerstörens von Proteinen, Lipiden, Glykogen, Glykosaminoglycanen, Oligosacchariden etc. Die lysosomalen Enzyme werden vom Golgi-Netzwerk abgeschnürt. Dies geschieht durch einen spezifischen Rezeptor, der den Mannose-6-Phosphatrest der Enzyme erkennt und bindet. Diese Reste werden dann zu einer späten Reifeform der Endosomen geleitet, vom Rezeptor getrennt und in das Lysosom transportiert.

1.10.2 Heterophagie, Phagosom

Die lysosomale Aktivität ist wichtig bei der Abwehr von Infektionen durch Mikroorganismen. Hierbei werden

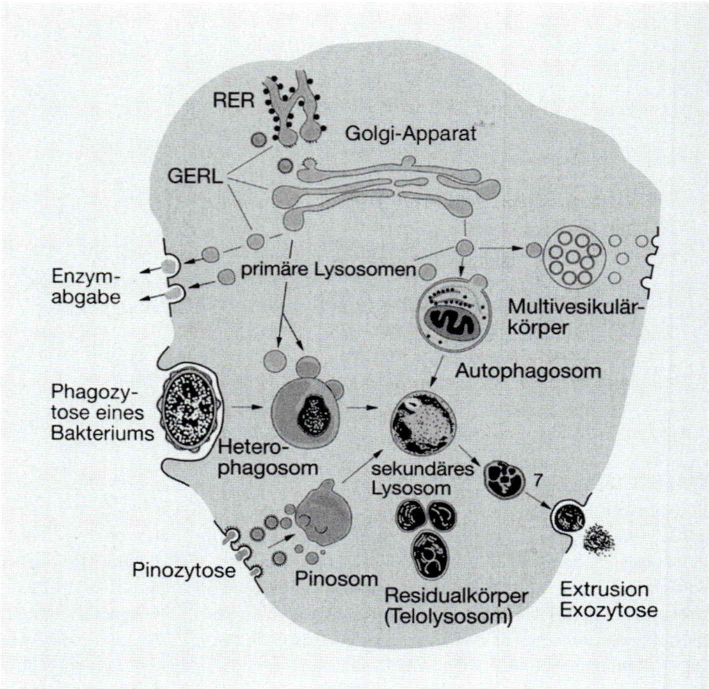

Abb. 1.4. Schematische Darstellung des GERL-Komplexes (Golgi-Apparat-Endoplasmatisches Retikulum-Lysosomen) und der Funktion der Lysosomen. (Schiebler 1997)

größere Partikel oder Zellen phagozytiert, die heterophagische Vakuolen (Phagosomen, Heterophagosomen) bilden (Abb. 1.4). Wenn das »Opfer« durch Oberflächenmolekülen der Fresszelle erkannt und gebunden wird (**Opsonisation**), fusioniert das Phagosom mit prälysosomalen Organellen (Endosomen) oder Lysosomen und wird zum **Phagolysosom**. Wenn für den Wirt alles gut geht, wird der Gast verdaut.

Allerdings können sich aufgenommene Bakterien auch als Phagosomen in ihren Wirtszellen vermehren, diese dann erdrücken und abtöten, um sich anschließend im Wirtsorganismus zu verbreiten (z. B. Legionellen-Pneumonie oder Tuberkulose).

1.10.3 Autophagie: Bedeutung bei der Erneuerung von Zellstrukturen

Unter Autophagozytose versteht man die Kapazität einer Zelle, gebrauchtes Material nicht einfach auszuspucken, sondern gezielt von noch intakten Strukturen zu sequestrieren, in Membranen zu verpacken und mit Lysosomen zu einem Autolysosom zu verschmelzen. Nach kurzer Zeit ist der »Mageninhalt« unkenntlich geworden und das Autolysosom nicht mehr als solches zu erkennen.

1.10.4 Telolysosomen (Residualkörper)

Selbstverständlich schluckt bzw. produziert die Zelle so manches, womit selbst die härtesten Lysosomen nicht zurechtkommen. Beispiele für solche als Telolysosomen bezeichnete Relikte sind Lipofuscingranula, die mit recht heterogenem Material gefüllt sind und als pigmentartige Substanz lichtmikroskopisch sichtbar sind (Alterspigment). Auch Tusche, Kohle, Asbest sind unverdaulich.

1.10.5 Sekretion lysosomaler Enzyme

Lysosomale Enzyme können auch sezerniert werden. **Osteoklasten** besitzen eine ganze Batterie lysosomaler Enzyme (z. B. Kathepsin K), mit denen sie die organische Matrix zerlegen. **Spermien** besitzen im Akrosom einen scharf gemachten Golgi-Apparat, der lysosomale Enzyme zur Auflösung der Zona pellucida der Eizelle entlässt (Akrosomreaktion).

1.11 Peroxisomen

Peroxisomen sind sphärische membranumgrenzte Organellen, die kristalline Einschlüsse in der Matrix (Urat-

Oxidase) und an der Membran enthalten. Ihre Aufgabe besteht im Abbau komplexer Lipide wie Prostaglandine und Leukotriene.

Näheres GK Biochemie ► Kap. 3.3.2 und ► Kap. 3.8.2.

1.12 Mitochondrien

Mitochondrien sind fadenförmige bis sphärische Organellen, die mit einer Doppelmembran versehen sind. Die innere Membran ist zur Oberflächenvergrößerung in Cristae oder Tubuli differenziert. An der Innenmembran liegen die Glieder der Atmungskette und der ATP-Synthese. In der Matrix liegen die Helferchen des Citratzyklus und der Lipidoxidation. Näheres dazu GK Biochemie, ► Kap. 3.

Mitochondrien besitzen ein eigenes Genom mit doppelsträngiger zirkulärer DNA und Ribosomen (70S). Da die Spermien bei der Invasion der Eizelle ihre Mitochondrien nicht mitnehmen, enthalten alle Zellen nur mütterliche Mitochondrien. Dies spielt in der genetischen Ahnenforschung und in der Kriminalistik eine gewisse Rolle.

1.13 Zytoskelett

Das Zytoskelett ist ein dreidimensionales Netzwerk, das das gesamte Cytosol durchzieht. Es gliedert sich nach dem Durchmesser seiner Strukturen in

- Mikrotubuli (25 nm),
- Intermediärfilamente (10 nm) und
- Aktin- oder Mikrofilamente (7 nm).

1.13.1 Mikrotubuli

Mikrotubuli sind Zylinder aus Tubulin. Sie entstehen auf der Grundlage von Dimeren, die als gerichtete Moleküle mit einem schnell wachsenden Plus- und Minuspol polymerisieren. Der Minuspol ist dem Zentrosom im Zentrum der Zelle zugekehrt.

Die Polymerisation befindet sich in einem ständigen Gleichgewicht von Anbau und Abbau.

Spindelapparat

Während der Prophase der Zellteilung (Mitose) polymerisieren zahlreiche Mikrotubuli. Sie kommen aus dem Mikrotubulus-Organisationszentrum (MTOC, Zentrosom), das häufig Zentriolen enthält. Die Spindelfasern ziehen entweder zur Äquatorialebene oder zu den Kinetochoren; diese sind Spindelansatzregionen jeder Chromatide.

Merke

Colchicin, ein Alkaloid der Herbstzeitlose, bindet an Tubulin-Dimere und kann die Polymerisation verhindern. Somit werden die Zellen an der Teilung gehindert.

Vinblastin ist ein weiteres Mitosegift, das Tubulinkomplexe präzipitiert.

Zilien und Geißeln

Zilien und Geißeln sind komplexe Organellen, deren Hauptanteil Mikrotubuli darstellen. Organisationszentrum sind die im Zytoplasma gelegenen **Basalkörper** (Kinetosome). Sie bestehen aus Mikrotubuli in der Anordnung 9×3. Diese Tripletts bestehen aus 13 Protofilamenten und 2 unvollständigen Mikrotubuli (A-Tubulus und B-Tubulus). Alle 9 Tripletts sind miteinander verbunden.

Zentriolen sind so aufgebaut wie Kinetosomen, sie liegen paarweise im rechten Winkel zueinander vor.

Zilien sind dünne Ausläufer des Cytoplasmas, die von der Plasmamembran umgeben sind. Die Triplettanordnung wird in dem Zilienfortsatz als Duplett mit einem zentralen Mikrotubuluspaar weitergeführt (9×2+2-Struktur). Die Doppelringe sind durch Proteinbrücken (**Nexin**) miteinander verbunden. Jede A-Untereinheit der Mikrotubuli trägt ein Hakenpaar, das aus **Dynein** besteht. Dies ist für die Motilität der Zilien verantwortlich (■ Abb. 1.5a–c).

Vorkommen

Zilien kommen in Flimmerepithelien vor (Respirationstrakt, Urogenitaltrakt, Eitransport), sie sind 5–10 μm lang. Im Respirationstrakt schlagen die Zilien larynxwärts, um Schleim und Fremdkörper dort effektiv abhusten zu können.

Nicht bewegliche Zilien gibt es in sensorischen Epithelien (z. B. Riechepithel). Hier fehlen die Dyneinarme.

Geißeln sind besonders lange Zilien. Sie kommen bei Säugern nur im Spermium vor. Die Bakteriengeißeln sind dagegen aus Flagellin aufgebaut.

KLINIK

Beim erblichen **Kartagener-Syndrom** fehlen die Dyneinarme der Zilien und Geißeln. Folge sind Unfruchtbarkeit und schwere Bronchialerkrankungen. Ein relativ häufiger Situs inversus spricht für die Bedeutung des Zilienschlags während der Frühentwicklung bei der richtigen Anordnung der Organe.

Biologie

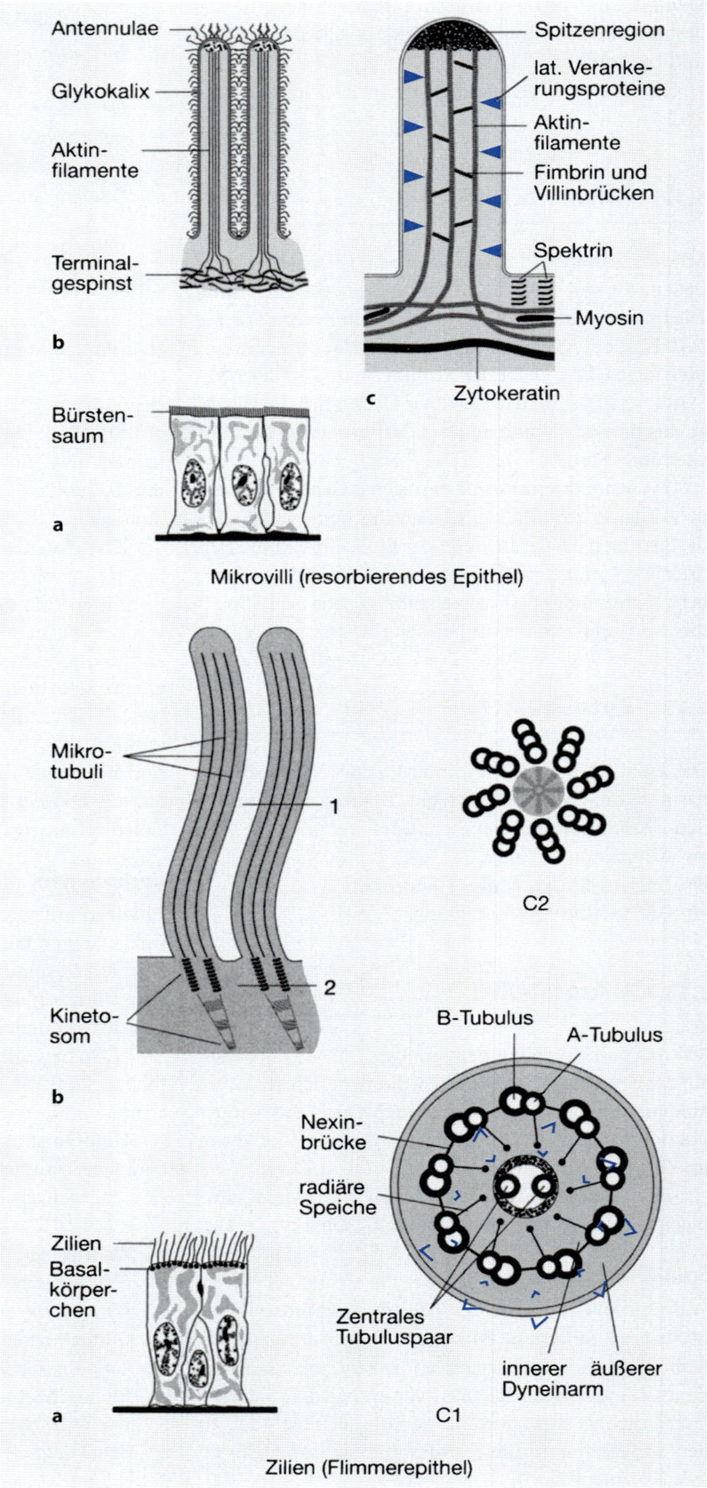

Abb. 1.5a–c. Oberflächendifferenzierung von Zellen. Oben: Mikrovilli (Darmepithel); lichtmikroskopische Dimension (**a**), elektronenmikroskopische Dimension (**b**), molekularer Aufbau (**c**). Unten: Zilien (respiratorisches Epithel); lichtmikroskopische Dimension (**a**), elektronenmikroskopische Dimension (**b**), molekularer Aufbau (**c**): C1 Zilie im Querschnitt, C2 Kinetosom im Querschnitt; blau Dyneinarme. (Schiebler 1997)

Merke

Aufgaben der Zilien und Geißeln:
- Erhaltung der Zellform.
- Polarität der Bewegung.
- Organisator der Zelldemokratie: Gerechte Verteilung von Organellen und Makromolekülen.

1.13.2 Intermediärfilamente

Intermediärfilamente haben einen Durchmesser zwischen dem von Mikrotubuli und Aktin (ca. 10–12 nm).

KLINIK
Als besonders heterogene, aber zelltypspezifische Gruppe werden Intermediärfilamente in der klinischen Praxis (z. B. Tumordiagnostik) oft als Kennfilament für die Herkunft von Zellen herangezogen (Tab. 1.1).

Die **nukleäre Lamina** besteht ebenfalls aus Intermediärfilamenten, die sich innerhalb der inneren Kernmembran befinden.

1.13.3 Aktinfilamentsystem

Aktinfilamente sind die kleinsten Filamente (5–7 nm im Durchmesser). Zwei gewundene Stränge aus Aktin-Monomeren werden in ihrer Gesamtheit als Filamente bezeichnet. Aktin gibt es in allen Zellen, es spielt eine herausragende Rolle bei der **Motilität** der Zelle, aber auch bei der **Signaltransduktion** und bei **Zellkontakten**.

Die besondere Interaktion mit Myosin ist in Muskelzellen zur Perfektion getrieben. Siehe hierzu GK Physiologie u. Biochemie.

Tab. 1.1. Zelltypspezifische Klassen der Intermediärfilamente

Muskelzellen	Desmin
Epithelzellen	Cytokeratin
Gliazellen	Glial fibrillary acidic protein (GFAP)
Nervenzellen	Neurofilamente
Mesenchym-Derivate	Vimentin (z. B. Endothelzellen, Fibroblasten)

1.13.4 Spectrin und Membranzytoskelett

Spectrin ist ein Zellmembran-assoziiertes Filament, das dem Aufbau nach Myosin ähnelt. Es wird besonders bei der Formgebung der Erythrozyten gebraucht. Ist es defekt, kommt es zur pathologischen Abkugelung der Zellen (Sphärozytose). Spectrin ist weiterhin mit dem transmembranösen **Glykophorin** verbunden, das aufgrund seiner zahlreichen Sialinsäurereste der Zelle eine negative Ladung gibt und so die Agglutination verhindert.

1.14 Zellzyklus und Zellteilung (Mitose)

1.14.1 Zellzyklus – Interphase

Die Periode von einer Zellteilung zur nächsten heißt Zellzyklus. Dieser unterteilt sich in unterschiedlich lange Stadien: **Mitosephase** (Teilung von Zellleib und Zellkern) und **Interphase** (Abb. 1.6). Diese besteht aus G_1-, S- und G_2-Phase. Die Dauer kann erheblich variieren; schnell proliferierende Zellen brauchen 12–24 h für einen Zyklus. Die Interphase ist generell wesentlich länger als die Mitosephase.

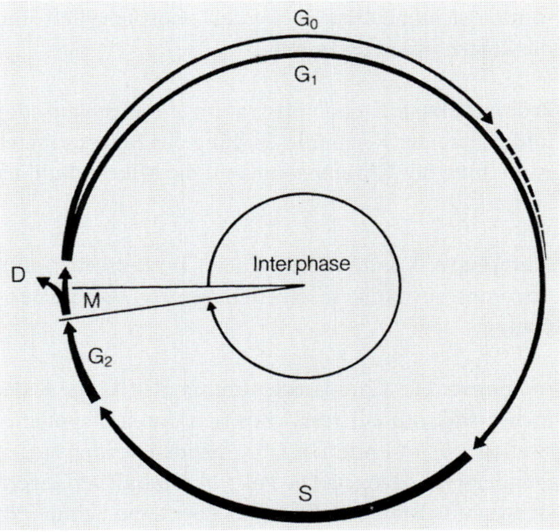

Abb. 1.6. Zellzyklus. Während der Interphase wächst die Zelle in der G_1-Phase heran und bildet ihre charakteristischen Strukturen aus. Der Bestand der Zellorganellen wird wieder aufgebaut. Nach der präsynthetischen G_1-Phase efolgt in der S-Phase die Reduplikation der DNA. Am Ende der G_2-Phase schicken sich die Zellen zur Mitose (M-Phase) an. Eine **G_0-Phase** weisen nur Zellen auf, die sich auf speziellen Reiz hin teilen. Die **G_0-Phase** liegt im Nebenschluss. D: differenzielle Teilung. (Schiebler 1997)

- **G_1-Phase**: Hier findet der zellspezifische Stoffwechsel statt, die Zelle hypertrophiert, Zellorganellen werden gebildet. Bei postmitotischen Zellen (Zellen, die sich nicht mehr teilen) geht es in den Seitenweg der G_0-Phase.
- Die **S-Phase** ist der Zeitraum zwischen den Zellteilungen, in der die Verdoppelung der DNA in jedem Chromosom stattfindet. Sinn der Übung ist letztendlich eine gerechte Aufteilung des genetischen Materials auf Tochterzellen, die in der Interphase vorbereitet wird. Schwesterchromatiden werden durch **Cohesin** bis zur Teilung zusammengehalten. Der Zeitraum bis zur Mitose (**M-Phase**) wird durch zwei Pausen (Lücken; **Gaps**) überbrückt.
- **G_2-Phase**: Hier werden Synthesefehler entlarvt und beseitigt.

1.14.2 Mitose und ihre Stadien

In der Mitose werden die Schwesterchromatiden auseinander gerissen und auf die Tochterzellen verteilt. Sie werden sich nie wieder sehen. Die Mitose dauert rund 1 h und besteht aus 6 Phasen: Prophase, Prometaphase, Metaphase, Anaphase, Telophase und Zytokinese.

Prophase. Die Zelle wird rund und die Chromosomen werden sichtbar. Histone werden phosphoryliert und die Zentrosomen teilen sich.

Prometaphase. Depolymerisation des Kernlaminins und Abbau der Kernhülle, Bildung der Mitosespindel, Anheftung der Chromosomen an die Mikrotubuli der Spindel.

Metaphase. Kondensierung der Chromosomen und Chromosomenanalyse, Entstehung der Metaphasenplatte.

Anaphase. Die Chromatiden trennen sich. Die Kinetochor-Mikrotubuli verkürzen sich durch Depolymerisation am (+)-Ende. Die Chromatiden werden zu den Spindelpolen gezogen. Die Pol-Mikrotubuli verlängern sich durch Polymerisation und üben eine Schubkraft auf die Pole aus (durch Motorproteine).

Telophase. Entspiralisierung der Chromatiden, Wiederaufbau der Kernhülle.

1.14.3 Zytokinese

Die Zytokinese vervollständigt die Trennung der genetischen Informationen durch die äquale Teilung in 2 Tochterzellen. Die Teilungsfurche kommt durch einen kontraktilen Ring aus Aktin und Myosin zustande. Die Mikrotubuli depolymerisieren und tun so, als wäre nichts gewesen. Die Zellorganellen organisieren sich neu.

> **KLINIK**
>
> **Die Telomerase-Theorie**
>
> **Telomere** sind, vergleichbar den Plastikringen an den Enden von Schuhbändern, zu Beginn eines DNS-Strangs angebracht. Bei jeder Zellteilung verkürzen sich die Telomere, da sie nicht mitkopiert werden und damit verloren gehen. Dadurch verkürzen sich die Telomere so lange, bis die DNA angeknabbert wird. Die Zelle kann sich nicht mehr teilen und stirbt.
>
> Andererseits können sich DNA-Stränge unkontrolliert verbinden und Wucherungen einleiten. Das Enzym **Telomerase** ist in der Lage, vor der Replikation der DNA dem Strang einige Bausteine hinzuzufügen, die anstelle der Telomere bei der Zellteilung verloren gehen. Die Zellalterung könnte also aufgehalten werden. Natürlicherweise kommt Telomerase überwiegend in Krebszellen und Immunzellen vor, sodass sich bei ihrer Verwendung die Frage nach einem erhöhten Krebsrisiko stellt – warten wir also mit der Unsterblichkeit noch ein wenig.

1.14.4 Mitose-Index

Der Mitose-Index gibt Auskunft über die Teilungsgeschwindigkeit von Zellen. Es wird die Anzahl von Mitosen in Prozent der Gesamtpopulation einer bestimmten Zellart angegeben. Dies kann die proliferative Aktivität eines Tumors beschreiben.

1.15 Meiose (Reifeteilung)

Die Meiose ist die Grundlage für die Reifung und Vermehrung der männlichen und weiblichen Keimzellen (Samenzellen und Eizellen).

1.15.1 Definition

Da bei der Befruchtung ein männlicher und weiblicher Chromosomensatz zu einer diploiden Zelle zu-

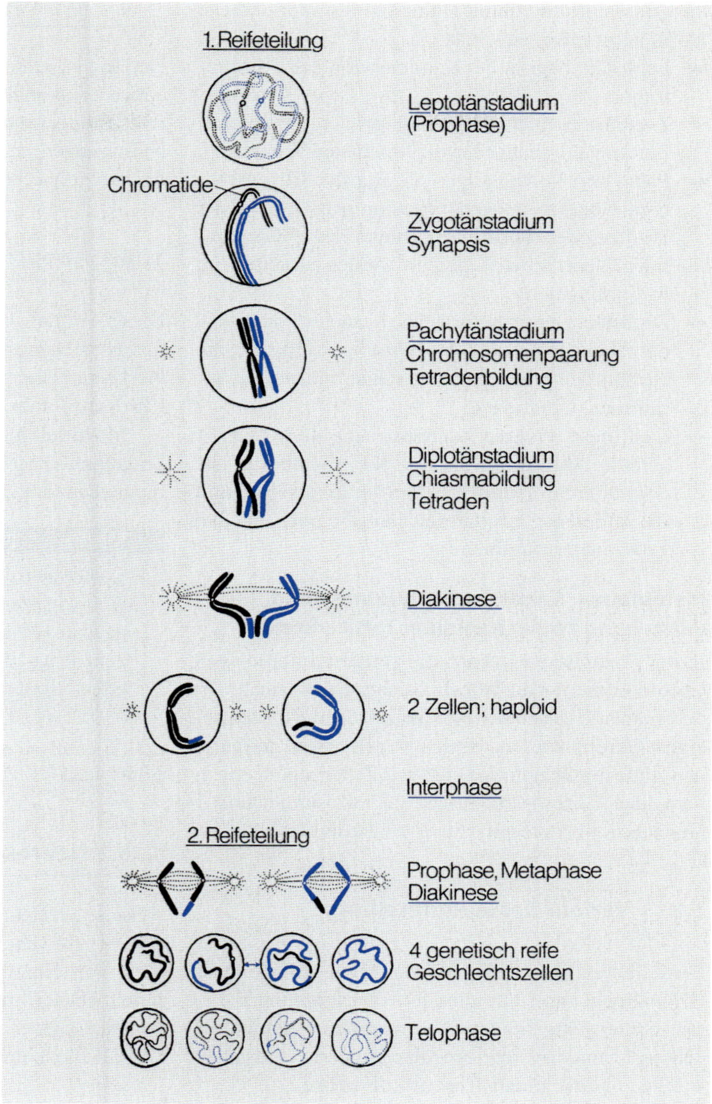

Abb. 1.7. Reifeteilung, Meiose. Die beiden homologen Chromosomen (aus dem Satz ist hier nur ein Paar gezeichnet) sind schwarz und blau gekennzeichnet. Bei der Chiasmabildung ist zur Vereinfachung, im Gegensatz zum tatsächlichen Vorgang, nur eine Überkreuzung dargestellt. Einzelheiten zu den Begriffen im Text. (Schiebler 1997)

sammengeführt werden, muss der Chromosomensatz beider zunächst diploider Stammzellpartner um die Hälfte reduziert werden (Meiose I). Die Zelle ist diploid und hat ihre DNA verdoppelt (Präleptotän). Sie besitzt einen doppelten Chromosomensatz mit 4 Chromatiden pro Chromosomenpaar. Am Ende der 1. Reifeteilung stehen 2 Zellen mit einfachem Chromosomensatz, aber noch 2 Chromatiden pro Chromosom. In der 2. Reifeteilung (ähnlich einer Mitose) enstehen 4 Zellen mit einfachem Chromosomensatz und einer Chromatide pro Chromosom (Abb. 1.7).

Merke

Die Meiose hat folgende Ziele: Reduktion des diploiden Chromosomensatzes (2n) auf den haploiden Satz (n) und Rekombination des genetischen Materials.

1.15.2 Verlauf der 1. Reifeteilung

Prophase I

Die Prophase dauert bei der Spermatogenese 24 d. Die Eizellreifung beginnt in der Embryonalzeit, wird bis zur

Pubertät im Ruhestadium Diktyotän gestoppt und erst 13–50 Jahre später vollendet.

- **Leptotän**: Beginn der Kondensation der Chromosomen,
- **Zygotän**: Paarung der homologen Chromosomen; Bindung durch einen synaptonemalen Komplex.
- **Pachytän**: Vollständige Paarung der Chromosomen. Überkreuzungen (Crossing-over) homologer Segmente der väterlichen und mütterlichen Chromatiden. Überkreuzte Segmente werden ausgetauscht: Rekombination.
- **Diplotän**: Der synaptonemale Komplex verschwindet, beide getrennte Chromosomen sind sichtbar. Nur an den Überkreuzungsstellen hängen sie zusammen (Chiasmata).
- **Diakinese**: Weitere Kondensierung der Chromosomen, Ablösung von der Kernmembran. Die Schwesterchromatiden haften im Zentromer, und die anderen Chromatiden hängen noch an den Chiasmata zusammen.

Metaphase I, Anaphase I, Interkinese und Entstehung zweier haploider Tochterkerne

In der Metaphase I werden die gepaarten homologen Chromosomen in der Äquatorialebene ausgerichtet. In der Anaphase I lösen sich die Chiasmata, und die homologen Chromosomen werden voneinander getrennt. Am Ende der Telophase I stehen 2 Zellen mit je einem haploiden Chromosomensatz: 22 Autosomen und 1 Geschlechtschromosom (Reduktion komplett).

1.15.3 Verlauf der 2. Reifeteilung

Die 2. Teilung (Meiose II) ist eine Mitose ohne S-Phase (DNA-Replikation), da die DNA-Verdopplung ja bereits vorher stattgefunden hat. Ansonsten verläuft diese Teilung formal ab wie eine reguläre Mitose. Es entstehen 4 Zellen mit haploidem Chromosomensatz.

Merke

Bei männlichen Individuen sind alle 4 Spermatiden gleichwertig. Bei weiblichen Individuen entwickelt sich nur eine Zelle zur Eizelle, die anderen bilden Abortivformen (Polkörper).

In der Meiose kann es zu Fehlverteilungen der Chromosomen kommen (**Non-Disjunction**). Eine Tochterzelle bekommt dann ein Chromosom mehr, das der anderen fehlt (▶ Kap. 2.5).

1.16 Zelltod

Der Tod ist jeder Zelle sicher. Sie kann diesen Vorgang entweder als endogenes Selbstmordprogramm induzieren (**Apoptose**) oder aber aufgrund toxischer Umweltbedingungen (z. B. Hypoxie, physikalische oder chemische Attacken) zugrunde gehen (**Nekrose**).

1.16.1 Apoptose (programmierter Zelltod)

Dieser Vorgang betrifft meist nur einzelne Zellen eines Gewebes. Das genetisch determinierte Programm involviert eine Reihe von Enzymen (wichtig: Caspasen) und Chromatin-abbauende Proteine.

Morphologische Merkmale: Kondensierung und Fragmentierung des Chromatins, zunächst bleiben Zellorganellen (z. B. Mitochondrien) intakt.

Merke

Ein Beispiel für physiologische Apoptose in der Embryonalzeit ist die Reduktion der Interdigitalgewebe (Weichteile zwischen den Fingern und Zehen), die bei Donald Duck als Schwimmhäute erhalten geblieben sind.

Mehr dazu GK Biochemie ▶ Kap. 5.5.3.

1.16.2 Nekrose

Nekrose bezeichnet den Unfalltod der Zellen, die meist größere Gewebeabschnitte einschließen, z. B. Untergang von Herzmuskelgewebe bei Hypoxie (Herzinfarkt). Die Zellmembranen werden durchlässig, Lysosomen entlassen ihre aggressiven Enzyme.

GK Biochemie ▶ Kap. 5.5.3.

1.17 Zellkommunikation und Signal-Transduktion

GK Biochemie ▶ Kap. 18.1.4, Physiologie ▶ Kap. 1.2.

Gen: Abschnitt der DNA, welcher ein funktionelles Produkt kodiert

Chromosomen

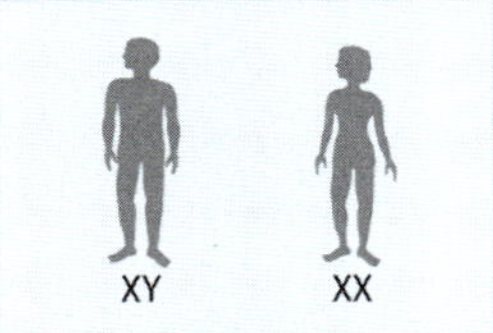

Anzahl: 46 = 2n
44 Autosomen
2 Gonosomen

Einteilung: akrozentrisch
submetazentrisch
metazentrisch

→ **Mutationen**

- Genmutationen
  - Basensubstitution
  - Basendeletion
  - Baseninsertion
  - ungleiches Crossing over
- spontane und induzierte Genmutationen
  - irreparable Transkriptionsfehler
- strukturelle Chromosomenmutationen
  - Deletion
  - Insertion
  - Translokation
    - reziprok
    - Robertson
- nummerische Chromosomenmutation

DNA ↔ RNA

DNA
- Doppelhelix
- gegenläufige Polarität der zwei Stränge
- Drehsinn gegen Uhrzeigersinn aufsteigend
- hydrophobe Bindungen sorgen für Stabilität

RNA
- Ribose, statt Desoxyribose
- Uracil, statt Thymin
- nur ein Strang

Mendel-Gesetze

1. Mendel-Gesetz (Uniformitätsgesetz):
Individuen der Tochtergeneration homozygoter Eltern sind gleich

P AA X aa
F_1 Aa Aa Aa Aa

2. Mendel-Gesetz (Spaltungsgesetz):
werden heterozygote Nachkommen gekreuzt, entsteht F2-Generation

F_1 Aa X Aa
F_2 AA Aa Aa aa

3. Mendel-Gesetz (Unabhängigkeitsgesetz):
kreuzen sich Individuen, die sich genetisch in mindestens zwei Merkmalen unterscheiden, so werden einzelne Merkmale unabhängig von anderen nach den beiden ersten Mendel-Regeln vererbt

2 Genetik

Mind Map

Abgesehen vom Hexenwahn und Atomkraft erfreut sich kaum ein anderes Gebiet einer derartig lebendigen, manchmal bizarre Züge annehmenden Diskussion unter gebildeten Laien wie die Genetik. Grundlage der Genetik ist die Organisation bestimmter Nucleotidsequenzen auf den Chromosomen. Diese als Gene bezeichneten Strukturen kodieren die Umschrift in die »Exekutive«, die Proteine. Sowohl während der Zellteilung als auch bei der Vererbung werden diese Informationen an Tochterzellen weitergegeben. Zahlreiche kleine Fehler kann die Zelle durch Reparaturmaßnahmen beheben; jedoch gelingt das nicht immer. Falls größere Sequenzen nicht am richtigen Ort repliziert werden, spricht man von Mutationen, die meist zur Synthese abnormer Proteine führen. Andererseits kann mit Hilfe der Gentechnologie der Informationsschlüssel geknackt werden und der Einbau systematisch falsch synthetisierter Proteine durch adäquate Eingriffe ins Genom verhindert werden.

Biologie

2.1 Organisation und Funktion eukaryontischer Gene

2.1.1 Aufbau und Replikation der DNA

Eine der strukturellen Grundlagen für die Vererbung individueller Merkmale ist die Desoxyribonucleinsäure (DNA).

Aufbau

Die DNA besteht aus 2 um eine gemeinsame Achse gewundenen Polynucleotidsträngen (**Doppelhelix**). Die Basis bilden Ketten aus Zucker (**Ribose**) und **Phosphat**.

Nach innen sind **Basen** angebracht. Beide Stränge der DNA sind komplementär zueinander. Die Basen der DNA sind **Adenin** und **Guanin** (Purin-Basen), sowie **Thymin** und **Cytosin** (Pyrimidin-Basen). Die Ribonucleinsäure (RNA) enthält anstelle von Thymin die Base **Uracil**. Die Basen sind spezifisch gepaart: A-T; G-C.

Ein **Nucleosid** ist die Verbindung einer Base mit einer Ribose; ein **Nucleotid** ist die Verbindung eines Nucleosids mit einem Phosphat. Nucleotide sind die Bausteine der DNA.

Die DNA-Stränge verlaufen **antiparallel**. Der Zusammenhalt erfolgt über Wasserstoff-Brücken und hydrophobe Bindungen.

Man unterscheidet:
- Die **Primärstruktur** zeigt die Reihenfolge der Nucleotide.
- Die **Sekundärstruktur** zeigt die Doppelstrang-Helix, und
- die **Tertiärstruktur** die räumliche Struktur des ganzen Moleküls.

Prinzip der DNA-Replikation

Ausgang für die Vervielfachung der DNA ist die enzymatische Entwicklung (Entspiralisierung) der Doppelhelix durch **Helicasen**. **Topoisomerasen** sorgen für Verminderung der Spannung durch gezielte Einzelstrangbrüche. DNA-Bindungsproteine verhindern eine erneute Nucleotidpaarung.

Die eigentliche Replikation beginnt mit der Aktivität der **DNA-Polymerase**. Sie benötigt ein Startermolekül (**Primer**), eine RNA-Sequenz. Die Polymerisation erfolgt in 5'-3'-Richtung. Die RNA-Primer werden dann durch DNA ersetzt. Neugebildete DNA-Tochterstränge werden schließlich durch **Ligasen** wieder zusammengesetzt. Jeder Tochterstrang bildet zusammen mit einem Einzelstrang des elterlichen Doppelstrangs das neue DNA-Molekül (**semikonservative Replikation**).

2.1.2 DNA-Reparatur

Fehler in der Polymerisationsrichtung 5'-3' können durch eine zusätzliche **Exonuclease-Aktivität der Polymerase I** behoben werden. Sie kann nachträglich falsche Nucleotide ausschneiden und durch richtige ersetzen. Auf diese Weise ist die Replikation nahezu fehlerfrei (1 Fehler pro 10^9 Nucleotide!). Auch UV-induzierte Defekte (z. B. Strangbrüche, Dimerisierung von Basen) können in begrenztem Maße auf diese Weise reduziert werden.

2.1.3 Genbegriff, Transkription und Prozessierung der RNA

Gene sind Informationseinheiten. Es handelt sich um DNA-Abschnitte, die im Allgemeinen ein einzelnes Protein oder eine RNA codieren. Ein solcher Abschnitt ist in aufeinander folgende Regionen gegliedert, die codierende und nichtcodierende Sequenzen besitzen. Es gibt Promotoren, Exons, Introns und Terminatoren:
- Am **Promotor** beginnt der Start der **Transkription** (Umschrift von DNA in einen komplementären RNA-Strang).
- Der **Terminator** ist für die Abschaltung der Umschrift zuständig.
- Dazwischen liegende **codierende** Abschnitte heißen **Exons**.
- Dazwischen liegende **nichtcodierende** Abschnitte heißen **Introns**.

Nucleotidsequenzen mit eingefügten Stop-Codons können nicht translatiert werden. Die gesamte Nucleotidsequenz ist somit ein **Pseudogen**.

Die RNA-Kette nach der Transkription enthält also nichtcodierende und codierende Nucleotidsequenzen. Normalerweise werden danach die Introns herausgeschnitten und die übrigen Exons wieder zusammengeführt (**Splicing**), sodass eine funktionelle RNA-Sequenz entsteht, die später translatiert (in ein Protein umgeschrieben) werden kann.

Allerdings können die Exon-Abschnitte auch falsch zusammengeführt werden. Veränderungen werden u. a. fälschlicherweise als Stop-Codons interpretiert, die eine Translation verhindern.

> **KLINIK**
> Einige Formen der **Thalassämie** (Anämie-Sonderform) beruhen auf Fehlern beim Splicing für die Hämoglobin-codierenden Sequenzen.

Iemmstoffe der Transkription sind z. B. Actinomycin Bindung an die DNA, Blockierung der DNA-Polymease), α-Amanitin, Rifampicin (Bindung und Beeinlussung der Aktivität der RNA-Polymerase).

2.1.4 Regulation der Genexpression

Gene der Eukaryonten werden im Gegensatz zu denen der Prokaryonten sämtlich kontrolliert. Die Transkriptionsrate kann aktiviert werden (Induktion durch Enhancer). Das Gegenteil nennt man Repression (durch Silencer). **Hormone** wirken entweder als Induktoren oder Repressoren. Mehr dazu in ► Kap. 5.2.6, GK Biochemie.

2.1.5 Differenzielle Genaktivität als Grundlage von Entwicklung und Differenzierung

Die **differenzielle Genexpression** gewährleistet entwicklungs- und gewebsspezifische Proteinmuster. Ein Beispiel dafür ist die Aktivierung der **Globingene** (für embryonale, fetale und adulte Hämoglobine), die entsprechend der Funktionsanforderung für die O_2-Bindung zu unterschiedlichen Entwicklungszeitpunkten unterschiedlich exprimiert werden.

2.1.6 Translation und genetischer Code

Die Translation ist die Umschrift der aus dem Zellkern exportierten Messenger-RNA in Protein. Die Proteinsynthese findet an den Ribosomen statt (GK Biochemie und ► Kap. 1.5). Die Information über die zu synthetisierenden Aminosäuresequenzen liefert der genetische Code.

Prinzip und »Universalität« des genetischen Codes

Aus 4 verschiedenen Basen werden Sequenzen gebildet, die die Zelle in Proteine umsetzt. Er hat folgende Eigenschaften:

- Der genetische Code ist **degeneriert**, da beim Triplett-Code und 4 zur Verfügung stehenden Basen 64 (4^3) Möglichkeiten für nur 20 Aminosäuren existieren.
- Der genetische Code ist **nicht überlappend**, d. h. das 3. Nucleotid eines Codons (Codeworts) ist nicht zugleich das 1. Nucleotid des nächsten Codons. Dies beweisen Punktmutationen (Austausch nur einer Aminosäure).
- Wichtige Codewörter: AUG (Start); UAA, UAG, UGA (Stop).
- Der genetische Code ist **universell**. Alle Organismen besitzen den gleichen Schlüssel.

> **KLINIK**
> Aufgrund der Universalität des genetischen Codes ist es möglich, z. B. humanes Insulin in Bakterien zu »züchten«.

Vervielfältigung einzelner Gene führt zu **redundanten Genen**. Genfamilien entstehen durch Mutationen in redundanten Genen, deren Mitglieder eine hohe Homologie aufweisen. Beispiele dafür sind die Isoenzyme der **Laktatdehydrogenasen** und die **Hämoglobin**-Genfamilie: Diese besteht aus 5 Genen. Eines codiert Myoglobin (nur im Muskel), und die 4 anderen für die Hämoglobinketten α, β, γ, δ (nur im Erythrozyten).

2.1.7 Anzahl von Genen

Die DNA-Menge im menschlichen Zellkern beträgt etwa 6×10^{-12} g. Dabei sind DNA-Sequenzen mehrfach vorhanden (**repetitive DNA**). Säuger besitzen 3×10^6 Gene, von denen nur 3×10^4 exprimiert (d. h. transkribiert und translatiert) werden. Die spontane Mutationsrate beträgt etwa 1 pro 10^9 bis 1 pro 10^{10} Nucleotide.

2.1.8 Repetitive Elemente

Das Genom liegt in mehr oder weniger häufigen Kopien vor. Die Häufigkeit von Genen lässt sich einteilen in

- einmalige Gene: 1–10 Kopien,
- mittelrepititive Gene: 10–1000 Kopien und
- hochrepititive Gene: mehr als 1000 Kopien.

Der Anteil repetitiver DNA an der Gesamt-DNA beträgt etwa 30%, der einmaligen Gene etwa 70%.

2.2 Chromosomen des Menschen

Das menschliche Genom enthält 46 Chromosomen. Der Chromosomensatz ist diploid (2n). Autosomen sind geschlechtsunabhängige Chromosomen (44). Hinzu kommen 2 Gonosomen (XY, geschlechtsdeterminierende Chromosomen):

- XX: weibliches Genom,
- XY: männliches Genom.

2.2.1 Normale Chromosomenmorphologie

Der **Karyotyp** erzählt über die Anzahl der Chromosomen und Geschlecht (Schreibweise: 46,XX für die Frau und 46,XY für den Mann). Diese Information lässt sich aus einem histologischen Bild der in der Metaphase arretierten Chromosomen bestimmen (**Karyogramm**).

Kriterien für die Typisierung sind Länge, Lage des Zentromers (metazentrisch, submetazentrisch, subtelozentrisch, akrozentrisch) und Bandenmuster (► Kap. 2.2.2).

Größe und Lage des Zentromers ergeben 7 Gruppen (A–G).

2.2.2 Differenzielle Darstellung der Chromosomen

Das chromosomale Bandenmuster kann mit spezifischer Färbung dargestellt und kartographiert werden. Die Färbung mit Quinacrin lässt im Fluoreszenzmikroskop Q-Banden aufleuchten. Eine weitere Technik ist die Anfärbung mit Giemsa-Lösung nach Vorbehandlung mit Trypsin: dies resultiert in G-Banden.

2.2.3 Molekulare Zytogenetik

Besonders sensitiv für die Kartierung von Genen ist die Fluoreszenz-in-situ-Hybridisierung (**FISH**) zum Nachweis von Mikrodeletionen sowie als Grundlage der Interphasezytogenetik und der vergleichenden Zytogenetik. Diese Technik kommt auch ohne Mitose-Arretierung aus, da Fluoreszenz-markierte Chromosomen auch in der Interphase nachgewiesen werden können.

2.3 Formale Genetik

Die formale Genetik beschreibt die Regeln (oder Geheimnisse) der Vererbung.

2.3.1 Begriffe und Symbole

Folgende Begriffe sind für die Genetik wichtig:
- **Gen**: Linearer Abschnitt auf einem Chromosom, vererbbare Einheit eines Merkmals.
- **Allel**: Eine von 2 oder mehr alternativen Formen eines Gens, das sich am selben Genort zweier homologer Chromosomen befindet.
- **Genotyp**: Beide Allele eines Gens auf den homologen Chromosomen (Gesamtheit aller genetisch festgelegten Merkmale).
- **Phänotyp**: Erscheinungsbild eines Individuums, resultierend aus Genotyp und Umweltfaktoren (Ausprägung eines Merkmals).
- **Homozygotie**: Vorhandensein zweier gleicher Allele an einem Genort homologer Chromosomen.
- **Heterozygotie**: Vorhandensein zweier verschiedener Allele an einem Genort homologer Chromosomen.
- **Dominanz**: Allel, dessen Genprodukt auch im heterozygoten Zustand den Phänotyp bestimmt.
- **Kodominanz**: Manifestation beider verschiedener Gene im Phänotyp (z. B. Blutgruppenantigene AB).
- **Rezessives Allel**: Allel, dessen Genprodukt nur dann den Phänotyp prägt, wenn es homozygot vorliegt.
- **Penetranz**: Häufigkeit, mit der sich ein Gen manifestiert.
- **Expressivität**: Stärke, mit der sich ein Gen manifestiert.

2.3.2 Mendelsche Gesetze

Mendels Beobachtungen beruhten auf der Hypothese, dass Erbfaktoren (Gene) von der Elterngeneration (P) an die Tochtergeneration (F) weitergegeben werden. Die erste Tochtergeneration heißt F1, die zweite F2. Beide Allele eines Gens werden über haploide Keimzellen weitergereicht und zufällig neu kombiniert.

1. Mendelsches Gesetz: Uniformitätsgesetz

Merke

Alle Individuen der Tochtergeneration aus der Kreuzung reinerbiger, homozygoter Eltern sind gleich (uniform).

Aus 2 Eltern P mit den Merkmalen AA und aa werden in der F1-Generation 4 Nachkommen mit den Merkmalen: Aa, Aa, Aa, Aa.

2. Mendelsches Gesetz: Spaltungsgesetz (Segregationsgesetz)

Merke

Werden die heterozygoten Individuen der Tochtergeneration F1 untereinander gekreuzt, spaltet sich die F2-Generation in einem bestimmten Verhältnis: 1:2:1 (Genotyp) oder 1:3 (Phänotyp).

Aus 2 Individuen von F1 mit den Merkmalen Aa und Aa werden in der F2-Generation 4 Nachkommen mkt folgenden Merkmalen: AA, Aa, Aa, aa.

3. Mendelsches Gesetz: Unabhängigkeitsgesetz

Merke

Werden Individuen gekreuzt, die sich genetisch in mehr als einem Merkmal unterscheiden, werden die Anlagenpaare jedes Merkmals unabhängig von den anderen nach dem Spaltungsgesetz auf die Tochtergeneration verteilt.

Dies gilt für Gene auf Chromosomen, die weit genug voneinander entfernt liegen, sodass sie durch Crossing-over getrennt werden (was Mendel noch nicht wusste). Ausnahmen sind zu nah beieinander liegende Gene, die meist gemeinsam vererbt werden.

2.3.3 Autosomaldominanter/ kodominanter Erbgang, multiple Allelie

Bei einem autosomal-dominanten Erbgang befindet sich das betreffende Merkmal auf einem Autosom. Wenn das Merkmal dominant ist, genügt es bereits, wenn es nur auf einem der homologen Chromosomen liegt, um das Merkmal phänotypisch auszuprägen.

Autosomal-dominante physische Merkmale sind selten, da noch die Information des homologen Chromosoms aufgerufen werden kann (Beispiel: Brachydaktylie).

Bei der Analyse der Stammbäume kann man folgende Situationen durchspielen, was für die genetische Beratung wichtig ist (Abb. 2.1a, b):

- ein heterozygoter Elternteil: 50% Erkrankungswahrscheinlichkeit (Abb. 2.1a),
- beide Eltern heterozygot: 75% der Kinder erkrankt, 25% homozygot (Abb. 2.1b),
- ein Elternteil homozygot: alle Kinder erkrankt, aber keines homozygot, natürlich.
- Beispiel für einen kodominanten Erbgang ist das ABO-Blutgruppensystem. Bei Heterozygotie sind beide Allele eines Merkmals gleichzeitig ausgeprägt (Tab. 2.1).

2.3.4 Autosomal-rezessiver Erbgang

Bei einem autosomal-rezessiven Erbgang würde sich ein Defekt im Phänotyp nur bei Homozygotie bemerkbar machen. Heterozygote Träger erkranken nicht, können aber als Überträger (Konduktoren) fungieren.

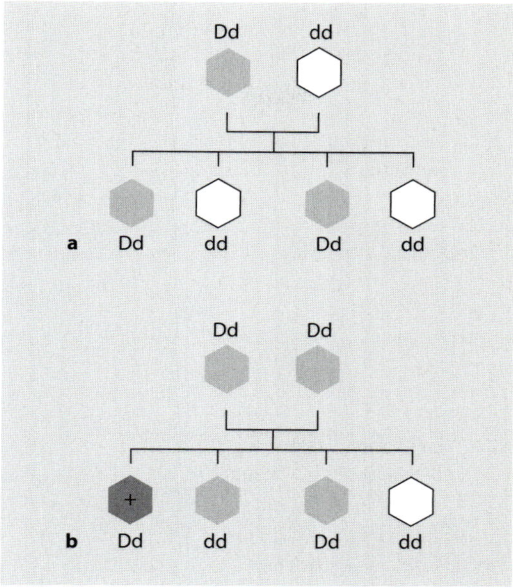

Abb. 2.1a, b. Autosomal-dominante Vererbung. Vererbung durch einen heterozygot kranken Elternteil. D: krankes, d: gesundes Allel (**a**). Vererbung durch zwei heterozygot erkrankte Eltern. D: krankes, d: gesundes Allel. Das homozygote Kind (+) zeigt in der Regel stärker ausgeprägte Symptome (**b**). (Buchta-Sönnichsen 2003)

Tab. 2.1. Vererbung der Blutgruppenmerkmale

Genotyp	Phänotyp
AA, AO	A
BB, BO	B
AB	AB
0	0
M	MM
N	NN
MN	MN

Beispiele für einen autosomal-rezessiven Erbgang sind: Phenylketonurie, Albinismus, Taubstummheit. Hier gilt (Abb. 2.2a–c):

- beide Eltern erkrankt (d. h. homozygot): alle Kinder erkrankt;
- ein Elternteil erkrankt, der andere gesund: keine erkrankten Kinder, aber alle sind Konduktoren;
- ein Elternteil erkrankt, der andere Konduktor (heterozygot): 50% der Kinder erkrankt, 50% Konduktoren;

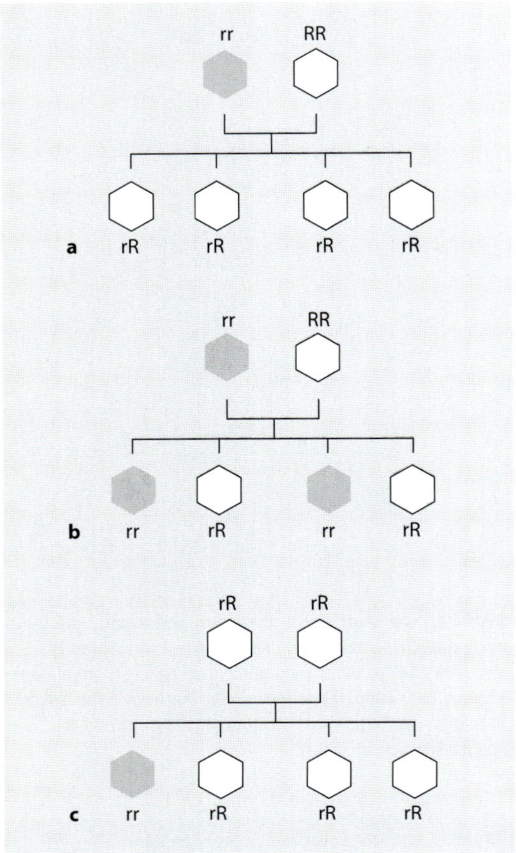

Abb. 2.2a–c. Autosomal rezessive Vererbung (r: krankes Allel, R: gesundes Allel). Vererbung durch ein erkranktes Elternteil und ein homozygot gesundes Elternteil (**a**). Vererbung durch ein erkranktes Elternteil und ein heterozygotes Elternteil (**b**). Vererbung durch zwei Konduktoren (**c**). (Buchta Sönnichsen 2003)

- beide Eltern Konduktoren (heterozygot): 25% erkrankte Kinder, 75% phänotypisch gesund, 2/3 Konduktoren;
- ein Elternteil gesund, der andere heterozygoter Konduktor: alle Kinder phänotypisch gesund, 50% Konduktoren.

2.3.5 X-chromosomaler Erbgang

Geschlechtsgebundene Merkmale befinden sich überwiegend auf dem X-Chromosom, von dem der Mann eines hat (XY), und die Frau 2 (XX). Das Y-Chromosom ist klein und genetisch bis auf das »Sex regulating Y Gen« (SRY) unbedeutend.

X-chromosomal-dominanter Erbgang

Hier ist das Merkmal bei Mann und Frau manifest Dieser Erbgang ist selten. Beispiel: Vitamin-D-resistente Rachitis. Es gilt:

- Vater Krankheitsträger: alle Töchter erkranken, alle Söhne gesund;
- Mutter heterozygot: 50% aller Kinder erkrankt;
- Mutter homozygot erkrankt: alle Kinder krank.

X-chromosomal-rezessiver Erbgang

Hier ist das Merkmal beim Mann immer manifest (hemizygot), die Frau ist nur Konduktorin, da sie ja noch ein Merkmal auf dem anderen X-Chromosom in Reserve hat (Abb. 2.3). Es gilt:

- Vater (hemizygot) erkrankt, Mutter homozygot gesund: alle gesund, aber alle Töchter sind Konduktorinnen;
- Mutter Konduktorin, Vater gesund: 50% der Söhne erkrankt, 50% der Töchter Konduktorinnen;
- Mutter Konduktorin, Vater erkrankt: 50% der Söhne erkrankt, 50% der Töchter erkrankt, 50% der Töchter Konduktorinnen.
- Mutter homozygot, Vater gesund: alle Söhne erkrankt, 50% der Töchter Konduktorinnen.

Beispiele für einen X-chromosomal-rezessiven Erbgang sind: Muskeldystrophie Typ Duchenne (DMD), Hämophilie A, Grünblindheit, Rotblindheit.

2.3.6 Imprinting

Unter »Imprinting of genes« versteht man die **differenzielle Genaktivität väterlicher und mütterlicher Gene** in der frühen Embryogenese. Dies kann zur Variabilität der Ausprägung führen, je nachdem, ob es (trotz der Mendel-Regeln für Autosomen) auf einem väterlichen oder mütterlichen Chromosom liegt. Im Prinzip gibt es 3 Möglichkeiten als Ursache:

- Das Merkmal wird gonosomal vererbt,
- elterliche Genprägung für die geschlechtsabhängige Ausprägung eines Allels (entdeckt durch Kerntransplantation von Mäusen). Beispiel: Insulin-ähnlicher Wachstumsfaktor 2 (IGF-2) ist durch elterliche Prägung maternal inaktiv,
- das Merkmal wird extrachromosomal vererbt, z. B. über die Mitochondrien (s. u.).

2.3.7 Mitochondriale Vererbung

Da die männliche Gamete vor der Invasion in die Eizelle seine Mitochondrien abwirft, erhält die Zygote nur

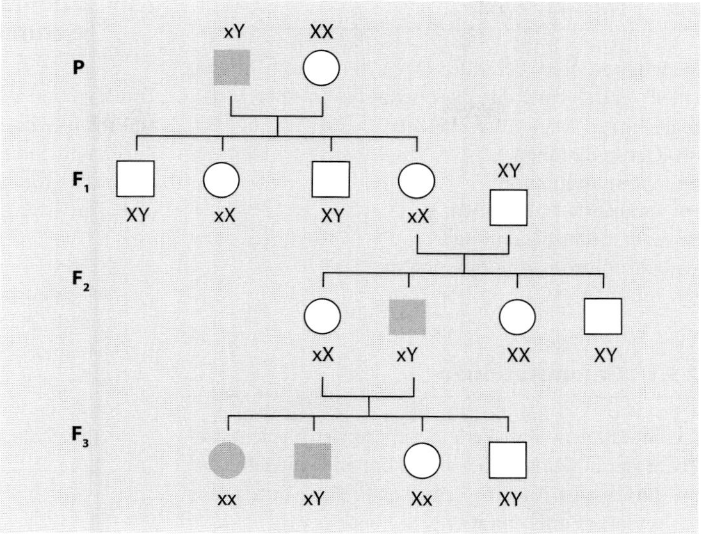

Abb. 2.3. X-chromosomal-rezes-ive Vererbung; x: krankes Allel, : gesundes Allel. (Buchta Sönnichsen 003)

die weiblichen Mitochondrien. Mitochondrial festgelegte Merkmale sind daher immer mütterlich (z. B. die mitochondriale Enzephalomyopathie).

2.3.8 Multifaktorielle Vererbung

Bei der multifaktoriellen Vererbung (**Polygenie**) sind mehrere Gene für die Ausprägung eines Merkmals verantwortlich. Umgekehrt kann eine Störung unterschiedliche genetische Ursachen haben (**Heterogenie**). Beispiel für die multifaktorielle Vererbung ist die **primäre Hypertonie**. Falls das Merkmal nicht kontinuierlich verteilt ist, macht sich eine Störung erst bei Überschreiten eines **Schwellenwerts** bemerkbar.

Die angeborene Hüftluxation ist ein Beispiel für einen multifaktoriellen Schwellenwerteffekt.

2.4 Gonosomen, Geschlechtsbestimmung und -differenzierung

2.4.1 X-, Y-Chromosom und pseudoautosomale Region

Obwohl das **Y-Chromosom** recht spärlich mit Genen ausgestattet ist, spielt es bei der Geschlechtsdetermination eine entscheidende Rolle. Das **SRY-Gen** liegt auf dem kurzen Arm des Y-Chromosoms, benachbart zur pseudoautosomalen Region. Es bestimmt durch die Expression bestimmter Transkriptionsfaktoren das männliche Geschlecht. Fehlt das SRY-Genprodukt (bzw. ein Y-Chromosom) wandert die primordiale Keimzelle in die Rindenregion der undifferenzierten Gonadenanlage und induziert die Entwicklung eines Ovars und die Umbildung der Müller-Gänge zu Tuben und Uterovaginaltrakt.

2.4.2 X-Inaktivierung – Gleichberechtigung des Mannes

Weibliche Individuen besitzen ein zweites **X-Chromosom**, haben also im Prinzip doppelt soviel X-chromosomal-gebundene Gene wie männliche Individuen. Zur Herstellung von Gleichberechtigung verzichtet die Frau (freiwillig?) auf die Expression der Gene eines der beiden X-Chromosomen (**Lyon Hypothese**). Das inaktivierte Chromosom erscheint in der Zelle als Geschlechtschromatinkörperchen (**Barr-Körperchen**). In den Kernen segmentkerniger Granulozyten imponieren sie als Drumsticks (Trommelschlägel).

2.4.3 Geschlechtsdifferenzierung

Hormone sind Genregulatoren. Der Anti-Müller-Inhibitionsfaktor kann durch Bindung an die DNA auf die Differenzierung von Wolff- und Müller-Gang Einfluss nehmen, indem er dafür sorgt, dass weibliche Abschnitte des Genitaltrakts nicht ausgebildet werden.

Biologie

2.5 Mutationen

Mutationen sind Veränderungen im Genom, die zu einer Veränderung der Expression bestimmter Merkmale führen. Man unterscheidet:
- Genmutationen,
- Spontanmutation,
- induzierte Mutationen,
- somatische Mutationen,
- Chromosomenmutationen und
- Mosaike.

2.5.1 Genmutationen

Genmutationen sind Veränderungen der Nucleotidsequenz der DNA eines Gens. Sie können Folge sein von:
- **Basensubstitution**: Ersatz einer Base durch eine andere (Punktmutation),
- **Basendeletion**; Nucleotide gehen verloren,
- **Baseninsertion**: neue Basen werden zusätzlich eingefügt,
- **ungleichem Crossing over** (Genkonversion): Ein Genabschnitt eines Chromosoms wird als Bruchstück beim Crossing-over in das homologe Chromosom eingefügt (Duplikation).

2.5.2 Folge von Genmutationen

Die Folge von Genmutationen ist eine verringerte oder fehlende Synthese der mRNA und damit Veränderungen der Aminosäuresequenz der jeweiligen Polypeptidkette. Falls die Promotorregion gestört wird, wird das gesamte Gen inaktiviert. Bei Veränderungen des Stop-Codons entsteht ein abnormal langes oder verkürztes Protein.

> **KLINIK**
> Ein schönes Beispiel für eine Punktmutation ist die autosomal-rezessiv vererbte Sichelzellanämie. Der Austausch der Aminosäure Val gegen Glu in der Hämoglobin-β-Kette (HbS) führt zu abnormer Sauerstoffbindungskapazität und Formveränderungen des Erythrozyten bei Desoxygenierung. Massiver Abbau der Erythrozyten in der Milz führt zu anämischen Krisen. Selektionsvorteil der Erkrankten besteht in höherer Resistenz gegenüber Malaria.

2.5.3 Spontane und induzierte Genmutationen

Transkriptionsfehler, die nicht repariert werden, können zufällige Ereignisse in Keimbahn- und somatischen Zellen sein. Induzierte Mutationen sind durch toxische chemische Einflüsse oder durch ionisierende Strahlen (z. B. Harrisburg, Tschernobyl) zurückzuführen.

> **KLINIK**
> Xeroderma pigmentosum ist eine sehr, sehr seltene (typisch GK!) autosomal-rezessiv vererbbare Erkrankung, bei der Reparaturenzyme der DNA betroffen sind. UV-Exposition schädigt die epidermalen Zellen. Folge sind maligne Hauttumoren bereits in früher Kindheit.

2.5.4 Strukturelle Chromosomenmutationen

Strukturelle Chromosomenmutationen sind mikroskopisch, im Karyogramm sichtbare Veränderungen der Chromosomenstruktur (Chromosomenaberration). Da dies Folgen für eine ganze Menge von Genen hat, sind die Folgen sehr oft letal. Im günstigen Falle kommt es zu schweren Fehlbildungen. Es gibt folgende Typen von Chromosomenaberrationen:

Deletion: Verlust eines Chromosomenarms.

> **KLINIK**
> Deletion des kurzen Arms des Chromosoms 5 führt zum Cri-du-Chat-Syndrom (Katzenschreisyndrom). Dieser Verlust ist zufällig. Die Häufigkeit ist etwa 1:50.000. Es sind 5-mal mehr Mädchen als Jungen betroffen.

Inversion: Fehlgeschlagene Reparatur eines Nucleotidabschnitts und verkehrte Wiedereingliederung der Sequenz in den DNA-Strang.

Translokation: Verlagerung eines Fragments an eine andere Position des Chromosoms. Wenn das Genom und die Expression der Gene nicht weiter beeinträchtigt ist, spricht man von balancierter Translokation.

Reziproke Translokation ist der Austausch zweier Chromosomenfragmente zwischen nichthomologen Chromosomen. Die **Robertson-Translokation** bezeichnet eine zentrische Fusion, d. h. es verschmelzen 2 Chromosomen am Zentromer und verlieren die kurzen Arme.

alls nur wenig Gene verloren gehen, ist diese Transloka-on balanciert (z. B. am Chromosom 14 und 21).

KLINIK

Eine asymmetrische Translokation (größerer Teil des Chromosom 22 transloziert mit dem kleinen Arm des Chromosom 9) findet sich bei der Chronischen Myeloischen Leukämie (sog. Philadelphia-Chromosom).

.5.5 Nummerische Chromosomenmutationen

Jnter nummerischen Chromosomenaberrationen versteht man Fehlverteilungen von Chromosomen während der Meiose. Folge ist eine abnorme Anzahl von Chromosomen im Karyogramm. Falls ein Chromosom nur einmal vorhanden ist, spricht man von Monosomie, bei 3facher Ausgabe spricht man von Trisomie.

Beispiele für nummerische Chromosomenaberrationen sind:

- **Ullrich-Turner-Syndrom**: Genotyp XO (Monosomie des X-Chromosoms); weiblich, 90% Abortrate; Häufigkeit bei ausgetragenen Schwangerschaften mit XO-Syndrom: 1:3000–1:5000; Symptome: Minderwuchs, Amenorrhoe, Nackentransparenz (Pterygium colli).
- **Klinefelter-Syndrom**: Genotyp: XXY; Symptome: Körpergröße erhöht, Hodenatrophie, Gynäkomastie, Azoospermie.
- **XYY-Syndrom**: phänotypisch männlich, selten, Symptome: psychische Labilität.
- **Triplo-X**: Genotyp: XXX, Non-disjunction, Häufigkeit 1:800–1:1000, phänotypisch weitgehend unauffällig (Lernbehinderungen bei 70%).
- **Trisomie 21 (Down-Syndrom):** Häufigste Chromosomenaberration; häufigste Form: Non-disjunction (95%); spontan, keine Erbkrankheit. Häufigkeit: abhängig vom mütterlichen Alter. Risiko für eine 25-jährige Frau: 0,1%; für eine 46-jährige Frau: 9%. Auch das väterliche Alter spielt eine Rolle, ist aber nicht statistisch belegt.

2.5.6 Mosaike und Chimären

Unter **Mosaiken** versteht man das Vorliegen genetisch verschiedener Zelllinien. Ursache sind Chromosomenfehlverteilungen in der Mitose (mitotische Non-disjunction).

KLINIK

Beispiel für Mosaikbildung: Mosaik-Trisomie 21 (in 2% der Individuen mit Down-Syndrom). Hier kommt es erst nach der 1. Zellteilung zur Aberration. Je mehr normale Mitosen vorausgegangen sind, desto weniger ist der Phänotyp des Down-Syndroms ausgeprägt.

Eine **Chimäre** ist ein Individuum oder Gewebe, das aus Zellen verschiedenen Genotyps präzygoter Herkunft besteht, z. B. als Folge von Fehlern bei der Befruchtung.

2.5.7 Mutationen in Somazellen

Mutationen, die nur in Körperzellen vorkommen, erzeugen ein Mosaikmuster.

Ein Beispiel für somatische Mutationen in der Krebsentstehung ist die Entstehung des Burkitt-Lymphoms: Das Proto-Onkogen »**myc**« erhält durch eine Translokation (beteiligt sind Arme der Chromosomen 8 und 14) einen neuen Promotor der Immunglobulin-Gene und wird intensiv transkribiert (Philadelphia-Chromosom, ▶ Kap. 2.5.4).

2.6 Klonierung und Nachweis von Genen bzw. Genmutationen

Unter Klonierung versteht man die Vermehrung genetisch identischer Organismen. Dies kann auf zellulärer Ebene geschehen (z. B. Züchtung monoklonaler Antikörper), oder gesamte Organismen und Individuen betreffen (Dolly). Folgende Methoden stehen dafür zur Verfügung:

2.6.1 Gentechnologische Methoden

Voraussetzung für die Herstellung eines Klons ist es, gewünschte Nucleotidsequenzen zu identifizieren, isolieren und zu vervielfältigen. Mit Restriktionsendonukleasen werden bestimmte Sequenzen der DNA getrennt. Es gibt zur Vervielfachung 2 Möglichkeiten:

- **Gentransfer**. Bei der **Transformation** (= Transfektion) können von einer Spezies (z. B. Mensch, Maus, Tyrannosaurus Rex) DNA-Abschnitte auf DNA eines Bakteriums überführt werden. Auf diese Weise können fremde Gene in **Plasmide** eingeführt werden (Plasmid ist ringförmige extrachromosomale DNA, die sich unabhängig von dem Hauptgenom des Bakteriums replizieren kann). Da der genetische

Code universell ist, können Einzelstränge von Gast und Wirt-DNA bei Einsatz derselben **Restriktionsenzyme** neu kombinieren. Auf diese Weise wird die Gast-DNA in das Plasmid eingebaut und kann vermehrt werden (**Klonierung** durch **In-vitro-DNA-Rekombination**). Man kann testen, ob die Transformation erfolgreich war, indem man z. B. ein Gen für eine Antibiotika-Resistenz einfügt und nachsieht, ob die vermehrten Organismen unanfällig gegen das Antibiotikum geworden sind.

- **Polymerase-Chain-Reaction** (PCR, s. u.).

2.6.2 Polymerase-Chain Reaction (PCR)

Bei der Polymerase-Kettenreaktion werden DNA- oder RNA-Sequenzen im Reagenzglas vervielfältigt. Grundlage ist die Eigenschaft der Polymerasen, neue Nucleotide immer nur an eine definierte kurze Nucleotidsequenz (Primer) anzuhängen. Die Primersequenzen müssen bekannt sein. Sie sind komplementär zur DNA oder RNA der Zellen bzw. des Gewebes, in der man dessen Nucleotidgehalt bestimmen möchte.

Man wirft also einen Köder (Komplementär-Nucleotid) in den Teich und wartet, ob der dazu passende Fisch anbeißt. Um das über eine gewisse Nachweisgrenze zu führen, wird das Polymerisationsprodukt in vielen Zyklen unter Hitzeeinwirkung (Denaturierung der DNA) vermehrt (amplifiziert). Die DNA-Polymerase (Taq-Polymerase) ist hitzeresistent, sonst geht es nicht.

- **Vorteil**: Man spart sich das Klonen. Superempfindlich, schnell, billig.
- **Nachteil**: Katastrophe für Gauner. Die Reaktion ist so empfindlich, dass sie viele Übeltäter kriminalistisch überführt, die ihre biologischen Spuren am Tatort vergessen haben.

2.6.3 Direkter Nachweis von Genmutationen

Ein weiteres Anwendungsgebiet der PCR ist der Nachweis von Genmutationen. Spezifische Nucleotidsequenzen eines Gendefekts werden amplifiziert. Die müssen natürlich bekannt sein.

2.6.4 Indirekter Nachweis von Genmutationen

Restriktions-Fragment-Längen-Polymorphismus

Voraussetzung für den indirekten Nachweis von Genmutationen ist die Kenntnis über den chromosomalen Ort des betreffenden Gens. Hierbei werden Restriktionsenzyme verwendet, die palindromische Sequenzen von 4–8 Basenpaaren erkennen und in ihnen schneiden. Die Länge der von diesen markierten Endonukleasen zerschnittenen Fragmente kann elektrophoretisch bestimmt werden. Sie weicht bei Mutationen vom normalen Gen ab. Dies bezeichnet man als Restriktions-Fragment-Längen-Polymorphismus.

2.6.5 Genetische Beratung und vorgeburtliche Diagnostik

Genetisches »Fingerprinting« ist nach derzeitiger (2006) Rechtsauffassung in der BRD freiwillig. Es gilt die Nicht-Direktivität als Grundlage für die genetische Beratung, d. h., Daten dürfen nur nach ausdrücklicher Genehmigung des Patienten/Probanden weiterverwendet werden (z. B. für Vaterschaftsgutachten, Alimentenklagen). Ausnahme sind ausreichende Verdachtsmomente bei schwerwiegenden Straftaten, etwa bei Kapitaldelikten.

Vorgeburtliche Diagnostik
(GK Anatomie ▶ Kap. 1.1.4)

Nummerische und strukturelle Chromosomenaberrationen können vorgeburtlich mit Hilfe der Amniozentese oder der Chorionbiopsie festgestellt werden.

- **Amniozentese** (4. Monat). Nach der Aspiration von Fruchtwasser können Amnionzellen kultiviert werden. Anschließend kann ein Karyogramm angefertigt werden. Indikation sind erhöhtes Alter der Mutter (bzw. des Vaters!), bekannte Chromosomenaberrationen in der Familie. 97% dieser »Risikomütter« tragen ein normales Kind aus.
- **Chorionbiopsie** (8. Woche). Die Zellen der Chorionzotten können ohne Anzüchtung direkt analysiert werden.

2.7 Entwicklungsgenetik
(▶ Kap. 2.1.5)

2.7.1 Analyse von Entwicklungsprozessen an transgenen Tieren

Gentransfer ist nicht nur in Bakterien möglich. Die Möglichkeiten der Gentechnologie erlauben es im Prinzip, DNA von jeder beliebigen Spezies in eine andere zu verpflanzen.

Die Analyse der Transkripte von Genen in Abhängigkeit von der Zeit lässt sich sehr »hübsch« in Mausmodellen studieren. Hierbei können DNA-Fragmente n Eizellen der Maus mikroinjiziert werden. Eine weiere Möglichkeit ist die gezielte Veränderung einzelner Gene durch Manipulation embryonaler Mausstammellen.

Transgene Tiere

Bei sog. »**Knock-out-Mäusen**« werden totipotente Stammzellen im Blastozystenstadium schwangerer Mäuse entnommen. Aus diesen werden Nucleotidsequenzen für interessante Proteine aus der DNA herausgeschnitten. Die beschnittenen Sequenzen werden dann anderen schwangeren Mäusedamen reimplantiert. Diese zusätzlichen Zellen beteiligen sich an der Embryonalentwicklung und lassen genetisch **chimäre** Mäuse entstehen. Natürlich kann man auch eine Nucleotidsequenz hinzu tun, z. B. für den Rüssel eines Elefanten (das wäre dann eine »Knock-in-Elefantenrüssel-Maus«).

Nach einigen Kreuzungen unter Anwendung der Mendel-Regeln kann man dann an homozygoten Tieren beobachten, welche Auswirkung das Fehlen der durch das fehlende Gen kodierten Proteine hat. Im Umkehrschluss hat man dann vielleicht Hinweise auf die Funktion dieses Proteins bzw. Gens.

2.8 Populationsgenetik

Die Populationsgenetik beschäftigt sich mit der Häufigkeit des Auftretens der Allele eines Gens in Populationen.

2.8.1 Hardy-Weinberg-Gesetz

Die Regeln der Wahrscheinlichkeitsrechnung werden angewandt, um das Auftreten dominanter und rezessiver Merkmale zu berechnen. Diese stehen miteinander im Gleichgewicht, das Hardy und Weinberg anhand von statistischen Berechnungen beschrieben haben. Grundvoraussetzung ist eine zufällige Paarung bzw. Durchmischung der Bevölkerung (**Panmixie**). Eine nichtzufällige Paarung von Individuen, also Paarung von Individuen, die z. B. nur grüne Zöpfe besitzen, ist **Selektion**.

Merke

Das Hardy-Weinberg-Gleichgewicht ist der Zustand einer Population, bei der, Panmixie vorausgesetzt und Selektion ausgeschlossen, Allel- und Genotyphäufigkeiten in der Folge der Generationen konstant sind.

Dieses Gleichgewicht kann verschoben werden durch folgende Faktoren:
- **Gründereffekt**: Abspaltung einer kleinen Population von einer größeren, die dadurch für ein Allel eine größere Frequenz verursacht (Abspaltung einer Gruppe vom Festland auf eine Insel). Die geno- und phänotypische Variabilität bei Insel-Emigranten sinkt; diese Population ist also leichter vom Aussterben bedroht.
- **Inzucht**: Gehäuftes Auftreten seltener Gene in kleinen Gruppen, z. B. Habsburger Lippe.
- **Fitness**: Fähigkeit eines Individuums, besonders resistente und überlebensfähige Nachkommen zu produzieren.
- **Selektion**: Auswahl nach Fitness. Heterozygote Träger des HbS (Sichelzellanämie)-Gens haben einen Selektionsvorteil, denn sie sind resistenter gegenüber Malaria als Nicht-Träger des HbS-Gens.

2.8.2 Wirkung von Selektion und Zufall

► Kap. 2.8.1.

2.8.3 Genetische Polymorphismen

Unter einem genetischen Polymorphismus (**Sequenzvariation**) versteht man das Vorhandensein von mehr als 2 Allelen eines Gens in einer Population. Die Auftretenswahrscheinlichkeit der Genvariation muss größer als 1% sein, sonst handelt es sich um eine Mutation. Genprodukte eines Enzyms werden bei Ausprägung eines genetischen Polymorphismus Alloenzyme genannt.

Bakterien
- Kokken
- Stäbchen
- schraubenförmige Bakterien
- Vibrionen

↓

Vermehrung
- Konjugation
- Transduktion
- Transformation

Pilze
- Dermatophyt
- Hefe
- Schimmelpilze

↓

Vermehrung
- asexuelle Fortpflanzung
- sexuelle Fortpflanzung

Viren
- kleiner als Bakterien
- besitzen entweder nur DNA oder RNA
- können sich nur in Wirtszellen vermehren

↓

Vermehrung
- Adsorption
- Penetration
- Uncoating
- Replikation
- Maturation/Liberation

Produzenten
Organismen, die aus anorganischen Substanzen und Licht organische Verbidungen aufbauen (z.B. Pflanzen)
[→ autotrophe Organismen]

↔

Konsumenten
einzuteilen in herbivore und karnivore Konsumenten, die andere artspezifische Verbindungen aufbauen
[→ heterotrophe Organismen]

Wechselbeziehungen zwischen artverschiedenen Organismen
- Symbiose
- Kommensalismus
- Parasitismus

3 Grundlagen der Mikrobiologie und Ökologie

Mind Map

Zu den größten Feinden höherer Vertebraten (einschließlich Homo sapiens) scheinen **Mikroorganismen** zu gehören. Wir (Presse, vox populi) erkennen sie in unserem anthropozentrischen Weltbild als Störenfriede, die Krankheiten verursachen, vernachlässigen jedoch ihren Platz als **lebensnotwendige Partner** in einem globalen biologischen Gleichgewicht. Nichtsdestotrotz im Folgenden ein paar Steckbriefe zu Bakterien, Pilzen und Viren.

Biologie

3.1 Morphologische Grundformen der Bakterien

Bakterien sind Einzeller, Prokaryonten. Sie besitzen keinen Zellkern.

Man kann sie ihrer Form nach einteilen in:
- **Kokken** (Staphylo-, Strepto- und Diplokokken),
- **Stäbchen** (Enterobacteriaceae, Gattung Bacillus),
- **schraubenförmige Bakterien** (Spirillen, Treponemen) und
- **Vibrionen** (z. B. Vibrio cholerae).

3.2 Aufbau und Morphologie der Bakterienzelle (Procyte)

3.2.1 Unterschiede zur Eucyte

Es gibt einige markante Unterschiede der Prokaryonten gegenüber den Eukaryonten. Einen Zellkern gibt es nicht. Der Stoffwechsel findet im Zytoplasma statt, es fehlen kompartimentierte Organellen. Die Zellgrenzen bestehen aus einer Zellwand und der Zellmembran. Mitochondrien fehlen ebenfalls. Die Größe beträgt zwischen 1 und 5 µm (Abb. 3.1).

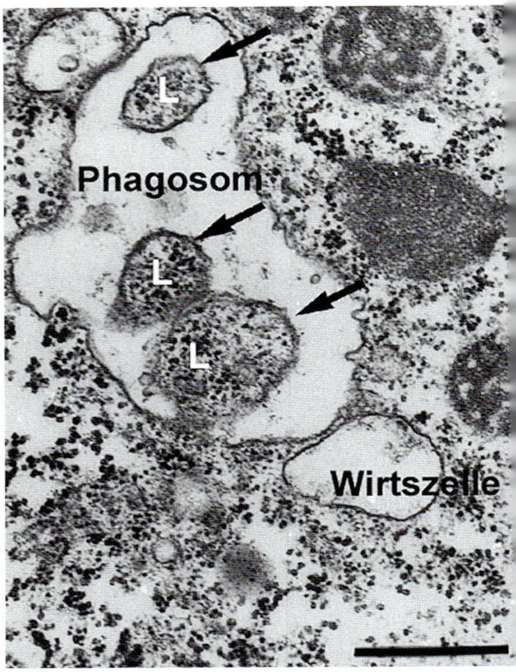

Abb. 3.1. Elektronenmikroskopische Aufnahme dreier Bakterien (L Legionellen, Pfeile), die von einer Wirtszelle (hier: Amöbe) phagozytiert wurden und sich in ihrem Phagosom vermehren. Am Ende geht die Amöbe zugrunde und entlässt die Legionellen. Balken: 250 nm

3.2.2 Zellwand

Fast alle Bakterien besitzen eine Zellwand. Sie enthält Murein, eine Verbindung aus N-Actylmuraminsäure und N-Acetylglucosamin. Sie sind durch kurze Peptide und Pentaglycine zum »Mureinsacculus« verknüpft.

KLINIK

Penicillin stört die Synthese der Zellwand, indem es die Vernetzung der Mureinuntereinheiten verhindert.

Der unterschiedliche Aufbau der Zellwand reflektiert das unterschiedliche Verhalten bei der **Gramfärbung**. Gramnegative Bakterien besitzen eine weitere äußere Membran, aus der sich der violette Gram-Farbstoff herauswaschen lässt. Diese äußere Membran enthält sog. **Lipopolysaccharide** (LPS), die oft eine toxische Wirkung der Bakterien verursachen.

Merke

Gramnegative Bakterien sind in der Regel weniger empfindlich gegenüber Penicillin oder endogenen Bakteriostatika (z. B. Lysozym).

Grampositive Bakterien, die mit Penicillin traktiert worden sind, verlieren ihre Zellwand und werden zu **L-Formen**, die normalerweise zugrunde gehen.

Mykoplasmen

Mykoplasmen sind zellwandlose Bakterien. Da sie wenig stabil sind, sind Mykoplasmen polymorph.

Toxine

Bakterien können Toxine bilden, die die Pathogenität ausmachen. **Exotoxine** sind kleine Eiweiße, die vom Bakterium ausgeschieden werden (z. B. Botulinustoxin). **Endotoxine** sind Membranbestandteile bestimmter gramnegativer Bakterien.

3.2.3 Geißeln, Pili (Fimbrien)

Geißeln (Flagellen) benutzen eine Reihe von Bakterien zur Fortbewegung. Sie können einzeln (monotrich) oder mehrfach (polytrich) vorhanden sein. Die Art und Anzahl der Geißeln kann als taxonomisches Merkmal herangezogen werden.

Der grundsätzliche Unterschied zu Kinozilien der Eukaryonten besteht im Einbau von **Flagellin** anstelle von **Tubulin**. Die Geißeln sind auch nicht von der Zellmembran umhüllt.

Fimbrien (Pili) sind kleinere Oberflächendifferenzierungen, mit deren Hilfe sich Bakterien an Wirtsorganismen anheften können. **Sexpili** sind innen hohle Pili, die bei der Konjugation und dem Genausausch der Bakterien eine Rolle spielen.

3.2.4 Kapsel

Kapseln bestehen aus Polysacchariden und Polypeptiden, die einige Bakterien (z. B. Pneumokokken) um sich herum bilden können. Sie tragen zur Pathogenität bei, da sie die Anheftung an Substrate bzw. Wirtszellen erleichtern. Außerdem schützen sie das Bakterium vor der Phagozytose.

3.2.5 Zellmembran (Zytoplasmamembran)

Die Zellmembran besteht aus einer Lipiddoppelschicht und ist ähnlich strukturiert wie bei Eukaryonten. An ihr finden zahlreiche Stoffwechselvorgänge statt. Sie sind Träger der Enzyme der Atmungskette, Enzyme für die Synthese der Zellwand, Permeasen, Transferproteine, und Sensorproteine.

3.2.6 Ribosomen

Bakterien besitzen 70S-Ribosomen (30S+50S), im Unterschied zu den Ribosomen der Eukaryonten (80S=40S+60S).

3.2.7 Nucleoid (Kernäquivalent), Bakterienchromosom, Plasmide

Das Kernäquivalent (»Nucleoid«) besteht aus dem Bakterienchromosom, in dem die DNA organisiert ist. Die DNA ist zirkulär und besitzt keine Histone. Weiterhin enthalten Bakterien extrachromosomale zirkuläre DNA, die von derjenigen des Bakterienchromosoms unabhängig ist (Plasmid). In ihnen sind wenige Gene lokalisiert, die aber aus humanpathologischer Sicht von Bedeutung sein können, nämlich Träger von Resistenz und Virulenzgenen (► Kap. 3.4.2).

3.2.8 Sporen

Sporen sind äußerst langlebige und wetterresistente Geschöpfe einiger Bakterien. Da sie im Innern des Bakteriums gebildet werden, heißen sie auch **Endosporen**. Sie sind wasserarm und besitzen eine hohe Resistenz gegen hohe Temperaturen, Trockenheit und Desinfektionsmittel.

Merke

Bekannte und gefürchtete Sporenbildner sind **Bacillus anthracis** (Milzbrand), **Clostridium botulinum** (Botulismus), und **Clostridium tetani** (Wundstarrkrampf).

3.3 Wachstum der Bakterien

Bakterien vermehren sich in Abhängigkeit von Temperatur, Sauerstoffgehalt und Nährstoffgehalt.

3.3.1 Stoffwechsel (Verhalten gegenüber Sauerstoff)

Manche mögen und brauchen Sauerstoff (obligate Aerobier), manche verabscheuen ihn wie der Teufel das Weihwasser (obligate Anaerobier). Diese gewinnen ihre Energie aus der Gärung. Sie besitzen keine Enzyme der Atmungskette. Fakultativ anaerobe Bakterien können sich mit und ohne Sauerstoff vermehren (z. B. Escherischia coli).

3.3.2 Bakterienkultur

Bakterienkulturen kann man den Bakterien als künstliches Substrat anbieten. Je nach Zusammensetzung gibt es für verschiedene Bakterien Unterschiede des Substratoptimums.

Hauptbestandteile der Nährmedien sind Wasser, Mineralsalze und Glucose. Manche Kulturen verlangen zusätzlich Vitamine, Aminosäuren, Nucleotide. Diese Medien kann man mit Agarose zu einem inerten Gel verfestigen.

Oftmals wachsen nach der Inokulation (Auftragen eines Bakterienabstrichs) von **Mischpopulationen** verschiedene Kolonien (genetisch identische Nachkommen eines Bakteriums) heran, die dann zu Reinkulturen weitergezüchtet werden können.

Selektivmedien (z. B. garniert mit unterschiedlichen Antibiotika) kann man Zellen anbieten, um Zellen mit bestimmten Resistenzen bzw. Sensitivitäten zu isolieren.

3.3.3 Wachstum und Vermehrung

Die Wachstumsgeschwindigkeit von Bakterien hängt von Temperatur, Sauerstoff-, und Nährstoffgehalt ab. In einer Kultur verläuft eine typische Wachstumskurve in 5 Stadien:

1. **Anlaufphase** (lag-Phase): Anpassung der Kultur an die Rahmenbedingungen.
2. **Exponenzielle Phase** (log-Phase): exponenzielles Wachstum; die Wachstumsrate ist am höchsten, die Generationszeit (Zeit, in der sich die Zahl der Angehörigen verdoppelt) am kleinsten.
3. **Retardationsphase**: allmählich geht der Treibstoff aus, es kommt zur Verlangsamung des Wachstums.
4. **Stationäre Phase**: keine weitere Vermehrung der Zellen.
5. **Deklinationsphase**: Absoluter Nährstoffmangel sorgt für das Absterben der Zellen. Die Zellzahl schrumpft.

Merke

Die Generationszeit für **E. coli** liegt bei 20 min, bei **Treponema pallidum** bei 4–15 h, und bei **Mycobacterium tuberculosis** bei 18 h.

3.4 Bakteriengenetik

3.4.1 Bakterienchromosom, Plasmide (▶ Kap. 3.2.7)

Im Bakterienchromosom ist die DNA des Bakteriums lokalisiert (s. o.). Außerdem besitzt das Bakterium extrachromosomale DNA, die als Plasmid vorliegt. In der DNA gibt es keine Histone.

Operon-Modell der Genregulation

Auf der DNA befinden sich **Strukturgene** für die Proteinsynthese und **Operatorgene**, die wiederum die Transkription der Strukturgene kontrollieren. Die **Promotorregion** liegt vor dem Operatorgen und initiiert die Transkription. Die Einheit aus Promotor-, Operator- und Strukturgenen heißt **Operon**.

Beispiel der Regulation bei E. coli: Das Lactose-Operon enthält die Strukturgene für die Enzyme des Laktosestoffwechsels. Falls keine Laktose vorhanden ist, wird der Operator des Lactose-Operons durch ein Repressorgen blockiert. Diese Blockade kann aufgehoben werden, wenn Laktose ankommt und an das Repressorprotein bindet (**Repressor-Inaktivierung**).

3.4.2 Übertragung von Genmaterial

Bakterien sind sehr aktiv im Genaustausch. Dies betrifft sowohl den internen Genverkehr als auch den »interbakteriellen«. DNA-Abschnitte, die von einer Stelle des Genoms an eine andere hüpfen können, heißen Transposons. Dies kann man auch gentechnisch ausnutzen. Gene können auf folgende Weise übertragen werden:

- **Konjugation**: Übertragung von Nucleotidsequenzen durch F-Pili (filopodienartige Strukturen, die die direkte Kontinuität einer Zelle an eine andere herstellt; ähnlich wie ein Space Shuttle an eine Raumstation). Hierbei werden Fertilitätsgene durch (F+)-Zellen auf Zellen übertragen, die diese Gene nicht besitzen, (F-)-Zellen. Der Fertilitätsfaktor liegt auf einem Plasmid, das sich als Besonderheit in die Chromosomen-DNA der F-Zelle integrieren kann. Wenn man will, handelt es sich um **bakteriellen Sex**.
- **Transduktion**: Übertragung von Genen durch Bakteriophagen (Viren, die Bakterien befallen): unspezifische Transduktion.
- **Transformation**: Aufnahme fremder DNA (meist experimentell). Die Integration der DNA in die aufnehmende Zelle hängt von deren **Kompetenz** ab.

3.4.3 Antibiotikaresistenz aus evolutionsbiologischer Sicht

Resistenzfaktoren gegen Antibiotika sind den F-Faktoren ähnlich und werden durch **Konjugation** übertragen. Ein angereicherter Resistenzfaktor einer Bakterienpopulation kann sich zunächst im eigenen Stamm ausbreiten, aber auch in anderen Bakterienarten. Wird ein Resistenzfaktor aus einer harmlosen Zelle (z. B. E. coli) auf einen hochpathogenen Stamm (z. B. Salmonella) übertragen, ist Holland in Not.

Etwas weniger gefährlich sind Resistenzen, die durch **Mutationen** entstanden sind.

Bei **Antibiotika-Gabe** besteht die Gefahr, dass die mutierten Zellen weiter wachsen und sich unter diesem Selektionsdruck vermehren. Die unkritische Verabreichung von Antibiotika (Therapie banaler Grippen, Beimengung ins Viehfutter, Zahnpasta etc.) ist daher immer mit der Gefahr verbunden, resistente Bakterien zu züchten.

> **KLINIK**
> Daher gilt für die Therapie mit Antibiotika, dass eine ausreichend hohe Konzentration über eine gewisse Zeitdauer (nicht abbrechen, wenn es scheinbar besser geht!) verabreicht werden muss. Mutanten kann man am ehesten erwischen, indem man mehrere Antibiotika kombiniert.

3.5 Pilze

3.5.1 Lebensweise, medizinische Bedeutung

Pilze sind heterotrophe Eukaryonten. Sie besitzen Zellwände, die aus Chitin sind. Als Saprophyten (Faulstoffverwerter) ernähren sie sich von Stoffwechselprodukten anderer Organismen. Alternativ genießen sie das Miteinander (als Symbionten) oder eher Gegeneinander (als Parasiten) mit anderen lebenden Lebewesen.

Humanpathogene Pilze als Verursacher von Mykosen sind z. B.:

- **Dermatophyten**: Sie befallen Haut und Hautanhangsgebilde, z. B. Nägel und Haare.
- **Hefen** (z. B. Candida albicans): Verdauungstrakt und Genitalbereich.
- **Schimmelpilze**: Respirationstrakt.

> **KLINIK**
> Eine in der Klinik gefürchtete Candidainfektion ist die systemische Candidamykose mit **Candida Sepsis**. Sie betrifft v. a. immun geschwächte Patienten und es kommt zur hämatogenen Aussaat von Candida-Species mit Absiedlung in verschiedene Organe.

3.5.2 Wachstumsformen

Pilze bilden ein fadenförmiges Geflecht, das **Myzel**. Zellfäden des Myzels sind die **Hyphen**. Sie können kompartimentiert sein oder ein Kontinuum bilden. Im Unterschied dazu sind Sprosspilze (Hefen) hyphenlos.

3.5.3 Vermehrung

Asexuelle Fortpflanzung: Pilze pflanzen sich asexuell durch Zerfall von Hyphen fort, die Sporen entlassen.

Sexuelle (generative) Fortpflanzung: Die geschlechtliche Fortpflanzung gelingt durch die Verschmelzung zweier Gameten.

3.5.4 Synthese von Stoffen

Für die klinische Praxis fallen Pilze durch einige synthetische Spezialitäten auf:

- **Mykotoxine** (Aflatoxine) sind ein Qualitätsprodukt von **Aspergillus flavus.** Aflatoxin ist als potentes Kanzerogen bekannt.
- **α-Amanitin** stammt vom Knollenblätterpilz und ist ein populäres Gift (so sehen es die Menschen), das schon ganze Familien nach dem Verzehr vermeintlicher Champignons aus dem Wege geräumt hat. Es ist hepatotoxisch.
- **Antibiotika**, z. B. Penicillin, Gift (so sehen es Bakterien) von Penicillum notatum. Es hemmt die Zellwandsynthese der grampositiven Bakterien.
- **Ergotamin** (von Claviceps purpurea) führt zur Kontraktion der Uterusmuskulatur. Außerdem hat es halluzinogene Wirkungen.

> **KLINIK**
> Das Gift eines einzigen Knollenblätterpilzes (ca. 50 g) genügt, um lebensgefährliche Vergiftungen bei einem Menschen mit einem Gewicht von 70 kg hervorzurufen.

3.6 Viren

3.6.1 Virusbegriff

Viren sind Makromoleküle, die sich nur auf Kosten anderer Organismen ernähren und vermehren können. Je nach Wirtspräferenz gibt es Viren, die Bakterien befallen (Bakteriophagen, bakterielle Viren), eukaryontische tierische Viren und pflanzliche Viren.

3.6.2 Aufbau

Zelluläre Strukturen, Ribosomen oder ein eigener Zellstoffwechsel fehlen den Viren. Die Größe der Viren liegt zwischen 20 nm (Poliomyelitis-Virus) und 300 nm (Mumpsvirus). Sie enthalten entweder nur eine DNA in Doppelstrang- oder Einzelstrangform oder RNA. Die Nukleinsäuren sind in einen Proteinmantel gehüllt (Capsid). In großen Bakteriophagen liegt die DNA (oder RNA) im Kopf, an dem ein Schwanz heftet. Dieser kann zusätzlich kleine Stacheln (spikes) besitzen, die bei Anheftung und Injektion der Nukleinsäuren in die Wirtszelle von Bedeutung sind.

Als obligate Zellparasiten ist Viren nur daran gelegen, ihr genetisches Material wie ein Kuckucksei anderswo ausbrüten (transkribieren) zu lassen. Eine Hülle aus Protein erkennt geeignete Wirtszellen.

Viren sind nicht nur hervorragende Modelle für das Verständnis molekularbiologischer Vorgänge, sondern leider auch Erreger für zahlreiche Erkrankungen.

3.6.3 Vermehrung und Genetik

Viren vermehren sich durch folgende Mechanismen:

- **Adsorption**: Die tierischen Viren vermehren sich, indem sie sich zunächst an die ausgewählte Zelle anheften.
- **Penetration**: Nach Fusion der Virushülle mit der Zellmembran wird das Capsid in die Wirtszelle injiziert. Es folgt das Restvirus nach, den die Wirtszelle phagozytiert.
- **Uncoating**: In der Wirtszelle wird sodann die Proteinhülle des Virus-Nucleotids aufgelöst, somit das Genom des Virus freigesetzt.
- **Replikation**: Der Apparat der Wirtszelle repliziert nun die fremde Nukleinsäure und Proteine.
- **Maturation** und **Liberation**: Am Ende wird alles zu neuen Viren zusammengesetzt, die dann aus der Zelle ausgeschleust werden. Dabei geht die Wirtszelle durch Lyse meist zugrunde.

Tumorviren

Falls virale Gene in das Genom der Wirtszelle eingebaut werden (Viren als Vektoren), können diese zu Tumorzellen transformiert werden. Die Viren benötigen reverse Transkriptase, d. h., RNA wird mit diesem viralen Enzym in DNA umgeschrieben. Solche Viren heißen **Retroviren**. Beim Menschen ist dies für die adulte T-Zell-Leukämie (HTL-V1), die Haarzell-Leukämie (HTL-V2) sowie HTL-V3 (HIV) nachgewiesen.

Virostatika

Ansatzpunkte für eine spezifische Therapie sind Medikamente, die in die Replikation des Virus eingreifen Interferone sind streng spezies-spezifische, zelleigene Abwehrproteine, die bei einer Virusinfektion freigesetzt werden. Sie unterdrücken auf noch nicht ganz geklärte Weise die Virusentwicklung, u. a. durch Veränderung der Zellmembranen, die Bildung eines Translationshemmers und eines exotischen Nucleotids.

Impfung

Der wirksamste Schutz gegen bekannte, epidemisch auftretende Virusinfektionen ist die Impfung. Hierbei wird die Tatsache ausgenutzt, dass der Organismus die Proteinstruktur von Viren nach Impfung mit abgeschwächten oder abgetöteten Erregern wieder erkennt und unschädlich macht.

3.7 Prionen

Prionen (engl. **pro**teinaceous **in**fectious particle) sind sehr kleine infektiöse Molekülkomplexe. Sie kommen in tierischen Organismen natürlicherweise vor, können normalerweise vom Organismus korrigiert werden. Sie enthalten kein eigenes genetisches Material. Physiologischerweise sollen Prionen auch eine Rolle bei der Neurogenese spielen.

3.7.1 Theorien zu Aufbau und Vermehrung

Creutzfeld-Jakob-Krankheit (CFD)

Die CFD ist eine sehr selten auftretende Erkrankung, die auf der Veränderung gesunder Proteine in Nervenzellen des Gehirns durch abnorm gefaltete **Prionproteine** beruht. Folge ist eine Art Klumpenbildung der Proteine und Induktion von Apoptose der Nervenzellen. Der diagnostische Begriff »**spongioforme Enzephalopathie**« bezeichnet die schwammartige Auflockerung des Nervengewebes befallener Gehirnregionen.

Die Übertragungsweise ist ungeklärt. Es gibt sporadische, genetische Faktoren und übertragene Formen (selten). Eine Variante mit ähnlichen Symptomen, aber besser verstandenem Übertragungsmodus ist die BSE (**Bovine spongioforme Enzephalopathie**).

3.8 Ausgewählte Kapitel aus der Ökologie mit Bezügen zur Mikrobiologie

3.8.1 Stoffkreisläufe

Kreisläufe für Stickstoff, Sauerstoff und Kohlenstoff sind wichtig für das Wachstum und Vermehrung der organischen Materie.

Stoffkreislauf des Stickstoffs

Der Stickstoffanteil der Luft beträgt zwar 78%, aber nur wenige Mikroorganismen können ihn als molekularen Stickstoff verwenden, z. B. Bakterien und Blaualgen.

Pflanzen können Stickstoff in der Regel nur als Nitrat oder Ammoniak aufnehmen.

Die **Eutrophierung** von Gewässern beruht auf der übertriebenen Zufuhr von Phosphat, das in Dünger und Waschmitteln enthalten ist. Dies führt zu verstärktem Algenwachstum, besonders gefragt sind solche, die ohne Sauerstoff auskommen (Anaerobier). Sie produzieren Giftgas (Methan, Schwefelwasserstoffe). Es kommt zur Faulschlammbildung, der zum Absterben der Lebewesen führt (Umkippen eines Gewässers). Nachgelieferter Sauerstoff könnte das kompensieren.

Kläranlagen entlasten die biologischen Systeme, indem organische Abwasseranteile kontrolliert in anorganische Endprodukte zerlegt werden.

3.8.2 Nahrungskette

Die Nahrungskette besteht aus folgenden Gliedern:
- **Produzenten**: dies sind Organismen, die aus anorganischen Substanzen und Licht organische Verbindungen aufbauen. Zu ihnen gehören Pflanzen und einige Bakterien (autotrophe Organismen).
- **Konsumenten**: Dies sind Teilnehmer der Nahrungskette,die andere artspezifische Verbindungen aufbauen. Man kann sie einteilen in herbivore und karnivore Konsumenten (heterotrophe Organismen).

Die Produzenten haben jedoch Eigenkosten. Abgezogen von der **Bruttoprimärproduktion** müssen Steuern, Abgaben, Strafen, Zölle (d. h. Wärmeenergie, Atmungsverlust). Erst die **Nettoprimärproduktion** steht den Konsumenten zum Aufbau der Biomasse zur Verfügung.

3.8.3 Regulation der Populationsgröße in einem Ökosystem

Die Populationsökologie befasst sich mit individuellen Reaktionen von Angehörigen einer Art, die in einem Biotop leben (z. B. öffentlicher Dienst).

Charakteristika einer Population sind:
- Größe,
- Dichte und
- Struktur, die wiederum untergliedert werden kann in Sozialstruktur und Altersstruktur.

Populationen können sich verändern. Zu den Dichteunabhängigen begrenzenden Faktoren (Gedränge-Faktor) zählen:
- **Abiotische Faktoren**: Verknappung von Wasser und Nahrung, Klimaänderungen, Unwetter, sowie
- **Biotische Faktoren**: Seuchen, Konkurrenzverhalten, Parasitenbefall.

Auch Dichte-abhängige Faktoren beeinflussen die Größe einer Population, z. B. die Anzahl ihrer Mitglieder selbst (steigende Zahl von Räubern führt zur Nahrungsmittelknappheit und Dezimierung der Räuberdichte). Der **Sozialindex** bezeichnet die Geschlechterproportion innerhalb einer Population.

3.8.4 Wechselbeziehungen zwischen artverschiedenen Organismen

Das Zusammenleben verschiedener Kulturen bereitet deren Angehörigen allenthalben Kopfzerbrechen. In der Biologie gibt es dort mehrere Konzepte:
- Bei der **Symbiose** finden sich Individuen zweier Arten zusammen, um gemeinsam voneinander zu profitieren. Was täten die Rindviecher (die sich bekanntlich von cellulosehaltigem Material ernähren: Gras) ohne Individuen, die über cellulose-abbauende Enzyme verfügen? In ihren Pansen arbeiten entsprechend ausgestattete Ciliaten. Darmbakterien des Menschen produzieren Vitamin K. Ohne dieses läuft nichts (oder eher zuviel) in der Blutgerinnung.
- **Kommensalismus** ist das Zusammenleben von Nachbarn, die nichts voneinander hören und sehen. Niemand hat einen Nutzen, und keiner einen Schaden (Fressgemeinschaft. Beispiel: Mensabetrieb oder neosozialistischer Wohnblock).
- **Parasitismus**: Parasiten leben in einem Organismus, ernähren sich von ihm und schaden ihm. Im Pflanzenreich wäre die Mistel ein Beispiel, die als schmarotzender Epiphyt auf anderen Bäumen lebt und von dessen Detritus lebt. Im menschlichen Organismus kommen zahlreiche Hautbakterien vor, die sich an der nahrhaften Epidermis gut tun. Parasiten sind ärztliches Großkampfgebiet, denn etwa 1 Milliarde Menschen sind von Parasiten betroffen (Flöhe, Läuse, Hundebandwurm, Anopheles-Mücke u. v. a. m.).

Physik

Physik

Graphische Darstellung von Messwerten

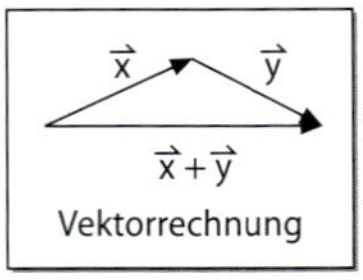

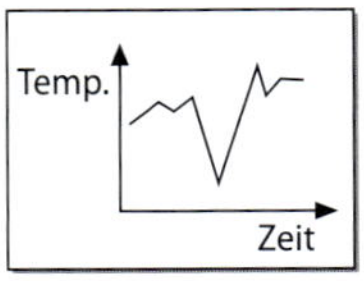

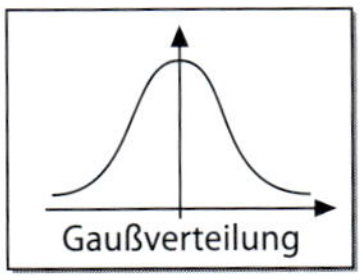

Zimmer		Mo	Di	Mi	Do
Temp.	°C				
Größe 187 cm					
Gewicht 87 kg					
Blutdruck // Puls		170/80 // 92			
		160/80 // 100			
		160/70 // 88			

Statistik

Mittelwert

$$\overline{x}_{Puls} = \frac{1}{n}\sum_{i=1}^{n} x_i$$

Standardabweichung

$$\sigma = \sqrt{\frac{1}{n-1}\sum_{i=1}^{n}(x_i-\overline{x})^2}$$

SI-Einheiten

187 cm = 1,87 m

82 kg = 8200 g

1 Grundbegriffe des Messens und der quantitativen Beschreibung

Mind Map

Die Physik beschäftigt sich mit fundamentalen, quantitativ erfassbaren Erscheinungen der unbelebten und belebten Natur und beschreibt die gefundenen Gesetzmäßigkeiten mithilfe von geeigneten physikalischen Größen.

Auch die Medizin kann auf die Verwendung von physikalischen Größen und Vorstellungen nicht verzichten. Einmal, weil auch Chemie, Biochemie, Pharmakologie und auch die Physiologie auf physikalischen Erkenntnissen aufbauen, zum anderen, weil die vielen technischen Hilfsmittel der Apparatemedizin ohne physikalisches Grundverständnis nicht gefahrlos genutzt werden können. So beginnt die ärztliche Untersuchung eines Patienten meist mit der Messung einfacher physikalischer Größen: Der Arzt ermittelt Körpergröße und Gewicht (Körpermasse) des Patienten, seine momentane Temperatur, die Pulsfrequenz, den systolischen und diastolischen Blutdruck. Er notiert die Höhe der Temperatur in °C, die Körpergröße in cm, die Zahl der Herzpulse pro Minute, den Blutdruck in mmHg-Säule und zieht daraus erste Schlüsse auf den Zustand des Patienten.

Diese physikalischen Werte werden in Basisgrößen und Basiseinheiten des SI-Systems dokumentiert, und zur besseren Interpretation grafisch dargestellt oder mithilfe von Formeln gewonnen, z. B. bei der Berechnung des Mittelwerts oder der Standardabweichung ausgewertet.

1.1 Physikalische Größen und Einheiten

1.1.1 Skalare und vektorielle Größen

In Tabellen oder Formeln werden physikalische Größen meist durch charakteristische Buchstaben des lateinischen oder griechischen Alphabets symbolisiert, z. B. steht häufig m für Masse, ρ für die Dichte, p für Druck und f für Frequenz.

Physikalische Größen, die eine bestimmte Richtung im Raum haben, nennt man vektorielle oder **gerichtete Größen** (**Vektoren**) im Gegensatz zu skalaren oder ungerichteten Größen, so genannten **Skalaren**. Zum Beispiel haben die Geschwindigkeit eines Körpers oder die auf ihn wirkenden Kräfte immer bestimmte Richtungen, nicht aber dessen Masse, Energie oder Temperatur.

Merke

Skalare Größe = Maßzahl×Einheit
Vektorielle Größe = Betrag×Richtung×Einheit

Die Produktbildung von Zahlenwert und Einheit ist rein formal und erlaubt damit das Zusammenfassen bzw. das Kürzen von Einheiten in Formeln, wo mehrere physikalische Größen miteinander kombiniert werden. Das Mal-Zeichen wird oft nicht ausgeschrieben, z. B. in quantitativen Angaben wie Körpergröße L=186 cm.

Der vektorielle Charakter einer physikalischen Größe wird häufig durch einen Pfeil über ihrem Buchstabensymbol angegeben, die Richtung selbst ist durch die Komponenten eines so genannten **Einheitsvektors** der Länge 1 bezüglich der 3 Raumachsen festgelegt. Multipliziert man diese mit dem Betrag des Vektors, so erhält man die Komponenten des Vektors in den 3 Raumrichtungen.

Das Vorgehen bei der Addition von 2 Vektoren beschreibt die Abbildung 1.1. Bei der Subtraktion eines Vektors von einem anderen verfährt man wie bei der Addition, aber trägt den zu subtrahierenden Vektor entgegen seiner Richtung auf. Die Zerlegung eines räumlichen Vektors $\vec{a}$ in seine 3 senkrecht zu einander stehenden Komponenten $\vec{a}_x, \vec{a}_y$ und $\vec{a}_z$ zeigt Abbildung 1.2.

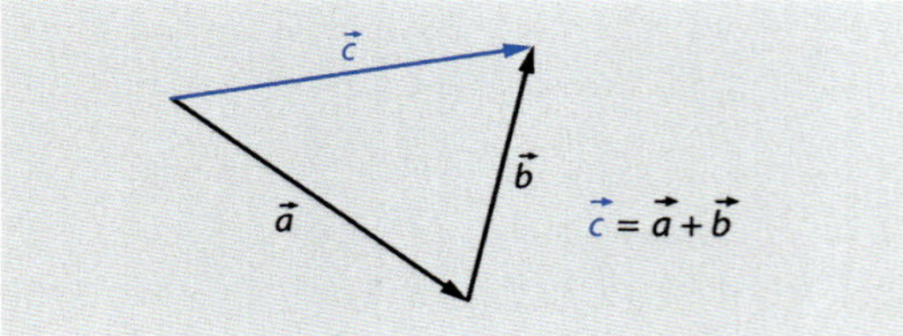

Abb. 1.1. Vektoraddition. Man trägt den zu addierenden Vektor von der Pfeilspitze des Ausgangsvektors aus auf. Die resultierende Summe zeigt der blaue Pfeil an. (Harten 2006)

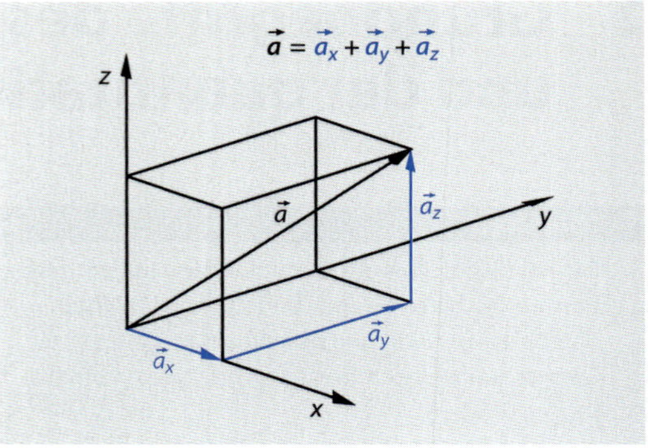

Abb. 1.2. Vektoraddition: Die Zerlegung eines räumlichen Vektors $\vec{a}$ in seine 3 senkrecht zu einander stehenden Komponenten $\vec{a}_x, \vec{a}_y$ und $\vec{a}_z$. (Harten 2006)

Prüfungsfallstricke

Die Größe Zeit hat nur eine zeitliche Richtung und ist deshalb kein Vektor!

1.1.2 Basisgrößen und Basiseinheiten des Internationalen Einheitensystems

Für physikalische Größen werden häufig sehr unterschiedliche Einheiten benutzt. So kann ein Zeitintervall in Jahren, Monaten, Wochen, Stunden, Minuten oder Sekunden angegeben werden, Längen werden je nach Objekt oder Land in Vielfachen oder Bruchteilen von Metern, Zoll, Fuß, Yard oder Meilen ausgedrückt, was bei der Beschreibung von zusammengesetzten Größen wie »Geschwindigkeit = Weg durch Zeit« eine verwirrende Vielzahl von Einheiten möglich macht (von Meter/Sekunde bis Meilen/Stunde), die ineinander umzurechnen jeweils besondere Umrechnungsfaktoren erfordern.

Man hat deshalb für wissenschaftliche Zwecke das so genannte **Internationale Einheitensystem** (SI-System) entwickelt, in dem sich jede physikalische Größe als eine von 7 Basisgrößen oder eine Kombination von diesen darstellen lässt, und zwar in der Einheit des entsprechenden Potenzprodukts von Basiseinheiten. Die 7 Basisgrößen des SI-Systems, ihre Basiseinheiten und die für sie zu gebrauchenden Zeichen sind in Tabelle 1.1 zu-

Tab. 1.1. Die 7 Basisgrößen und Basiseinheiten des SI-Systems

Basisgröße im SI-System	Basiseinheit	Zeichen
Länge	Meter	m
Zeit	Sekunde	s
Masse	Kilogramm	kg
Elektrische Stromstärke	Ampere	A
Temperatur	Kelvin	K
Stoffmenge	Mol	mol
Lichtstärke	Candela	cd

sammengestellt. So hat z. B. die Massendichte ρ eines Stoffs wegen ρ=Masse/Volumen die SI-Einheit kg/m^3.

Winkel werden entweder im Gradmaß angegeben, wobei 1° dem 360. Teil des Vollkreises entspricht, oder als das Verhältnis vom zugehörigen Kreisbogen *s* zum Radius *r*. Dieses dimensionslose Verhältnis wird in der Einheit Radiant angegeben:

- 1 Radiant=1 rad=1 m/1 m;
- aus $\alpha/360°\times2\pi=1$ folgt: 1 rad entspricht einem Winkel $\alpha=360°/2\pi=57{,}296°$.
- Umgekehrt entspricht $1°=2\pi/360=0{,}0174533$ rad.

Im **Examen** wird häufig nach geometrischen Abhängigkeiten gefragt. Die wichtigsten Formeln sind in den folgenden Merksätzen für Kreise und Kugeln vom Radius *r* und für Zylinder mit Radius *r* und Höhe *h* zusammengestellt:

Merke

Kreis: Umfang $U=2\pi\times r$; Fläche $A=\pi\times r^2$.
Kugel: Oberfläche $O=4\pi\times r^2$; Volumen $V=4/3\times\pi\times r^3$.
Zylinder: Oberfläche $A=2\pi\times r^2+2\pi\times r\times h$; Volumen $V=\pi\times r^2\times h$.

1.1.3 SI-kohärente Einheiten, Kurzschreibweise von Zehnerpotenzen

Die Einheit einer physikalische Größe ist **SI-kohärent**, wenn sie sich mit Faktoren 1 auf SI-Basiseinheiten zurückführen lässt. Daher sind Produkte aus SI-kohärenten Einheiten wieder SI-kohärent: z. B. ergibt das Produkt aus Druck mal Volumen automatisch die geleistete Ausdehnungsarbeit eines Gases in Newton×Meter (Nm) an, wenn der Druck in Pascal (1 Pa=1 kg×m^{-1} ×s^{-2}) und das Volumen in m^3 angegeben wird.

Tab. 1.2. Kurzschreibweise von Zehnerpotenzen

Vorsilbe	Kurzform	Zehnerpotenz	Vorsilbe	Kurzform	Zehnerpotenz
Deka	da	10^1	Dezi	d	10^{-1}
Hekto	h	10^2	Centi	c	10^{-2}
Kilo	k	10^3	Milli	m	10^{-3}
Mega	M	10^6	Mikro	µ	10^{-6}
Giga	G	10^9	Nano	n	10^{-9}
Tera	T	10^{12}	Piko	p	10^{-12}

Merke

Wird eine zusammengesetzte physikalische Größe nicht in einer SI-kohärenten Einheit angegeben, so rechnet man sie in eine SI-kohärente Einheit um, indem man jede angegebene Einheit in Basiseinheiten des SI-Systems umrechnet.

Um das Sprechen oder Schreiben von sehr kleinen oder großen physikalischen Größen zu vereinfachen, drückt man gern die zugehörigen Zehnerpotenzen durch entsprechende Vorsilben bzw. vor die SI-Einheit gestellte Kurzformen aus, wie in Tabelle 1.2 angegeben.

Beispiele

Dehnt sich ein Gas bei einem konstanten Druck von 1000 mb um 1 l aus, so wird die Arbeit W= 1000 mbar×1 dm^3 geleistet. Da 1 mbar=1 hPa=100 Pa und 1 l=(0,1 m)^3=10^{-3} m^3 entspricht, ist W=1000×100× 10^{-3} Pam^3=100 Nm (s. o.). Die Lichtgeschwindigkeit *c*=3×10^8 m/s=300.000 km/s lässt sich so auch als *c*=0,3 Gm/s oder *c*=30 cm/ns schreiben.

Merke

Obwohl das kg die Basiseinheit der Masse im SI ist, schreibe man **nie** für 1 mg (1 Milligramm) 1 µkg, da das k in kg bereits eine Vorsilbe darstellt. Damit man nicht m für Milli mit m für Meter verwechselt, schreibe man bei zusammengesetzten Einheiten das m für Meter hinter die andere Einheit, da z. B. Nm immer als Newton×Meter, aber mN auch als Millinewton interpretiert werden kann.

1.2 Messen und Unsicherheiten beim Messen

1.2.1 Systematische und zufällige Fehler

Die Messung einer physikalischen Größe geschieht wie folgt: Man vergleicht entweder optisch die zu messende Größe mit einer in entsprechenden Einheiten geeichten Skala (Messlatte, Waage, Thermometer, Druckmessgerät, Amperemeter usw.) oder bestimmt die zu messende Größe indirekt durch elektrische Verfahren, die ein geeichtes Zählwerk betätigen (z. B. Gas- und Strom- und Wasserverbrauchzähler) oder neuerdings durch digitale Anzeigen. Messungen von physikalischen Größen sind immer fehlerbehaftet. Die **Messfehler** werden auf zwei Ursachen zurückgeführt:

- **systematische Fehler** und
- **zufällige** (so genannte statistische) **Fehler**.

Der systematische Fehler geht auf Unzulänglichkeiten der Messapparatur zurück. Zum einen ist die **Kalibrierung** einer Apparatur immer fehlerbehaftet, zum anderen können Temperatur- oder Druckschwankungen oder andere zeitlich sich ändernde **Umwelteinflüsse** Einfluss auf die Kalibrierung haben.

Merke

Kennt man die störenden Faktoren einer Messung quantitativ, so kann gegebenenfalls auf den systematischen Fehler korrigiert werden.

Der zufällige Fehler geht zum einen auf die Ungenauigkeit zurück, mit der jeder **Ablesevorgang** verknüpft ist. Selbst bei digitalen Anzeigen beinhaltet die letzte Ziffer immer eine Unsicherheit von einer Einheit der letzten Stelle, da man ja nicht weiß, ob dieser Wert gerade erreicht wurde oder der nächsthöhere Wert gerade noch nicht! Zum anderen kann die zu messende Größe selbst eine statistische sein, d. h., eine, für die zwar eine bestimmte Wahrscheinlichkeit für den Eintritt angenommen wird, aber die Messung aufgrund einer begrenzten Zahl von Fällen (z. B. bei Patientenstatistiken oder von Zerfällen bei der Radioaktivität) mit einer inhärenten **statistischen Unsicherheit** behaftet ist, die sich jedoch mathematisch abschätzen lässt.

1.2.2 Erwartungswert, σ-Breite einer Normalverteilung, maximaler Fehler, absoluter und relativer Fehler

Den Wert der zu messenden Größe bei einer unbegrenzten Zahl von Fällen nennt man ihren **Erwartungswert**. Wiederholt man eine Messung unter den gleichen äußeren Bedingungen, so wird das Messergebnis vom Erwartungswert $\langle x \rangle$ um den Wert Δx abweichen, dessen Wahrscheinlichkeit durch eine **Gaußsche Normalverteilung der Breite σ** gegeben ist. Diese **σ-Breite** wird dann als Maß für den zufälligen Fehler genommen und auch als **Streubreite** bezeichnet. Ca. ⅔ aller Messwerte sind im Intervall $\pm\sigma$ zu erwarten, ⅓ außerhalb.

Der maximale Fehler einer Einzelmessung setzt sich aus der Summe der Beträge des geschätzten systematischen und zufälligen Fehlers zusammen. Wird der so definierte **absolute Fehler** durch die Messgröße selbst dividiert, erhält man den so genannten **relativen Fehler** einer Messung.

Merke

Der absolute Fehler hat dieselbe Einheit wie das Messergebnis. Der relative Fehler ist dimensionslos (Angabe meist in %).

1.2.3 Mittelwert, Streuung und Fehler des Mittelwerts

Führt man eine Messung n Mal in gleicher Weise mit Messwerten x_i durch, so kann man den Erwartungswert der Messgröße durch den so genannten **Mittelwert**

$$\bar{x} = \frac{1}{n}\sum_{i=1}^{n} x_i$$

abschätzen, um den die Messwerte gemäß einer Normalverteilung der Breite σ streuen, wobei σ als **Standardabweichung** bezeichnet wird:

$$\sigma = \sqrt{\frac{1}{n-1}\sum_{i=1}^{n}(x_i - \bar{x})^2}$$

Der wahre gesuchte Wert (Erwartungswert) ist dann mit hoher Wahrscheinlichkeit im Intervall $\pm\Delta\bar{x}$ um den Mittelwert $\bar{x}$ herum zu finden. Dieser **Fehler des Mittelwerts** berechnet sich nach der Formel:

$$\Delta\bar{x} = \sqrt{\frac{1}{n(n-1)}\sum_{i=1}^{n}(x_i - \bar{x})^2} = \sigma \times \sqrt{\frac{1}{n}}\,.$$

1.2.4 Fehlerfortpflanzung

Ist eine physikalische Größe durch mehr als eine Messgröße zu bestimmen, so tragen die Fehler jeder Messgröße zum Gesamtfehler bei. Betrachten wir der Einfachheit halber nur den **maximalen Fehler**, so gelten je nach funktionalem Zusammenhang der Messgrößen folgende wichtige Regeln:

Merke

Bei der Summation oder Differenzbildung von Messgrößen addieren sich die **absoluten** Fehler der einzelnen Summanden und Minuenden.

Setzt sich die zu messende Größe aus dem Produkt oder dem Quotienten einzelner Messgrößen zusammen, so addieren sich die **relativen** Fehler der einzelnen Faktoren.

Beispiele

Die Seiten a und b eines rechteckigen Zimmers werden mit einer Messlatte von 2 m Länge ausgemessen, wobei bei jedem Anlegen der Latte ein Messfehler von ±0,5 cm in Rechnung zu stellen ist.

$a=a_1+a_2+a_3$, $b=b_1+b_2$
$a_1=200$ cm, $a_2=200$ cm, $a_3=100$ cm; $b_1=200$ cm, $b_2=185$ cm.

Dann ist $\Delta a=\pm 1{,}5$ cm und $\Delta b=\pm 1$ cm, bzw. die **relativen Fehler** lauten $\Delta a/a=\pm 1{,}5/500=\pm 0{,}3\%$ und $\Delta b/b=1/385=\pm 0{,}26\%$.

Der **Umfang** $U=2(a+b)=2(500+385)$ cm $=1770$ cm ist dann auf $\Delta U=\pm 2(1{,}5+1)$ cm $=\pm 5$ cm, bzw. auf $\Delta U/U=5/1770=\pm 0{,}28\%$ genau bestimmt.

Die **Zimmerfläche** $A=a\times b=192.500\ \text{cm}^2=19{,}25\ \text{m}^2$ hat dann

einen **relativen Fehler** von $\Delta A/A=\Delta a/a+\Delta b/b=\pm(0{,}3+0{,}26)\%=\pm 0{,}56\%$, bzw.

eine **absolute Ungenauigkeit** von $\Delta A=0{,}0056\times A=\pm 0{,}11\ \text{m}^2$.

In Wirklichkeit sind die tatsächlichen Unsicherheiten kleiner als der so berechnete maximale Fehler, da sich Fehler ja unter Umständen kompensieren können. Deshalb werden bei genaueren Abschätzungen die Quadrate der absoluten bzw. relativen Fehler addiert und als Gaußscher Fehler die Quadratwurzel aus der resultierenden Summe genommen.

1.3 Zusammenhänge zwischen physikalischen Größen

Die Abhängigkeit einer physikalischen Größe von anderen wird in der Physik durch so genannte Größengleichungen ausgedrückt. Das heißt, die gefundenen Zusammenhänge von physikalischen Größen werden in mathematische Formeln oder Gesetze gefasst. Dabei muss sich das Produkt der Einheiten auf der rechten Seite der Gleichung so zusammenfassen lassen, dass das Ergebnis mit dem Produkt der Einheiten auf der linken Seite übereinstimmt. Um dies zu prüfen, muss man unter Umständen alle verwendeten Einheiten in entsprechende Basiseinheiten z. B. des SI-Systems umrechnen.

Die folgenden Unterabschnitte geben eine Übersicht über die wichtigsten mathematischen Funktionen und ihren grafischen Verlauf.

1.3.1 Grafische Darstellungen

Bei grafischen Darstellungen trägt man am besten jede physikalische Größe, geteilt durch die verwendete Einheit, also einen dimensionslosen Zahlenwert, gemäß der entsprechend beschrifteten Koordinatenachse auf. Dann machen auch halb- oder doppellogarithmische Auftragungen Sinn: z. B. trägt man bei einer Fieberkurve auf der Ordinate den Verlauf der Zahlenwerte Temperatur/°C gegen die Zahlenwerte Zeit/h auf der Abszisse auf, bei radioaktiven Zerfällen log(Aktivität/Bq) gegen Zeit/s.

1.3.2 Die Geradengleichung und Darstellung der linearen und proportionalen Abhängigkeit

Die einfachste Abhängigkeit einer physikalischen Größe von einer anderen ist eine **lineare Abhängigkeit**, die in der grafischen Darstellung die Form einer Geraden annimmt:

$$y=f(x)=m\times x+c.$$

Dabei ist $m=\tan\alpha$ die Steigung der Geraden und c der Achsenabschnitt bei x=0 (▪ Abb. 1.3). Die Steigung der Geraden für 2 beliebige Punkte $P_1(x_1,y_1)$ und $P_2(x_2,y_2)$ auf der Geraden ist grafisch gegeben durch den Differenzenquotienten (▪ Tab. 1.3):

$$m=(y_2-y_1)/(x_2-x_1)=\Delta y/\Delta x.$$

Für den Fall c=0 geht die Gerade durch den Ursprung und y ist direkt proportional zu x mit dem Proportionalitätsfaktor m.

Die **anschauliche Bedeutung der Proportionalität** ist: Die Größe y ändert sich in gleichem Maß (prozentual oder relativ) wie die Größe x, von der sie abhängt.

Mathematisch **gilt allgemein**: Die Tangente durch einen Punkt x der durch die Funktion f(x) gegebenen Kurve hat eine Steigung, die durch den Differenzialquotienten, d. h. die erste Ableitung der Funktion f'(x) definiert ist: $m=f'(x)=dy/dx$. Er geht für 2 beliebig nahe gelegene Punkte aus dem Differenzenquotienten hervor.

1.3.3 Die Anpassung von Ausgleichsgeraden

Bei mehreren gegebenen Messpunkten mit Fehlerbalken besteht die Auswertung einer Messung häufig darin, dass man an die Messdaten eine lineare Funktion, d. h. eine Gerade anpasst, aus deren Steigung und/oder Achsenabschnitt man die gewünschte Information erhalten will. Mithilfe eines durchsichtigen Lineals findet man am leichtesten die gesuchte Ausgleichsgerade, indem man das Lineal so anlegt, dass möglichst gleich viele Messpunkte oberhalb wie unterhalb der Linealkante liegen und die Abweichungen der Messpunkte von der Geraden möglichst klein sind.

Mathematisch bzw. per Computerprogramm macht man das, indem man die Lage der Ausgleichsgeraden solange variiert, bis die Summe der Quadrate der Abstände aller Messpunkte von der Ausgleichsgeraden minimal wird.

1.3.4 Die Hyperbel und Darstellung der umgekehrt proportionalen Abhängigkeit

Im Falle der umgekehrten Proportionalität ($y=c/x$) ändert sich die Größe y in gleichem Maß (prozentual oder relativ) wie die Größe 1/x, von der sie abhängt. Oder anders gesagt, sind 2 physikalische Größen umgekehrt proportional, wenn ihr Produkt $y\times x=c$ konstant ist. Wächst x um einen Faktor, so vermindert sich y um denselben Faktor.

Grafisch entspricht diese Relation einer Hyperbel. Da man eine Gerade an gegebene Daten mit Messfehlern leichter anpassen kann als an eine Hyperbel, lässt sich durch die Substitution $z=1/x$ die Hyperbelfunktion in eine Gerade durch den Ursprung umwandeln: $y=c\times z$ (Abb. 1.3).

1.3.5 Das Rechnen mit Potenzen und Logarithmen

Multipliziert man eine Zahl oder ihr Symbol n-mal mit sich selbst, so schreibt man das Ergebnis vereinfacht a^n, z. B. $10\times10\times10\times10=10^4$. Diese Schreibweise hat auch noch Bedeutung, wenn n keine ganze Zahl ist, sondern eine beliebige reelle, positive oder negative

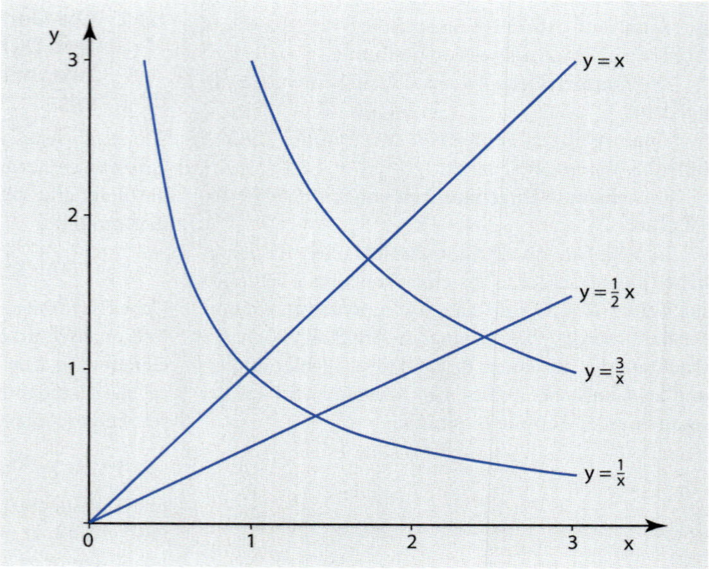

Abb. 1.3. Gerade und Hyperbel: grafische Darstellung proportionaler und umgekehrt proportionaler Abhängigkeit

Zahl, und wenn man statt der Basis 10 eine beliebige positive Zahl a einsetzt. Es gelten dabei **folgende Regeln**:

Merke

$a^n \times a^m = a^{n+m}$; $a^n/a^m = a^{n-m}$; $a^0 = 1$, weil $a^n/a^n = a^{n-n} = a^0$;
$(a^n)^m = a^{n \times m}$; $a^{1/n} = \sqrt[n]{a}$, da $(a^{1/n})^n = a^{n/n} = a^1 = a$.
Beim Rechnen mit sehr großen und/oder kleinen Zahlen ist es vorteilhaft, alle Zahlen in Zehnerpotenzen zu schreiben und Letztere dann zusammenzufassen.

Als **Beispiel**: $0{,}00000156 \times 75.400.000/314.000 = 1{,}56 \times 7{,}54/3{,}14 \times 10^{-6+7-5} = 3{,}746 \times 10^{-4}$.

Im Prinzip lässt sich jede positive reelle Zahl als Potenz einer bestimmten Basis schreiben. So ist z. B. $2 = 10^{0,30103}$. Den Exponenten zur Basis 10, der die Zahl 2 wiedergibt, bezeichnet man als den Logarithmus von 2 zur Basis 10: $\log_{10}2 = \log 2$ mit $\log 2 = 0{,}30103$. Für das Rechnen mit Logarithmen gilt daher entsprechend den oben aufgeschriebenen Regeln für Potenzen Folgendes, wobei man mit loga immer $\log_{10}a$ meint:

Merke

$\log(a \times b) = \log a + \log b$; $\log(a/b) = \log a - \log b$;
$\log a^n = n \times \log a$; $\log 10 = 1$; $\log 1 = \log 10^0 = 0 \times \log 10 = 0$.
Also ist:
$\log 10^{12} = 12 \times \log 10 = 12$;
$\log 10^{-8} = -8$;
$\log(6{,}023 \times 10^{23}) = \log 6{,}023 + 23 = 23{,}78$

KLINIK

In Physik und Chemie sowie in Physiologie und Biochemie rechnet man gern mit Logarithmen, wenn Messergebnisse im Bereich von vielen Größenordnungen variieren, wie z. B. bei der Angabe von Lautstärken in der Akustik (Phonmaß in ▶ Kap. 6.3.4) oder der Azidität von Lösungen (pH-Wert in ▶ Kap. 5.7.2).

1.3.6 Die Exponenzialfunktion und das Rechnen mit Logarithmen zur Basis e

Die Exponenzialfunktion e^x zur Basis $e = 2{,}72\ldots$ spielt eine wichtige Rolle bei der Beschreibung physikalischer Vorgänge wie Populationswachstum bei konstanter Reproduktionsrate bzw. Schwächung von Licht und Röntgenstrahlung beim Durchgang durch Materie oder Abfall der Aktivität von radioaktiven Präparaten mit der Zeit.

Ihre mathematische Bedeutung liegt darin, dass sie die einzige Funktion ist, deren Ableitung $f'(x)$ wieder die Funktion $f(x)$ selbst ist. Die Funktion e^x wächst ab einem bestimmten x stärker als jede Funktion x^n. Die Funktionen e^x und e^{-x} sind in Abbildung 1.4 dargestellt.

Für x=1 hat sich die Funktion e^1 um den Faktor e erhöht, bzw. sie ist bei e^{-1} um den Faktor e auf 1/e abgefallen.

Trägt man die Funktion $y = c_1 \times \exp(-c_2 \times x)$, die z. B. den radioaktiven Zerfall beschreibt (▶ Kap. 8), im halb logarithmischen Maßstab zur Basis e auf (mit lna ist

Tab. 1.3. Die Winkelfunktionen

Funktion	Definiton	Zusammenhang	Vorzeichen 1., 2., 3., 4. Quadrant	Typische Werte
$\sin\alpha =$	$\dfrac{\textit{Gegenkathete}}{\textit{Hypothenuse}}$	$= \cos(90° - \alpha)$ $= \sqrt{1 - \cos^2\alpha}$	+ + − −	sin0°=0,00 sin30°=0,50 sin45°=0,71 sin60°=0,87 sin90°=1,00
$\cos\alpha =$	$\dfrac{\textit{Ankathete}}{\textit{Hypothenuse}}$	$= \sin(90° - \alpha)$ $= \sqrt{1 - \sin^2\alpha}$	+ − − +	cos0°=1,00 cos30°=0,87 cos45°=0,71 cos60°=0,50 cos90°=0,00
$\tan\alpha = \dfrac{1}{\cot\alpha} =$	$\dfrac{\textit{Gegenkathete}}{\textit{Ankathete}}$	$= \dfrac{\sin\alpha}{\cos\alpha}$ *für* $\alpha \leq 10°$: $\sin\alpha \cong \tan\alpha$	+ − + −	tan0°=0,00 tan30°=0,58 tan45°=1,00 tan60°=1,73 tan90°=± ∞

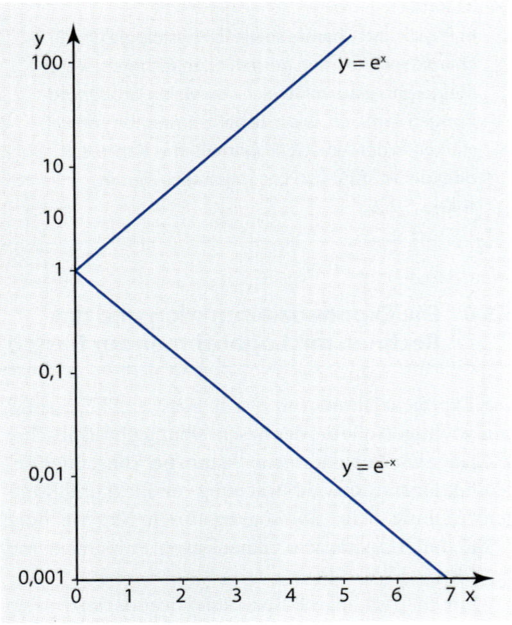

■ **Abb. 1.4.** Die Exponenzialfunktionen $y=e^x$ und $y=e^{-x}$ bei halblogarithmischer Auftragung

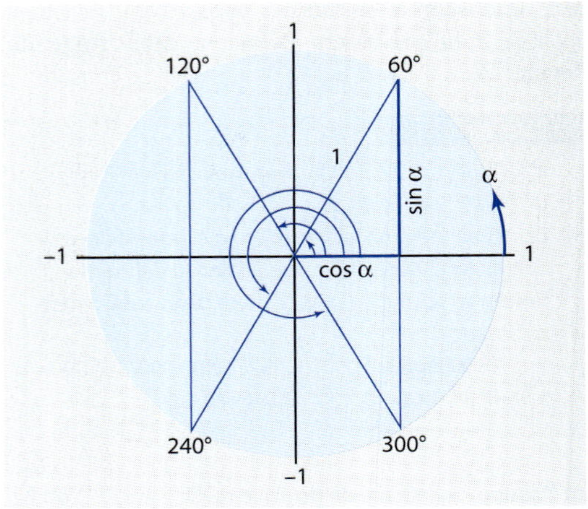

■ **Abb. 1.5.** Darstellung der Winkelfunktionen auf dem Einheitskreis

immer $\log_e a$ gemeint!), so erhält man eine abfallende Gerade: $z=\ln y=\ln c_1-c_2\times x=c_1'-c_2\times x$ (■ Abb. 1.4). Auf diese Weise kann man leicht eine Ausgleichsgerade an gemessene, exponenziell abfallende Werte anpassen!

Für das Rechnen mit Potenzen und Logarithmen zur Basis e gelten analog dieselben Gesetze wie in Abschnitt 1.3.5. Potenzen zur Basis e rechnet man in Zehnerpotenzen um, gemäß $e^x=10^{x\times\log e}=10^{x\times 0{,}4343}$. Umgekehrt gilt: $10^x=e^{x\times\ln 10}=e^{x\times 2{,}3026}$.

1.3.7 Die Winkelfunktionen

Die viel benutzten Winkelfunktionen sind über die 3 Seiten **Gegenkathete**, **Ankathete** und **Hypotenuse** eines rechtwinkligen Dreiecks nach ■ Abbildung 1.5 und ■ Tabelle 1.3 definiert. Die Winkelfunktionen werden bei der Zerlegung von vektoriellen Größen wie Kraft und Impuls in ihre Komponenten gebraucht und sind für die Beschreibung periodischer Vorgänge unentbehrlich.

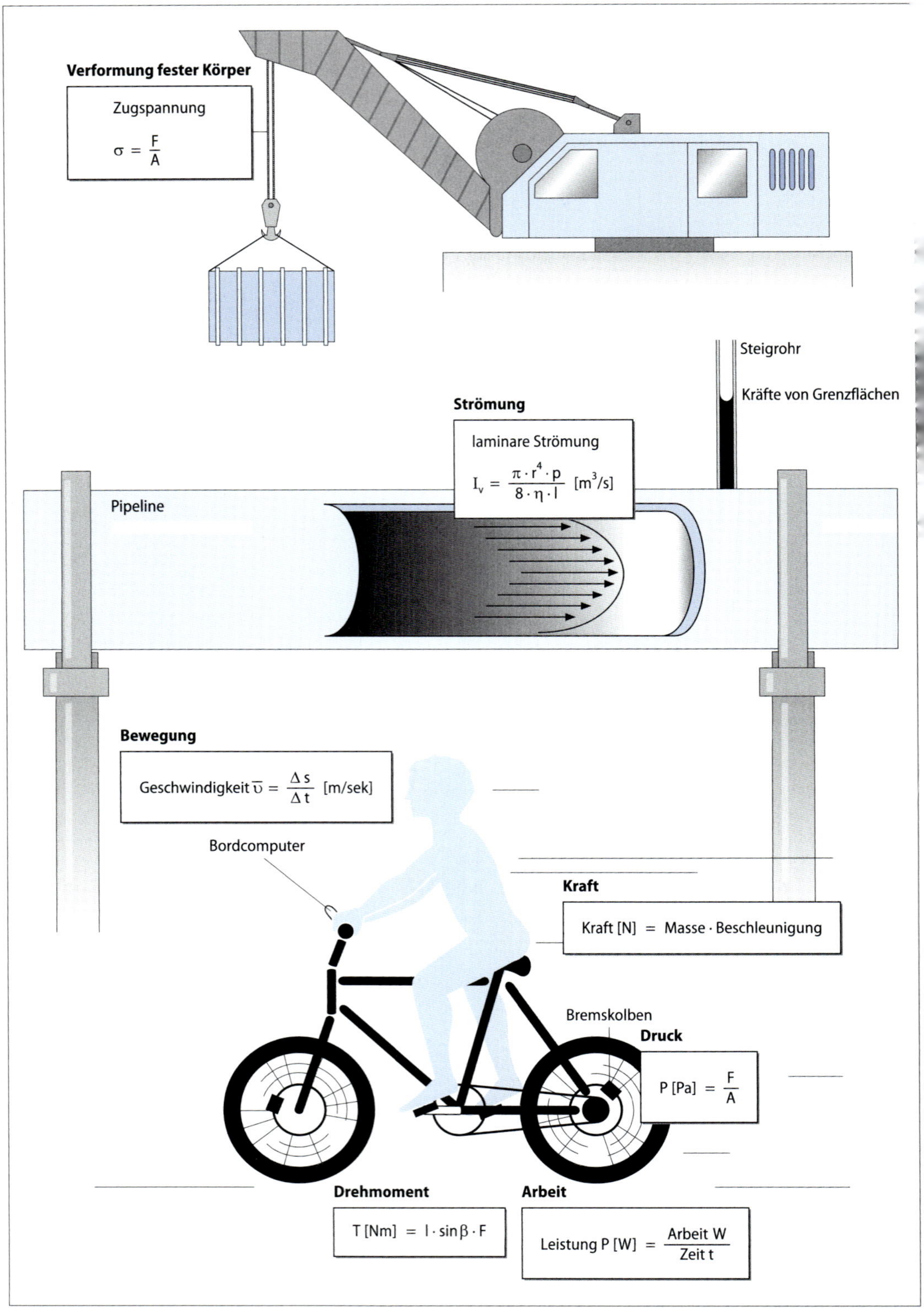
Verformung fester Körper
Zugspannung
$\sigma = \frac{F}{A}$
Steigrohr
Kräfte von Grenzflächen
Strömung
laminare Strömung
$I_v = \frac{\pi \cdot r^4 \cdot p}{8 \cdot \eta \cdot l}$ [m³/s]
Pipeline
Bewegung
Geschwindigkeit $\overline{\upsilon} = \frac{\Delta s}{\Delta t}$ [m/sek]
Bordcomputer
Kraft
Kraft [N] = Masse · Beschleunigung
Bremskolben
Druck
P [Pa] = $\frac{F}{A}$
Drehmoment
T [Nm] = $l \cdot \sin\beta \cdot F$
Arbeit
Leistung P [W] = $\frac{\text{Arbeit W}}{\text{Zeit t}}$

2 Mechanik

Mind Map

Leben ist synonym mit der Vorstellung von **Bewegung**: lebende Körper oder einzelner Glieder ändern ihre räumliche Lage mit der Zeit, Körperflüssigkeiten strömen, Nervenerregungen breiten sich aus, Organismen senden und empfangen Schall- und Lichtwellen. Begrifflich unterscheidet man gleichförmige und beschleunigte Abläufe sowohl bei geradlinigen wie auch bei kreisförmigen Bewegungen. Die formelmäßige Beschreibung dieser Bewegungen fasst man unter dem Begriff Kinematik zusammen.

Während die Kinematik nur die Bewegungen von Körpern beschreibt, handelt die Dynamik von **Kräften**, die auf massebehaftete Körper einwirken und ihren Bewegungszustand ändern. Grundlage der Physik bewegter Körper sind die Newtonschen Axiome.

Bei Bewegungen um ein Zentrum spielen **Drehmoment**, Trägheitsmoment und Drehimpuls dieselbe Rolle wie Kraft, Masse und Impuls bei linearen Bewegungen. In der Medizin sind die resultierenden Gesetze von Hebelwirkung, Schwerpunkt und Gleichgewicht wichtig für das Verständnis vieler Werkzeuge, Maschinen und Körperfunktionen, wie z. B. vom Ablauf der Kraftübertragung beim Fahrrad fahren.

Energie, **Arbeit** und **Leistung** sind zentrale Begriffe der Physik und Chemie sowie der Physiologie und Biochemie. In der Medizin kommen sie bei Messungen der Leistungsfähigkeit von Patienten mit Hilfe von Ergometern vor oder bei der Bestimmung des Energieumsatzes der aufgenommenen Nahrung. Körperliche Arbeit geht immer einher mit Wärmeerzeugung und deren Abfuhr durch Verdunstung. Auch der Mediziner sollte wissen, was die bei Geräten und Maschinen angegebenen Leistungsangaben in Watt bedeuten.

Zur Beschreibung chemischer Vorgänge ist der Begriff der Stoffmenge ein außerordentlich praktischer und nützlicher. Bezogene Größen sind physikalischen Größen, die u.a. pro Masse (spezifische Größen), Volumen (Dichten) oder **Stoffmenge** (molare Größen) definiert sind.

Für den Mediziner sind die Eigenschaften fester Körper bei **Verformung** wichtig für das Verständnis der Ursache von **Knochenbrüchen** und Bandscheibenvorfällen. Auch die Reißfestigkeit von Nähmaterial wie Prolene gehört zu diesem Themenkreis.

Der allseitig wirkende **Druck** in Flüssigkeiten, wie im Bremssystem eines Autos oder modernen Fahrrads, ist das zentrale Funktionselement in solchen Systemen. Auch in der Medizin werden diese Drucke als Blutdruck, Augeninnendruck und osmotischer Druck gemessen. Der mit der Tiefe zunehmende Schweredruck ist für den Auftrieb von Körpern in Flüssigkeiten verantwortlich.

Die Moleküle eines Mediums üben anziehende Kräfte aufeinander aus, was an der Oberfläche von Flüssigkeiten zur Ausbildung einer Oberflächenspannung führt. An der **Grenzfläche** zu einem anderen Medium erfahren diese Moleküle eine stärkere oder schwächere Anziehung zu den Molekülen des anderen Mediums. Diese Kräfte sind verantwortlich für das Verhalten von Flüssigkeiten in **Kapillaren**, für die Existenz von Seifenblasen und in der Medizin für die Gewinnung einer kapillaren Blutprobe oder die Größe von Tropfen aus Arzneifläschchen.

Die Gesetzmäßigkeiten bei der **Strömung von Flüssigkeiten** und Gasen sind grundlegend für das Verständnis der Vorgänge bei Atmung, Blutkreislauf, Infusion und Injektion.

Physik

Tab. 2.1. Wichtige Größen und Beziehungen für lineare Bewegungen bei konstanter Geschwindigkeit

Physikalische Größe	Symbol	Formel	SI-Einheit
Mittlere Geschwindigkeit	$\vec{v}$	$v=\frac{s_2-s_1}{t_2-t_1}=\frac{\Delta s}{\Delta t}$	m/s=Meter/Sekunde
Momentane Geschwindigkeit	v	$v=\lim_{\Delta t\to 0}\frac{\Delta s}{\Delta t}=\frac{ds}{dt}$	m/s=Meter/Sekunde
Zurückgelegter Weg	s	$s=v\times t$	m=Meter

2.1 Bewegungen

2.1.1 Lineare Bewegungen

Die wichtigsten physikalischen Größen für geradlinige Bewegungen und ihre Beziehungen zueinander sind in Tabelle 2.1 zusammengestellt.

Legt ein Körper im Zeitintervall $\Delta t=t_2-t_1$ die Wegstrecke $\Delta s=s_2-s_1$ zurück, so definiert der Differenzenquotient $v=\Delta s/\Delta t$ dessen **mittlere Geschwindigkeit** im gegebenen Zeitintervall.

Die **momentane Geschwindigkeit** des Körpers erhält man aus dem Differenzialquotienten $v(t)=\mathrm{d}s/\mathrm{d}t$, wenn man den Quotienten $v=\Delta s/\Delta t$ für beliebig kurze Zeitintervalle betrachtet. Das heißt, die Momentangeschwindigkeit ist die erste Ableitung des Weges nach der Zeit. Ihr entspricht im Weg-Zeit-Diagramm die Steigung der Kurve im entsprechenden Zeitpunkt (Abb. 2.1).

Eine **konstante Geschwindigkeit** v=konstant stellt sich deshalb im Diagramm als ein gerades Kurvenstück dar, da ja die Geschwindigkeit als Steigung definiert ist. Der in der Zeit t zurückgelegte Weg ist dann proportional zur vergangenen Zeit.

Ändert sich die Geschwindigkeit mit der Zeit, so definiert der entsprechende Differenzen- bzw. Differenzialquotient a die wichtige physikalische Größe **Beschleunigung**. Sie hat die Dimension Weg/Zeit². Eine negative Beschleunigung entspricht dabei einer Abbremsung bzw. einer Beschleunigung in entgegengesetzter Richtung.

Bei **konstanter Beschleunigung** a (mit $v(0)=0$) nimmt die Geschwindigkeit linear mit der Zeit zu. Im Geschwindigkeits-Zeit-Diagramm (Abb. 2.2) entspricht dann der bei konstanter Beschleunigung zurückgelegte Weg der Fläche unter der Kurve $v(t)$, da sich der Weg aus vielen kleinen Teilstücken $\Delta s=v(t)\times\Delta t$ zusammensetzt. Mathematisch ist dann der zurückgelegte Weg gleich dem Integral über die Geschwindigkeit nach der Zeit (Tab. 2.2).

Tab. 2.2. Wichtige Größen und Beziehungen für lineare Bewegungen bei konstanter Beschleunigung ohne/mit Anfangsgeschwindigkeit

Physikalische Größe	Formel	SI-Einheit
Konstante Beschleunigung a	$a=\frac{dv}{dt}\cong\frac{\Delta v}{\Delta t}=konst.$	m/s²
Momentangeschwindigkeit $v(t)$	$v(t)=a\times t$	m/s
Position $s(t)$ als Funktion der Zeit	$s(t)=\int_0^t v(t)\times dt=\frac{1}{2}\times a\times t^2$	m
Geschwindigkeit $v(t)$ bei Anfangsgeschwindigkeit v_0	$v(t)=v_0+a\times t$	m/s
Position $s(t)$ bei Anfangsgeschwindigkeit v_0	$s(t)=v_0\times t+\frac{1}{2}\times a\times t^2$	m

$$s(t) = \sum_{i=1}^{n} v(t_i)\times\Delta t_i = \int_0^t v(t)\times \mathrm{d}t.$$

Der nach den Regeln der Integration gewonnene Faktor ½ ist grafisch in Abbildung 2.2 direkt sichtbar, da die Dreiecksfläche bis zu jedem beliebigen Punkt t ja gleich $\frac{1}{2}\times v(t)\times t$ ist.

Setzt man in die Formeln von Tabelle 2.2 für a die Erdbeschleunigung g=9,81 m/s² ein, so erhält man die Gesetze des freien Falls, wobei man bei Höhe Null startet und die Falltiefe $s(t)$ berechnet. Um die Strecke s zu durchfallen, braucht der Körper die Zeit $t=\sqrt{2s/g}$ und hat dann die Geschwindigkeit $v=\sqrt{2s\times g}$.

2.1.2 Kreisförmige Bewegungen

Die wichtigsten Größen bei kreisförmigen Bewegungen und ihre Beziehungen zueinander sind in Tabelle 2.3 zusammengestellt.

Bewegt sich ein Punkt mit konstanter Geschwindigkeit v um den Mittelpunkt eines Kreises im Abstand R, so legt er die Strecke Kreisumfang ($=2\pi\times R$) in der

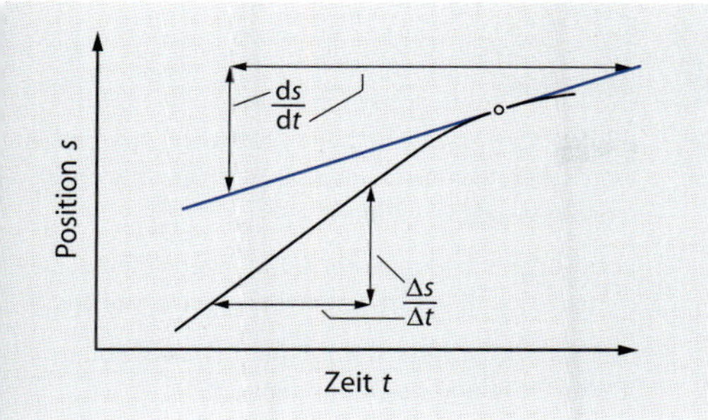

Abb. 2.1. Geschwindigkeit als Steigung im Weg-Zeit-Diagramm: Konstante Geschwindigkeit entspricht einer Geraden mit konstantem Differenzenquotienten, die momentane Geschwindigkeit v(*t*) ist exakt gleich der Steigung der Tangente d*s*/d*t* in jedem Punkt der Kurve. (Harten 2006)

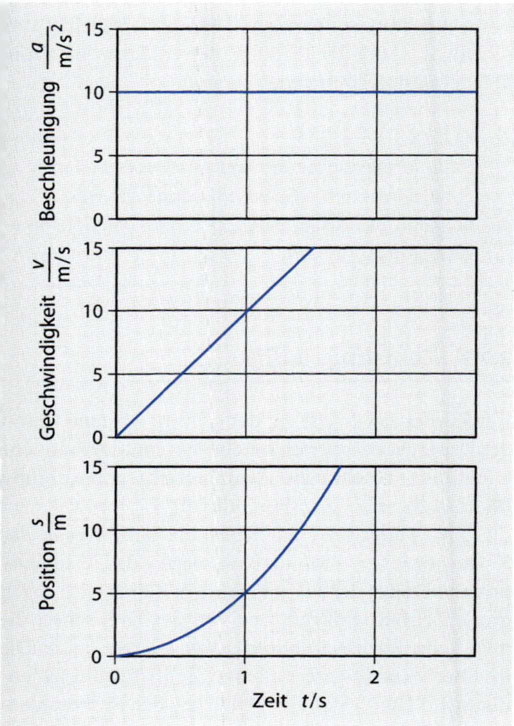

Abb. 2.2. Freier Fall: Beschleunigung, Geschwindigkeit und Falltiefe (Position) als Funktion der Zeit. (Harten 2006)

Umlaufperiode T zurück. Er hat dabei die konstante, radiusunabhängige **Winkelgeschwindigkeit** ω (Winkel/Zeit). Der Kehrwert der Umlaufperiode ist die **Umlauffrequenz** f. Die absolute **Bahngeschwindigkeit** ist proportional zu ω und R. Da sich die Richtung der

Tab. 2.3. Wichtige Größen und Beziehungen für kreisförmige Bewegungen

Physikalische Größe	Symbol/Formel	SI-Einheit
Winkelgeschwindigkeit oder Kreisfrequenz	$\omega = \frac{d\varphi}{dt} = \frac{2\pi}{T}$	s^{-1}
Umlaufperiode	$T = \frac{2\pi}{\omega}$	s
Umlauffrequenz	$f = \frac{1}{T} = \frac{\omega}{2\pi}$	s^{-1}=Hz=Hertz
Geschwindigkeit {R = Kreisradius}	$v = \omega \times R = \frac{2\pi \cdot R}{T}$	m/s
Zentripetalbeschleunigung	$a_\varphi = R \times \omega^2 = v \times \omega = v^2/R$	m/s^2

Bahngeschwindigkeit eines umlaufenden Punktes ständig ändert, erfährt er eine **Zentripetalbeschleunigung** $\boldsymbol{a_\varphi}$ zum Mittelpunkt des Kreises, die proportional zu Radius R und zu ω^2 ansteigt.

Merke

Alle periodischen Vorgänge wie Schwingungen und Wellen, aber auch Wechselströme und Wechselspannungen können durch gleichförmige Kreisbewegungen dargestellt werden (Abb. 1.5).

2.2 Impuls, Kraft, Kräfte

2.2.1 Die Newtonschen Axiome

Das **1. Axiom** formuliert das **Trägheitsgesetz**: Ein Körper der Masse m verharrt im Zustand der Ruhe oder der gleichförmigen Bewegung, solange keine äußere Kräfte an ihm angreifen. Dann ist die Größe **Impuls** $\vec{p} = m \times \vec{v}$ [kg×m/s] zeitlich konstant. Einer zeitlichen Änderung des Impulses entspricht eine Kraft: $\vec{F} = \frac{d\vec{p}}{dt}$. Bei elastischen wie nichtelastischen Stößen von 2 Körpern ist die Summe aller Impulse vor und nach dem Stoß konstant, d. h., der Gesamtimpuls ist hier eine so genannte Erhaltungsgröße.

Das **2. Axiom** beinhaltet das so genannte **Kraftgesetz** $\vec{F} = \vec{a} \times m$: **Kraft wird als Masse mal Beschleunigung definiert**. Die auf einen Körper wirkende Kraft beschleunigt einen Körper der Masse m in Richtung dieser Kraft mit $\vec{a} = \vec{F}/m$.

Physik

Tab. 2.4. Übersicht über die verschiedenen Arten der Reibung

Reibungsart	Wirkungsrichtung	Merkmale
Haftreibung	Reibungskraft entgegengesetzt gerichtet zu angreifender Kraft.	Haftreibung ist wichtig beim Gehen und Spurhalten von Reifen. Sie muss bei Verschieben eines Körpers erst überwunden werden, ...
Gleitreibung	Reibungskraft wirkt der Richtung der Geschwindigkeit des Körpers entgegen.	... bevor er bei geringerem Kraftaufwand gleitet. Zwischen festen Körpern geschwindigkeitsunabhängig.
Rollreibung	Reibungskraft wirkt der Richtung der Geschwindigkeit des Körpers entgegen.	Rollreibung ist wesentlich kleiner als Gleitreibung. Durch Erfindung des Rades genutzt!
Innere Reibung bei Flüssigkeiten und Gasen	Reibungskraft wirkt der Richtung der Geschwindigkeit des Körpers entgegen.	Diese ist proportional zur Geschwindigkeit. Flüssige Schmiermittel schonen feste Teile!

Merke

Die SI-Einheit der Kraft heißt Newton, es gilt:
1 Newton=1 N=1 kg×m/s^2.

Eine besondere Kraft ist die **Schwerkraft**: Jeder Körper der Masse m erfährt auf der Erdoberfläche eine zum Erdmittelpunkt gerichtete Kraft der Größe $\vec{F} = m \times \vec{g}$ (g=9,81 m/s^2). Die Schwerkraft ist eine Folge der gegenseitigen Anziehung von Massen nach dem Newtonschen Gravitationsgesetz: $F_{12} = \gamma \frac{m_1 \times m_2}{r_{12}^2}$.

Dieses erlaubt uns, die Masse der Erde zu bestimmen: Wir setzen für F_{12}=9,81 N, für m_1=1 kg, für den Erdradius r_{12}=6366 km und für die Gravitationskonstante γ=6,68×10^{-11} Nm^2/kg^2 ein, und erhalten nach Auflösung der Gleichung nach m_2 für die Erdmasse den Wert von 5,95×10^{24} kg.

Das **3. Axiom** handelt vom **Gesetz »actio = reactio«**: Übt ein Körper die Kraft $\vec{F}$ auf einen anderen aus, so wirkt dieser auf den ersteren mit der exakt gleich großen Gegenkraft $-\vec{F}$ zurück.

KLINIK

Wer einen Patienten mit einer gewissen Muskelkraft hochhebt, erfährt ein zusätzliches Gewicht derselben Größe. Der zusätzlich belastete Boden übt auf die Füße eine entsprechende Gegenkraft aus – es herrscht Kräftegleichgewicht.

2.2.2 Reibungskräfte

Bewegte Körper, auf die keine beschleunigenden Kräfte wirken, werden durch Reibung verlangsamt und kommen schließlich ganz zur Ruhe. Durch Reibung wird Energie von der Oberfläche des bewegten Körpers auf die des umgebenden Mediums und auf ihn selbst in Form von Wärme übertragen. Man unterscheidet verschiedene Arten der Reibung, deren Eigenschaften in Tabelle 2.4 zusammengefasst sind.

KLINIK

Die Gelenkflüssigkeit verringert als flüssiges Schmiermittel den Abrieb in Gelenken; mangelnde Produktion führt zu Entzündungen, Verschleiß und Gelenkversteifung (Arthrose).

2.2.3 Zentrifugalkräfte

Ein Körper der Masse m, der sich im Abstand R von der Drehachse eines rotierenden Systems der Frequenz ω befindet, bewirkt die **Zentripetalbeschleunigung** (Tab. 2.3), eine **Zentripetalkraft** $F_{Zp} = m \times R \times \omega^2$, die ihn zwangsweise auf Kreiskurs hält. Wegen des 3. Newtonschen Axioms bzw. wegen des Trägheitsprinzips erfährt der Körper eine dem Betrag nach gleich große **Zentrifugalkraft** weg von der Drehachse, die man beim Karussell fahren selbst erleben kann. Die in einer Zentrifuge erzielbaren Zentrifugalbeschleunigungen sind leicht ein Vielfaches der Erdbeschleunigung g, was zur Trennung durch unterschiedlich schnelle Sedimentation in Medizin und Technik benutzt wird: z. B. erreicht man etwa 1000 g schon bei Drehfrequenzen von 50 Hz im Abstand von R=10 cm (► Kap. 2.9.2).

.3 Drehmoment, Trägheitsmoment, Drehimpuls

.3.1 Drehmoment

reift eine Kraft an einem Körper nach Abbildung 2.3 unter dem Winkel β im Abstand $\vec{l}$ vom Drehzentrum an, so wirkt auf den Körper das Drehmoment $T| = l \times \sin\beta \times F$. Der effektive Hebelarm $l_{eff} = l \times \sin\beta$ ist der kürzeste Abstand der Kraftwirkungslinie und der Drehachse. Für β=90° ist das Drehmoment maximal. Ein um eine Achse drehbarer Körper bleibt in Ruhe, wenn sich alle angreifenden Drehmomente zu null addieren. Das führt zum so genannten **Hebelgesetz** für an Hebelarmen senkrecht angreifende Kräfte (β=90°):

Merke

Kraft mal Kraftarm = Last mal Lastarm oder
$F_1 \times l_1 = F_2 \times l_2$
Die SI-Einheit des Drehmoments **ebenso wie** der Arbeit ist kg×m²/s² bzw Nm.

KLINIK

Bei vielen medizinischen Geräten (Zangen, Scheren) wird das Hebelgesetz als Kraftverstärker genutzt: $F_2 = F_1 \times (l_1 / l_2)$, wobei die von der Hand ausgeübte Kraft F_1 im Verhältnis der Hebelarme $l_1 : l_2$ verstärkt wird. Umgekehrt will man mit Pinzetten und Spreizen bei großem Kraftaufwand durch geringe Bewegung in größerer Entfernung etwas fassen oder weit auseinander drücken.

2.3.2 Schwerpunkt, stabiles und labiles Gleichgewicht

Der **Schwerpunkt eines Körpers** ist der Punkt, bei dem sich im Schwerefeld alle wirkenden Drehmomente zu null addieren: $\sum_{i=1}^{n} m_i \times g \times l_{eff}^i = 0$.

Einfache physikalische Probleme kann man so behandeln, als ob die gesamte Masse des Körpers im Schwerpunkt vereinigt ist. Je nach Haltung liegt der Schwerpunkt beim Sportler innerhalb oder außerhalb des Körpers. So muss beim Hochsprung zwar der gesamte Körper **über** die Latte fliegen, aber sein Schwerpunkt bleibt beim Fosbury-Flop dank der Bein- und Armarbeit Kraft sparend stets **unterhalb**.

Ein Körper ist im **stabilen Gleichgewicht**, wenn eine kleine Verkippung ein Drehmoment über das im

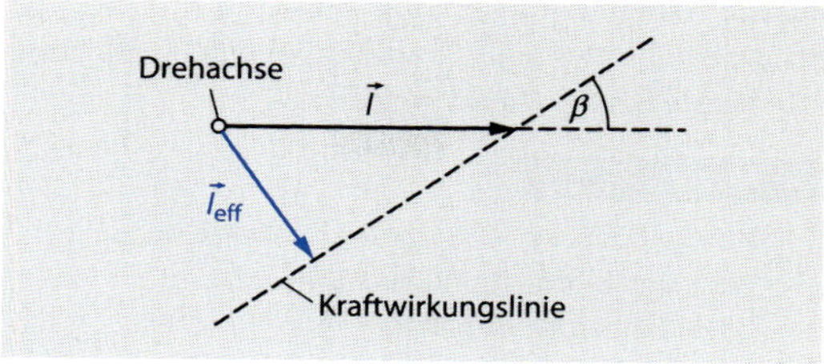

Abb. 2.3. Effektiver Hebelarm. Zur Definition des effektiven Hebelarms l_{eff}=l×sinβ und der Kraftwirkungslinie, längs der eine Kraft F ein Drehmoment bezüglich der Drehachse ausübt. (Harten 2006)

Schwerpunkt angreifende Gewicht erzeugt, das den Schwerpunkt wieder in die ursprüngliche Lage zurückführt. Er ist im **labilen Gleichgewicht**, wenn bereits die kleinste Bewegung zu einem Drehmoment bezüglich einer tiefer liegenden Drehachse führt und ihn umkippen lässt. Bei **indifferentem Gleichgewicht** ist keine Lage stabiler als die andere, dies gilt z. B. für Kugeln, Walzen oder Räder.

2.3.3 Trägheitsmoment und Drehimpuls

Der **Drehimpuls** eines Körpers aus n Massenstücken i bezüglich einer Drehachse ist gegeben durch $\vec{J} = \sum_{i=1}^{n} m_i \times r_i^2 \times \vec{\omega} = \Theta \times \vec{\omega}$, wobei $\vec{\omega}$ die Winkelgeschwindigkeit und der Pfeil auf $\vec{\omega}$ die Richtung der Drehachse angibt. Als **Trägheitsmoment** bezeichnet man den Ausdruck $\Theta = \sum_{i=1}^{n} m_i \times r_i^2$, wobei jede Masse i proportional zum Quadrat ihres Abstands von der Drehachse beiträgt.

Verringert man den Abstand r_i, so nimmt das Trägheitsmoment stark ab. Da aber ohne wirkendes äußeres Drehmoment der Drehimpuls konstant bleibt (vgl. 1. Newtonsches Axiom), erhöht sich dann die Rotationsfrequenz $\vec{\omega}$ entsprechend. Zum Beispiel zieht bei der Pirouette die Schlittschuhläuferin die ausgestreckten Arme rasch zum Körper, was bei konstantem Drehimpuls die Rotationsfrequenz um die eigene Achse stark erhöht.

2.4 Arbeit, Energie, Leistung

2.4.1 Arbeit und potenzielle Energie, kinetische Energie, Leistung

Wird ein Körper durch eine konstante Kraft entlang der Wegstrecke s bewegt, so bezeichnet man als **mecha-**

nische Arbeit W das Produkt aus Kraft mal Weg, genauer das Produkt aus Kraftkomponente in Richtung des Weges $F \times \cos \alpha$ und Weg s.

Merke

$W = F \times \cos \alpha \times s$, wobei α den Winkel zwischen Weg- und Kraftrichtung bedeutet.
Die SI-Einheit der Arbeit ist:
1 Joule=1 J=1 Nm=1 kg×m²/s².

Wird Arbeit gegen die Richtung der Schwerkraft geleistet, indem ein Körper der Masse m um die Höhe h angehoben wird, so erhöht sich dadurch seine potenzielle Energie um den Betrag $E_{pot} = m \times g \times h$. Man nennt diese Energie **potenzielle Energie**, weil sie z. B. durch den freien Fall wiedergewonnen werden kann, also nicht verloren gegangen ist. Beim freien Fall ohne Luftreibung gilt für den zurückgelegten Weg $h = \frac{1}{2} g \times t^2$ (s. o.) und für die Geschwindigkeit $v = g \times t$. Dabei ist t die Falldauer für die Strecke h. Dabei wandelt sich die potenzielle Energie ganz in Bewegungsenergie um, woraus sich die wichtige Beziehung für die so genannte **kinetische Energie** ergibt:

$$E_{kin}(v) = E_{pot}(h) = m \times g \times \tfrac{1}{2} g \times t^2 = \tfrac{1}{2} m \times v^2 .$$

Sie nimmt danach mit dem Quadrat der Geschwindigkeit zu.

Den Quotienten aus **Arbeit/Zeit** für die in einer bestimmten Zeit geleistete Arbeit bezeichnet man als **Leistung**: $P = W/t$. Die Leistung wird in der SI-Einheit Watt [W] gemessen.

Merke

1 Watt=1 W=1 Joule/Sekunde=1 J/s.
1 kW=1 Kilowatt (häufig gebrauchte Leistungseinheit).
1 kWh=1 Kilowattstunde=$3{,}6 \times 10^6$ Ws=3.600.000 J.

2.5 Mengengrößen, bezogene Größen

2.5.1 Spezifische Größen bzw. massebezogene Größen

Dazu gehören die **spezifische Wärmekapazität**, gemessen in J/(kg×K), das **spezifische Volumen** in m³/kg, die **spezifischen Umwandlungswärmen** bei Schmelzen und Sieden in J/kg, aber auch die temperaturunabhängige Konzentrationsangabe **Molalität** c_m, die in mol/kg angegeben wird.

2.5.2 Dichten bzw. volumenbezogene Größen

Die **Massendichte (Dichte)** wird in kg/m³ oder g/cm³ angegeben. Zu den Dichten zählen auch **Konzentrationen**, die in g/l Lösungsmittel oder als **Molkonzentration** in mol/l oder mol/m³ zu schreiben sind.

2.5.3 Stoffmenge und molbezogene Größen

Der Begriff des Mols ist eine sehr praktische Hilfsgröße in Chemie und Physik und begegnet einem im klinischen Alltag bei vielen Laborparametern. Die **Teilchenzahlmenge eines Stoffs** (kurz **Stoffmenge**) wird in der Einheit Mol angegeben.

Dabei bedeutet ein **Mol** eines Stoffs stets die Menge von $6{,}023 \times 10^{23}$ Teilchen einer Substanz (zur Definition des Mols und der Avogadrokonstante (▶ Kap. 3.1.2). Stoffmengenbezogene (molare) Größen sind z. B. die **molare Masse** in g/mol oder die **molaren Schmelz oder Verdampfungswärmen** in J/mol und schließlich das **molare Volumen**, das bekanntlich für alle (idealen) Gase 22,4 l/mol beträgt. Allgemeine Gasgleichung (▶ Kap. 4.3).

2.5.4 Stoffgemische

Der Anteil eines Stoffs in einem Stoffgemisch wird durch den **Gehalt = Teilmenge/Gesamtmenge** angegeben, entweder in Prozent oder bei sehr kleinen Anteilen in ppm (parts per million). Die Summe aller Gehalte muss dabei eins ergeben. Unter Menge kann man fallweise

- die Masse,
- das Volumen,
- die Stoffmenge oder
- die Teilchenzahl verstehen.

Die wichtigsten Begriffe werden in Tabelle 2.5 erklärt.

2.6 Verformung fester Körper

2.6.1 Elastische Verformungen

Verformt man einen Körper (z. B. Draht oder Spiralfeder), so ist die erzielte Längenänderung x der wirkenden Kraft F proportional. Es gilt das **Hookesche Gesetz**: $F = D \times x$. Mit D bezeichnet man die Federkonstante. Die Rückstellkraft $-F$ ist entgegengesetzt zur

Tab. 2.5. Definition des Massen-, Volumen- und Stoffmengengehalts

Gehalt =	Teilmenge/Gesamtmenge	Dimensionslose Einheit
Massengehalt =	Masse des gelösten Stoffs/Masse der Lösung	Gewichtsprozent Gew.%, ppm
Volumengehalt =	Volumen des gelösten Stoffs/Volumen der Lösung	Volumenprozent, Vol.%
Stoffmengengehalt =	Stoffmenge des gelösten Stoffs/Stoffmenge der Lösung	Molenbruch, Atomprozent At.%

Längenänderung x gerichtet. Ist die Verformung reversibel (elastisch), so speichert sie die potenzielle Energie $W = 1/2 D \times x^2$.

Eine universelle **Schreibweise des Hookeschen Gesetzes** lautet:

$$\sigma = E \times \Delta l / l = \varepsilon \times E \ ,$$

wobei $\varepsilon = \Delta l / l$ die relative Längenänderung (Dehnung oder Stauchung) bezeichnet und die wirkende **Druck-** bzw. **Zugspannung** durch $\sigma = F/A$ (Kraft F pro Querschnittsfläche A) definiert ist.

Die nur noch material- aber nicht mehr geometrieabhängige Größe ***E*** ist der so genannte **Elastizitätsmodul**. E und σ werden in der Einheit Pascal (1 Pa=1 N/m^2) angegeben.

Ähnliche Beziehungen gelten für quer zu einer Angriffsfläche wirkende Verformungen, die man **Scherung** nennt (die auch in die Beschreibung von Torsionen eingeht). Sie ist durch den ebenfalls materialunabhängigen **Schermodul *G*** gekennzeichnet. Da immer $G < E$ gilt, führen Scher- und Torsionsspannungen zu größeren Verschiebungen und daher leichter zu Brüchen als gleich große Zug- oder Druckspannungen.

Das Hookesche Gesetz gilt nur für den linearen elastischen Bereich von Verformungen.

2.6.2 Nichtelastische und bleibende Verformungen

Bei größeren Zug- oder Druckspannungen kommt es zu nichtlinearen elastischen und dann zu bleibenden plastischen Verformungen, bis schließlich bei der so genannten **Bruchspannung** der gedehnte Körper zerreißt.

2.7 Druck

2.7.1 Druck in Flüssigkeiten und Gasen

Wird über einen Zylinderstempel vom Querschnitt A eine Druckkraft F auf ein abgeschlossenes Gas- oder Flüssigkeitsvolumen ausgeübt, so wirkt im Volumen ein richtungsunabhängiger hydrostatischer Druck

$$p = F/A \ [\mathrm{Pa}].$$

Anwendungen sind:
- **Manometer**,
- **hydraulische Presse** zur Kraftverstärkung, da $F_2 >> F_1$ für $A_2 >> A_1$ gemäß $p = F_1/A_1 = F_2/A_2$.

2.7.2 Schweredruck und Auftrieb

Flüssigkeiten sind praktisch inkompressibel, d.h. ihr **Kompressionsmodul *Q*** nach $\Delta V/V = p/Q$ ist sehr groß. Bereits ohne von Außen aufgeprägten Druck nimmt im Schwerefeld der Erde der **hydrostatische Druck *p*** in Flüssigkeiten mit der Tiefe h linear zu.

Es gilt: $p = \rho_{Fl} \times g \times h$ [Pa],

wenn ρ_{Fl} die Dichte der Flüssigkeit in kg/m^3, g=9,81 m/s^2 und die Tiefe h in m eingesetzt wird. Genau 10,33 m Wassersäule (für ρ_{Fl}=1000 kg/m^3) entsprechen danach dem Normaldruck von 1013,25 hPa.

Wegen der Zunahme des Schweredrucks mit der Tiefe erfahren alle in Flüssigkeiten (und Gasen) eintauchenden Körper eine der Schwerkraft entgegengesetzte **Auftriebskraft**:

$$F_A = \rho_{Fl} \times g \times V_{Fl} \ ,$$

wobei V_{Fl} das in die Flüssigkeit eintauchende Volumen ist.

Ein Körper vom Volumen V_K und der mittleren Dichte ρ_K **schwimmt**, wenn $F_A > m \times g$ bzw. $F_A > \rho_K \times V_K \times g$ ist.

Aus der Eintauchtiefe des oberen, zylinderförmigen Teils eines **Aräometers** kann man die Dichte einer Flüssigkeit sehr genau bestimmen, da

$$\rho_{Fl} = \rho_K \times V_K / V_{Fl} = konst./V_{Fl} \, .$$

Merke

Das **Archimedische Prinzip** lautet: Der Auftrieb ist gleich dem Gewicht der verdrängten Flüssigkeit!

2.8 Kräfte an Grenzflächen

2.8.1 Oberflächenspannung

Kohäsionskräfte nennt man die anziehenden Kräfte, die die Moleküle einer Flüssigkeit aufeinander ausüben.

Adhäsionskräfte nennt man die anziehenden Kräfte zwischen Molekülen einer Flüssigkeit und den Molekülen einer festen Umgebung.

Da die Moleküle an der Oberfläche zu Luft (oder Vakuum) keine Partner haben, kompensieren sich hier die anziehenden Kräfte nicht wie im Inneren der Flüssigkeit, sie erfahren eine Kraft nach innen, die zur Ausbildung einer möglichst kleinen Oberfläche führt.

Als charakteristische **Oberflächenspannung** σ bezeichnet man den Quotienten:

$\sigma = \Delta W / \Delta A$ [N/m], wobei ΔW die geleistete Arbeit ist, um die Oberfläche um ΔA zu vergrößern.

KLINIK

Die Oberflächenspannung ist auch für das **Tropfenvolumen aus einem Arzneifläschchen** mit dem Außendurchmesser *d* verantwortlich:

$$V_{Tropfen} = \frac{\pi \times d \times \sigma}{\rho \times g}.$$

Dabei steht ρ für die Dichte der Flüssigkeit und g die Erdbeschleunigung. Umgekehrt misst man beim **Stalagmometer** die Oberflächenspannung bei bekannter Größe von $V_{Tropfen}$, ρ, d und g.

2.8.2 Kapillarwirkung

Kapillaranhebung: Grenzt eine Flüssigkeit an einen festen Körper und überwiegen die Adhäsionskräfte die Kohäsionskräfte, so ist die Flüssigkeit benetzend und steigt im Schwerefeld an der Wand hoch (Abb. 2.4 links). Der Meniskus ist nach oben gekrümmt. Für die Steighöhe h einer in eine Flüssigkeit eintauchenden Kapillaren vom Radius r erhält man mit den anderen bereits erklärten Größen $h = 2\sigma/(r \times g \times \rho)$ [m].

Kapillardepression: Umgekehrt sinkt bei nicht benetzenden Flüssigkeiten, wie Quecksilber, der Flüssigkeitsspiegel im Kapillarrohr unter den der Umgebung,

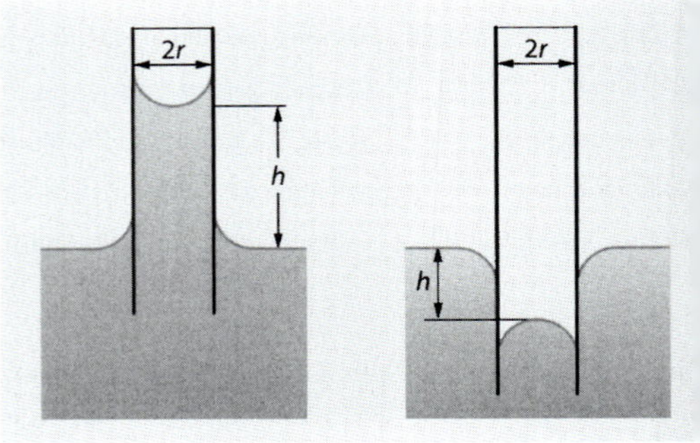

Abb. 2.4. Kapillaranhebung und -depression (Näheres im Text). (Harten 2006)

der Meniskus ist nach unten gekrümmt, wie Abbildung 2.4 rechts zeigt.

2.9 Strömung von Flüssigkeiten und Gasen

2.9.1 Reibungsfreie Strömung von Flüssigkeiten

Kontinuitätsgleichung

Die **Stromstärke** I einer Flüssigkeits- oder Gasströmung ist das durch einen Querschnitt fließende Volumen pro Zeiteinheit $I = \Delta V / \Delta t$ [m³/s]. Da Flüssigkeiten praktisch inkompressibel sind, muss sich die jeweilige Strömungsgeschwindigkeit v mit dem Querschnitt A ändern.

Die Umformung $I = \Delta V / dt = A \times \Delta s / \Delta t = A \times v =$ *konst.* führt zur Kontinuitätsgleichung $A_1 \times v_1 = A_2 \times v_2$ d. h., die Fließgeschwindigkeiten verhalten sich umgekehrt proportional zu den Rohrquerschnitten.

Bernoullische Gleichung

Je schneller eine Strömung ist, umso höher ist dort ihre kinetische Energie pro Volumen. Die Größe $p_{Stau} = \rho_{Fl} \times v_{Fl}^2$ nennt man **Staudruck**, der als Andruck einer Strömung spürbar ist.

Für **reibungsfreie Strömungen** gilt wegen Energieerhaltung die so genannte **Bernoullische Gleichung:** $p_{Gesamt} = p_{Statisch} + p_{Stau} = konst.$

Dabei wird unter $p_{Statisch}$ der örtlich wirkende hydrostatische Druck verstanden. Die Bernoullische Beziehung erklärt die Abnahme des statischen Drucks mit zunehmender Strömungsgeschwindigkeit und erklärt u.a.

- die Saugwirkung von Wasserstrahlpumpen und Zerstäubern,

- das Entfachen von Schwingungen an den Stimmbändern des Kehlkopfs und an den Zungen von Musikinstrumenten.

Die Bernoullische Beziehung spielt zudem eine entscheidende Rolle bei der **Blutdruckmessung**. Unterhalb der angelegten Manschette hört man den Herzschlag erst dann, wenn der **systolische Druck** den Manschettendruck übersteigt. In dem dann durch die Arterie strömenden Blut erniedrigt sich aber der statische Druck und der größere Manschettendruck schnürt die Arterie wieder ab, was als Schlag hörbar wird. Dies geht solange, bis der Manschettendruck auf das Niveau des konstanten **diastolischen Drucks** abgefallen ist und deshalb kein Verschluss der Arterie mehr stattfindet.

KLINIK

Bei Blutdruckmessungen wird der Druck traditionell noch in der Einheit Torr=mmHg oder mm Quecksilbersäule angegeben. Da 760 mmHg dem Normaldruck von 1013,25 hPa (1 hPa=1 mbar) entsprechen, gilt für die Umrechnung 1 mmHg=1,333 hPa.

2.9.2 Strömung von Flüssigkeiten und Gasen mit innerer Reibung

Laminare und turbulente Strömungen

In Rohren bewegen sich Flüssigkeitsteilchen je nach Ort unterschiedlich schnell. Das führt zu Reibungskräften und Energieverlust durch Reibung. Der Koeffizient der inneren Reibung oder **Zähigkeit** η [Pa×s] einer Flüssigkeit ist über die Kraft F definiert, die man aufbringen muss, um eine Platte der Fläche A im Abstand d über einen glatten Untergrund mit der Geschwindigkeit v zu ziehen:

$$F_{Reibung} = \eta \times A \times v/d \text{ [N]}.$$

Laminare Strömungen sind relativ langsame, wirbelfreie Strömungen, auch wenn in verschiedenen Schichten (Lamellen) unterschiedliche Geschwindigkeiten angetroffen werden. So bildet sich in Röhren ein parabelförmiges Geschwindigkeitsprofil aus – mit maximaler Geschwindigkeit in der Mitte des Rohrs und v=0 an der Rohrwand (Abb. 2.5).

Bei diesen so genannten **Newtonschen Flüssigkeiten** ist der Volumenstrom durch eine Röhre proportional zum Druck. Im Gegensatz dazu stehen die **Nicht-Newtonschen Flüssigkeiten** – auch Bluttransport durch Kapillaren gehört dazu –, deren Strömung im Extremfall der von Zahnpasta gleicht.

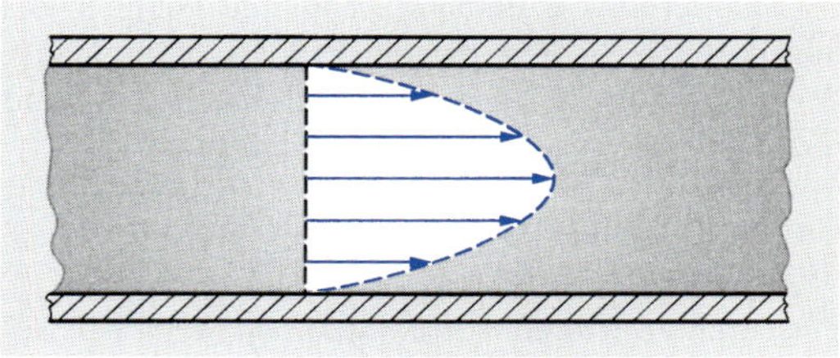

Abb. 2.5. Laminare Strömung in einer Röhre: Der ebene Schnitt durch das paraboloide Geschwindigkeitsprofil ergibt eine parabelförmige Geschwindigkeitsverteilung. (Harten 2006)

Turbulente Strömungen sind durch Wirbelbildung gekennzeichnet. Mithilfe der Reynold-Zahl lässt sich abschätzen, ob laminare oder turbulente Strömung zu erwarten ist: $Re = \rho_{Fl} \times v \times r/\eta$. Dabei bedeuten ρ_{FL} die Dichte, v die Geschwindigkeit der Flüssigkeit und r den Rohrradius.

Merke

Hinweis auf laminare Strömung
$Re = \rho \times v \times r/\eta < 1100$!

Stokessches Gesetz für bewegte Körper, Sedimentationsvorgänge

Die Reibungskraft F_R auf einen in laminarer Strömung mit der Geschwindigkeit v sich bewegenden kugelförmigen Körper mit Radius r gibt das Stokessche Gesetz an: $F_R = 6\pi \times \eta \times r \times v$ [N].

KLINIK

Wichtige Anwendungen dieses Gesetzes sind in der Medizin die **Blutsenkung** und die Trennung von Körpern unterschiedlicher Größe und Dichte mit Hilfe von Schwerkraft oder Zentrifugen.

Bei **Sedimentationsvorgängen** entweder im Schwerefeld der Erde (1) oder im Beschleunigungsfeld der Zentrifuge (2) stellen sich die »Fallgeschwindigkeiten« v stets so ein, dass die Reibungskräfte F_R gleich der um den Auftrieb der Körper verminderten beschleunigenden Kräfte sind. Die sich daraus ergebenden unterschiedlichen Geschwindigkeiten zweier in Dichte und/oder Radius differierenden Stoffe führen im Laufe der Zeit zur räumlichen Trennung der beiden.

Im ersten Fall ist $F_R = \rho_K \times V_K \times g - \rho_{Fl} \times V_K \times g$, während im zweiten Fall gilt:
$F_R = (\rho_K \times V_K - \rho_{Fl} \times V_K) \times R \times \omega^2$.

Hierbei sind ρ_K und V_K Dichte und Volumen des kugelförmigen Sediments, g die Erdbeschleunigung, R der Abstand des Teilchens von der Rotationsachse und ω die Winkelgeschwindigkeit der Zentrifuge.

Hagen-Poiseuillesches Gesetz für laminare Strömung in Röhren

Die laminare Strömung in Röhren beschreibt das Gesetz von Hagen-Poiseuille. Für die Volumenstromstärke gilt:

$$I_V = \frac{\pi \times r^4 \times p}{8 \times \eta \times l} \; [\mathrm{m^3/s}].$$

Hier bedeuten r den Rohrradius, l die Rohrlänge und p den Druckabfall über die Länge l. Da die maximale Geschwindigkeit auch noch vom Rohrradius anhängt (Abb. 2.5), ist die Stromstärke proportional zu r^4.

Als **Reibungswiderstand R** definiert man den Quotienten:

$$R = p/I_V = 8\eta \times l/(\pi \times r^4).$$

Diese Formel erklärt die starke r-Abhängigkeit der Strömungswiderstände von Kapillaren beim Blutkreislauf des Menschen.

KLINIK

Eine Verengung der Kapillargefäße um 12% (z. B. durch Rauchen) führt bereits zu einer Verminderung der Durchblutung um 40%!

Sind mehrere Rohre in Serie miteinander verbunden, so addieren sich die Widerstände bei gleichem Strom durch alle Teile. Bei der Parallelschaltung von Rohren fällt über allen der Druck gleich stark ab, es addieren sich dann die Ströme bzw. die Kehrwerte der Leitungswiderstände.

Merke

r^4-Gesetz: Der Leitungswiderstand von Rohren ist **umgekehrt** proportional zu r^4.

In ► Kapitel 5.4.2 der Elektrizitätslehre wird der Gesamtwiderstand von Serien- und Parallelwiderständen formelmäßig beschrieben. Dabei entsprechen hier Druck und Volumenstromstärke dort elektrischer Spannung und Stromstärke.

Bohr Modell des Atoms

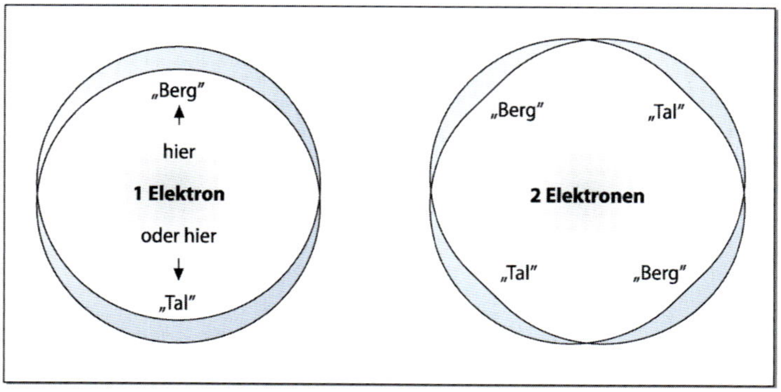

Aggregatszustand

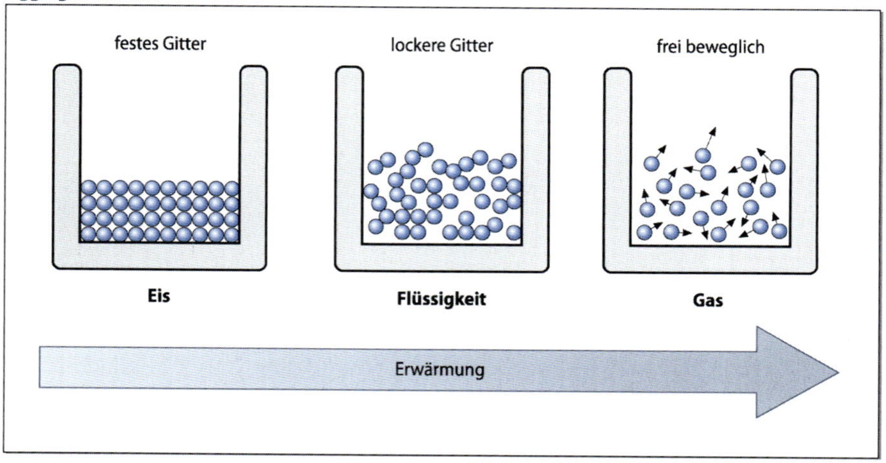

Struktur der Materie

Mind Map

Die kleinste Einheit des Lebens ist die Körperzelle. Ihre wesentlichen Eigenschaften und möglichen Verhaltensweisen werden durch die im Zellkern steckenden Informationsträger festgelegt, die DNS-Riesenmoleküle. Leben bedeutet Stoffwechsel durch den programmierten Auf- und Abbau und Transport von Molekülen innerhalb der Zelle und von Zelle zu Zelle.

Eine ähnliche Hierarchie existiert für die **Atome**, die kleinsten materiellen Bausteine der Moleküle. Die Wechselwirkung mit anderen Atomen spielt sich im Wesentlichen über die Valenzelektronen der äußeren Schalen der Atomhülle ab, aber die Zahl der Protonen im Atomkern legt die chemische Natur des Atoms fest. Der Tatsache, dass die kleinsten Konstituenten der Materie auch Wellencharakter und elektromagnetische Strahlungen auch Teilchencharakter haben, tragen die Gesetze der Quantenmechanik exakt Rechnung, während die Gesetze der klassischen Physik hier oft versagen. Aber für unsere nur an die alltäglichen Phänomene der Makrowelt angepassten Vorstellungen erscheinen die Aussagen der Quantenphysik ebenso wie die der Relativitätstheorie oft paradox.

Materielle Stoffe kommen bei nicht zu hohen Temperaturen im festen, flüssigen oder gasförmigen **Aggregatszustand** vor. Beim menschlichen Körper zählen Knochen, Zähne, Bindegewebe, Haut und Haar und vieles andere mehr zu den festen, Blut, Lymphe, Speichel, Tränen und Urin zu den flüssigen, und Sauerstoff, Stickstoff und Kohlendioxid in der Lunge zu den wesentlichen gasförmigen Bestandteilen.

Physik

3.1 Aufbau der Atome und Atomkerne

3.1.1 Konstituenten der Atome und Atomaufbau

Atomaufbau

Die nur chemisch unteilbaren Atome bestehen aus 2 sehr unterschiedlichen Teilen:

- dem winzigen, positiv geladenen **Kern**, der aber fast die gesamte Masse des Atoms enthält,
- und der negativ geladenen **Elektronenhülle**.

Der **Kern** enthält 2 weitere Bestandteile (auch **Nukleonen** genannt):

- positiv geladene **Protonen** und
- etwa ebenso schwere, ungeladene **Neutronen**.

Die Eigenschaften der 3 Elementarteilchen und die Zusammensetzung des aus ihnen gebildeten Atoms sind in Tabelle 3.1 zusammengefasst.

Protonen und Elektronen tragen eine genau entgegengesetzt gleiche Ladung. Nur die gegenseitige elektrostatische Anziehung, allgemeiner gesagt, die **elektromagnetische Wechselwirkung**, hält Kern und Hülle zusammen. Sie ist auch für die Wechselwirkung der Elektronen der Hülle untereinander und mit den Hüllenelektronen benachbarter Atome oder Moleküle verantwortlich.

Die Anzahl der Protonen im Kern ist gleich der **Ordnungszahl *Z***, die der Zahl der Elektronen im neutralen Atom entspricht. Atome (oder allgemein **Nuklide**, wenn Kernaspekte berührt werden) mit gleichem Z, aber unterschiedlicher Neutronenzahl N nennt man **Isotope**.

Als **Massenzahl *A*** bezeichnet man die Summe $A=Z+N$. Im Allgemeinen ist bei stabilen Atomen $N \geq Z$ (Ausnahme ^{3}He!).

Die Protonen und Neutronen werden im Atomkern durch die **starke Wechselwirkung** der Nukleonen untereinander trotz der Coulombabstoßung der Protonen sehr fest gebunden.

3.1.2 Atomare Größen und Einheiten

Atomare Masseneinheit und relative Atommasse

Da die Masse der Atome sehr klein ist, gibt man sie praktischerweise als Vielfaches der **atomaren Masseneinheit *u*** an, die einem Zwölftel der Masse des neutralen ^{12}C-Atoms entspricht.

Merke

$u=\frac{1}{12}m_{^{12}C}$ **=1,66×10⁻²⁷ kg**

Damit lassen sich die Massen von Atomen und Molekülen als **relative Atom- bzw. Molekülmasse A_r** schreiben: $A_r = m/u$ (dimensionslos).

Definition der Stoffmenge über die Teilchenzahl und molare Masse

Mit diesen Begriffen definiert man auch die Einheit der Stoffmenge Mol, die ja eine Basiseinheit des SI-Systems ist.

Merke

Ein Mol eines Stoffs besteht aus genau so viel Teilchen N_A, wie in 12 g des Kohlenstoffisotops ^{12}C enthalten sind.

Die **Avogadro-Konstante** N_A berechnet sich daher zu $N_A=(12\ g/mol)/(12 \times u)=6{,}022 \times 10^{23}$ Teilchen/mol.

Entsprechend ist die **molare Masse *M*** einer Verbindung bzw. eines Stoffs gegeben durch

$M = A_r$ [in g/mol], oder messtechnisch durch $M = m_{Stoff}/n_{Stoff}$ [g/mol],

wobei m_{Stoff} die Masse eines Stoffs und n_{Stoff} die ermittelte Zahl der Mole des Stoffs sind.

Ist die Zusammensetzung eines Moleküls bekannt, so ist seine molare Masse

$$M = \sum_{i=1}^{n} A_i(Z_i) \times c_i \ \text{[g/mol]},$$

Tab. 3.1. Eigenschaften der Bestandteile und Zusammensetzung des Atoms

Name	Masse	Ladung	Radius
Proton	$m_p=1{,}673 \times 10^{-27}$ kg	$e^+=1{,}602 \times 10^{-19}$ As	$\approx 10^{-6}$ nm
Neutron	$m_n \approx m_p$	0,0 As	$\approx 10^{-6}$ nm
Elektron	$m_e=m_p/1836$	$e^-=-e^+$	$<10^{-6}$ nm
Atomkern	$\approx (Z+N) \times m_p$	$Z \times e^+$	$\approx 10^{-5}$ nm
Atomhülle	$Z \times m_e$	$Z \times e^-$	$\approx 10^{-1}$ nm

·obei die A_i die relativen Atommassen der beitragen-·en Elemente i der Ordnungszahl Z_i und c_i deren rela-·ve Häufigkeit im betrachteten Molekül bedeuten.

.1.3 Vier fundamentale Wechselwirkungen

·Man hat in der Natur 4 verschiedene Weisen entdeckt, ·wie geladene und ungeladene Elementarteilchen und ·die aus ihnen geformten materiellen Teilchen (Atome, ·Moleküle, usw.) miteinander wechselwirken:
- Gravitation,
- elektromagnetische Wechselwirkung,
- starke Wechselwirkung und
- schwache Wechselwirkung.

Gravitation

Die schwächste Kraft ist die Gravitation, sie beschreibt die Anziehung, die Körper allein aufgrund ihrer Masse aufeinander ausüben. Sie wurde bereits in ► Kapitel 2.2.1 abgehandelt. Sie ist für die Schwerkraft auf der Erde und die Bewegung von Monden, Planeten, Fixsternen und Galaxien im Kosmos verantwortlich, kann aber hinsichtlich der Kräfte zwischen Elementarteilchen, Atomen und Molekülen völlig vernachlässigt werden.

Elektromagnetische Wechselwirkung

Für die Wechselwirkung von Elektronen untereinander und mit dem Atomkern sind praktisch nur die elektrischen und magnetischen Kräfte zwischen den Ladungen und den durch sie hervorgerufenen Strömen sowie die von ihnen ausgehenden elektromagnetischen Strahlungen (► Kap. 6.4) von Bedeutung. So gut wie allein auf dieser Kraft basieren alle uns bekannten physikalischen und chemischen Eigenschaften fester, flüssiger und gasförmiger Stoffe.

Merke

Für elektromagnetische Wellen im Vakuum ist die Lichtgeschwindigkeit $c=3\times10^8$ m/s, und es gilt stets: $\lambda \times f = c$ [m/s] (λ Wellenlänge [m], f Frequenz [s^{-1}, Hz]).

Starke Wechselwirkung

Die 2 weiteren bekannten Naturkräfte, die so genannte starke und die schwache Wechselwirkung, spielen nur für die Welt im Kleinsten, dem Atomkern und den ihn bildenden Protonen und Neutronen, eine maßgebliche Rolle. Die starke Wechselwirkung ist die Kraft, die Protonen und Neutronen im Atomkern auf kleinstem Raum zusammenhält, trotz der starken elektrostatischen Abstoßung durch die gleichnamig positiv geladenen Protonen im Kern. Beim **α-Zerfall** und bei der **Kernspaltung** treibt diese Abstoßung jedoch die geladenen Kernbruchstücke auseinander.

Schwache Wechselwirkung

Dagegen ist die schwache Wechselwirkung für die radioaktiven Elementumwandlungen durch den **β-Zerfall** verantwortlich:
- Beim normalen **β^--Zerfall** zerfällt ein Neutron des Kerns in ein Proton, ein Elektron und ein praktisch masseloses, elektrisch neutrales **Antineutrino** nach $n \rightarrow p + e^- + \bar{\nu}$,
- der **β^+-Zerfall** läuft dagegen – sofern energetisch möglich – nach dem Muster $p \rightarrow n + e^+ + \nu$ ab.

Dabei werden ein positiv geladenes Elektron (**Positron**) und ein ungeladenes **Neutrino** emittiert, während das Neutron im Kern gebunden bleibt (► Kap. 8.1.3). Neutrino und Antineutrino unterliegen nur der schwachen Wechselwirkung und tragen ihre kinetische Energie praktisch ungehindert fort.

3.1.4 Konsequenzen aus Quantenmechanik und Relativitätstheorie

Wichtige Ergebnisse der Relativitätstheorie

Die Lichtgeschwindigkeit c ist unabhängig vom Bezugssystem – d. h., Licht wird nicht schneller oder langsamer, wenn sich die Quelle mit hoher Geschwindigkeit auf mich zu oder von mir weg bewegt. Daraus schloss Einstein 1905, dass eine bestimmte räumliche Struktur und der von einer Uhr angezeigte Zeitablauf in einem relativ zu mir bewegten Bezugssystem sich in berechenbarer Weise davon unterscheiden, was ich in dem System beobachte, in dem ich ruhe.

Wichtigste Folgerung Einsteins für den Laien aber ist die berühmte Formel:

$$E = m \times c^2 = \gamma \times m_0 \times c^2.$$

Sie bedeutet, dass die **Gesamtenergie *E*** eines Teilchens immer proportional zu seiner Masse ist (**Energie-Masse-Äquivalenz**). Die Masse m eines Teilchens der Ruhemasse m_0 wächst mit der Geschwindigkeit v gemäß dem Faktor $\gamma = \dfrac{1}{\sqrt{1 - v^2/c^2}}$.

Die Gesamtenergie in Form der **Ruhemasse** ist allerdings nur in besonderen Fällen in andere Energieformen umwandelbar, so bei der **Positron-Elektron-Vernichtungsstrahlung** in 2 γ-Quanten, die in der Medizin bei **PET-Scannern** (**P**ositronen**e**missions**t**omographie, ► Kap. 8.1.5) als Strahlungsquelle dient.

Die Äquivalenz von Energie und Masse wird besonders bei der Kernspaltung deutlich: Die Summe der Massen der Spaltfragmente ist um den Betrag geringer als die Masse des spaltfähigen Kerns, der der frei werdenden kinetischen Energie der Spaltfragmente entspricht (**Massendefekt**!). Die kinetische Energie eines Teilchens beträgt

$E_{kin} = (m - m_0) \times c^2$, und geht für $v<<c$ in die klassische Formel $E_{kin} = \frac{1}{2} m_0 \times v^2$ über.

Merke

Atomare Energieeinheit: 1 eV=$1{,}602 \times 10^{-19}$ J.
Gesamtenergie $E=m(v)\times c^2$ (v bzgl. System des Beobachters).
$E_0(e^-)$=511 keV≈0,5 MeV;
$E_0(p)$=938 MeV≈1000 MeV.

Quantenphysik und Plancksches Wirkungsquantum

Dem Wellenaspekt von materiellen Teilchen wie dem Elektron, aber auch von Atomen und Molekülen, trägt die Quantenmechanik ebenso Rechnung wie dem Teilchenaspekt von Licht und anderen elektromagnetischen Strahlungen. Für **Teilchen** der Masse m und der Geschwindigkeit v berechnet man die zugehörige **de-Broglie-Wellenlänge** nach $\lambda = h/(m \times v)$.

Umgekehrt kann die **Energie von elektromagnetischen Wellen** nach $E = h \times f$ nur gequantelt emittiert oder absorbiert werden, wobei f die Frequenz der Strahlung ist.

In beiden Fällen ist dieselbe Konstante h wichtig: das **Plancksche Wirkungsquantum** $h=6{,}626 \times 10^{-34}$ **Js**. In der Atomphysik drückt man 1 As in Einheiten der Elementarladungen e aus (s. o.) und erhält dann

$$h=4{,}136\times10^{-15} \text{ eVs}.$$

Merke

De-Broglie-Wellenlänge: $\lambda = h/(m \times v)$.
Lichtquantenenergie $E(f)=h\times f=h\times c/\lambda$ (wegen $f=c/\lambda$ auch als Funktion der Lichtwellenlänge λ).

Quanten des sichtbaren Lichts haben eine Energie von einigen eV, Quanten der harten Röntgenstrahlung von um die 100 keV (Tab. 6.2 in ► Kap. 6.4). Durch **hochauflösende Spektroskopie elektromagnetischer Strahlung** vom Infraroten bis zur γ-Strahlung kann man diskrete Übergänge zwischen den Energieniveaus in Molekülen, Atomen und Kernen ausmessen, und so auf deren innere Struktur schließen.

Nach der Quantenmechanik hat das Elektron (s. u.) einen **diskreten Grundzustand** (n=1) und **diskrete Anregungen** (n>1), während nach der klassischen Physik die um den Kern kreisenden Elektronen kontinuierlich Energie abstrahlen und schließlich in den Kern stürzen müssten. Die Konsequenz wäre, dass Atome höchstens Kerndurchmesser hätten und keine diskreten Energiezustände. Diese sind aber der Garant dafür, das es chemisch stabile Moleküle gibt, weil bei nicht zu hohen Temperaturen die Zitterbewegung von stoßenden Teilchen nicht den nächsthöheren Molekülzustand anregen kann, der evtl. zu Molekülaufbruch oder zu anderen Konfigurationen führt.

Da die DNS der Zelle besonders fest gebunden ist ist sie besonders temperaturbeständig und wird im Allgemeinen unverändert vererbt.

Quantenmechanische Atomstruktur

Die Naturkonstante h und die Elementarladung e gehen auch in die Beschreibung der diskreten n Bindungszustände eines einzelnen Elektrons im Feld eines Kerns der Ordnungszahl Z ein:

$$E_n = -13{,}6 \times Z^2 \times n^{-2} \text{ eV}.$$

Je größer n, umso kleiner ist die Bindungsenergie des Elektrons. Man nennt $\boldsymbol{n}$ die **Hauptquantenzahl** (**n=1, 2, 3, …**).

Im **Bohrschen Atommodell** kam man zu dieser Formel, indem man forderte, dass der Bahndrehimpuls $L=r\times m\times v=l\times h/2\pi$ des den Kern im Abstand r umkreisenden Elektrons als ganzzahliges Vielfaches von $h/2\pi$ gequantelt ist (**Nebenquantenzahl l=0, 1, 2,…**).

Gleiche Ergebnisse liefern die quantenmechanischen Formeln von **Heisenberg** und **Schrödinger**. Dabei hat die quantenmechanische Beschreibung des Atoms die anschauliche Vorstellung aufgegeben, dass die Elektronen auf Kreis- oder Ellipsenbahnen den Kern umkreisen. Man berechnet stattdessen die Verteilung von **Aufenthaltwahrscheinlichkeiten des Elektrons**, die als **Elektronenwolken** bildhaft dargestellt werden.

Danach gibt es für jedes **l<n** genau **($2\times l+1$)** räumliche Verteilungen des Elektrons hinsichtlich der Richtung eines magnetischen Feldes (**magnetische Quantenzahl $m=-l,-l+1, \ldots, 0, \ldots, +l$**). Jeder dieser Subzustände kann wiederum auf zwei Weisen besetzt werden, weil der **Eigendrehimpuls des Elektrons $S=\frac{1}{2}\times h/2\pi$** sich nur parallel oder antiparallel zu einem gegebenen Magnetfeld ausrichten kann (**magnetische Spinquantenzahl $m_S=\pm\frac{1}{2}$**).

Dies gibt zusammenaddiert für jedes n jeweils $\mathbf{2n^2}$ **mögliche Zustände**.

Im Prinzip besetzen bei einem neutralen Atom die Z Elektronen alle so gegebenen Zustände mit der größten Bindungsenergie, wobei der Reihe nach alle durch die Hauptquantenzahl n gegebenen Schalen bzw. die durch die Nebenquantenzahl gegebenen Unterschalen gefüllt werden.

Merke

Pauli-Prinzip: 2 Elektronen können nicht denselben Zustand bevölkern, sie müssen sich mindestens in einer der 4 Quantenzahlen n, l, m, m_S unterscheiden!

Im Sprachgebrauch der Physik und Chemie werden Elektronen mit der Hauptquantenzahl n=1, 2, 3 und 4 entsprechend der K-, L-, M- und N-Schale zugeordnet, während die Buchstaben s, p, d, f und g Orbitale mit den Nebenquantenzahlen l=0, 1, 2, 3 und 4 kennzeichnen. Ein bestimmter Orbital ist zusätzlich durch die magnetische Quantenzahl m charakterisiert und wird maximal von 2 Elektronen mit $m_s=\pm\frac{1}{2}$ bevölkert (▶ Kap. GK Chemie 1.2).

Die Schalenvorstellung gründet auf dem Ergebnis, dass für Elektronen der Hauptquantenzahl n der mittlere Abstand vom Atomkern proportional zu n^2/Z ist, also stark mit n anwächst.

Da sich aber im Atom mit $Z>1$ die Elektronen gegenseitig abstoßen und die inneren Schalen die Kernladung für die äußeren Schalen abschirmen, geben die bisherigen Ausführungen nur ein ungefähres Bild von den wahren Verhältnissen.

Generell gilt, dass für die **chemischen Eigenschaften der Atome** praktisch nur **Elektronen der äußersten Schale** bzw. **Unterschale** verantwortlich sind (Näheres zum **Periodensystem der Elemente** und zur **chemischen Bindung** von Atomen zu Molekülen ▶ Kap. Chemie 1.3 und 2).

3.2 Festkörper, Flüssigkeiten, Gase

3.2.1 Festkörper

Feste Stoffe zeichnen sich dadurch aus, dass die sie konstituierenden Moleküle oder Atome aufgrund anziehender Kräfte eine **räumlich feste Lage** zueinander haben. Bei nicht zu großen Zug-, Druck- oder Scherspannungen verschieben sich die Moleküle etwas gegeneinander. Die dadurch bewirkte Formänderung des makroskopischen Körpers wird durch die Elastizitäts- und Schermodule (▶ Kap. 2.6) beschrieben, sie geht bei Nachlassen der Spannungen wieder zurück. Allerdings kommt es bei zu großen Kräften zu plastischen Verformungen (nicht-Hookescher Bereich) oder gar zum Bruch.

Man unterscheidet

- Festkörper mit kristalliner Struktur (mit regelmäßiger Anordnung von Atomen bei Metallen, oder von Molekülen [z. B. bei verschiedenen Zuckern], oder von positiven und negativen Ionen bei Salzen mit Ionenbindung) von
- festen Stoffen ohne erkennbare symmetrische Struktur (z. B. Gläser, amorphe Stoffe).

Viele Kunststoffe, wie z. B. Gummi, enthalten lang gestreckte Molekülfäden, die unterschiedlich stark vernetzt sind. Die zusätzliche Einlagerung verschiedener Stoffe ermöglicht z. B. bei Autoreifen ganz spezielle Eigenschaften hinsichtlich Dehnbarkeit, Festigkeit, Abrieb und Temperaturverhalten. Noch komplexer in Aufbau und Eigenschaften sind die Gewebe von Pflanze, Tier und Mensch.

Als Funktion der Temperatur führen die Atome bzw. Moleküle (kurz Teilchen) Schwingungen um die Ruhelage aus. Jedes Teilchen hat bezüglich jeder der 3 Raumrichtungen die Freiheitsgrade der kinetischen und der potenziellen Energie, also insgesamt 6 Freiheitsgrade.

Nach der **kinetischen Theorie der Wärme** ist die mittlere Energie pro Freiheitsgrad

$E_f=\frac{1}{2}k\times T$ mit $k=1{,}38\times10^{-23}$ J/K (k ist die **Boltzmannkonstante**, T die absolute Temperatur).

Tatsächlich haben die meisten Metalle näherungsweise die **molare Wärmekapazität (Regel von Dulong und Petit)**: $C_w(\text{molar})=6\times\frac{1}{2}k\times N_A\approx25$ J/(K×mol).

3.2.2 Flüssigkeiten

Übersteigt die Energie der statistischen Temperaturbewegung die Energie, die ein Teilchen an die umgebenden Teilchen des Kristallgitters gebunden hat, so kann es sich frei gegen die anderen bewegen; man sagt, ein Stoff schmilzt und geht in seine flüssige Phase über. Dabei muss bei der **Schmelztemperatur** dieselbe **Schmelzwärme** aufgewendet werden, die bei der Erstarrung der Flüssigkeit als **Erstarrungswärme** frei wird.

Im Allgemeinen haben Schmelzen eine geringere Dichte als ihr fester Aggregatszustand, sodass der feste Körper in ihnen zu Boden sinkt (Ausnahme Eis in Wasser: $\rho_{\text{Eis}}\approx0{,}9\times\rho_{\text{Wasser}}$). Flüssigkeiten bilden unter der Einwirkung der Schwerkraft eine zu dieser senkrechte Oberfläche aus (▶ Kap. 2.8), weil die Teilchen dort nur noch die anziehenden van-der-Waals-Kräfte der darunter befindlichen Teilchen spüren. Teilchen an der Oberfläche erhalten mit zunehmender Temperatur immer leichter so viel Energie, dass sie die verbleibende Bindungsenergie an die umgebenden Moleküle aufbringen und als verdampftes Teilchen in den Gasraum übergehen.

Umgekehrt können Teilchen aus der Dampfphase an der Flüssigkeitsoberfläche kondensieren, wobei die zum Verdampfen notwendige Energie (**Siedewärme**) als **Kondensationswärme** wieder frei wird.

Im Dampf über einer Flüssigkeit hängen die sich im thermodynamischen Gleichgewicht einstellende Teilchenzahldichte und der **Partialdruck des Dampfs** nur von der Temperatur ab, beide steigen exponenziell mit der Temperatur an. Übersteigt der Dampfdruck einer Flüssigkeit den äußeren Luftdruck, so bilden sich bei der dadurch definierten **Siedetemperatur** bereits im Inneren der Flüssigkeit aufsteigende Blasen, die Flüssigkeit siedet, und geht mit der Zeit ganz in die Dampfphase über. ◘ Tabelle 3.2 zeigt am Beispiel von Wasser, wie Dampf- und Flüssigkeitsdichte sowie der Dampfdruck von der Temperatur abhängen und welche spezifischen Wärmemengen bei Phasenübergängen aufgebracht werden müssen bzw. in umgekehrter Richtung frei werden.

Es gilt für die ◘ Tabelle 3.2: ρ_{Fl}=Dichte von Wasser, ρ_D=Dichte von Wasserdampf. Die Schmelzwärme Λ_E und die Siedewärme Λ_S müssen am Schmelzpunkt bei 0°C bzw. bei der Siedetemperatur von 100°C für den Phasenübergang Eis Wasser bzw. Wasser Dampf aufgebracht werden. Am Tripelpunkt existieren alle 3 Phasen gleichzeitig. Am kritischen Punkt haben Flüssigkeit und Dampf dieselbe Dichte und unterscheiden sich auch sonst nicht mehr.

3.2.3 Gase

Gase nehmen im Unterschied zu Flüssigkeiten jeden zur Verfügung stehenden Raum ein. Bei Temperaturen T weit über der Siedetemperatur einer Flüssigkeit haben Dämpfe mehr und mehr die Eigenschaften von Gasen: Die **mittlere freie Weglänge** von Teilchens zwischen zwei Stößen ist viel größer als ihr Durchmesser und die bei Zusammenstößen mit anderen Molekülen wirkenden van-der-Waals-Kräfte spielen bei den im Allgemeinen elastischen Zusammenstößen von Teilchen eine vernachlässigbare Rolle – das Verhalten von Gasen wird dann in guter Näherung durch punktförmige Teilchen beschrieben. Jedes Teilchen hat die **mittlere Energie $3/2k\times T$** entsprechend den in ► Kapitel 3.2.1 besprochenen **3 Freiheitsgraden der Bewegung**.

Beim Aufprall der Gasteilchen auf die begrenzenden Wände werden die Teilchen reflektiert. Dabei wird die Komponente des Impulses senkrecht zur Wand umgekehrt, und da der Impuls erhalten bleibt, nimmt die Wand den doppelten Betrag der Impulskomponente $2\Delta P$ in der Stoßzeit Δt auf. Wegen $F=2\Delta P/\Delta t$ übt jedes reflektierte Teilchen eine Kraft F pro cm^2 Wandfläche aus, was sich bei millionenfachem Aufprall pro Sekunde als gleichmäßiger Druck p auf die Wand bemerkbar macht.

Das ist der wesentliche Punkt der **kinetischen Gastheorie**. Die genaue Rechnung führt zum Ergebnis $p=N\times k\times T$, d. h., der Gasdruck ist der Teilchenzahldichte N und der absoluten Temperatur T proportional (► Kap. 4.3.1).

Die **molare Wärmekapazität von Gasen bei konstantem Druck** hängt noch von der Zahl der zur Verfügung stehenden Freiheitsgrade ($C_w=n_f\times½k\times T$ [J/(K×mol)]) ab: Zu den 3 Freiheitsgraden der translatorischen Bewegung kommen bei mehratomigen Molekülen noch die **Freiheitsgrade von Rotations-, Vibrations- und Knickschwingungen** hinzu, sofern die Temperatur ausreicht, diese diskreten quantenmechanischen Energiezustände anzuregen. Wenn nicht, spricht man von **eingefrorenen Freiheitsgraden**.

Merke

Kinetische Gastheorie:
Energie pro Freiheitsgrad $½k\times T$ [J],
Druck $p=N\times k\times T$ [Pa],
Boltzmannkonstante $k=1{,}38\times10^{-23}$ J/K,
Teilchenzahldichte N [m^{-3}], absolute Temperatur T [K].

◘ **Tab. 3.2.** Eigenschaften von reinem Wasser bei verschiedenen Temperaturen θ.

θ/°C	ρ_{Fl}/kg m^{-3}	ρ_D/g m^{-3}	p_D/hPa	Kommentar
0	999,868	4,85	6,10	Λ_E=334,6 kJ/kg
0,0075	999,869	4,85	6,10	Tripelpunkt
4	1000,00	6,40	8,13	Höchste Dichte
37	991,4	45,4	62,7	Körpertemperatur
100	958,3	600	1013,25	Λ_S=2255 kJ/kg
374,2	196,94	196940	$221{,}1\times10^3$	Kritischer Punkt

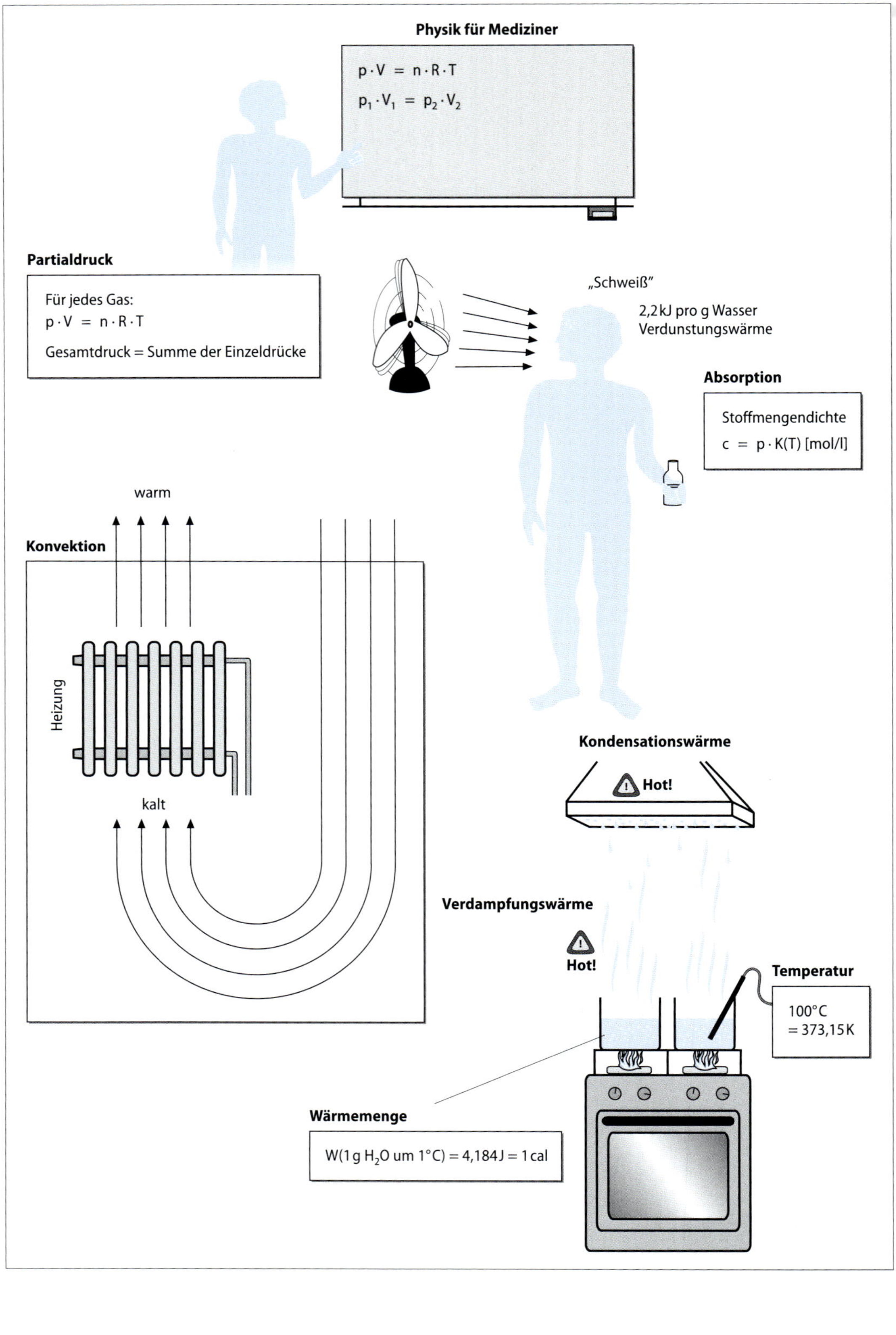
Physik für Mediziner
p · V = n · R · T
p₁ · V₁ = p₂ · V₂
Partialdruck
Für jedes Gas:
p · V = n · R · T
Gesamtdruck = Summe der Einzeldrücke
„Schweiß"
2,2 kJ pro g Wasser
Verdunstungswärme
Absorption
Stoffmengendichte
c = p · K(T) [mol/l]
warm
Konvektion
Heizung
kalt
Kondensationswärme
Hot!
Verdampfungswärme
Hot!
Temperatur
100 °C
= 373,15 K
Wärmemenge
W(1 g H2O um 1 °C) = 4,184 J = 1 cal

4 Wärmelehre

Mind Map

Alles Leben, insbesondere tierisches und menschliches Leben, ist nur in einem engen Temperaturbereich möglich. Deshalb ist es auch notwendig, dass wir Temperatur – wie sonst kaum eine physikalische Größe – direkt sinnlich wahrnehmen können. Allerdings können wir mit unserem Temperatursinn nur qualitativ angeben, ob das gefühlte Objekt kälter oder wärmer als die empfindende Haut ist. Da sich aber sehr viele physikalische Größen mit der Temperatur ändern, gibt es technisch viele Möglichkeiten, **Temperaturen** zu messen.

Temperatur ist ein Maß für die mittlere Energie pro Freiheitsgrad, die die Moleküle in Gasen, Flüssigkeiten oder Festkörpern haben. Wärme ist eine Energieform, für die zusammen mit anderen Energieformen der Satz von der Erhaltung der Gesamtenergie eines abgeschlossenen Systems gilt. Das besagt der 1. Hauptsatz der Wärmelehre. Der 2. Hauptsatz beinhaltet u.a., welcher Bruchteil davon bei Kreisprozessen maximal in mechanische Arbeit umgesetzt werden kann. Auch bei körperlicher Tätigkeit wandelt sich die chemische Energie der aufgenommenen Nahrung überwiegend in Wärme um. Diese muss abgeführt werden, damit sich die Temperatur des Körpers nicht zu stark erhöht. Dabei spielt die **Wärmekapazität** des Körpers eine wichtige Rolle.

Bei der Atmung wird in der Lunge aus der Luft Sauerstoff aufgenommen und Kohlendioxid und Wasserdampf abgegeben. Um den Atmungsvorgang quantitativ beschreiben und verstehen zu können, muss man den Zusammenhang der interessierenden Zustandsgrößen und die **Partialdrücke** der beteiligten Gase und Dämpfe kennen.

Sofern Moleküle sich nicht ab einer bestimmten Temperatur zersetzen, kommen die aus ihnen zusammengesetzten Stoffe in der festen, flüssigen und gasförmigen Phase vor. Vertraut sind uns das Schmelzen von Eis und einigen Metallen, das Verdunsten und **Sieden von Wasser** und das sich Verflüchtigen von Reinigungsmitteln und medizinischen Sprays.

Lebende Systeme bedienen sich praktisch aller bekannten Transportarten, um Materie, Wärme und Information mit ihren Subsystemen und der Umgebung auszutauschen. Einer der Mechanismen der Wärmeübertragung ist z. B. die **Konvektion**.

Die vielen Möglichkeiten, die feste, flüssige und gasförmige Stoffe haben, sich in den jeweils anderen Medien zu lösen, finden alle Anwendung in der Medizin. Elementar ist beispielsweise die Lösung, also **Absorption**, von Sauerstoff in Blut. Eigenschaften und Zeitverhalten dieser verschiedenen Stoffgemische hängen wesentlich von der thermischen Bewegung der gelösten Teilchen ab, bei festen Körpern noch stark von deren Oberflächenstruktur.

Physik

4.1 Temperatur

4.1.1 Temperaturskalen

Die im Alltag gebräuchliche **Celsiusskala** hat 2 Fixpunkte beim Schmelz- und Siedepunkt des reinen Wassers unter Normaldruck (1013,25 hPa), entsprechend 0°C und 100°C. Die Basisgröße des SI-Systems ist jedoch die absolute Temperatur *T*, die in Kelvin [K] gemessen wird. Wie in ► Kapitel 3.2 bereits ausgeführt, haben bei einem gleichmäßig erwärmten Körper alle anregbaren Freiheitsgrade die gleiche mittlere Energie $E_f = ½kT$. Für das Teilchen eines Gases bedeutet dies

$$\overline{E}_{kin} = \tfrac{1}{2} m \overline{v}^2 = \tfrac{3}{2} kT\,.$$

Das heißt, dass beim absoluten Nullpunkt (T=0 K) der **Kelvinskala** alle Teilchen ruhen. Der 2. Fixpunkt der Kelvinskala ist der **Tripelpunkt** des reinen Wassers bei 273,16 K (0,01°C, ◘ Tab. 3.2). Die Unterteilung dieses Intervalls erfolgt in gleichen Schritten wie bei der Celsiusskala, sodass eine Temperaturdifferenz in K gleich der in °C ist, lediglich die Nullpunkte der beiden Skalen sind gegeneinander verschoben. Die Zahlenwerte beider Skalen rechnet man wie folgt ineinander um:

Merke

Kelvinskala: T/**K**=θ/°C+273,15
Celsiusskala: θ/°C=T/**K**–273,15
Temperaturdifferenz: $\Delta\,\theta$/°C=ΔT/K.

4.1.2 Thermische Ausdehnung von Flüssigkeiten und festen Körpern

Die thermische Ausdehnung von festen Körpern der Länge l_0 bei 0°C nimmt mit der Celsiustemperatur zu nach $l(\theta) = l_0 \times (1 + \alpha \times \theta)$.

Für die thermische Ausdehnung von Flüssigkeiten und Festkörpern vom Volumen V_0 bei 0°C gilt entsprechend $V(\theta) = V_0 \times (1 + \beta \times \theta)$, wobei die linearen und kubischen Ausdehnungskoeffizienten α und β in der Einheit °C^{-1} angegeben werden. Für feste Körper gilt $\beta \approx 3\alpha$.

4.1.3 Temperaturmessung

Zur Messung der Temperatur kann man im Prinzip jeden physikalischen Effekt heranziehen, der eine starke Temperaturabhängigkeit zeigt. Große Unterschiede in den Koeffizienten α benutzt man beim Bau von Bimetallthermometern, die als Schalter dienen können. Der thermischen Volumenausdehnung β bedienen sich Thermometer mit Alkohol- oder Quecksilberfüllung (klassisches Fieberthermometer) oder gasgefüllte Thermometer.

Neuere Thermometer mit digitaler Anzeige beruhen auf der starken Abnahme des elektrischen Widerstandes von Halbleitern wie Silicium mit der Temperatur, andere nutzen die Zunahme des Widerstandes von Metallen zur Messung hoher Ofentemperaturen. Die **Infrarotstrahlung**, die Körperoberflächen bereits bei Zimmertemperatur aussenden, kann gut zur Messung von Temperaturverteilungen mithilfe von Infrarotkameras herangezogen werden, da die Intensität I proportional zu T^4 variiert (Plancksches Strahlungsgesetz).

4.2 Wärme, Wärmekapazität

4.2.1 Energie in Form von Wärme

Wärme ist die Energie, die einem Körper bei Erhöhung seiner Temperatur zugeführt wird. Sie wird in der SI-Einheit Joule [J] gemessen. Die noch häufig gebrauchte Wärmeeinheit »Kalorie« [cal] ist die Wärmemenge, die nötig ist, um 1 g Wasser von 14,5°C auf 15,5°C zu erwärmen. Im SI-System sind 4,184 J=1 cal.

4.2.2 Wärmekapazität

Bei Erwärmung oder Abkühlung eines Körpers um die Temperatur ΔT wird die Wärmemenge $\Delta Q = C \times \Delta T$ aufgenommen oder abgegeben. Die materialabhängige Konstante **C [J/K]** wird **Wärmekapazität** genannt.

Unter dem **Wasserwert** versteht man die Wärmekapazität von Gefäßen, die für kalorimetrische Untersuchungen gebraucht werden.

Als **spezifische Wärmekapazität** bezeichnet man die massebezogene Wärmekapazität $c = C/m$. Sie beträgt demnach für Wasser (s. o.) 4,2 kJ/(kg×K). Bezieht man sich auf stattdessen auf die Zahl der Mole n, so erhält man die molare Wärmekapazität $c_{molar} = C/n$ [J/(mol×K)].

Merke

Die Temperatur eines Körpers der Masse m und der spezifischen Wärmekapazität c wird um ΔT erhöht, wenn man ihm die Wärmeenergie $\Delta Q = c \times m \times \Delta T$ [J] zuführt.

4.2.3 1. Hauptsatz der Wärmelehre

Die **innere Energie** ***U*** eines Körpers ist eine ihn u. a. charakterisierende **Zustandsgröße.** Für Wärme wie für alle anderen Formen der Energien gilt der Satz von der Erhaltung der Gesamtenergie eines abgeschlossenen Systems.

Wie in ▶ Kapitel 3 des Abschnitts GK Chemie dargestellt, sollen bei einem System positive Werte Energieaufnahme und negative Energieabgabe in Form von Wärme Q oder geleisteter Arbeit W bedeuten: $\boldsymbol{\Delta Q=\Delta U+\Delta W}$. Das heißt, die zugeführte Wärme plus der in das System gesteckten Arbeit erhöhen die innere Energie des Systems.

Wichtige Anwendungen sind: bei der **isothermen Ausdehnung eines Gases** ($\Delta U=0$) bei konstantem Druck leistet die zugeführte Wärme Arbeit nach $Q=-W=p\times\Delta V$.

Ohne Wärmeaufnahme oder -abgabe laufen **adiabatische Prozesse (*Q*=0)** ab. Arbeit wird auf Kosten der inneren Energie verrichtet (ΔU, $W<0$) oder dient ihrer Erhöhung ($W>0$).

Merke

1. Hauptsatz der Wärmelehre:
Wärme ist eine Energieform: $Q=\Delta U-W$. Die dem System zugeführte **Wärme *Q*** erhöht die **innere Energie *U*** und verrichtet **Arbeit *W*** (dann $W<0$).

4.2.4 Reversible und irreversible Prozesse; Entropie

Reversible Prozesse. Wenn ein Fadenpendel hin und her schwingt, findet periodisch ein Wechsel von maximaler kinetischer zu maximaler potenzieller Energie statt. Man nennt solche Vorgänge reversible Prozesse: Ein System kehrt ohne zusätzlichen Energieaufwand wieder in den gewählten Ausgangszustand zurück. Aufgrund der statistischen Natur der Wärme sind nur wenige thermodynamische Prozesse reversibel, z. B. das Verdampfen einer Flüssigkeit durch Energiezufuhr bzw. die Kondensation dieses Dampfs durch Energieabgabe.

Einen **irreversiblen Prozess** veranschaulicht das folgende Beispiel: Lässt man Gas aus einem vollen Behälter in ein ebenso großes evakuiertes Gefäß strömen, so findet in kurzer Zeit wegen der hohen Geschwindigkeit der Gasteilchen Druckausgleich statt. Der umgekehrte Prozess, dass sich alle Teilchen wieder im ursprünglich vollen Behälter aufhalten, wird von selbst praktisch nie eintreten. Jedes Teilchen hat zwar für sich die Wahrscheinlichkeit ½, sich im ersten Behälter aufzuhalten, aber dass sich per Zufall **alle** wieder in ihm ansammeln, ist beliebig unwahrscheinlich:

Grob abgeschätzt ist die Wahrscheinlichkeit $P=(½)^n$ für $n=10$ Gasmoleküle bereits $<10^{-3}$, sie ist für 100 Teilchen bereits $<10^{-30}$, d. h. verschwindend gering. Selbst wenn pro Sekunde 10^{15} Möglichkeiten realisiert würden, würde es 10^{15} s$\approx 3{,}2\times10^{7}$ Jahre für nur 100 Teilchen dauern, bis der gesuchte Fall statistisch wieder eintreten würde.

Ein Ausdruck für die Wahrscheinlichkeit eines Systemzustandes ist die **Zustandsgröße Entropie *S*** [J/K]. Änderungen der Entropie sind über den Ausdruck $\Delta S=\Delta Q/T$ definiert.

Ob ein Prozess 1→2 reversibel oder irreversibel ist, untersucht man dadurch, dass man das System über den Prozess 2→1 wieder in den Ausgangszustand zurückführt und dabei die Entropieänderung

$$\Delta S=\int_1^2\frac{dQ}{T}+\int_2^1\frac{dQ}{T}$$

misst. Gilt für diesen **Kreisprozess** $\Delta S=0$, so ist der Vorgang 1→2 reversibel, während es sich bei $\Delta S>0$ um einen irreversiblen Prozess handelt.

Man kennt keine Kreisprozesse mit $\Delta S<0$, bei denen demnach die Gesamtentropie abnimmt. Der Wirkungsgrad $\eta=W/Q$ (geleistete Arbeit W zu aufgenommener Wärme Q) einer Wärmekraftmaschine, die einen Kreisprozess **reversibel** durchläuft, beträgt $\eta_C=\frac{T_{hoch}-T_{niedrig}}{T_{hoch}}$ (**Carnotscher Kreisprozess**, S. Carnot, 1824).

Dabei wird die Wärmemenge Q aus einem Reservoir mit der Temperatur T_{hoch} entnommen, der Bruchteil $\eta Q=W$ in Arbeit umgewandelt, und die Wärmemenge $(1-\eta)Q$ an das Reservoir mit T_{niedrig} abgegeben. Da die Bereitstellung von $T_{\text{niedrig}}<<T_{\text{Umwelt}}$ selbst einen hohen Energieaufwand bedeutet, muss T_{hoch} möglichst groß gewählt werden, um einen möglichst hohen Wirkungsgrad zu erzielen. Das heißt, Wärmekraftmaschinen laufen bei hohen Verbrennungstemperaturen am besten.

Steckt man umgekehrt Arbeit in einen reversiblen Kreisprozess, indem man Wärme von einem Reservoir niedriger auf ein solches höherer Temperatur transportiert, so kommt man zum Prinzip der idealen Wärmepumpe oder Kältemaschine, je nachdem, welches Reservoir man betrachtet.

4.2.5 2. Hauptsatz der Wärmelehre

Der 2. Hauptsatz der Wärmelehre umfasst folgende Aussagen:

- Die **Entropie eines abgeschlossenen Systems** nimmt im thermodynamischen Gleichgewicht ein Maximum an, es stellt sich der wahrscheinlichste Zustand ein (z. B. Temperaturausgleich bei Kontakt oder Mischung zweier Stoffe unterschiedlicher Temperatur).
- **Wärmeenergie** lässt sich nie vollständig in mechanische Energie oder eine andere makroskopische Energieform umwandeln, bzw.
- es gibt kein **Perpetuum mobile der zweiten Art.** Das heißt, es gibt keine Maschine, die unter Abkühlung eines Wärmereservoirs Wärme zu 100% in Arbeit umwandelt, ohne an ein zweites Reservoir Wärme abzugeben.
- Alle realen Wärmekraftmaschinen beruhen auf irreversiblen Kreisprozessen aufgrund von Reibungsverlusten und Wärmeabgabe durch unvollkommene Isolierung. Sie haben deshalb stets einen geringeren **Wirkungsgrad** η als der oben vorgestellte **Carnotsche Kreisprozess**.

Merke

Für den Wirkungsgrad η jeder realen Wärmekraftmaschine gilt $\eta < \eta_C = \frac{T_{hoch} - T_{niedrig}}{T_{hoch}}$.

4.2.6 Geschlossene und offene Systeme

Kennzeichen eines **geschlossenen Systems** ist, dass kein Materieaustausch, sondern nur Energieaustausch mit der Umgebung möglich ist. Dazu gehört beispielsweise die oben erwähnte ideale Wärmekraftmaschine nach Carnot und der Stirlingsche Heißluftmotor.

Bei **offenen Systemen** verlässt pro Zeiteinheit eine bestimmte Materiemenge das System und eine nicht unbedingt gleiche tritt neu in das System ein. Zu den offenen Systemen gehören nicht nur Dampfmaschine, Otto- und Dieselmotor, sondern auch **alle Lebewesen** von den Einzellern bis zum Menschen. Durch die Aufnahme von Sauerstoff der Luft und Brennstoff in Form von Benzin, Öl oder Nahrung sind diese offenen Systeme in der Lage, durch »Verbrennung« mechanische, chemische und thermische Energie zu gewinnen, und sich selbst **ohne** Entropiezuwachs am »Laufen« zu halten.

Im dynamischen Gleichgewicht wird natürlich die gleiche Materiemenge wieder ausgeschieden, zusammen mit der Abgabe von Wärme an ein »Reservoir« mit der Temperatur der Umgebung. Der Wirkungsgrad η für Muskelarbeit beträgt ca. 25–30%, d. h., bei körperlicher Arbeit muss zusätzlich zum normalen Umsatz das 3fache der geleisteten Arbeit als Wärme abgeführt werden (Näheres dazu ▶ Kap. 4.5).

4.3 Gaszustand

4.3.1 Zustandsgrößen und allgemeine Gasgleichung

Zustandsgrößen

Gase und Dämpfe, auch Gemische von Gasen und Dämpfen, gekennzeichnet durch den Index i, werden durch die folgenden 4 Zustandsgrößen beschrieben:

1. Das betrachtete **Volumen** V,
2. die **Anzahl der Mole** n_i jeder Gaskomponente im Volumen V mit der **Gasdichte** $\rho_i = n_i \times M_i / V$ (M_i=molare Masse),
3. den **partiellen Gasdruck** p_i jeder Komponente des Gemischs,
4. die absolute **Temperatur** T.

Allgemeine Gasgleichung

Unter der Voraussetzung punktförmiger Teilchen ohne attraktive Wechselwirkung folgt aus der kinetischen Gastheorie die **Zustandsgleichung für ideale Gase**: $p \times V = n \times R \times T$.

R=8,31 J/(mol K) ist die **allgemeine Gaskonstante**.

Das Verhalten von realen Gasen (alle Edelgase, sowie die Hauptbestandteile der Luft nach Tabelle 4.1) wird durch diese Gleichung bis zu tiefen Temperaturen weit unter 0°C sehr gut beschrieben. Sie gilt auch näherungsweise für Wasserdampf sowie für Narkosegase bei den in der Medizin angewendeten Drücken. Die Zustandsgleichung gilt separat für jede Komponente eines Gasgemischs.

Der Gesamtdruck p ist gleich der Summe über alle Partialdrücke p_i, wobei die Zahl der Mole n_i im Volumen jeweils proportional zum Partialdruck p_i ist.

Sind 3 Zustandsgrößen bekannt, so kann die vierte berechnet werden. Berechnet man z. B. das Volumen eines Mols unter Normalbedingungen (p_0=1013,25 hPa,

Tab. 4.1. Zusammensetzung von trockener Luft

Gas	Volumenanteil in %	Massenanteil in %	Partialdruck in hPa
N_2	78,084	75,56	791,19
O_2	20,946	23,1	212,23
Ar	0,934	1,28	9,46
CO_2	0,033	0,045	0,33
Summe	ca. 100	ca. 100	ca. 1013,25

T_0=273,15 K), so erhält man einheitlich für alle idealen Gase ein **Molvolumen V_{molar}=22,4 l.**

Werden je 2 Zustandsgrößen als konstant vorausgesetzt, so erhält man die folgenden **Gasgesetze** mit z. T. historischen Namen (grafische Darstellung in Abb. 4.1):

- **Gesetz von Boyle-Mariotte: $p \sim 1/V$** (n und T sind konstant) (Isothermen in Abb. 4.1a). Für 2 Zustände gilt: $p_1/p_2 = V_2/V_1$.
- **1. Gesetz von Gay-Lussac: $V \sim T$** (n und p sind konstant) (Isobaren in Abb. 4.1b). Für 2 Zustände gilt: $V_1/V_2 = T_1/T_2$ oder $\Delta V/V_0 = \Delta T/T_0$.
- **2. Gesetz von Gay-Lussac: $p \sim T$** (n und V sind konstant) (Isochoren in Abb. 4.1c). Für 2 Zustände gilt: $p_1/p_2 = T_1/T_2$ oder $\Delta p/p_0 = \Delta T/T_0$.

Merke

Zustandsgleichung für ideale Gase: $p \times V = n \times R \times T$.
Allgemeine Gaskonstante: R=8,31 J/(mol K).
Molvolumen: V_{molar}=22,4 l unter
Normalbedingungen: p_0=1013,25 hPa, T_0=273,15 K.

4.3.2 Dämpfe, insbesondere Wasserdampf

Der Unterschied von Gasen und Dämpfen ist ein gradueller. Wie in ► Kapitel 3.2 ausgeführt, steigt bei Flüssigkeiten der **Sättigungsdampfdruck** und die zugehörige **Sättigungsdampfdichte** exponenziell mit der Temperatur an. Solange der partielle Dampfdruck wesentlich kleiner als der Sättigungsdampfdruck ist, gilt für Dämpfe in guter Näherung die Zustandsgleichung für ideale Gase.

Übersteigt der Partialdruck den Sättigungsdampfdruck bei Abkühlung auf eine niedrigere Temperatur, so kondensiert so viel Dampf in Form von Nebeltröpfchen aus, bis wieder Sättigungsdampfdichte erreicht ist.

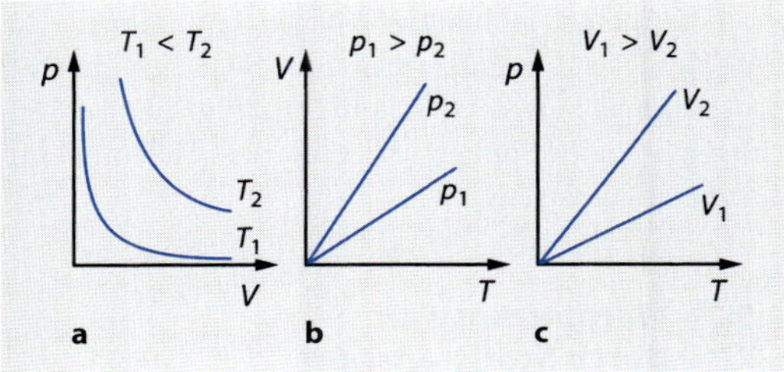

Abb. 4.1a–c. Das Verhalten von idealen Gasen bei konstanter Molzahl und einer weiteren konstanten Zustandsgröße: **a** Isothermen bei T=konst.; **b** Isobaren bei p=konst.; **c** Isochoren bei V=konst. (Harten 2006)

Ein typisches Beispiel dafür ist der sichtbare Atemnebel in kalter Winterluft.

Die **absolute Luftfeuchtigkeit** gibt die Wasserdampfdichte ρ_D in g/m^3 an. Unter **relativer Luftfeuchtigkeit** versteht man das Verhältnis von absoluter Luftfeuchtigkeit zu Sättigungsdampfdichte bei der betrachteten Temperatur der Luft. Die Temperatur, bei der Wasserdampf an einer kälteren Oberfläche gerade kondensiert, nennt man den **Taupunkt**. Seine Messung erlaubt die Angabe der absoluten Luftfeuchtigkeit bei Kenntnis der Sättigungsdampfdichte als Funktion der Temperatur. Das in Wohnräumen verwendete **Haarhygrometer** beruht auf der Längenänderung des menschlichen Haares mit der Luftfeuchtigkeit.

Merke

Absolute Luftfeuchtigkeit: Wasserdampfdichte in g/m^3.
Relative Luftfeuchtigkeit: Wasserdampfdichte/Sättigungsdampfdichte.
Taupunkt: Temperatur, bei der Luftfeuchtigkeit kondensiert.

4.4 Änderung des Aggregatzustandes

4.4.1 Phasenübergänge von Wasser bei Erwärmung

Als Funktion der Temperatur kommen die meisten Stoffe in verschiedenen Aggregatzuständen vor. Erwärmt man einen festen Körper unter konstanter Wärmezufuhr, so wird er nach Erreichen des Schmelzpunkts so lange bei der Schmelztemperatur verharren, bis er völlig in die flüssige Phase übergegangen ist. Die in diesem Zeitintervall abgegebene Wärme wurde als **Schmelzwärme** zur Auflösung der kristallinen Struktur des erstarrten Körpers verbraucht. Diese absorbierte Wärme wird beim Erstarren der Schmelze wieder als **Erstarrungswärme** frei (schützt Blüten vor Frost durch Besprühen mit Wasser!).

Nach Erreichen des Siedepunkts der Flüssigkeit bleibt die Temperatur erneut stehen, bis der letzte flüssige Rest verdampft ist, da jetzt die zugeführte Wärme ganz für die **Verdampfungswärme** (**Verdampfungsenthalpie**) der Flüssigkeit aufgewendet wird. Umgekehrt wird beim Verflüssigen des Dampfs diese gespeicherte Energie als **Kondensationswärme** wieder frei (Vorsicht: Verbrühungsgefahr!). Beide Phasenübergänge werden in der Labortechnik als billige Hilfsmittel zur Erzeugung konstanter Temperaturen verwendet.

4.4.2 *pT*-Phasendiagramme

Eine genaue Untersuchung zeigt, dass Schmelz- und insbesondere Siedetemperaturen noch vom herrschenden Gasdruck abhängig sind. Deshalb ist insbesondere die Verdampfungsenthalpie keine Konstante, denn sie enthält neben der Ablösearbeit der Moleküle aus der Flüssigkeit noch die Volumenausdehnungsarbeit gegen den herrschenden Druck. Im pT-Phasendiagramm lassen sich alle Phasenübergänge gut als Funktion von Druck und Temperatur darstellen (◘ Abb. 4.2).

Auch feste Stoffe haben einen Dampfdruck und können durch Sublimation direkt in die Dampfphase übergehen (z. B. Jod, Kampfer, Eis). Auch der umgekehrte Prozess findet bei Überschreiten des Sättigungsdampfdrucks statt (z. B. Raureif). Die qualitativ von anderen Stoffen abweichende Schmelzkurve für Wasser lässt Eis bei hohen Drucken schmelzen und ermöglicht so z. B. das Gleiten von Schlittschuhen.

Merke

Schmelzen: fest→flüssig
Erstarren: flüssig→fest
Sublimieren: fest→gasförmig
(Re)Sublimieren: gasförmig→fest
Verdampfen: flüssig→gasförmig
Kondensieren: gasförmig→flüssig

4.4.3 Siedeverzug und Unterkühlung

Phasenübergänge geschehen nicht unbedingt genau dann, wenn man durch Temperaturänderungen die Grenzkurve erreicht: Sie setzen häufig das Vorhandensein von Keimen (raue Oberflächen, Staubteilchen, Bakterien etc.) voraus. Fehlen diese, so kommt es zum gefährlichen Siedeverzug von überhitzten Flüssigkeiten (Abhilfe durch Siedesteine) oder umgekehrt zu unterbliebener Kondensation von Wasserdampf zu Nebeltröpfchen (Regenmacher versprühen Silberjodid zum Abregnen von Wolken).

Ähnliche Phänomene treten beim Übergang von flüssig zu fest auf: Glas ist z. B. eine unterkühlte Schmelze, die manchmal erst nach Jahrhunderten auskristallisiert.

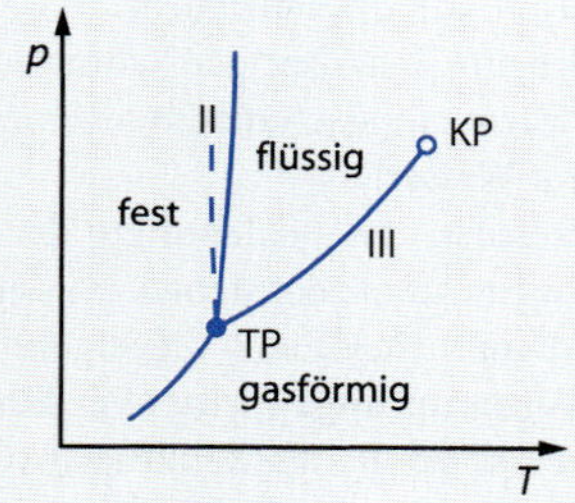

◘ **Abb. 4.2.** *pT*-Phasendiagramm mit Grenzkurven: I) Sublimationskurve, II) Schmelzkurve, III) Dampfdruckkurve, TP= Tripelpunkt, KP= kritischer Punkt (gestrichelt qualitativ für Wasser, ► Kap. 3.2, TP und KP ◘ Tab. 3.2). (nach Harten 2006)

4.5 Wärmetransport, Transportphänomene

4.5.1 Wärmetransport durch Wärmeleitung

Wärme kann auf prinzipiell 4 Arten von einem Körper auf den anderen oder die Umgebung übertragen werden:

- Wärmeleitung,
- Konvektion,
- Verdunstung und
- Temperaturstrahlung.

Diese werden im Folgenden v. a. in Bezug auf den menschlichen Körper erklärt.

Auch ohne materiellen Transport fließt Wärme vom heißeren zum kälteren Teil eines festen oder flüssigen Mediums, oder von einem Medium zum anderen. Die Ursache dafür sind Stöße von freien Elektronen im Leitungsband von Metallen mit anderen Elektronen und die statistische Übertragung der Schwingungsenergie einzelner Moleküle im Kristallgitter auf die nächsten Nachbarn. Diesen statistischen Vorgang nennt man **Wärmediffusion**.

Der **Wärmestrom** I_W ist proportional zum negativen Temperaturgradienten $-T/dx$ und zum dazu senkrechten Querschnitt A nach: $I_W = -\lambda_W \times A \times \frac{\Delta T}{\Delta x}$ [J/s].

Die materialabhängige Wärmeleitfähigkeit λ_W [W/(K×m)] ist besonders groß für Metalle und in etwa proportional zur elektrischen Leitfähigkeit. Deshalb rührt man heiße Suppen lieber mit dem Holzlöffel um als mit einem aus Metall!

4.5.2 Wärmetransport durch Stofftransport

Die Einnahme von heißen oder kalten Nahrungsmitteln oder Getränken ist die trivialste Form der Übertragung von Wärmemengen. Auch beim Blutkreislauf wird warmes Blut aus dem Körperinneren über die Arterien in die meist kühleren Gliedmaßen gepumpt, wobei es nach dem **Gegenstromprinzip** das in den Venen zum Herzen fließende kühlere Blut aufwärmt, sodass zu große Temperaturunterschiede vermieden werden können.

Im Gegensatz zu dieser **erzwungenen Konvektion** steht der Wärmetransport von Flüssigkeiten oder Gasen durch die normale **Konvektion**: Ein heißer fester Körper erwärmt das fluide Medium. Dieses dehnt sich aus und erfährt im Schwerefeld der Erde einen Auftrieb. Dadurch wird eine Strömung in Gang gesetzt, die Wärme abführt und zugleich dem Wärmespender wieder kühleres Medium zum Aufheizen zuführt. Auf diesem Prinzip beruht die Wirkung von Heizkörpern in Zimmern, die Bildung von Aufwinden über erwärmten Böden, ja letztlich das ganze Wettergeschehen, wie die Bildung von Tiefdruckgebieten und Wirbelstürmen über dem sommerwarmen Meer der Karibik.

4.5.3 Wärmetransport durch Verdunstung

Eine besondere, sehr effektive **Wärmeübertragung durch** Stofftransport ist die **Verdunstung von Wasser**. Die Wasser verdampfende Körperoberfläche gibt dabei an den fortgetragenen Dampf die hohe Verdampfungsenthalpie von 2.255 kJ/kg ab. Für den Menschen ist wichtig, dass der Dampfdruck der umgebenden Luft merklich kleiner als der Sättigungsdampfdruck von ca. 63 hPa bei der Körpertemperatur von 37°C ist. Hohe Luftfeuchtigkeit bei hoher Außentemperatur wird deshalb als unangenehme Schwüle empfunden. Bei den sehr hohen Temperaturen in Saunen muss die Luft sogar extrem trocken sein, damit der Partialdruck von Wasserdampf nicht den Sättigungsdampfdruck bei 37°C übersteigt und Kondensation von Dampf einsetzt.

In der Medizin wendet man Kühlung durch Verdunstung beim Betäuben durch **Vereisen** an. Geeignet sind dafür Flüssigkeiten mit hohem Dampfdruck bei ca. 37°C und großer Verdampfungsenthalpie.

4.5.4 Wärmetransport durch Temperaturstrahlung

Alle Körper strahlen je nach Temperatur ein kontinuierliches Spektrum elektromagnetischer Wellen aus und absorbieren das von anderen empfangene. Bei der extrem niedrigen Temperatur von 3 K liegt das Maximum der Intensität im Bereich von Radiowellen (kosmische Hintergrundstrahlung), bei Temperaturen zwischen –50°C und +50°C noch im Infrarotbereich, und wenn man Körper von der Rotglut bis zur Weißglut erhitzt, im Spektrum des sichtbaren Lichts.

Nach dem **Strahlungsgesetz von Stefan-Boltzmann** ist die Strahlungsleistung pro m^2 insgesamt $S = \sigma \times T^4$ [W/m^2] mit σ=5,67×10^{-8} $W/(m^2K^{-4})$.

Die abgestrahlte Leistung $P = A \times S$ [W] (A strahlende Fläche) steigt mit der 4. Potenz der Temperatur, d. h. ein Faktor 2 in T erhöht P auf die 16fache Strahlungsleistung.

Auf der Tagseite der Erde empfängt und reflektiert unser Planet Energie von der Sonne im Bereich des sichtbaren Lichts, auf Tag- und Nachtseite strahlt dagegen die Erde ständig infrarotes Licht gemäß ihrer Oberflächentemperatur aus. Im Alltag benutzen wir Infrarotlampen und -strahler als Wärmequellen.

Merke

Dampfdruck von Wasser bei 37°C: 63 hPa!

KLINIK

Vereisen durch Verdampfungskühlen!

Infrarotlampen- und Kurzwellenbestrahlung: Erwärmung von tiefer liegendem Gewebe.

4.6 Stoffgemische

4.6.1 Absorption und Adsorption

Gase können sich wie feste Stoffe in Flüssigkeiten lösen, man spricht dann von **Absorption**. Bei konstanter Temperatur T ist die Konzentration bzw. Stoffmengendichte c des gelösten Gases proportional zu seinem Partialdruck p im Außenraum.

Diesen Zusammenhang gibt das **Henry-Daltonsche Gesetz** wieder: $c = p \times K(T)$ **[mol/l]**.

Die Materialkonstante $K(T)$ nimmt im Allgemeinen mit steigender Temperatur ab. Ein Beispiel aus dem Alltag ist das explosionsartige Aufschäumen von Kohlendioxid aus Bier, Mineralwasser oder Sekt aus ungenügend gekühlten Flaschen.

KLINIK

Bei der Taucherkrankheit kommt es durch zu schnelles Auftauchen aus großen Tiefen zum Freiwerden von physikalisch gelöstem Stickstoff in Form von Bläschen.

In der Medizin wird statt der Molkonzentration das pro Lösungsmittelvolumen V_{LM} gelöste Gasvolumen V_n

Tab. 4.2. Bunsensche Löslichkeitskoeffizienten α für Wasser bei 37,5°C

θ/°C	N_2	O_2	CO_2	Äther	Ethrane	Halothan
37,5	0,0123	0,024	0,567	14	0,76	0,74

Physik

korrigiert auf Normaldruck (p_n=1013,25 hPa) angegeben.

Es gilt: $\frac{V_n}{V_{LM}} = \alpha \frac{p_{Gas}}{p_n}$.

Einige Bunsensche Löslichkeitskoeffizienten $\alpha = V_n(p_{Gas}=p_n)/V_{LM}$ [cm^3/cm^3] für Gase der Luft, Äther und einige Narkosegase in Wasser sind in Tabelle 4.2 für 37,5°C zusammengestellt.

Merke

Volumengehalt gelöster Gase: $\frac{V_n}{V_{LM}} = \alpha \frac{p_{Gas}}{p_n}$

mit α = Bunsenscher Löslichkeitskoeffizient, p_n=1013,25 hPa, p_{Gas} gemessener Gasdruck in hPa.

Moleküle von Gasen und Flüssigkeiten können sich auch an die Oberfläche von festen Stoffen anlagern, man nennt das **Adsorption**. Besonders geeignet sind Körper mit großer innerer Oberfläche wie **Aktivkohle** oder **Knochenkohle**, die es bis zu einer spezifischen Oberfläche von 400 m^2/g bringen.

Merke

Absorption: Flüssigkeiten lösen Gasmoleküle.
Adsorption: Festkörperoberflächen binden Gasmoleküle.

4.6.2 Lösungen von festen Stoffen in Flüssigkeiten

Werden feste Stoffe wie Zucker oder Kochsalz in Wasser gelöst, so erhöht sich der Siedepunkt der Lösung und ihr Gefrierpunkt senkt sich ab. Dies ist gleichbedeutend mit einer Absenkung des Dampfdrucks des Lösungsmittels, wodurch sich auch der Tripelpunkt der Lösung (Abb. 4.2) verschiebt. Für nicht zu hohe Stoffmengendichten des gelösten Stoffs ist die Dampfdruckerniedrigung proportional zur Anzahl der gelösten Mole (dissoziierte Moleküle wie $NaCl \rightarrow Na^+ + Cl^-$ zählen dabei doppelt). Diesen Sachverhalt beschreibt das **Raoultsche Gesetz** (s. u.). Es wird zur Bestimmung der relativen Molekülmasse bei bekannter Masse einer gelösten Substanz verwendet.

Merke

Raoultsches Gesetz: $\frac{p_0 - p}{p_0} = \frac{v_1}{v_0 + v_1}$;

p Dampfdruck bei v_1 Molen gelöster Stoff in v_0 Molen Flüssigkeit, p_0 Dampfdruck des reinen Lösungsmittels.

4.6.3 Diffusion

Die chaotische thermische Bewegung von Molekülen in Flüssigkeiten und Gasen – die **Brownsche** Molekülbewegung – führt dazu, dass sich räumliche Konzentrationsunterschiede im Lauf der Zeit ausgleichen. Diesen Vorgang meint der Begriff »**Diffusion**«. Der statistische Massentransport wird als Diffusionsstrom I_i der Stoffkomponente i quantitativ erfasst. Er ist – ähnlich wie bei der Diffusion von Wärme – dem Konzentrationsgefälle grad(c)=$\Delta c_i / \Delta x$ und dem Querschnitt A proportional, dessen Normale die Richtung dieses Gradienten hat.

Das **Diffusionsgesetz** lautet: $I_i = -D_i \times A \times \frac{\Delta c_i}{\Delta x}$ [mol/s].

Der Diffusionsstrom ist dem Gradienten des Stoffmengenkonzentration entgegengesetzt gerichtet. Der Diffusionskoeffizient D_i ist der mittleren freien Weglänge zwischen 2 Stößen und der mittleren Geschwindigkeit der Moleküle proportional. Im lebenden Körper trägt dieser Prozess zum Stofftransport in den Zellen von Lunge, Niere und anderen Geweben bei (GK Physiologie ► Kap. 1).

Merke

Diffusionsgesetz (1. Ficksches Gesetz der Diffusion): $\vec{j} = -D \times grad(c)$.

$\vec{j}$ ist die Diffusionsstromdichte in Richtung des stärksten Abfalls der Stoffkonzentration c, D der Diffusionskoeffizient.

4.6.4 Diffusion durch Membranen

Moleküle können auch durch sehr dünne Membranen, wie sie Zellwände darstellen, diffundieren, wenn auch der Diffusionskoeffizient D wesentlich kleiner ist als der der Zellflüssigkeit. Praktisch fällt der Konzentrationsunterschied Δc voll über der Membrandicke d ab.

Das Diffusionsgesetz lässt sich dann wie folgt modifizieren: $j = -\frac{D}{d}\Delta c = -P \times \Delta c$, wobei $P=D/d$ den auch ohne Kenntnis von D und d messbaren Permeabilitätskoeffizienten bezeichnet. Für Glucose von 37°C beträgt P=6 mm/s für $D=3\times10^{-5}$ mm^2/s und eine Einheitsmembran von d=5 nm.

Merke

Diffusionsstrom durch eine Membran:
$j = -P \times \Delta c$; P=Permeabilitätskoeffizient.

4.6.5 Osmose

Ein Sonderfall ist die Diffusion durch halb durchlässige Wände. Feine Poren in semipermeablen Membranen lassen nur die kleineren Moleküle des Lösungsmittels passieren, z. B. H_2O-Moleküle, nicht aber die Moleküle des gelösten Stoffs. Dies führt bei einem abgeschlossenen Volumen des gelösten Stoffs zum Aufbau eines Überdrucks bis zu einem maximalen Grenzwert, dem osmotischen Druck. Er kann z. B. mithilfe der Pfefferschen Zelle nach Abbildung 4.3 gemessen werden.

Für niedrige Konzentrationen gilt näherungsweise – in Analogie zum allgemeinen Gasgesetz – das **Gesetz von Van-t'Hoff:** $\boldsymbol{p_{Osm}=c\times R\times T}$ **[Pa]**, wobei die Konzentration c in mol/m^3, T in Kelvin und die Gaskonstante R in J/(mol×K) einzusetzen sind.

KLINIK

Eine für Ionen semipermeable Zellwand haben z. B. die **roten Blutkörperchen**. Der osmotische Druck des Zellinneren wie der des Blutserums beträgt ca. 730 kPa. Damit die Erythrozyten bei Infusionen nicht platzen oder zusammenschrumpfen, muss die in Notfällen infundierte physiologische Kochsalzlösung isotonisch sein und eine Konzentration von ≈9 g/l NaCl haben. Wegen der Dissoziation von NaCl in Wasser in 2 Ionen muss die berechnete Stoffmengenkonzentration von NaCl doppelt eingesetzt werden.

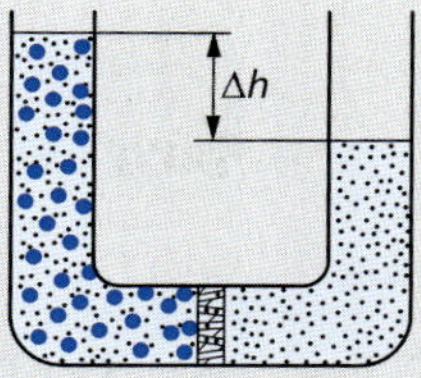

Abb. 4.3. Pfeffersche Zelle zur Messung des osmotischen Drucks: Durch die semipermeable Membran der Zelle diffundiert so lange Flüssigkeit, bis der hydrostatische Überdruck im Steigrohr $\Delta p = \rho g \Delta h$ gleich dem osmotischen Druck ist. (nach Harten 2006)

Wie erwähnt, gilt das Gesetz von Van-t´Hoff nur näherungsweise: Da M_{molar}(NaCl)=(23+35,5) g/mol, ergibt sich rechnerisch für 9 g NaCl pro Liter Wasser ein etwas höherer osmotischer Druck von 793 kPa als der experimentell festgestellte.

Merke

Van-t'Hoffsches Gesetz für den osmotischen Druck:
$p_{Osm}=c\times R\times T$ [Pa];
Konzentration $c=v/V=V^{-1}\times m/M_{molar}$ [mol/m^3],
Temperatur T [K], Gaskonstante R=8,31 J/(mol×K).

KLINIK

Die experimentell festgestellte isotonische Konzentration der physiologischen Kochsalzlösung beträgt 0,9 Gew.% oder 9 g/l.

Leistung

P (Leistung) [W] = U (Spannung) · I (Strom)

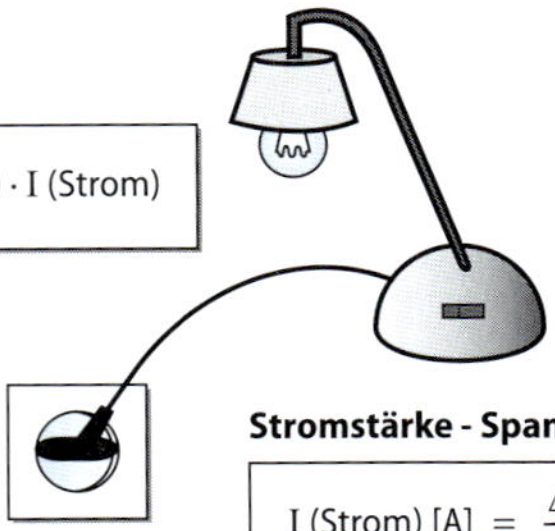

Parallelschaltung

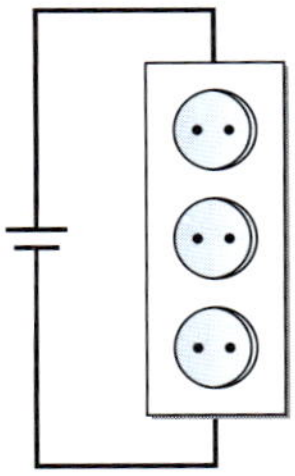

Kirchhoffgesetze:

1. $\sum_{i=1}^{n} I_i = 0$

2. $\sum_{i=1}^{n} U_i = 0$

Stromstärke - Spannung

$$I \text{ (Strom) [A]} = \frac{\Delta Q \text{ (Leistung)}}{\Delta t \text{ (Zeit)}}$$

U (Spannung) = 230V

Wechselstrom

Herzschrittmacher mit niederfrequenter Wechselspannung

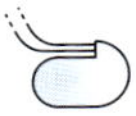

elektrische Kapazität und Spannung an Grenzflächen

Zellmembran als Kondensator

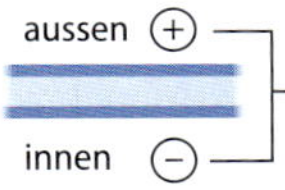

Kapazität $C = \frac{Q}{U}$

elektrisches Feld

Herz als elektrischer Dipol bei Erregungsausbreitung

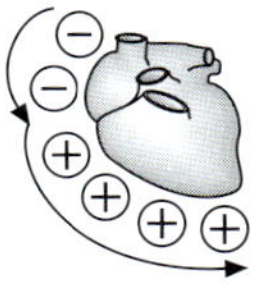

Elektrizitätsleitung

Iontophorese

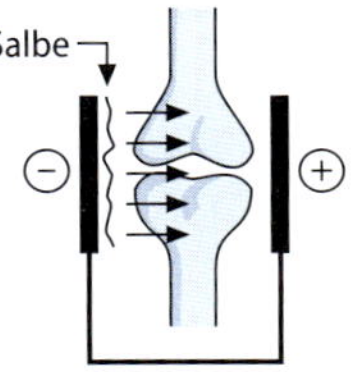

elektrischer Widerstand

elektrischer Widerstand

$$R\,[\Omega] = \frac{U \text{ (Spannung)}}{I \text{ (Strom)}}$$ für die meisten Metalle konstant!

Widerstand einer Nervenfaser

$$R\,[\Omega] = \frac{\rho \text{ (Material spez.)} \cdot \text{Länge}}{A \text{ (Querschnitt)}}$$

⇨ je dicker desto kleiner R

magnetische Größen

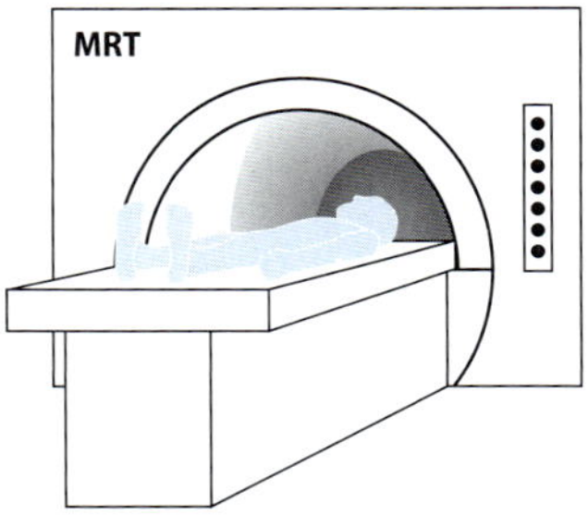

Tesla T = Vs/m^2

Lorenzkraft

$\vec{F} = L \cdot \vec{I} \times \vec{B}$

5 Elektrizitätslehre

Mind Map

Wenn durch Blitzeinschlag in einem Haushalt Licht, Herd und Heizung ausgehen und Telefon, Fernseher und Computer nicht mehr funktionieren, dann merken wir, wie wichtig für uns der **elektrische Strom** und die von ihm gespeisten Geräte sind, und wie gefährlich natürliche elektrische Entladungen sein können. Andererseits wird auch unser Herzschlag durch elektrische Impulse ausgelöst. Bei jedem Nervenreiz fließen Ionenströme durch Zellmembranen. Dass Leben gerade im Minutiösen so stark auf elektrischen Phänomenen beruht, ist letzten Endes nicht so verwunderlich, wenn man sich bewusst macht, dass fast alle Erscheinungen unserer materiellen Welt auf der in ► Kapitel 3 angesprochenen elektromagnetischen Wechselwirkung beruhen – bestehen ja die Atome selbst aus elektrisch geladenen Teilchen, die durch elektrische Kräfte zusammengehalten werden.

So wie das von der Erde ausgehende Gravitationsfeld den Raum spürbar durchdringt und die Erdbeschleunigung die jeweils herrschende Feldstärke repräsentiert, so gehen auch von Ladungen **elektrische Felder** aus, die auf andere Ladungen Kräfte ausüben und Ladungen auf elektrisch leitenden Materialien verschieben.

Alle elektrischen Geräte und Maschinen, die wir im Alltag benutzen, funktionieren nur dann ordentlich, wenn sie an Stromquellen, seien es Batterien oder Steckdosen, unter einer bestimmten **Spannung** angeschlossen werden. All diese Geräte erbringen eine bestimmte **Leistung**, die sich aus Spannung und Strom errechnen lässt.

Bei der Strömung von Flüssigkeiten ist der Strömungswiderstand durch den Quotienten aus Druck und Volumenstrom definiert. Analog wird der elektrische **Widerstand** eines Bauelements im Stromkreis als Quotient von Spannung und Stromstärke angegeben. Dieser Widerstand kann mithilfe verschiedener Größen berechnet werden.

Zur Speicherung von elektrischer Energie dienen in Alltag und Technik zumeist Batterien, bei denen durch chemische Prozesse ständig positive und negative Ladungen neu erzeugt werden, solange ein Entladungsstrom zwischen den Polen der Batterie fließt. Die statische Speicherung von Ladungen ist nur begrenzt möglich, da mit zunehmender Ladungsdichte die elektrische Feldstärke so stark anwächst, dass es zu Spannungsdurchbrüchen und Entladungen kommt. Deshalb spielen **elektrische Kapazitäten** in Form von Kondensatoren nur als Kurzzeitspeicher für schnell ablaufende Vorgänge eine bedeutende Rolle: so in der Hochfrequenztechnik, aber auch bei der Erregungsfortleitung in Nerven.

Elektrische Ströme setzen immer frei bewegliche elektrische Ladungen voraus, die durch die wirkende Kraft elektrischer Felder bewegt werden. Je nach Medium sind es unterschiedliche Ladungsträger und Mechanismen, die für die **Elektrizitätsleitung** verantwortlich sind.

Metalle bestehen aus einem positiven Ionengitter mit frei beweglichen Elektronen unterschiedlicher Ablösearbeit, Elektrolyte aus gelösten positiven und negativen Ionen unterschiedlicher Beweglichkeit. Kommen zwei verschiedene, leitende Medien in Kontakt, so werden durch Diffusion bewegliche Ladungsträger so lange ausgetauscht, bis die sich dabei aufbauenden elektrischen Felder diese Prozesse zum Stillstand bringen. Je nachdem, ob man die **Grenzfläche** Metall-Metall, Metall-Elektrolyt, oder Elektrolyt-Elektrolyt mit selektiv ionendurchlässigen Membranen betrachtet, kommt es zu unterschiedlichen Potenzialdifferenzen zwischen den sich berührenden Medien. Auch die Ruhe- und Aktionspotenziale von lebenden Zellen werden durch solche Austauschprozesse erklärt.

James Clerk Maxwell hat von 1861 bis 1864 herausgefunden, dass elektrische und magnetische Phänomene zwei sich ergänzende Erscheinungen der elektromagnetischen Wechselwirkung sind. Spannungstransformatoren, Dynamos und elektrische Motoren beruhen auf ihr. Magnetische Felder werden durch bewegte, elektrische Ladungen erzeugt. In der modernen Medizin werden starke Magnetfelder bei der Magnetresonanztomographie (MRT) benötigt. Dank der Magnetokardiographie und Magnetoenzephalographie kann man ohne operativen Eingriff sehr schwache, zeitlich veränderliche Magnetfelder registrieren, die von Herz, Nerven und Gehirn ausgehen, aber auch jeder anderen Körperzelle.

Unsere elektrische Energieversorgung in Haushalt und Arbeitswelt, in ärztlicher Praxis und Klinik basiert zumeist auf dem Strom aus der Steckdose (zumeist über **Parallelschaltungen)**, dem Wechselstrom. Selbst die Batterien von Notebooks, Handys und Digitalkameras werden über entsprechende Trafos geladen. Daher müssen für den sicheren Umgang mit den technisch so bedeutsamen **Wechselstromgeräten** einige grundlegende Dinge beachtet werden.

Physik

5.1 Elektrische Ladung, elektrische Stromstärke

5.1.1 Elektrische Ladungen

Wie bereits in ► Kapitel 3 erläutert, treten positive und negative Ladungen in der Natur nur als ganzzahliges Vielfaches einer Elementarladung *e* auf:

- Protonen, Kerne und Metallionen in wässriger Lösung (so genannte Kationen) tragen positive Ladungen,
- Elektronen und Anionen wie Cl^- und SO_4^- negative Ladungen.

In Metallen und Halbleitern gibt es Elektronen, die sich frei im Kristallgitter bewegen können; in Plasmen, hochionisierten Gasen, kommen alle genannten Ladungsträger vor.

5.1.2 Elektrischer Strom

Ähnlich wie die Wassermenge pro Zeiteinheit, die einen Rohrquerschnitt passiert, einen Flüssigkeitsstrom darstellt (gemessen in kg/s oder m^3/s), definiert der Fluss von elektrischen Ladungen ΔQ pro Zeitintervall Δt durch eine bestimmte Fläche ΔA den

- **elektrischen Strom** $I = \Delta Q/\Delta t$ [A] und
- **die Stromdichte** $j = \Delta I/\Delta A$ [A/m^2].

Als konventionelle Stromrichtung hat man (willkürlich) die Flussrichtung positiver Ladungen vom Pluspol einer Stromquelle über einen »Verbraucher« im Außenraum zu ihrem Minuspol festgelegt; sie ist der Flussrichtung negativer Ladungen wie Elektronen von Minus nach Plus genau entgegengesetzt. Innerhalb einer Stromquelle wie einer Batterie fließt der Strom konventionell stets vom Minus nach Plus!

Da man den elektrischen Strom sehr viel leichter und genauer messen kann als Ladungen, wird im SI-System der elektrische Strom *I* in der **Basiseinheit Ampere [A]** gemessen und Ladungen *Q* entsprechend in der Einheit Ampere×Sekunden [As]. Sind elektrische Ströme als Funktion der Zeit konstant, so handelt es sich um **Gleichstrom** (I = *konstant*), wechselt der Strom periodisch das Vorzeichen, so spricht man von **Wechselstrom**. Dabei ist der sinusförmige Wechselstrom von besonderer Bedeutung für Haushalt und Technik (► Kap. 5.10).

Merke

Eigenschaften stromdurchflossener Leiter:
- Erwärmung,
- Abscheidung von Stoffen aus Salzlösungen,
- ringförmig geschlossene Magnetfelder.

5.1.3 Coulomb-Kraft

Elektrisch geladene Körper üben anziehende Kräfte aufeinander aus, wenn sie ungleichnamig geladen sind, während sich gleichnamig geladene abstoßen. Dies Verhalten drückt das **Coulombsche Gesetz** quantitativ aus, wobei wie bei der Gravitation (► Kap. 2) die Kraft umgekehrt proportional zum Quadrat des Abstandes zwischen den punktförmig gedachten Ladungen ist:

$$|F| = \frac{1}{4\pi\varepsilon_0 \cdot \varepsilon} \frac{Q_1 \cdot Q_2}{r_{12}^2} [\mathrm{N}];$$

$\varepsilon_0 = 8{,}854 \cdot 10^{-12}$ As/(Vm) ist die **Dielektrizitätskonstante**, ε die **Permittivitätszahl**, die angibt, um welchen Faktor sich die Kraftwirkung abschwächt, wenn der Raum zwischen den Ladungen mit nichtleitendem Stoff (Dielektrikum) gefüllt ist. Für Vakuum ist $\varepsilon = 1$. Zwei gleich große Ladungen *q* mit ungleichem Vorzei-

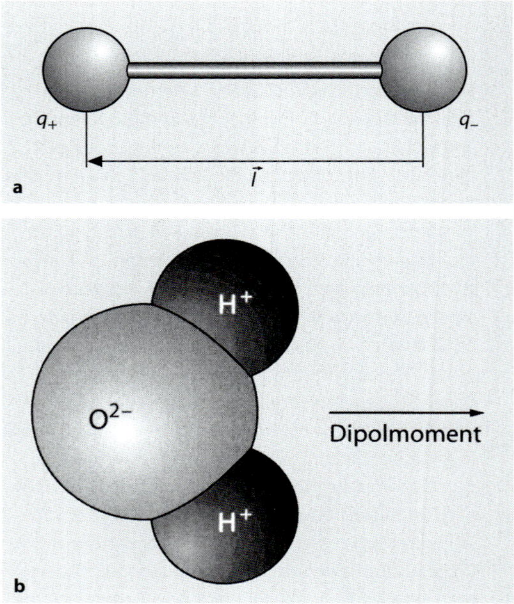

Abb. 5.1a,b. Dipol: **a** Schematische Darstellung eines Dipols mit Dipolmoment $\vec{p} = q \times \vec{l}$; **b** Dipol des Wassermoleküls, schematisch. (Harten 2006)

chen im Abstand l stellen einen **Dipol** dar (Abb. 5.1a), dessen Kraftwirkung auf eine weitere Ladung bei größeren Abständen ($r>>l$) nicht mehr spürbar ist. Wassermoleküle (Abb. 5.1b) sind näherungsweise solche Dipole. Das Produkt aus Ladung q und l ist das so genannte **Dipolmoment** $\vec{p} = q \cdot \vec{l}$ [Asm].

5.2 Elektrische Feldstärke

5.2.1 Definition der elektrischen Feldstärke

Im elektrischen Feld wird auf eine Ladung q die Kraft $\vec{F} = q \cdot \vec{E}$ [N] ausgeübt, wobei auf eine positive Ladung eine Kraft in Richtung des Feldes wirkt, auf eine negative Ladung in entgegengesetzter Richtung. Die SI-Einheit der elektrischen Feldstärke ergibt sich nach der Auflösung der obigen Gleichung nach E zu N/As=Nm/(Asm)=V/m unter Benutzung der Äquivalenz von 1 Nm=1 J= 1 VAs. (Zur Definition der Einheit Volt [V], ► Kap. 5.3). Die absolute Stärke des Feldes im Abstand r von einer Punktladung Q ist nach dem **Coulombschen Gesetz** gegeben durch $E = \frac{1}{4\pi\varepsilon_0 \cdot \varepsilon} \frac{Q}{r_{12}^2}$.

5.2.2 Elektrische Feldlinien

Verfolgt man grafisch die Richtung des elektrischen Feldes im Raum, so zeichnet man eine so genannte Feldlinie. Verfolgt man die in gleichmäßigen Winkelabständen von einer punktförmigen Ladung oder von den zwei Ladungen eines Dipols ausgehenden Feldlinien, so erhält man die in Abbildung 5.2a, b gezeigten typischen **Feldlinienbilder**. Ihre Dichte ist ein Maß für die Feldstärke. Danach nimmt die Feldstärke beim Dipol in größerer Entfernung stärker ab als bei der Punktladung, während sie im Plattenkondensator (Abb. 5.3a und Abb. 5.4) nahezu konstant ist.

Merke

Elektrische Feldlinien geben die Richtung der Coulomb-Kraft auf eine Ladung im Raum an, ihre Dichte ist ein Maß für die Feldstärke. Es gilt $\vec{F} = q \cdot \vec{E}$.

Auf einen frei beweglichen **Dipol** wird **in einem inhomogenen Feld**, das z. B. von einer Punktladung q ausgeht, ein Drehmoment und eine Kraft ausgeübt. Der Dipol wird so gedreht, dass das Dipolmoment in die Richtung des Feldes zeigt und gleichzeitig der Dipol eine Kraft in den Bereich höherer Feldstärke erfährt, da die gleichnamige Ladung des Dipols weniger stark abgestoßen wird als die nähere ungleichnamige. Dieser Vorgang spielt sich auch bei der **Hydratation** ab, bei der sich Ionen mit passend ausgerichteten Wassermolekülen umgeben.

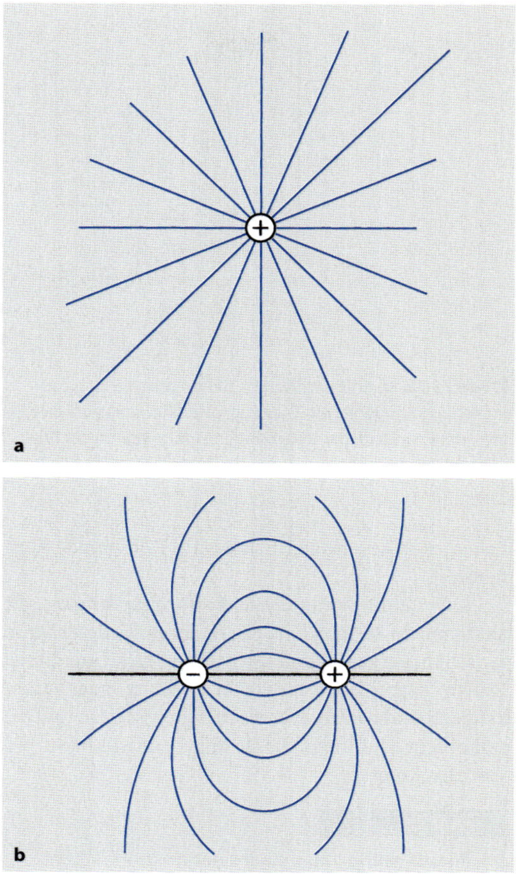

Abb. 5.2a,b. Feldlinienverteilungen. Typische Feldlinienverteilungen **a** einer Punktladung, **b** eines Dipols. (Harten 2006)

5.2.3 Leiter im elektrischen Feld

Körper, die für elektrischen Strom durchlässig sind, nennt man **Leiter**. Dazu gehören v. a. Metalle sowie Flüssigkeiten und Gase, die wie Elektrolyte und Plasmen frei bewegliche Ionen enthalten. Bringt man einen Leiter in ein elektrisches Feld, so bewirkt dieses eine Verschiebung der frei beweglichen Ladungen auf dessen Oberfläche genau dorthin, wo die Feldlinien ein- und austreten. Diesen Vorgang nennt man **Influenz**. Für kurze Zeit fließt ein Strom; solange, bis die verschobenen Ladungen ein Gegenfeld aufgebaut

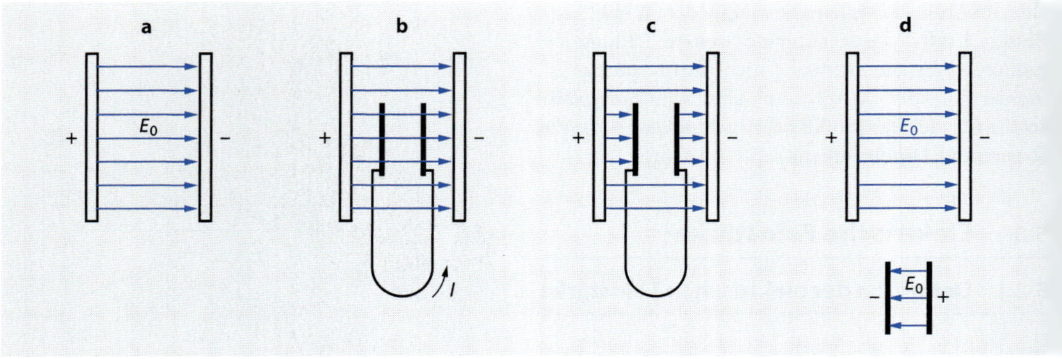

Abb. 5.3a–d. Influenzversuch (schematisch): (**a**) In das (nahezu) homogene Feld E_0 eines Plattenkondensators werden zwei miteinander leitend verbundene Platten gebracht (**b**). Es erfolgt Ladungstrennung durch das Feld E_0, bis zwischen den Platten kein Feld mehr herrscht (**c**). Trennt man die leitende Verbindung der Platten und zieht sie in den feldfreien Raum hinaus, so herrscht zwischen ihnen ein Feld vom Betrag E_0, aber in entgegengesetzter Richtung (**d**). (Harten 2006)

haben, welches das verursachende Feld gerade kompensiert.

Die damit verbundene **Ladungstrennung** veranschaulicht Abbildung 5.3; dadurch wird der Raum zwischen den gezeigten Elektroden feldfrei. Auf diesem Prinzip beruht auch die Schutzwirkung eines Drahtkäfigs (**Faradaykäfig**) vor elektrischen Feldern und den gefährlichen Strömen, die sie im lebenden Körper hervorrufen können.

Merke

Faradaykäfig: Das Innere eines elektrisch leitenden Körpers, der sich in einem elektrischen Feld befindet, ist feldfrei.

5.2.4 Isolatoren im elektrischen Feld

Stoffe, die keine frei beweglichen Elektronen oder Ionen enthalten, heißen **Isolatoren**. Im elektrischen Feld werden aber auch hier die Elektronen gegen die positiven Kernladungen der ansonsten elektrisch neutralen Moleküle verschoben. Es findet eine so genannte **Verschiebungspolarisation** statt mit demselben Effekt wie bei Leitern, dass die Oberfläche des Isolators aufgeladen erscheint, während das Feld im Inneren des Isolators abgeschwächt wird.

Besonders stark ist dieser Effekt, wenn der Isolator bereits molekulare Dipole wie die besprochenen H_2O-Moleküle enthält, die sich dann leicht vom elektrischen Feld ausrichten lassen (**Orientierungspolarisation**). Das Maß für die Polarisierbarkeit eines Isolatormaterials durch Verschiebungs- und Orientierungspolarisation ist die oben erwähnte Permittivitätszahl ε. Das Dielektrikum setzt das Feld im Inneren um den Faktor ε herab und erhöht die Kapazität von Kondensatoren mit Isolatorfüllung um diesen Faktor (► Kap. 5.6).

Merke

Verschiebungspolarisation: Elektrisches Feld erzeugt molekulare Dipole durch Influenz.
Orientierungspolarisation: Elektrisches Feld richtet bereits vorhandene molekulare Dipole aus.

5.3 Elektrisches Potenzial, elektrische Spannung

5.3.1 Elektrisches Potenzial und potenzielle Energie

Bewegt man eine positive Ladung Q entgegengesetzt (!) zur Richtung des elektrischen Feldes E längs des Weges Δs, so verrichtet man die Arbeit: $\Delta W = -Q \times \vec{E} \times \Delta\vec{s} = Q \times E \times \Delta s$ und erhöht dadurch die potenzielle Energie der Ladung um $\Delta U_{\text{pot}}(Q) = \Delta W$. Genauso vergrößert man durch Anheben einer Masse gegen die Richtung der Erdbeschleunigung deren potenzielle Energie um $\Delta U_{\text{pot}}(m) = m \times g \times \Delta s$.

Diese potenzielle Energie kann man wieder in geleistete Arbeit oder Beschleunigung eines Teilchens der Masse m umsetzen, wenn die Ladung in Richtung des Feldes geführt wird. Dabei kann man wie im Fall der Schwerkraft für Rechnungen den Nullpunkt der potenziellen Energie willkürlich festlegen.

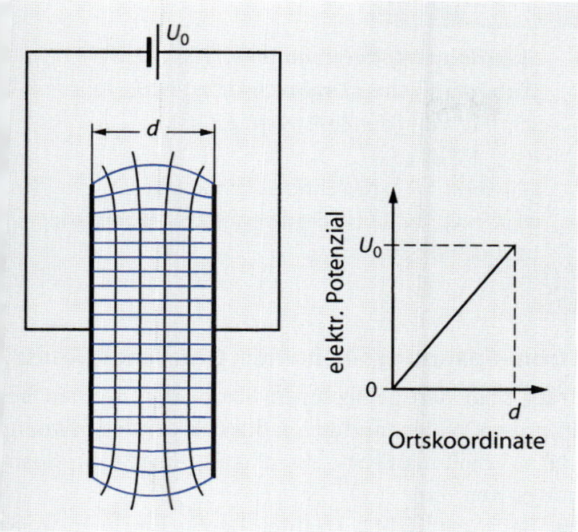

Abb. 5.4. Feld- und Potenzialverlauf beim Plattenkondensator: Feldlinien (blau) und Äquipotenziallinien (schwarz) für das nahezu homogene Feld im Plattenkondensator und der zugehörige Verlauf des Potenzials auf einer geraden Feldlinie. (Harten 2006)

Den **Zuwachs des elektrischen Potenzials** definiert der **ladungsunabhängige Ausdruck:**

$$\Delta U_{pot}(Q) \div Q = \Delta U = -\vec{E} \times \Delta\vec{s} \ [\mathrm{V}].$$

Das Potenzial wird in der SI-konformen Einheit Volt angegeben, die Feldstärke ist dann gegeben durch den negativen Gradienten des Potenzials $\vec{E} = -gradU$.

Verbindet man Orte gleichen Potenzials im Raum oder in einer Projektion auf die Fläche, so erhält man bei Wahl einer Abfolge von konstanten Potenzialdifferenzen eine bildliche Darstellung des Potenzialverlaufs in Form von **Äquipotenziallinien**. Diese stehen immer senkrecht zu den Feldlinien des gleichen elektrostatischen Problems. Abbildung 5.4 zeigt beispielsweise den Feld- und Potenziallinienverlauf beim realen Plattenkondensator.

Merke

Äquipotenziallinien und Feldlinien stehen immer senkrecht zueinander.

5.3.2 Elektrische Spannung

Für die meisten technischen Anwendungen sind nicht absolute Potenziale, sondern nur **Potenzialdifferenzen** wichtig, die man als **Spannung** bezeichnet. So haben die Batterien für Taschenlampen und einfache CD-Player eine **Quellspannung** von 1,5–3 V, Autobatterien meist von 12 V. In Zeichnungen deutet man Batterien meist durch einen kurzen und einen langen Strich an, wobei der Pluspol immer mit dem langen Strich gemeint ist (Abb. 5.4). »Spannung« und »Potenzial« ist daher nicht dasselbe. Dies wird wichtig bei der Betrachtung des Membran»potenzials« in der Physiologie.

Merke

Elektrische Feldstärke $\vec{E} = -gradU$ [V/m].
Im homogenen Feld des Plattenkondensators ist $|E| = U/d = konst.$ [V/m], d = Plattenabstand.

5.3.3 Prinzip des Oszilloskops

Das **Oszilloskop** ist ein unentbehrliches **Hilfsmittel, um Phasen, Amplituden und Frequenzen von schnell ablaufenden Vorgängen zu bestimmen**. Im Prinzip werden Elektronen aus einer Glühkathode extrahiert und auf einen **Leuchtschirm**, der als Anode dient, hin beschleunigt und fokussiert.

Dieser Strahl wird durch zwei aufeinander folgende elektrische Felder abgelenkt, die man an horizontal und vertikal angebrachten Plattenpaaren erzeugt. Auf die **Vertikalablenkung** wird das zu untersuchende Signal $U(t)$, geeignet verstärkt, gegeben. So lässt sich auf einem Schirm die Signalamplitude in der Einheit V/cm ablesen und die Zeitdauer einer vollen Schwingung bestimmen, da die **Horizontalablenkung** über eine sägezahnähnliche **Kippspannung** periodisch mit einstellbarer Anstiegszeit (Ablenkdauer) pro cm erfolgt.

Nach Erreichen des rechten Bildrandes springt der Strahl zurück. Die horizontale Ablenkung wiederholt sich, wenn die vertikale Ablenkung eine einstellbare **Triggerschwelle** überschreitet.

Auf diese Weise kann man stehende Bilder von periodischen wie aperiodischen Signalen erzeugen, oder ein Spektrum schneller, ähnlich geformter Signale unterschiedlicher Höhe bei Nachleuchten des Bildschirms praktisch gleichzeitig sichtbar machen. Dazu wird an Drehschaltern die Vertikalablenkung in Einheiten der Spannung/cm und die benötigte Horizontalablenkung in Zeit/cm eingestellt.

5.4 Elektrischer Widerstand

5.4.1 Ohmscher Widerstand, Ohmsches Gesetz

Elektrischer Widerstand, Resistivität und Leitwert

Der **elektrische Widerstand *R*** eines Bauelements in einem Stromkreis ist als Quotient aus anliegender Spannung U und durchfließendem Strom I definiert: $\mathbf{R=U/I}$ **[Ω].**

Der Widerstand wird in der **Einheit Ohm** [Ω] gemessen, wobei **1 Ω = 1 V/A** ist.

Der Widerstand eines Drahts R ist proportional zur Länge l und umgekehrt proportional zum Querschnitt A: $R = \rho \cdot l/A\,[\Omega]$.

Die materialabhängige **Resistivität *ρ*** variiert nach Abbildung 5.5 über mehr als 30 Zehnerpotenzen und wird in der SI-Einheit [Ωm] angegeben. Generell gilt, dass der Widerstand der Metalle mit steigender Temperatur zunimmt, während er von Halbleitern, Elektrolyten und schlecht leitenden Materialien im Allgemeinen abnimmt. Besondere Legierungen wie Konstantan sind weitgehend temperaturunabhängig.

Unter dem **Leitwert *G*** eines Bauelements versteht man das Inverse seines Widerstands: $\mathbf{G=1/R}$ **[S]**, wobei 1 S = 1 Siemens = 1 Ω^{-1} ist. Entsprechend versteht man unter der **elektrischen Leitfähigkeit *σ*** eines Materials **das Inverse der Resistivität *ρ***.

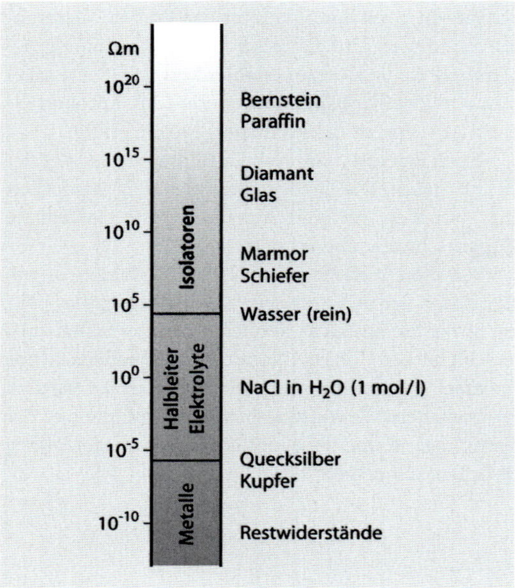

Abb. 5.5. Resistivitäten: Bereich vorkommender Resistivitäten; der Restwiderstand ist der Tieftemperaturwiderstand vor Einsetzen der Supraleitung. (Harten 2006)

Merke

Elektrischer Widerstand: $R = U/I\ [\Omega]$;
Widerstand eines Drahts der Länge l, des Querschnitts A und der Resistivität ρ [Ωm]:
$R = \rho \cdot l/A[\Omega]$;
Leitwert $G=R^{-1}\times[\Omega^{-1}]$ und el. Leitfähigkeit $\sigma=\rho^{-1}\times[\Omega^{-1}\mathrm{m}^{-1}]$ sind die Inversen des Widerstands bzw. der Resistivität.

Strom-Spannungs-Kennlinie, Ohmsches Gesetz

Trägt man den gemessenen Strom durch einen bestimmten Widerstand gegen die anliegende Spannung auf, so erhält man seine charakteristische Strom-Spannungs-Kennlinie:

- Bei metallischen Drähten beobachtet man meist ein nichtlineares Abbiegen zu kleineren Werten mit steigender Spannung,
- bei schlecht leitenden Stoffen meist ein überproportionales Wachsen des Stroms.

Widerstände, die unabhängig von der anliegenden Spannung einen konstanten Wert haben, nennt man Ohmsche Widerstände. Das sind die meisten Metalle bei konstanter Temperatur.

Merke

Ohmsches Gesetz: $R = U/I$ = konst., unabhängig von I!. Nur für Ohmsche Widerstände gilt das Ohmsche Gesetz.

5.4.2 Wichtige Schaltungen

Serienschaltung von Widerständen

Liegen n Widerstände in Serie, so fließt durch sie alle der gleiche Strom I und der Spannungsabfall an allen Widerständen zusammen beträgt $U = \sum_{i=1}^{n} U_i = \sum_{i=1}^{n} R_i \cdot I$.

$R = U/I = \sum_{i=1}^{n} R_i$ ist folglich der Gesamtwiderstand der Serienschaltung.

Merke

Serienschaltung: Die Widerstände addieren sich. n gleich große Widerstände in Serie haben zusammen den n-fachen Widerstand des einzelnen Widerstands.

Parallelschaltung von Widerständen

Liegen n Widerstände parallel, so liegt an allen die gleiche Spannung U und die Summe der Ströme durch alle Widerstände beträgt $I=\sum_{i=1}^{n} I_i=\sum_{i=1}^{n}\frac{U}{R_i}$.

Dann ist $\frac{1}{R}=I/U=\sum_{i=1}^{n}\frac{1}{R_i}$ der Gesamtleitwert $G=I/U=1/R$ der Serienschaltung, woraus sich nach Inversion leicht der Gesamtwiderstand berechnen lässt.

> **Merke**
>
> **Parallelschaltung**: Die Leitwerte addieren sich. n gleich große Widerstände, parallel geschaltet, haben zusammen den (1/n)-fachen Gesamtwiderstand des einzelnen.

Potenziometerschaltung

Bei der Potenziometerschaltung kann man an einem Schiebewiderstand nach ◘ Abbildung 5.6 leicht Spannungen $U_1=U_0\times R_1/(R_1+R_2)$ abgreifen. Beim belasteten Spannungsteiler nach ◘ Abbildung 5.7 geht in das Teilungsverhältnis noch die Parallelschaltung von R_x und R_1 ein.

Kompensationsschaltung

Eine **stromlose Spannungsmessung** erlaubt die Schaltung in ◘ Abbildung 5.8, bei der die Spannung der zu messenden Spannungsquelle U_x durch eine abgegriffene, messbare Gegenspannung gerade so kompensiert wird, dass ein empfindliches Strommessinstrument keinen Ausschlag mehr zeigt (**Nullinstrument**). Die Methode eignet sich insbesondere für Spannungsquellen mit sehr hohem Innenwiderstand.

Wheatstonesche Brückenschaltung

Bei der Wheatstoneschen Brückenschaltung variiert man das (evtl. auf einer Skala ablesbare) Verhältnis der Widerstände R_1/R_2 solange, bis ein empfindliches Galvanometer (Nullinstrument) keinen Ausschlag mehr zeigt (◘ Abb. 5.9). Dann gilt $U_1=U_3$ und $U_2=U_4$ zusammen mit $I_1=I_2$ und $I_3=I_4$. Mit $U_i=R_i\times I_i$ erhält man $R_3/R_4=R_1/R_2$.

Ist R_4 ein geeigneter Vergleichswiderstand, so kann ein unbekannter Widerstand $R_x=R_3$ bestimmt werden.

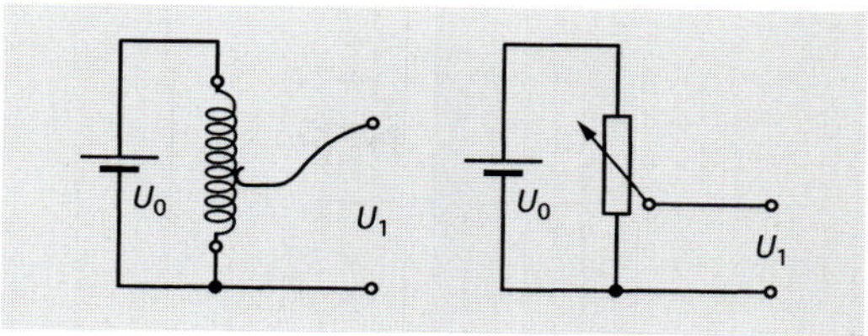

◘ **Abb. 5.6.** Potenziometerschaltung: Das Konstruktionsprinzip des Spannungsteilers ist links gezeigt, rechts die Schaltskizze. (Harten 2006)

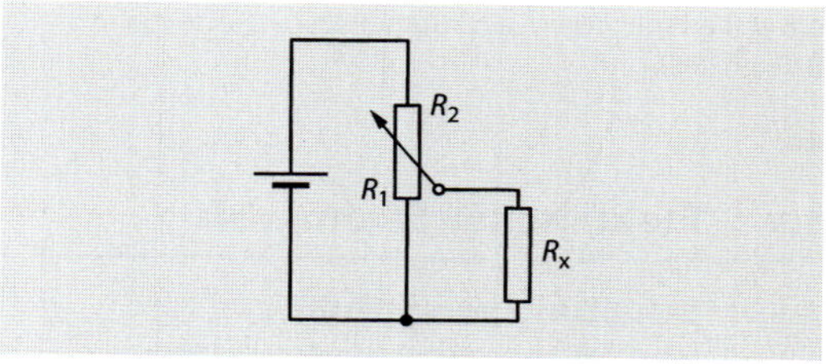

◘ **Abb. 5.7.** Belastete Potenziometerschaltung: Beim belasteten Spannungsteiler geht in das Teilungsverhältnis noch die Parallelschaltung von R_x und R_1 ein. (Harten 2006)

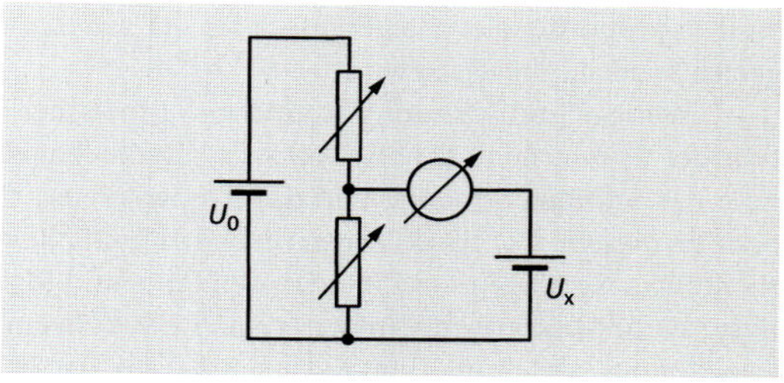

◘ **Abb. 5.8.** Kompensationsschaltung: Bei der Spannungsmessung durch Kompensation wird die zu messende Spannung U_x durch eine abgegriffene Gegenspannung gerade so kompensiert, dass das Strommessinstrument nichts mehr anzeigt. (Harten 2006)

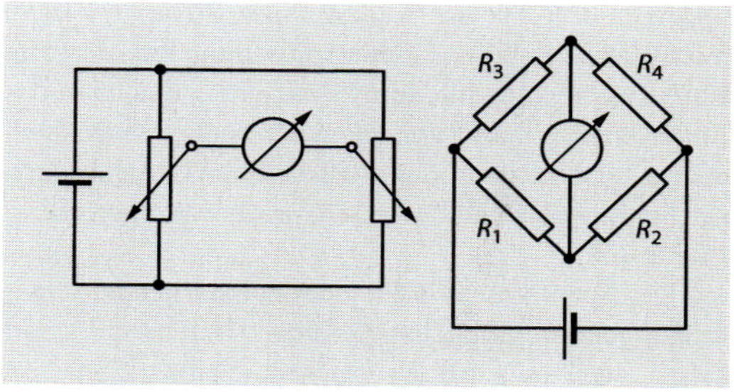

◘ **Abb. 5.9.** Die Wheatstonesche Brückenschaltung dient der Präzisionsmessung von Widerständen; sie ist abgeglichen, wenn die Brückenbedingung $R_1/R_2=R_3/R_4$ erfüllt ist. (Harten 2006)

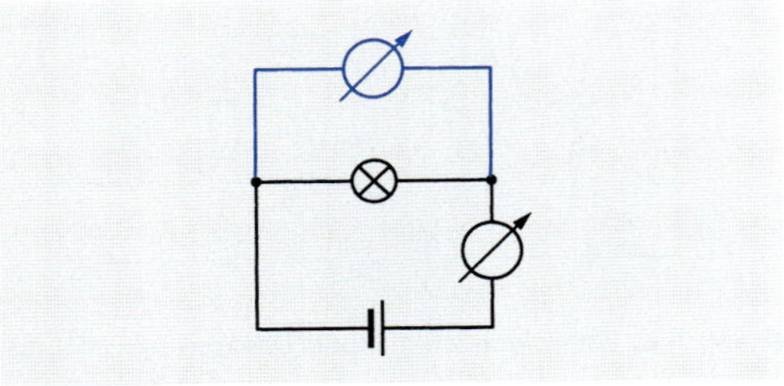

■ **Abb. 5.10.** Schaltung von Messinstrumenten. Ein Spannungsmesser liegt immer parallel zum zu prüfenden Widerstand (Verbraucher ⊗), ein Strommesser in Reihe zu ihm. (Harten 2006)

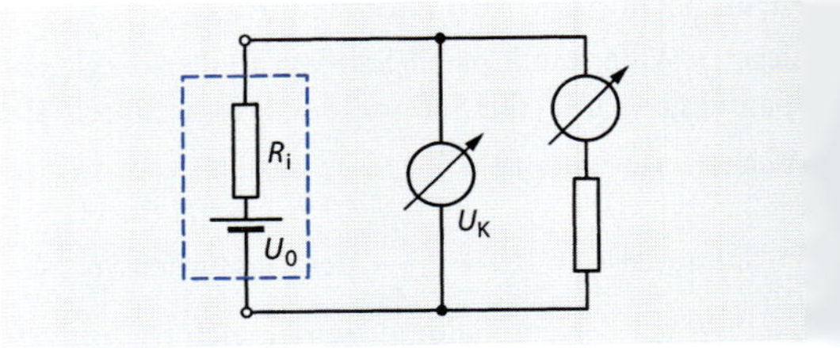

■ **Abb. 5.11.** Spannungsquelle mit Innenwiderstand. Nur im Ersatzschaltbild sind Leerlaufspannung U_0 und Innenwiderstand R_i räumlich getrennt. Die Klemmenspannung $U_K=U_0-R_i \times I$ senkt die Leerlaufspannung infolge des Spannungsabfalls am Innenwiderstand ab. Bei Kurzschluss fließt der Kurzschlussstrom $I_K=U_0/R_i$ mit $U_K=0$. (Harten 2006)

5.5 Elektrischer Stromkreis

5.5.1 Schaltung von Strom- und Spannungsmessgeräten

Messgeräte für Strom und Spannung sind zumeist Drehspulinstrumente, deren Wirkungsweise in ▶ Kapitel 5.9 erklärt wird. Der Strom durch die Spule bewirkt einen zu ihm proportionalen Zeigerausschlag, der auf einer geeichten Skala abgelesen wird.

Um Strom und Spannung an einem »Verbraucher« (wie der Glühbirne in ■ Abb. 5.10) zu messen, schaltet man das Voltmeter parallel und das Amperemeter in Serie zu diesem. Damit die Zeiger nicht in der falschen Richtung ausschlagen, schaltet man den Plus- und Minuspol eines Instruments immer gemäß der konventionellen Stromrichtung von (+) nach (–) im Stromkreis.

Volt- und Amperemeter unterscheiden sich dabei nur hinsichtlich der Ohmschen Widerstände der Spulen. Um die Strommessung eines Amperemeters (rot in ■ Abb. 5.10) nicht zu verfälschen, muss das Voltmeter (schwarz in ■ Abb. 5.10) einen möglichst hohen Innenwiderstand R_V besitzen, damit der Strom $I_V=U/R_V$ möglichst klein wird. Einer Verfälschung der Messung kann man auch nicht dadurch entgehen, dass man das Amperemeter direkt vor den Verbraucher in ■ Abbildung 5.10 setzt; denn dann würde das Voltmeter auch den Spannungsabfall $U_A=R_A \times I$ über dem Amperemeter mitmessen.

Das Amperemeter sollte jedenfalls bei beiden Schaltungen einen möglichst geringen Innenwiderstand haben, weil es sonst als starker »Verbraucher« im Stromkreis fungieren würde. Rechnerisch kann man die Innenwiderstände von Messinstrumenten immer berücksichtigen.

Merke

Voltmeter erfordern möglichst hohe Innenwiderstände, **Amperemeter** möglichst geringe Innenwiderstände.

5.5.2 Eigenschaften von Spannungsquellen

Jede Stromquelle besitzt einen **Innenwiderstand** R_i, der die effektive Spannung beim Zuschalten eines Lastwiderstandes (»Verbrauchers«) mindert (■ Abb. 5.11). Der Innenwiderstand kann durch folgende charakteristische Größen ermittelt werden:

- **Leerlaufspannung** U_0 = Spannung ohne zugeschalteten Verbraucher.
- **Klemmspannung** $U_K=U_0-R_i \times I$ bei zugeschaltetem Verbraucher.
- **Kurzschlussstrom** $I_K=U_0/R_i$ maximaler Strom bei Kurzschluss.

Der Innenwiderstand R_i kann durch die Messung der Klemmspannung und des Verbraucherstroms bzw. des Kurzschlussstroms bei jeweils bekannter Leerlaufspannung bestimmt werden.

5.5.3 Kirchhoffsche Gesetze

Um Einzelströme und -spannungen in einem Netzwerk von Widerständen zu bestimmen, wendet man die Kirchhoffschen Gesetze für Knoten und Maschen an, z. B. auf die Verhältnisse bei einer nicht abgeglichenen Wheatstone-Brücke nach ■ Abbildung 5.9. Danach gilt z. B. für die beiden dreiarmigen Knoten zwischen R_1 und R_2 bzw. zwischen R_3 und R_4, dass die Summe der in den Knoten herein- und herausfließenden Ströme sich zu null addieren (müssen, sonst würde sich ja der Knoten aufladen).

Entsprechend ist die Summe der Spannungen aller Widerstände einer Masche (z. B. aus R_1, R_3 und dem Widerstand des Strommessinstruments in Abb. 5.9) gleich null, wenn man alle Spannungen der Reihe nach im (oder gegen den) Uhrzeigersinn misst. Das heißt die Potenzialdifferenz = Spannung nach einem Umlauf ist null.

Merke

1. Kirchhoffsches Gesetz, Knotenregel: $\sum_{i=1}^{n} I_i = 0$.

2. Kirchhoffsches Gesetz, Maschenregel: $\sum_{i=1}^{n} U_i = 0$

5.5.4 Leistung und Energie im elektrischen Stromkreis

Wird in einem Schaltkreis der Widerstand R (Glühbirne, Ohmscher Widerstand, Motor etc.) vom Strom I durchflossen und fällt an ihm die Spannung U ab, so beträgt die umgesetzte **elektrische Leistung** $P=U\times I$ **[W]**. Die Leistung kann in Form von Joulescher Wärme/Zeit, aber auch mechanischer oder chemischer Energie/Zeit erbracht werden. Da ja der Widerstand durch $R=U/I$ definiert ist, lässt sich die abgegebene Leistung auf dreierlei Weise schreiben:

$$P=U\times I=U^2/R=I^2\times R.$$

Zum Beispiel ist der Leitungsverlust von Zuleitungskabeln proportional zum Quadrat des durchfließenden Stroms. Daher transportiert man elektrische Leistung über weite Strecken mit Hilfe von Hochspannungsleitungen. Der übertragenen Leistung $P=U\times I$ entspricht ein benötigter Strom $I=P/U$. Der Leitungsverlust $P'=R\times P^2/U^2$ sinkt demnach bei konstanter übertragener Leistung mit U^2, dem Quadrat der **übertragenen** Spannung U (**nicht** Spannungsabfall $R\times I$ über Zuleitung!).

Merke

Elektrische Leistung P, die ein Widerstand im Stromkreis aufnimmt:
$P=U\times I$, $P=U^2/R$, $P=I^2\times R$ **[W];**
1 Watt=1 W=1 V×A=1 J/s=1 Nm/s.

Beispiel

Die abgegebene Energie W, z. B. in Joulescher Wärme, ist gegeben durch $W=P\times t$ [J]. Zum Beispiel verbraucht eine Glühbirne von 100 W in 24 h die elektrische Energie von 100 W×24×3600 s = $8{,}64\times10^6$ J oder 2,4 kWh.

5.6 Elektrische Kapazität

5.6.1 Allgemeine Eigenschaften der Kapazität

Die **Kapazität** oder das Fassungsvermögen C eines Kondensators ist definiert als Ladung Q durch Spannung U: $C=Q/U$ **[F]**. Die SI-Einheit der Kapazität ist das Farad mit **1 Farad=1 F=1 As/V**. Die im Kondensator gespeicherte Energie ist gegeben durch das Integral

$$W=\int_0^{Q_0} U(Q)dQ=\int_0^{Q_0}\frac{Q}{C}dQ=\frac{Q_0^2}{2C}\ [\mathrm{J}],$$ da jede bei der Spannung U zugeführte Ladung dQ die Energie um UdQ erhöht. Durch Umformen erhält man die alternativen Ausdrücke $W=½C\times U_0^2=½Q_0\times U_0$.

Merke

Kapazität = Ladung/Spannung $C=Q/U$ [F].
1 F=1 Farad=1 As/V.

5.6.2 Kapazität des Plattenkondensators

Bei dem bereits in ► Kapitel 5.2 und 5.3 gezeigten Plattenkondensator ist die Kapazität umgekehrt proportional zum Abstand d der Kondensatorplatten und proportional zu ihrer Fläche A. Die Formel lautet: $C_{PK}=\varepsilon_0\varepsilon\times A/d$ [F].

Die Füllung des Raums zwischen den Platten mit einem Dielektrikum (► Kap. 5.2) der Permittivitätszahl ε kann die Kapazität wesentlich erhöhen:

- Für Vakuum und Luft ist $\varepsilon\approx1$,
- für reines Wasser ist $\varepsilon=81$.
- Die Werte von ε für gängige Kondensatorfüllungen variieren zwischen 2 und 6,
- für spezielle Kondensatorkeramiken liegt ε zwischen 30 und 3000.

Merke

Kapazität des Plattenkondensators
$C_{PK}=\varepsilon_0\varepsilon\times A/d$ [F] mit Plattenfläche A, Plattenabstand d, Permittivitätszahl ε.

5.6.3 Serien- und Parallelschaltungen von Kondensatoren

Sind n Kondensatoren parallel geschaltet, so werden alle mit derselben Spannung U aufgeladen und die Kapazitäten addieren sich:

$$C_{Gesamt} = \sum_{i=1}^{n} C_i .$$

Werden dagegen n Kondensatoren in Reihe geschaltet, so werden bei Anlegen der Spannung *U* alle mit derselben Ladung *Q* aufgeladen, aber die Spannungsabfälle $U_i = Q/C_i$ an den einzelnen Kondensatoren addieren sich:

$$\frac{U}{Q} = \frac{1}{C_{Gesamt}} = \sum_{i=1}^{n} \frac{1}{C_i} .$$

Merke

Bei **parallel** geschalteten Kondensatoren addieren sich die Kapazitäten, bei **hintereinander** geschalteten die Kehrwerte der Kapazitäten: genau umgekehrt wie bei den Ohmschen Widerständen!

5.6.4 Zeitverhalten bei Auf- und Entladung eines Kondensators

Zunächst betrachten wir die Entladung des aufgeladenen Kondensators nach Abbildung 5.12 über den Widerstand *R*. Der Kondensator ist bei der Spannung U_0 mit der Ladung Q_0 aufgeladen. Der Entladungsstrom $I(t)$ ist gleich dQ/dt und damit gleich $C \times dU_C/dt$.

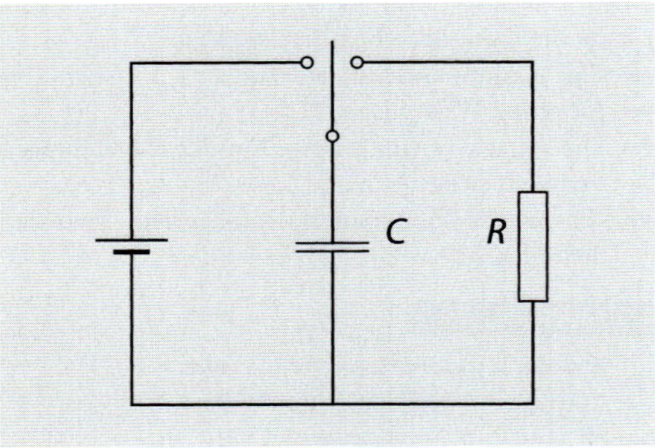

Abb. 5.12. Kondensatorentladung. Nach Umlegen des Schalters wird der aufgeladene Kondensator über einen Ohmschen Widerstand entladen. (Harten 2006)

Gleichzeitig ist die Spannung am Widerstand *R* × entgegengesetzt gleich der Spannung am Kondensator $U_R(t) = -U_C(t) = R \times C \times dU_C/dt$, da beide sich nach der Maschenregel zu null addieren. Die Lösung der damit aufgestellten Differenzialgleichung liefert das gesuchte **Zeitverhalten von Spannung, Ladung und Strom**:

$$\frac{U_C(t)}{U_0} = \frac{Q(t)}{Q_0} = \frac{I(t)}{I_0} = \exp\left\{-\frac{t}{R \times C}\right\} .$$

Die genannten Größen fallen exponenziell mit der Zeit ab (Abb. 5.13). Die Zeit, in der sie auf $\exp\{-1\} = 1/e \approx 0{,}37$ abgefallen sind, ist durch die **Zeitkonstante** $\tau = RC$ gegeben. Für die Aufladung eines Kondensators über einen Widerstand in Reihe mit einer Spannungsquelle U_0 gilt die obige Beziehung für Strom und Spannung am Widerstand *R*, während Spannung und Ladung am Kondensator nach der Formel:

$$\frac{U_C(t)}{U_0} = \frac{Q(t)}{Q_0} = \left(1 - \exp\left\{-\frac{t}{R \times C}\right\}\right)$$

mit *t* ansteigen und den Sättigungswerten U_0 bzw. Q_0 zustreben.

5.7 Elektrizitätsleitung

5.7.1 Elektrizitätsleitung in Festkörpern

In allen Festkörpern sind die Elektronen der inneren Schalen fest an den jeweiligen Atomkern gebunden, während die im isolierten Atom schwächer gebundenen Elektronen der äußeren Schale(n) keinem einzelnen

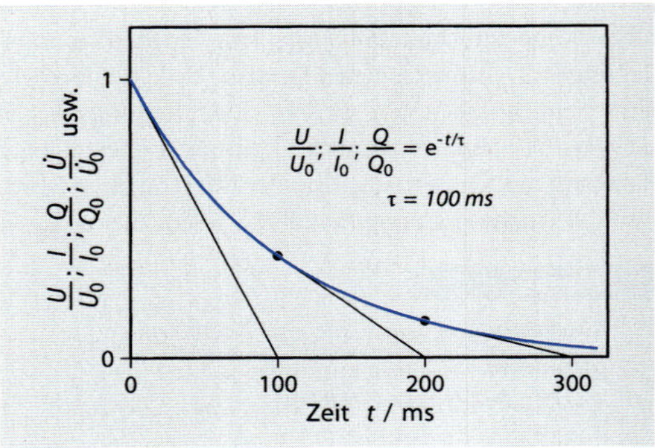

Abb. 5.13. Zeitverhalten der Kondensatorentladung. Spannung, Ladung und Entladungsstrom werden exponenziell mit der Zeit kleiner. Das bedeutet, dass jede zu einem beliebigen Zeitpunkt *t* angelegte Tangente die Abszisse nach Ablauf der Zeitkonstanten $\tau = RC$ trifft. (Harten 2006)

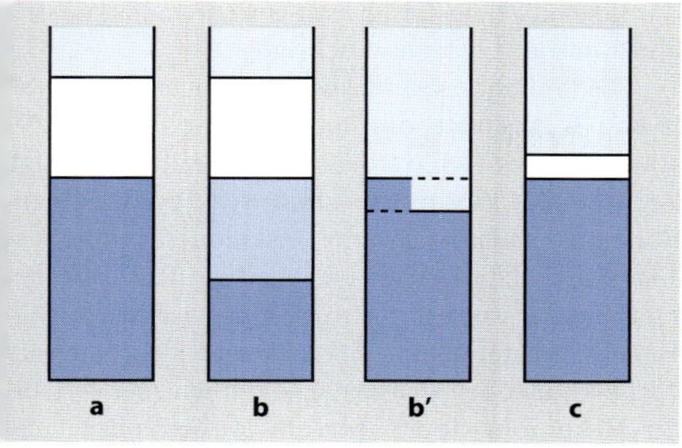

Abb. 5.14a–c. Bändermodell der Elektrizitätsleitung. **a** Isolatoren, **b** Valenzband (wirkt als Leitungsband), **b′** Leiter und **c** Halbleiter.

Atom mehr zuzuordnen sind. Sie gehören gewissermaßen allen positiven Atomrümpfen des umgebenden Kristallgitters an.

Nach nur quantenmechanisch verständlichen Regeln können die äußeren Elektronen nur bandartige Energiezustände bevölkern, zwischen denen mehr oder weniger große Energielücken vorhanden sind. Die Elektronen der äußersten Schale bevölkern das so genannte **Valenzband.** Bei voller (Unter-)Schale tragen sie wegen des Pauli-Prinzips nicht zur elektrischen Leitung bei, sondern nur Elektronen in der nächsten (Unter-)Schale, dem bei tiefen Temperaturen leeren **Leitungsband.** Das Bändermodell kann die großen Unterschiede der elektrischen Leitfähigkeit gut erklären (Abb. 5.14):

Für Abbildung 5.14a–c gilt:

a) Bei den **Isolatoren** befinden sich bei Raumtemperatur praktisch **keine Elektronen im Leitungsband** und der Energieabstand zum Valenzband (>2 eV) ist so groß, dass nur bei sehr hohen Temperaturen oder sehr hohen Feldstärken Elektronen aus dem Valenz- ins Leitungsband »gehoben« werden und größere Ströme fließen (z. B. in Form von Spannungsdurchbrüchen).

b) Im Gegensatz dazu befinden sich **bei Leitern bereits Elektronen im nur teilweise gefüllten Valenzband (wirkt als Leitungsband, b′)** oder **Elektronen wechseln** aus dem vollen Valenzband **in das überlappende, benachbarte Leitungsband.** Beide Effekte sind für die sehr hohe Leitfähigkeit von Metallen verantwortlich.

c) Einen Sonderstatus nehmen **Halbleiter** wie Silicium ein. Bei ihnen ist die Energielücke zwischen dem praktisch leeren Leitungsband und dem Valenzband nicht so groß (<2 eV). **Mit zunehmender Temperatur steigt die Zahl der aus dem Valenzband ins Leitungsband angehobenen Elektronen exponenziell an. Gleichzeitig tragen dann auch die entstandenen Fehlstellen, positiv geladene »Löcher« im Valenzband zur Stromleitung bei.** Wird nämlich die Lücke von anderen Valenzelektronen gefüllt, so wandert die Lücke wie ein positives Elektron durch den Halbleiterkristall (**Löcherleitung**). Nach demselben Prinzip finden Halbleiter auch als **Detektoren für ionisierende Strahlung** Verwendung, indem letztere Elektronen aus dem Valenzband ins Leitungsband befördert und so bei angelegter Spannung einen Stromimpuls auslöst (► Kap. 8). Generell gilt für die **Stromdichte:** $\boldsymbol{j=\sigma\times E=e\times n\times\mu\times E}$, wobei σ die elektrische Leitfähigkeit (► Kap. 5.4), $e=1{,}6\times10^{-19}$ As die Elementarladung, n [m^{-3}] die Ladungsträgerdichte, μ [$m^2/(Vs)$] die Beweglichkeit der Elektronen und E das elektrische Feld bedeuten. Die mittlere Driftgeschwindigkeit der Ladungsträger ist durch $v_D=\mu\times E$ [m/s] gegeben.

Merke

Leitfähigkeit $\sigma=e\times n\times\mu$ [$\Omega^{-1}m^{-1}$].
e = Elementarladung, Ladungsträgerdichte n [m^{-3}].
Ladungsträgerbeweglichkeit μ [$m^2/(Vs)$].
Driftgeschwindigkeit $v_D=\mu\times E$ [m/s].

5.7.2 Elektrizitätsleitung in Flüssigkeiten

Legt man eine Spannung an gegenüber liegende Elektroden, die in eine Flüssigkeit eintauchen, so wirken auf alle in der Flüssigkeit befindlichen Ladungen Kräfte in Richtung der Elektrode mit der entgegengesetzten Polarität.

In Flüssigkeiten wie Wasser dissoziieren viele Stoffe, insbesondere Salze in Ionen, man spricht dann von **Ionenleitung.** Positiv geladene Ionen (**Kationen**) werden durch das elektrische Feld zur negativen **Kathode** hin bewegt, negative Ionen (**Anionen**) zur positiven **Anode.** Wasser selbst ist schwach leitend, da es in geringem Umfang in H^+- und OH^--Ionen dissoziiert. Nach dem **Massenwirkungsgesetz** ist das Produkt beider Konzentrationen bei Zimmertemperatur konstant: $c_n(H^+)\times c_n(OH^-)=10^{-14}(mol/l)^2$. Die Stärke der H^+-Ionenkonzentration gibt der **pH-Wert** an, mit $\mathbf{pH=-log\{c_n(H^+)/(mol/l)\}}$.

Bei pH=7 ist Wasser neutral, bei pH<7 sauer (höhere H^+-Konzentration) und bei pH>7 alkalisch.

Die Leitfähigkeit von Flüssigkeiten ist – ähnlich wie bei Metallen – gegeben durch $\sigma=e\sum_{i=1}^{n}z_in_i\mu_i$.

Dabei repräsentiert der Index i die beitragenden Anionen und Kationen der Lösung, z_i die Zahl der Ladungen pro Ion und n_i die Dichte der Ladungsträger, sowie μ_i ihre Beweglichkeit. Diese hängt von der Größe der Ionen und der Zähigkeit der Flüssigkeit ab.

Die bei der Elektrolyse an den Elektroden ankommenden Ionen geben dort ihre Ladung Q ab und werden, evtl. auch in anderer chemischer Form, dort abgeschieden. Misst man die Stromstärke I und die Dauer t der Elektrolyse, so ist nach dem **Faradayschen Gesetz** die Zahl der abgeschiedenen Mole N von Ionen mit der Ladungszahl z: $I \times t = Q = z \times F \times N$ [As].

Die **Faradaykonstante** $F = N_A \times e$**=96.484 As/mol** ist das Produkt aus Avogadrozahl und Elementarladung. Mit Masse M ist die abgeschiedene Masse $m = M \times N$.

Merke

Faradaysches Gesetz der Elektrolyse:
$I \times t = Q = z \times F \times N$ mit $F = N_A \times e$ **=96.484 As/mol.**

Die Ladungstrennung von in nichtleitenden Flüssigkeiten suspendierten geladenen kolloidalen Partikeln nennt man **Elektrophorese**. Die charakteristischen Unterschiede in der Beweglichkeit von Ionen größerer Moleküle macht man sich bei der Analyse von Stoffen in der **Papier**- und **Gel-Elektrophorese** zunutze.

KLINIK

Eine Abwandlung der Elektrophorese ist die **Iontophorese**, bei der dissoziierte Pharmaka mittels an Elektroden gelegte Spannungen durch feuchte Haut oder Zellmembranen hindurchgeleitet werden.

5.7.3 Elektrizitätsleitung in Gasen

Unter Normaldruck leiten Gase praktisch nicht, da die Elektronen z. B. in N_2, O_2 und CO_2-Molekülen sehr fest gebunden sind. Erst bei Feldstärken zwischen Elektroden >3 MV/m = 3 kV/mm kommt es zu Spannungsdurchbrüchen. Mit gängigen Feldstärken kommt es erst bei Vorvakuumdrücken von einigen hPa zu selbstständigen Gasentladungen. Diese kommen durch **Stoßionisation** mit anschließender Bildung von Elektronenlawinen zustande. Ein freies Elektron aus der Kathode oder aus einem Ionisationsprozess aus der kosmischen Höhenstrahlung oder der natürlichen Radioaktivität wird im elektrischen Feld beschleunigt. Infolge des geringen Gasdrucks ist die mittlere freie Weglänge so groß, dass es beim nächsten Zusammenstoß mit einem Gasmolekül genügend Energie gewonnen hat, um ein Elektron aus ihm herauszuschlagen.

Die Ionisationsenergie beträgt einige Elektronvolt (► Kap. 3.1.4). Beide, das stoßende und das herausgeschlagene Elektron, werden nun weiter beschleunigt, lösen weitere Elektronen durch weitere Zusammenstöße aus, sodass sich eine **Elektronenlawine** ausbildet, die schließlich auf die Anode trifft. Die bei der Ionisation erzeugten positiven Ionen wandern langsamer in Richtung Kathode und fangen Elektronen aus dem Gas oder den Wänden ein, können aber evtl. bei der **Rekombination** wiederum ionisierendes Licht aussenden.

Führen erste Startereignisse zu lokaler Erhitzung des Gases oder zur Emission von wiederum ionisierendem (UV-)Licht, so werden ständig neue Elektronen-Ionenpaare erzeugt und die Entladung brennt selbstständig weiter. Das erfordert geeignete Strombegrenzungen, z. B. Vorwiderstände, welche die anliegende Spannung und damit die Feldstärke soweit herabsetzen, dass ein konstanter Strom fließt.

Diese **selbstständige Gasentladung** kennzeichnet beispielsweise Kohlebogen- und Quecksilberdampflampen, oder die heißen Bögen, die zum Lichtbogenschweißen von Metallen zwischen zwei Elektroden gezündet werden, aber auch Glimmlampen und Leuchtstoffröhren. Bei Letzteren wird das bei Ionisations- und Rekombinationsprozessen emittierte UV-Licht über fluoreszierende Wandverkleidungen in sichtbares Licht umgewandelt. Zum Starten der Entladung wird UV-Licht aus kleinen Zusatzlampen oder aus Quecksilberdampfbeimischungen verwendet.

Merke

Selbstständige Gasentladung: Freie Elektronen lösen durch Stoßionisation im elektrischen Feld weitere Elektronen aus; eine Strombegrenzung der Elektronenlawine ist erforderlich.

Man spricht von **unselbstständiger Gasentladung**, wenn eine Entladung nur durch äußere Einflüsse zustande kommt, z. B. durch ionisierende Strahlung oder durch die Ionen in Flammen oder geladene Rauchteilchen (Prinzip von Rauchmeldern).

Merke

Unselbstständige Gasentladung kommt durch äußere Einflüsse wie ionisierende Strahlung, Dissoziation bei hohen Temperaturen und geladene Mikroteilchen zustande.

Dieser Prozess findet u. a. in der **Ionisationskammer** statt, mit der die Stärke ionisierender Strahlung gemessen werden kann: In einem definierten Gasvolumen werden von zwei großflächigen Elektroden alle primär gebildeten Elektronen und positiven Ionen gesammelt. Die Feldstärke wird gerade so hoch gewählt, dass alle Ladungen möglichst ohne zu rekombinieren abgesaugt werden, es aber noch nicht zu sekundären Ionisationsprozessen kommt. Der gemessene **Strom** ist dann ein **Maß für die Dosisleistung der Strahlung** (▶ Kap. 8.3.2).

Merke

Ionisationskammer sammelt primär erzeugte Ladungsträger und erlaubt so die Dosimetrie ionisierender Strahlung.

Wird eine Elektrode der Ionisationskammer durch einen sehr dünnen Draht im Zentrum eines Rohrs ersetzt, den man über einen Vorwiderstand positiv auflädt und in dessen Umgebung dann sehr hohe Feldstärken auftreten, und die andere Elektrode als äußerer Zylinder ausgebildet, so hat man das **Geiger-Müller-Zählrohr** nach ◘ Abbildung 5.15 vor sich. Jedes ionisierende Teilchen, das das Gasvolumen durchquert, führt durch nachfolgende sekundäre Ionisationen zu einer Elektronenlawine, welche die im Anodendraht gespeicherte Ladung neutralisiert.

Die Wiederaufladung des Drahts dauert gerade so lange, dass die gebildeten positiven Ionen, die den Draht schlauchartig umgeben, wieder abgesaugt bzw. neutralisiert worden sind und nicht zur weiteren Bildung freier Elektronen führen. Der Zusammenbruch der Spannung am Vorwiderstand wird dann als Signal für ein einzelnes Teilchen abgegriffen und, evtl. verstärkt, gezählt.

Merke

Geiger-Müller-Zählrohr: Einzelne, ionisierende Teilchen lösen kurzzeitige Elektronenlawinen aus, was die Messung von Zählraten erlaubt.

5.7.4 Elektrizitätsleitung im Vakuum

Das Vakuum selbst ist nicht leitend, solange nicht Ladungsträger von außen eingebracht werden. Dies ermöglichen z. B. die hohen Feldstärken in der Umgebung von negativ aufgeladenen metallischen Spitzen: es werden Elektronen abgelöst und beschleunigt (Feldemission).

Technisch bedeutsamer ist die **Glühemission** von Elektronen aus beheizten Kathoden, wie sie bei Braunschen Röhren, Fernseh- und Röntgenröhren (▶ Kap. 8.2) usw. Verwendung finden. In beiden Fällen muss mindestens die Bindungsenergie der Elektronen (**Austrittsarbeit**) durch das Feld oder thermische Energie aufgebracht werden. Durch die Regelung des Heizstroms der Glühkathode kann die Stromstärke in den Röhrengeräten variiert werden. Diese Geräte wirken wie die **Vakuumdiode als Gleichrichter**, da die kalte Anode bei Umpolung keine Elektronen abgibt!

Auch positive und auch negative Ionen praktisch aller Elemente können durch geeignete **Ionenquellen** ins Vakuum emittiert werden. Solche wurden weltweit in Forschungslaboratorien **für Hoch- und Niederenergiebeschleuniger** entwickelt.

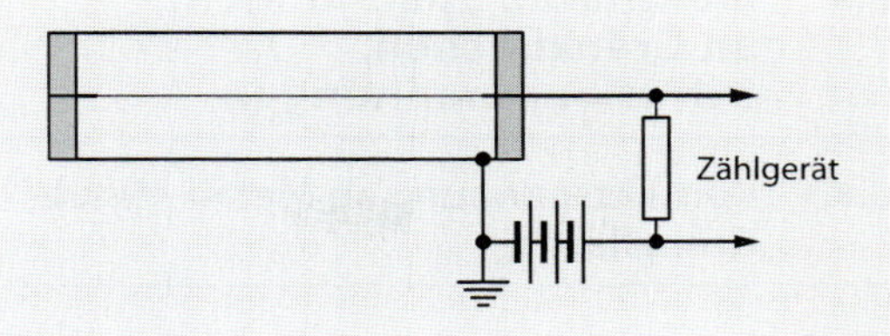

◘ **Abb. 5.15.** Geiger-Müller-Zählrohr. Die von einem ionisierenden Teilchen in Drahtumgebung ausgelöste Elektronenlawine führt zum kurzzeitigen Zusammenbruch der angelegten Spannung, der als Zählimpuls am Widerstand abgegriffen wird. (Harten 2006)

KLINIK

In der Medizin stehen neuerdings neben dem klassischen **Betatron** und **Synchrotron** für die Beschleunigung von Elektronen **zur Produktion von Gammastrahlen** auch **Beschleuniger für Protonen** zur Verfügung, da Protonenstrahlen gesundes Gewebe, das bei Krebstherapien meistens durchquert werden muss, weniger schädigen als Gammastrahlen (▶ Kap. 8.4.2).

Merke

Um Elektronen für Beschleunigungszwecke ins Vakuum zu emittieren, muss zuerst die **Austrittsarbeit**, z. B. durch thermische Energie (Glühemission), aufgebracht werden.

Physik

5.8 Elektrische Spannungen an Grenzflächen, Diffusionsspannungen

5.8.1 Kontaktspannung an Metall-Metall-Grenzfläche

Kontaktspannung

In der Grenzfläche von zwei verschiedenen, innig verbundenen Metallen diffundieren die Elektronen aus dem Metall mit der höheren Elektronenanzahldichte stärker in das andere Metall als umgekehrt. Letzteres lädt sich dadurch negativ, das Erstere positiv auf, bis durch das entstandene Feld die Diffusionsströme in beiden Richtungen gleich groß sind. Diese Kontaktspannung (**Galvanispannung**) ist nicht direkt messbar, da sich in einem Messkreis alle Galvanispannungen zu null addieren.

Thermospannung

Die Kontaktspannung hängt jedoch wie alle Diffusionsprozesse von der Temperatur ab. Verbindet man zwei verschiedene Metalle wie Kupfer und Konstantan durch zwei Lötstellen mit einem dazwischen geschalteten Messinstrument nach ◘ Abbildung 5.16, und hält die eine auf einer konstanten Vergleichstemperatur wie Eiswasser von 0°C, so kann die andere Lötstelle als Temperaturfühler benutzt werden. Mit einem solchen **Thermoelement** misst man die kleine Differenz der temperaturabhängigen Galvanispannungen.

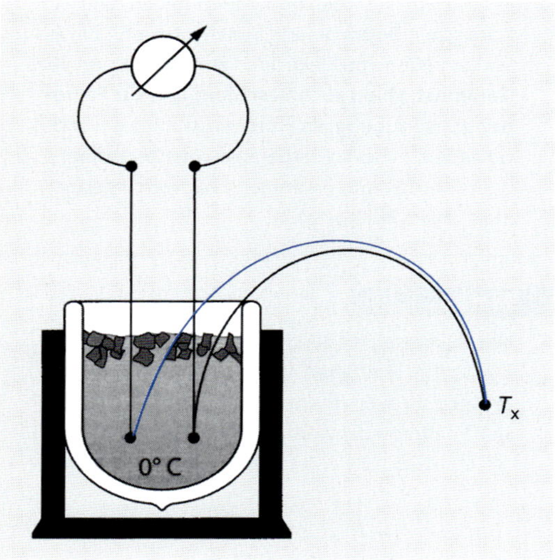

◘ **Abb. 5.16.** Das Thermoelement als Fernthermometer. Messung der Temperatur T_x mit einem in °C kalibrierten Thermoelement. Die Vergleichslötstelle befindet sich in Eiswasser von 0°C. (Harten 2006)

> **Merke**
>
> **Thermoelemente** nutzen die Temperaturabhängigkeit der Kontaktspannung zur Temperaturmessung.

5.8.2 Diffusionsspannungen an Metall-Elektrolyt-Grenzflächen

Diffusionsspannung an Grenzfläche Metall-Elektrolyt

Wenn eine Metallelektrode in einen Elektrolyten eintaucht, in dem ein Salz desselben Elements gelöst ist (z. B. Silber in Silbernitratlösung), so gibt es nach Nernst einen Lösungsdruck $\pi_S = n_S \times k \times T$ (ähnlich dem Dampfdruck in ► Kap. 4.3.2), mit dem das Metall als positives Ion in Lösung geht (im Beispiel als Ag^+-Ion). Die Metallelektrode lädt sich dadurch negativ auf und das in einer dünnen Grenzschicht entstandene elektrische Feld wirkt schließlich der weiteren »Ablösung« von Ionen durch seine rücktreibende Kraft entgegen.

Es kommt zu einem thermodynamischen Gleichgewicht. Die Potenzialdifferenz U_G zwischen Lösung und Elektrode berechnet sich nach der **Nernstschen Gleichung** zu

$$U_G = \frac{1}{z}\frac{kT}{e}\ln\frac{n_s}{n_o} = \frac{1}{z}59{,}5\ \text{mV}\ \log\frac{n_s}{n_o}\ .$$

Dabei bedeutet z die Zahl der Ladungen pro Ion, k die Boltzmannkonstante, e die Elementarladung, n_s ist die Sättigungsanzahldichte der Metallionen nahe der Elektrode und n_0 die entsprechende Anzahldichte der Lösung. Die absolute Temperatur T ergibt mit T=300 K und nach Einsetzen der Konstanten den rechten Teil der Formel.

Die **Galvanispannung** U_G ist, wie zuvor, nicht direkt messbar. Die oben diskutierte Anordnung Metall-Metallsalzlösung funktioniert als **nichtpolarisierbare Elektrode**, wie sie zur Messung von Membranspannungen benutzt werden kann, da sich bei Stromtransport durch die Grenzschicht keine anderen Stoffe abscheiden, die durch neue Galvanispannungen stören würden.

Konzentrationselemente

Tauchen zwei Elektroden aus dem gleichen Metall in Elektrolyten gleicher Art, aber unterschiedlicher Konzentration n_1 und n_2, die durch eine poröse Wand in leitendem Kontakt stehen, so hängt die jetzt messbare **Potenzialdifferenz** U_G nach obiger Formel nur von log n_1/n_2 ab, solange keine Ionendiffusion durch die Wand stattfindet.

Merke

Spannung eines Konzentrationselements nach Nernst: $U_G = \frac{1}{z} 59{,}5\,\mathrm{mV} \log \frac{n_1}{n_2}$ bei 300 K und Konzentrationen unterschiedlichen Teilchen n_1 und n_2.

Spannungsreihe und galvanische Elemente

Metalle haben, wie oben erwähnt, Lösungstensionen τ_S, die sehr unterschiedlich sind. Ordnet man sie nach abnehmender Lösungstension an, so erhält man die

Voltasche Spannungsreihe: Al, Zn, Fe, Cd, Ni, Pb, H, Cu, Ag, Hg, Au, Pt.

Je weiter links ein Element steht, umso leichter gibt es Elektronen ab und geht in Lösung, umso »unedler« ist es im Gegensatz zu den rechts stehenden »Edel«metallen. In der Mitte steht Wasserstoff, der als Bezugselektrode dient.

Tauchen zwei Elektroden aus verschiedenen Metallen in denselben Elektrolyten (z. B. aus Kupfer und Zink in verdünnte Schwefelsäure), so erhält man ein so genanntes **galvanisches Element**. Die Potenzialdifferenz zwischen beiden Elektroden beträgt dann im Beispiel:

$$U = U_{G(Cu)} - U_{G(Zn)} = \{0{,}35 - (-0{,}76)\}\ \mathrm{V} = 1{,}11\ \mathrm{V}.$$

Da die **Lösungstension** von Zink größer als die von Kupfer ist, agiert die Zinkelektrode als Kathode und Kupfer als Anode.

5.8.3 Diffusionsspannungen an Grenzfläche Elektrolyt-Elektrolyt

Diffusionsspannung bei nichtionenselektiver Membran

Werden zwei verschiedene Elektrolyte durch eine ionendurchlässige Membran getrennt, so baut sich – in Abhängigkeit von der Beweglichkeit und der Konzentration der Ionen – zwischen beiden Seiten der Membran ein Diffusionspotenzial auf, das durch die folgende Modifikation der o. g. Nernstschen Gleichung berechnet werden kann.

Wir betrachten eine Membran, die zwei Bereiche unterschiedlicher Konzentration n_1 und n_2 eines Elektrolyten wie z. B. Salzsäure HCl trennt, und erhalten für die **Diffusionsspannung** den Ausdruck:

$$U_{Diff} = \frac{kT}{e} \frac{\mu(H^+) - \mu(Cl^-)}{\mu(H^+) + \mu(Cl^-)} \ln \frac{n_1}{n_2} .$$

Hier sind $\mu(H^+)$ und $\mu(Cl^-)$ die entsprechenden Ionenbeweglichkeiten nach ► Kapitel 5.7.2. Wenn die Beweglichkeiten der Ionen sehr unterschiedlich sind wie im Fall $\mu(Cl^-) << \mu(H^+)$, erhält man wieder die einfache Nernstsche Gleichung.

Diffusionsspannung an ionenselektiven Membranen

Bei ionenselektiven Membranen, wie sie die ca. 5 nm dünnen Zellmembranen lebender Zellen darstellen, geht neben der Konzentration der Ionen noch deren unterschiedliche Durchlässigkeit durch die Membran (**Permeabilität**) in die Diffusionsspannung an der Membran ein. Bei Körperzellen spielt insbesondere die wesentlich größere Permeabilität von K^+-Ionen gegenüber den Na^+-Ionen eine bedeutsame Rolle. Während außerhalb der Zelle Na^+-Ionen 10-mal häufiger sind als innerhalb, sind umgekehrt K^+-Ionen innen 30-mal häufiger als außen.

Die **Membranspannung** der lebenden Zelle beträgt ca. –70 mV zwischen innen (–) und außen (+), woraus sich eine Feldstärke von ≈14 MV/m in der Membran ergibt. Man findet die Beziehung

$$U_{Membran} = 59{,}5\,\mathrm{mV} \times \log \frac{P_K c_K^a + P_{Na} c_{Na}^a + P_{Cl} c_{Cl}^i}{P_K c_K^i + P_{Na} c_{Na}^i + P_{Cl} c_{Cl}^a}$$

für die Konzentrationen von Kalium-, Natrium- und Chlorionen außerhalb (a) und innerhalb (i) der Zelle. Dieses Membranpotenzial wird ständig durch **aktives Pumpen von Ionen** aufrechterhalten (**Ruhepotenzial**).

Bei der lokalen Erregung einer Nerven- oder Muskelzelle ändert sich das Membranpotenzial kurzzeitig durch Öffnung von Ionenkanälen, insbesondere für Na^+-Ionen. Die plötzliche Änderung der Permeabilität von Na-Ionen um etwa das 100fache führt zu einem nur wenige ms andauernden **Aktionspotenzial** von ca. +30 mV, dann schließen sich die Ionenkanäle wieder und das Ruhepotenzial stellt sich rasch wieder ein.

Das pulsartige Aktionspotenzial bewirkt in seiner lokalen Umgebung die gleiche Depolarisation des Ruhepotenzials von –70 mV auf +30 mV, mit dem Effekt, dass sich das Aktionspotenzial als Signalpuls längs einer Nervenfaser mit Geschwindigkeiten von bis zu 100 m/s ausbreitet (GK Physiologie, ► Kap. 1, ► Kap. 12).

Merke

Durch Änderung der Membranpermeabilität für Na^+- und K^+-Ionen können lebende Zellen rasch vom Ruhepotenzial in das Aktionspotenzial wechseln (Depolarisation). Die Repolarisation erfolgt durch transiente Erhöhung der K^+-Leitfähigkeit.

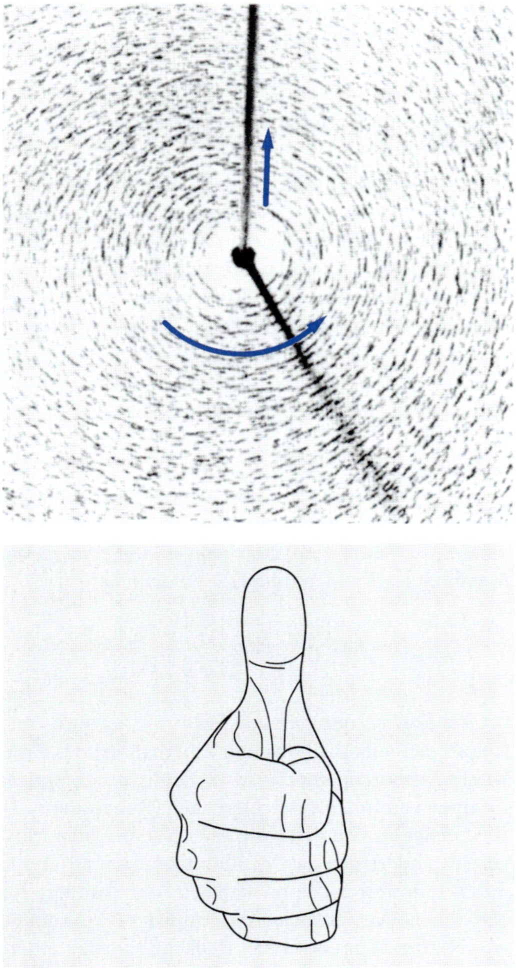

Abb. 5.17. Magnetfeld um stromdurchflossenen Leiter. Ein stromdurchflossener Draht umgibt sich mit ringförmig geschlossenen Magnetfeldlinien, die in der Ebene senkrecht zum Draht durch ausgerichtete Eisenfeilspäne sichtbar werden; ihre Richtung folgt aus der Rechte-Hand-Regel. (Harten 2006)

5.9 Magnetische Größen, elektromagnetische Induktion

5.9.1 Magnetisches Feld, Kraftfluss

Nach den Maxwellschen Gleichungen sind elektrische Ströme untrennbar mit magnetischen Feldern verbunden. Nach Abbildung 5.17 ist jeder stromdurchflossene Draht von ringförmig geschlossenen magnetischen Feldlinien umgeben, eine Kompassnadel würde sich stets quer zum Draht in Richtung der Feldlinien stellen. Die Richtung der magnetischen Feldlinien ist dabei durch die Rechte-Hand-Regel definiert.

> **Merke**
>
> **Rechte-Hand-Regel**: Zeigt der Daumen in Richtung des Stroms, so zeigen die Finger in die Richtung des magnetischen Feldes, in Richtung des Nordpols einer Kompassnadel.

Wickelt man Draht gleichmäßig um ein dünnwandiges nicht Strom leitendes Rohr vom Radius R, und lässt durch die so gebildete Drahtspule der Länge L mit n Windungen den Strom I fließen, dann addieren sich die von jedem Stückchen Draht produzierten magnetischen Felder insgesamt zu einem **homogenen Magnetfeld** $\boldsymbol{H}$ innerhalb der Spule, dessen Stärke durch $H=n\times I/L$ [A/m] gegeben ist.

Bei der Induktion, die später erörtert wird, gehen die Größen **magnetische Flussdichte** $\boldsymbol{B}$ und **magnetischer Fluss** $\boldsymbol{\Phi}$ ein. Sie sind proportional zum magnetischen Feld H:

$B=\Phi/A=\mu\mu_0\times H$ [Tesla=T=Vs/m^2], sowie $\Phi=B\times A$ [Vs].

Hierbei sind $\boldsymbol{\mu_0=1{,}256\times 10^{-6}}$ **Vs/Am** die **magnetische Feldkonstante** und μ die **Permeabilität,** eine dimensionslose Materialkonstante; die Größe $A=\pi R^2$ stellt die Querschnittsfläche der Spule dar, die von der (hier homogenen) Flussdichte B senkrecht durchsetzt wird.

> **Merke**
>
> **Magnetische Feldstärke in Spule** der Länge l mit n Windungen: $H=n\times l/l$ [A/m].
> Magnetische Flussdichte: $B=\Phi/A=\mu\mu_0\times H$[T].
> Einheit T= Tesla =Vs/m^2.
> Magnetischer Fluss $\Phi=B\times A$ [Vs].
> Magnetische Feldkonstante μ_0=1,256×10^{-6} Vs/Am.
> Permeabilität μ: dimensionslose Materialkonstante,
> A: die von der Flussdichte B senkrecht durchsetzte Fläche.

5.9.2 Lorentzkraft und Drei-Finger-Regel

Ein stromdurchflossener Leiter, der über die Länge l senkrecht zur Stromrichtung von einer magnetischen Flussdichte B durchsetzt wird, erfährt eine Kraft senkrecht zu Strom und Flussdichte, die so genannte **Lorentzkraft** $\vec{F}=l\times\vec{I}\otimes\vec{B}$ [N].

Hier steht das Zeichen $\otimes$ für das Vektorprodukt zweier Größen; die resultierende Größe, hier die Kraft

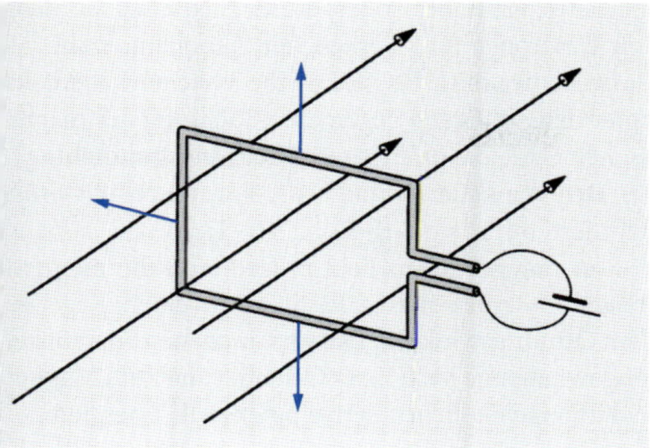

Abb. 5.18. Leiterschleife im Magnetfeld. Eine um die horizontale Achse drehbare Leiterschleife wird bei Stromfluss in die gezeichnete Stellung gedreht, in der die **Lorentzkraft** kein Drehmoment mehr bewirkt. (Harten 2006)

$\vec{F}$, steht auf der Ebene, die durch die Größen $\vec{I}$ und $\vec{B}$ aufgespannt wird, nach der **Drei-Finger-Regel** (s. u.) senkrecht! Der Betrag der Kraft ist durch das nebenstehende einfache Produkt gegeben, wenn für das B-Feld nur die Komponente senkrecht zum Strom I genommen wird: $|F| = l \times I \times B_{\perp I}$.

So wird eine nach Abbildung 5.18 um eine horizontale Achse drehbare Leiterschleife bei Stromfluss in die gezeichnete Stellung gedreht, wo keine Drehmomente mehr wirken, nur noch Kräfte. Bei **Elektromotoren** dreht sich die Spule dank der Trägheit über diesen toten Punkt hinweg: Wird dann der Strom zu diesem Zeitpunkt umgepolt, so erfährt die Spule ein weiteres Drehmoment in derselben Richtung bis zur nächsten Umpolung nach 180° usw.

Merke

Drei-Finger-Regel für die Lorentzkraft $\vec{F} = l \times \vec{I} \otimes \vec{B}$: Zeigt der Daumen in Richtung des Stroms I, der Zeigefinger in Richtung der Flussdichte B, so gibt der Mittelfinger die Richtung der Lorentzkraft F auf die Leiterlänge L an.

5.9.3 Wirkungsweise von Drehspulinstrumenten

Alle von Elektromotoren erzeugten Drehmomente haben ihre Ursache in der **Lorentzkraft**; sie **wirkt** auch **in allen Drehspulinstrumenten**. Ähnlich wie in Abbildung 5.18 befindet sich statt der Leiterschleife eine durch Spiralfedern festgehaltene, reibungsarm drehbare Spule im konstanten Feld eines Permanentmagneten. Die Spule ist gegenüber der Schleife in der Abbildung um 90° gedreht, sodass der durch die Spiralfedern zugeführte Strom ein maximales, zum Strom proportionales Drehmoment durch die senkrecht vom Feld durchdrungenen Teile der Spulendrähte bewirkt. Der an der Spule befestigte Zeiger bleibt in der Stellung stehen, wo sich die Drehmomente von Spule und Spiralfedern gerade kompensieren.

Das Drehspulinstrument dient nicht nur als Strommesser, sondern kann auch als **Spannungsmesser** bei bekanntem Innenwiderstand benutzt werden ($U=R\times I$). Bei Verwendung einer eingebauten Batterie mit bekannter Spannung U_0 ist es auch als **Ohmmeter** verwendbar ($R=U_0/I$).

5.9.4 Magnetische Dipole

Das Magnetfeld einer kurzen Spule unterscheidet sich im Außenraum praktisch nicht von dem in Abbildung 5.2 gezeigten elektrischen Dipolfeld. Auch stabförmige Permanentmagnete zeigen dieselbe Feldverteilung.

Einen **magnetischen Dipol** der Stärke p_m [SI-Einheit: Vsm] kann man sich durch zwei entgegengesetzt gleich starke magnetische Ladungen Φ [Vs] im Abstand l realisiert denken. Die Richtung vom Süd- zum Nordpol (S→N) des magnetischen Moments definiert seine Ausrichtung. Teilt man jedoch einen Permanentmagneten in der Mitte, so erhält man dadurch keine Trennung in einen Nord- und Südpol, sondern wiederum zwei Permanentmagnete. Daraus schließt man, dass es in der Natur keine separaten Nord- und Südpole gibt, sondern alle Magnetfelder von ringförmig bewegten Ladungen bzw. elektrischen Strömen verursacht werden.

Im homogenen Magnetfeld wird auf ein magnetisches Moment das Drehmoment $\vec{M} = \vec{p}_m \otimes \vec{H}$ bzw. $|M| = p_m \times H_{\perp p_m}$ ausgeübt. Die Achse des Drehmoments steht dabei senkrecht auf der durch $\vec{p}_m$ und $\vec{H}$ gebildeten Ebene, das magnetische Moment wird in die Richtung des magnetischen Feldes gedreht. So zeigt der Nordpol einer Kompassnadel immer zum Südpol des erdmagnetischen Dipolfeldes ($H_{horizontal} \approx 24$ A/m); letzterer liegt paradoxerweise im Norden.

In ein inhomogenes Magnetfeld wird ein frei drehbares magnetisches Moment zusätzlich hineingezogen analog zum Dipol im elektrostatischen Fall (▶ Kap. 5.2).

Merke

Magnetische Dipolmomente (Ausrichtung S→N) werden im homogenen Magnetfeld in die (N→S)-Richtung des Feldes gedreht, ins inhomogene Feld auch hineingezogen.

5.9.5 Kernspin- und Elektronenspinmagnetismus

Freie Elektronen besitzen ein mit dem Eigendrehimpuls oder Spin verknüpftes magnetisches Moment. Das im Atom gebundene Elektron hat außerdem ein mit dem Bahndrehimpuls zusammenhängendes magnetisches Moment. Gleiches gilt auch für Protonen und Neutronen im Atomkern. Allerdings kompensieren sich im Kern die Spins und Bahndrehimpulse einer je geraden Anzahl von Protonen und Neutronen zu null, sodass nur Kerne mit einer ungeraden Anzahl von Protonen oder Neutronen, d. h. einem überzähligen Nukleon, überhaupt einen Gesamtdrehimpuls (Kernspin verkürzt genannt) $I \neq 0$ und ein damit einhergehendes magnetisches Moment besitzen.

Der Betrag des Gesamtdrehimpuls I berechnet sich nach den quantenmechanischen (q. m.) Regeln aus der Spinquantenzahl j (j ganz- oder halbzahlig) zu $I = \hbar\sqrt{j \times (j+1)}$, dabei ist $\hbar = h/2\pi$ die q. m.-Einheit des Drehimpulses und h das **Plancksche** Wirkungsquantum.

Die wichtigsten Daten zu Elektron, Proton und einigen Kernen sind in ◘ Tabelle 5.1 zusamengestellt. Um der in Lehrbüchern üblichen Darstellung zu genügen, verwenden wir im Folgenden für das magnetische Dipolmoment p_m die **alternative Schreibweise** $\boldsymbol{\mu_m = p_m/\mu_0}$ (Am^2) (μ_0 = magn. Feldkonstante nach ► Kap. 5.9.1).

Das magnetische Moment μ_m kann parallel oder antiparallel zum Spin I ausgerichtet sein, entsprechend einem positiven oder negativen Vorzeichen. Spin und magnetisches Moment sind durch das **gyromagnetische Verhältnis** $\boldsymbol{\gamma = \mu_m / I}$ ***[Hz/T]*** miteinander verknüpft. Nach den q. m. Gesetzen hat jeder Spin I mit der Quantenzahl j genau $(2j+1)$ Einstellmöglichkeiten zur Richtung eines magnetischen Feldes, sodass die magnetischen Momente von Elektronen und Kernen mit Spinquantenzahl j=½, von Kernen mit z. B. j=5/2 6 Möglichkeiten haben, sich unter dem Winkel α gegen die z-Richtung des magnetischen Feldes zu orientieren (**Richtungsquantelung**).

Der Winkel α ist durch die Formel $\cos\alpha = m\hbar/I$ definiert, mit $m = -j, -(j-1), \ldots, +(j-1), j$.

Im magnetischen Feld präzedieren die magnetischen Momente um die z-Richtung auf einem Kegel mit dem Öffnungswinkel α. Die verschiedenen Spineinstellungen haben je nach ihrer Orientierung zum Magnetfeld unterschiedliche relative potenzielle Energien:

$$E_{Pot} = -\mu_m B\cos\alpha = -\gamma \times I \times B\cos\alpha = -(\gamma \times \hbar \times m) \times B.$$

Die Differenz zwischen benachbarten Einstellungen mit $(m \pm 1)$ und m beträgt $\Delta E_{Pot} = \hbar\omega_L = \gamma \times \hbar \times B = 2\mu_m \times B$. Für $\mu_m > 0$ herrscht die kleinste potenzielle Energie bei Ausrichtung in Feldrichtung vor, bei $\alpha = 90°$ ist $E_{pot} = 0$, und E_{pot} ist maximal bei antiparalleler Ausrichtung. Die Größe $\boldsymbol{\omega_L}$ ist die so genannte **Larmorfrequenz**, nämlich die Winkelgeschwindigkeit, mit der das magnetische Moment um die Richtung des magnetischen Feldes präzediert. Die zugehörige Frequenz $\boldsymbol{f_L = (2\pi^{-1}) \times \gamma B}$ einer hochfrequenten Radiowelle transportiert zugleich Energiequanten $E = hf_L$, die der Energiedifferenz benachbarter m-Zustände entsprechen, also durch Absorption oder Emission Übergänge zwischen den m-Zuständen ermöglichen.

Bei den j=½-Teilchen Elektron und Proton sind die zwei m-Zustände entsprechend dem zugehörigen **Boltzmannfaktor** nicht völlig gleich stark besetzt ($\Delta E_{pot} = h \times f_L = 2\mu_{m,z} \times B$): Für Protonen als Sonde sind wegen der Kleinheit von $\mu_{m,z}$(Proton) bei Zimmertemperatur und B=1T nur ca. 7 Protonen weniger als

◘ **Tab. 5.1.** Charakteristische Daten für Elektronen- und Kernspinresonanzmessungen

Sonde bzw. Isotop	Spinquantenzahl	$\mu_{m,z}/\mu_B$ bzw. $\mu_{m,z}/\mu_K$	$\gamma/2\pi$ in MHz/T	Häufigkeit in natürl. Isotopengemisch in %	Rel. Empfindlichkeit bzgl. gleicher Anzahl wie ^1H
e	½	1,00116	28026	-----	-----
^1H	½	2,79847	42,58	99,98	1
^{13}C	½	0,70216	10,72	1,11	$1{,}59 \times 10^{-2}$
^{14}N	1	0,40357	3,08	99,64	$1{,}01 \times 10^{-3}$
^{17}O	5/2	−1,8930	−5,77	0,04	$2{,}91 \times 10^{-2}$
^{19}F	½	2,6275	40,06	100	$8{,}30 \times 10^{-1}$
^{23}Na	3/2	2,2161	11,26	100	$9{,}27 \times 10^{-2}$

Die magnetischen Momente sind in Einheiten des Bohrschen Magnetons $\mu_B = e\hbar/2m_e$ und des Kernmagnetons $\mu_K = e\hbar/2m_p = \mu_B/1837$ angegeben.

1 Mio im antiparallelen Zustand gegenüber 1 Mio im parallel ausgerichteten Zustand, andererseits sind in 1 mm³ Wasser ca. 7×10^{19} Protonen, also immerhin ca. 5×10^{14} weniger Protonen im höheren Niveau.

Das Messprinzip für Untersuchungen mithilfe der **Kernspin- und Elektronenspinresonanzmethode** kann im Folgenden nur angedeutet werden: Ein kurzer Radiowellenimpuls mit der Larmorfequenz f_L führt durch Absorption der Strahlung zu einer Gleichbesetzung der beiden Spinzustände. Die sich danach wieder einstellende Nichtgleichbesetzung zur Emission von Radiowellen derselben Frequenz, die mithilfe eines Empfängers aufgenommen wird.

Die Stärke des Signals ist proportional zur Anzahl der reagierenden Teilchen (hier Protonen oder Elektronen). Aus der Schnelligkeit der Dämpfung des Signals kann man je nach Versuchsanordnung den Einfluss des Energieaustauschs der Sondenteilchen mit umliegenden Molekülen messen (Spin-Gitter-Wechselwirkung), oder die Emission wird durch die Magnetfelder der benachbarten Atome mit Spin gedämpft, die die Resonanzbedingung durch Frequenzverschiebung stören (Spin-Spin-Wechselwirkung).

Da die Art der chemischen Bindung des Sondenteilchens einen Einfluss auf die Resonanzfrequenz hat, kann man Resonanzspektren durch Feinabstimmung der Frequenz f_L oder Durchstimmung eines kleinen Zusatzfeldes bei fester Frequenz gewinnen. Auf diese Weise kann man auf Details der chemischen Bindung schließen oder sich der Analytik unbekannter Stoffe widmen.

Die in der Medizin zunehmend mit großem Erfolg benutzten **Kernspintomographen (MRT)** oder **NMR-Geräte** (**n**uclear **m**agnetic **r**esonance) funktionieren nach dem gleichen Prinzip. Zu der spektakulären Ortsauflösung dieser Geräte kommt man, indem man dem hohen homogenen B-Feld – das über 2 T stark sein kann – feine Gradientenfelder in x-, y- und z-Richtung überlagert, sodass jedes Raumelement (voxel) separat durch die zugehörige Resonanzfrequenz $f_L \propto B$ angesprochen werden kann. Zur Erhöhung des Kontrasts kann man auch für jedes Raumelement die Stärke der verschiedenen angeführten Dämpfungsarten per Computer auswerten und bildhaft darstellen.

> **Merke**
>
> **Elektronen- und Kernspinresonanz**: Einstrahlung von Radiowellen führt zu Übergängen zwischen zwei benachbarten m-Zuständen im magnetischen Feld bei der Larmorfrequenz $\omega_L = \gamma \times B$.
>
> $\gamma = \mu_m / I$ = gyromagnetisches Verhältnis, μ_m = magnetisches Moment, I = Spin des Sondenteilchens.

5.9.6 Elektromagnetische Induktion

So wie die elektromagnetische Wechselwirkung Magnetfelder durch elektrische Ströme hervorruft, induziert sie umgekehrt in elektrischen Leitern Spannungen, wenn sich der Magnetfluss relativ zum Leiter ändert. Diesen Vorgang nennt man **elektromagnetische Induktion**.

Diese soll anhand von Abbildung 5.18 veranschaulicht werden: Dreht man die Leiterschleife mit einem angeschlossenen Voltmeter um 90° in der Zeit t, sodass die durch Pfeile angedeutete Flussdichte die Schleife nicht mehr durchsetzt, so beobachtet man am Instrument einen Spannungsstoß Φ. Der ist gleich dem über die Zeit integrierten Produkt aus Spannung und Zeit, und ist in diesem Spezialfall gleich dem Produkt aus der von der Leiterschleife umschlossenen Fläche A und der vollen magnetischen Kraftflussdichte B: $-\Delta\Phi = -B \times A = \int_0^t U(t)dt[\mathrm{Vs}]$.

Allgemein gültiger ist die differenzielle Darstellung:

$$U(t) = -d\Phi(t)/dt = -d(B_{\Updownarrow A}(t) \times A)/dt,$$

wobei mit $B_{\Updownarrow A}(t)$ die Komponente des homogenen Feldes $B(t)$ gemeint ist, die die Fläche A senkrecht durchsetzt, also parallel zur Flächennormalen ist. Das Minuszeichen trägt der Tatsache Rechnung, dass ein von der Spannung U durch den Widerstand der Schleife induzierter Strom ein Magnetfeld aufbauen würde, das der Änderung des erzeugenden Feldes entgegenwirkt (**Lenzsche Regel**).

Wichtig ist, dass es für die Höhe der induzierten Spannung nur auf die **relative zeitliche Änderung** des Kraftflusses $B_{\Updownarrow A}(t)$ durch die Schleife ankommt, egal ob sich die Schleife im konstanten Magnetfeld dreht, oder ob umgekehrt das Magnetfeld um die feststehende Schleife bewegt wird, oder ob man bei fester Geometrie das Magnetfeld zeitlich ändert, z. B., indem man es durch eine Spule erzeugt.

Ersetzt man die Leiterschleife in Abbildung 5.18 durch eine Spule gleicher Dimension mit n Windungen, so gilt folgende wichtige Formel:

> **Merke**
>
> Induzierte Spannung in einer Spule mit n Windungen: $U(t) = -n \times d\Phi(t)/dt$

5.9.7 Selbstinduktion

Schließt man eine mit Weicheisen gefüllte Spule mit n Windungen (Induktionsspule) über einen Schalter

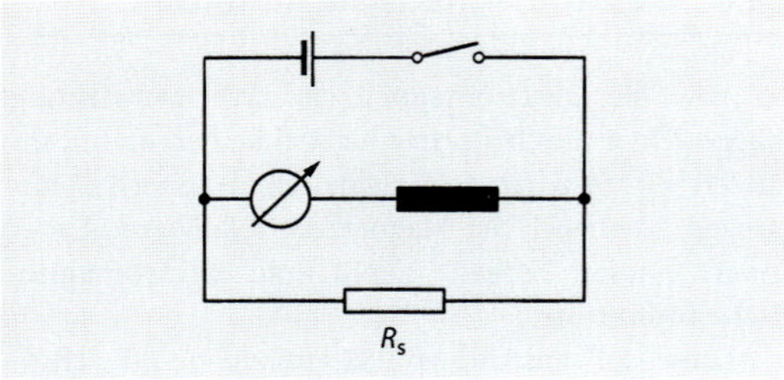

Abb. 5.19. Versuch zur Selbstinduktion. Der Schutzwiderstand R_S erlaubt die allmähliche Entladung der Induktionsspule nach Öffnen des Schalters. (Harten 2006)

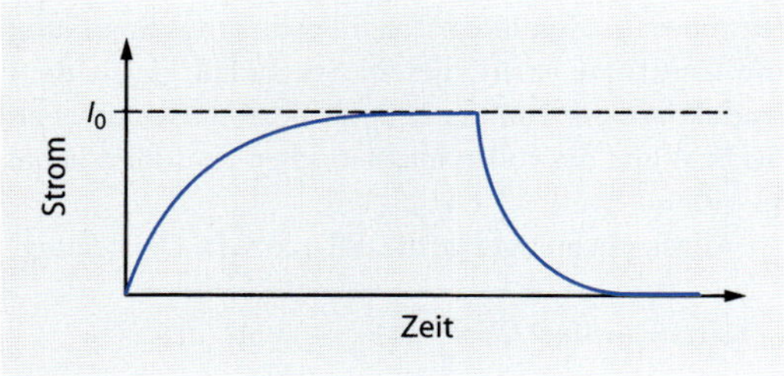

Abb. 5.20. Zeitverhalten des Stroms bei Selbstinduktion: Anstieg und Abfall der Stromstärke nach Ein- und Ausschalten einer Induktionsspule nach Abb. 5.19. entsprechend den unterschiedlichen, jeweils wirkenden Zeitkonstanten $\tau=R/L$. (Harten 2006)

nach Abbildung 5.19 »ein« und nach einiger Zeit wieder »aus«, so beobachtet man an dem dazwischen geschalteten Amperemeter den in Abbildung 5.20 dargestellten zeitlichen Verlauf des Stroms. Nach der bereits erwähnten Lenzschen Regel induziert das sich verändernde Feld der Spule eine Spannung U_I, die der zeitlichen Änderung des Feldes, und damit des Stroms dI/dt proportional ist. Beim Ausschalten wirkt diese Spannung allein. Es gilt:

$$U_I(t)=R\times I(t)=-L\times dI(t)/dt.$$

R ist der gesamte Ohmsche Widerstand von Schutzspule und Induktionsspule. Die Konstante L (SI-Einheit Henry=H=Vs/A) trägt den Namen **Induktivität** oder **Selbstinduktionskoeffizient**. Die Lösung der Differenzialgleichung führt wie im Fall der Entladung eines Kondensators zu einer exponenziell abfallenden Stromstärke (Abb. 5.20): $I(t)=I_0\times\exp(-t/\tau)$ mit der Zeitkonstanten $\tau=L/R$.

Entsprechend erklärt sich auch der langsamere Anstieg des Stroms beim Einschalten, da hier in die Zeitkonstante nur der kleinere ohmsche Widerstand der Spule eingeht; andererseits wirkt hier die um die induzierte Spannung verminderte Batteriespannung. Die Spuleninduktivität berechnet sich aus den bekannten Größen zu $L=\mu\mu_0 n^2\times A/l$.

Merke

Stromabfall bei RL-Glied aus Spule und Widerstand: $I(t)=I_0\times\exp(-t/\tau)$ mit der Zeitkonstanten $\tau=R/L$.

5.9.8 Faradayeffekt oder Magnetrotation

Schickt man ein linear polarisiertes Lichtbündel durch eine durchsichtige, optisch inaktive Substanz wie z. B. Glas, das in gleicher Richtung von einem Magnetfeld durchsetzt wird, so wird die Polarisationsebene des Lichts proportional zur Stärke des Magnetfeldes H und der Länge l der durchquerten Schicht um den Winkel α gedreht: $\alpha=V\times l\times H$.

V ist die materialabhängige **Verdetsche Konstante**. Dieser Effekt wird **Magnetrotation** oder **Faradayeffekt** genannt.

Merke

Faradayeffekt: Optisch inaktive Substanzen drehen die Polarisationsebene, wenn sie parallel zur Richtung des Lichts von einem Magnetfeld der Stärke H durchsetzt werden. Für den Drehwinkel gilt: $\alpha=V\times l\times H$. V ist eine materialabhängige Konstante, l die wirksame Länge.

5.10 Wechselspannung, Wechselstrom

5.10.1 Wechselstromgrößen

Von besonderer Bedeutung in unserem Alltag ist der sinusförmige **Wechselstrom** $I(t)$ bzw. die zugehörige **Wechselspannung** $U(t)$, deren Werte sich mit der Frequenz f (zugehörige **Kreisfrequenz** $\omega=2\pi f$) regelmäßig wiederholen:

$$I(t)=I_0\times\sin(\omega\times t) \text{ bzw. } U(t)=U_0\times\sin(\omega\times t+\varphi).$$

I_0 **und** U_0 sind die so genannten **Scheitelwerte** oder **Amplituden**, die Strom bzw. Spannung beim Wert von $\omega t=\pi/2$ erreichen ($\sin(\pi/2)=1$!). Der **Phasenwinkel** φ berücksichtigt evtl. Unterschiede in der **Phase** von Strom und Spannung (s. u.). Da die Mittelwerte von Strom und Spannung gleich null sind, gibt man als ihre

Effektivwerte die Wurzel aus Mittelwert ihres Quadrats über eine Periode $T=1/f$ an:

$$U_{eff} = \sqrt{\overline{U_0^2 \times \sin^2(\omega \times t)}} = U_0\sqrt{1/2} = U_0/\sqrt{2} \approx 0{,}71 \times U_0,\ I_{eff} = I_0/\sqrt{2} \approx 0{,}71 \times I_0$$

gilt entsprechend.

Mathematisch ist es gleichbedeutend, ob man die Zeitabhängigkeit durch die Sinus- oder die Cosinusfunktion beschreibt, da $\cos(\omega t)=\sin(\omega t+\pi/2)$ ist; der Cosinus eilt gewissermaßen dem Sinus um $\pi/2$ oder 90° voraus.

Wichtig zu wissen: **Das europäische Stromnetz wird mit f=50 Hz betrieben bei U_{eff}=230 V** ($U_0\approx325$ V), das japanische und nordamerikanische mit 60 Hz bei U_{eff}=110 V. Der effektive Leistungsverlust P_{eff} durch Wärmeabgabe am Ohmschen Widerstand ist bei Wechselstrom im zeitlichen Mittel gegeben durch

$$P_{eff} = U_0 \times I_0 \times \overline{\sin^2(\omega \times t)} = 1/2 \times U_0 \times I_0 = U_{eff} \times I_{eff}.$$

Da Strom und Spannung immer in Phase sind, wird wie zuvor über $\sin^2\omega t$ gemittelt, mit folgenden einfachen »Merke«-Formeln:

Merke

Für sinusförmigen Wechselstrom mit Scheitelwerten I_0 bzw. U_0 gelten mit $U_{eff}=U_0/\sqrt{2}$ bzw. $I_{eff}=I_0/\sqrt{2}$ dieselben Regeln wie bei Gleichstrom für Leistung und Ohmschen Widerstand: $P_{eff}=U_{eff}\times I_{eff}$ [W] bzw. $R_{eff}=U_{eff}/I_{eff}$ [Ω].

KLINIK

In der Medizin werden periodische, aber nicht-sinusförmige Ströme u. a. zur Reizung von Muskelnerven, aber auch als Herzschrittmacher eingesetzt. Auch die bei EKG-Aufnahmen gemessenen Spannungen sind in etwa periodisch, aber nicht sinusförmig, und werden nach anderen Kategorien interpretiert (GK Physiologie, ► Kap. 3.1.4).

5.10.2 Wechselstromwiderstände, Leistung in Wechselstromkreisen

Schließt man Kondensatoren unterschiedlicher Kapazität C bzw. Induktionsspulen verschiedener Induktivität L an eine Wechselstromspannungsquelle an und misst Strom und Spannung mit geeigneten Instrumenten, so macht man die folgenden Beobachtungen:

- Bei Kondensatoren eilt die Phase des Stroms der Spannung am Kondensator um 90° ($\pi/2$) voraus und der **kapazitive Blindwiderstand** nimmt umgekehrt proportional zur Kreisfrequenz ω und zur Kapazität C nach $\boldsymbol{R_C=1/(\omega C)}$ [V/A] ab.
- Umgekehrt eilt die bei der Induktionsspule angelegte Spannung dem Strom um 90° voraus.

Merke

Eselsbrücke: »LUI« L→U vor I

Der **induktive Blindwiderstand** wächst mit ω gemäß $\boldsymbol{R_L=\omega L}$ [V/A].

Man nennt die Größen $\boldsymbol{R_C}$ und $\boldsymbol{R_L}$ Blindwiderstände, weil sie im zeitlichen Mittel keine Leistung aufnehmen. Da Strom und Spannung in beiden Fällen eine Phasendifferenz von $\pi/2$ aufweisen, ist $\overline{P}(C,L) = \overline{U(t)\times I(t)} = U_0 \times I_0 \times \overline{\sin(\omega t)\times\sin(\omega t+\pi/2)} = 0$. Diese Eigenschaften erklären sich durch die folgenden Überlegungen:

Die Aufladung des Kondensators durch den Strom beschreiben die Formeln $Q(t)=C\times U(t)$ und $I(t)=dQ/dt$. Für $U(t)=U_0\times\sin(\omega t)$ folgt nach den Differenziationsregeln:

$$I(t)=C\times dU(t)/dt=CU_0\omega\times\cos(\omega t)=CU_0\omega\times\sin(\omega t+\pi/2)!$$

Der Widerstand R_C berechnet sich formal zu $R_C=U_0/I_0=1/(C\omega)$.

Die Induktionsspannung $U_L(t)$ an der Spule kompensiert immer die angelegte Spannung $U(t)$. Wir gehen vom Strom $I(t)=I_0\times\sin(\omega t)$ aus. Dann ist $U(t)=-U_L(t)=L\times dI/dt = L\omega I_0\times\cos(\omega t)=L\omega I_0\times\sin(\omega t+\pi/2)$! Entsprechend ist der Widerstand der Spule $R_L=U_0/I_0=L\omega$.

Merke

Die frequenzabhängigen Scheinwiderstände von Spulen der Selbstinduktion L und Kondensatoren der Kapazität C sind $R_L=L\omega$ und $R_C=1/(C\omega)$. Die angelegte Spannung eilt bei der Spule dem Strom um 90° voraus und hinkt dem Strom beim Kondensator um 90° nach.

Im allgemeinen Fall müssen v. a. bei Spulen noch Ohmsche Widerstände berücksichtigt werden. Sie bewirken, dass der Phasenunterschied von Strom und Spannung $\varphi\neq\pi/2$ wird. Man spricht in diesem Zusammenhang laut ◘ Tabelle 5.2 von **Schein-, Blind- und Wirkleistungen** und entsprechenden Widerständen. Der Scheinwiderstand wird häufig auch als **Impedanz** bezeichnet. Zwar belasten Blindleistungen nicht den Energieverbrauchszähler, aber der entsprechende Blindstrom muss durch Ohmsche Leiter herangeführt

Tab. 5.2. Stromleistung und Stromwiderstände bei der Phasendifferenz φ von Strom und Spannung

Scheinleistung	$P=U_{eff}\times I_{eff}$	Scheinwiderstand	$Z=U_{eff}/I_{eff}$
Wirkleistung	$P_W=\cos\varphi\times U_{eff}\times I_{eff}$	Wirkwiderstand	$R_W=\cos\varphi\times U_{eff}/I_{eff}$
Blindleistung	$P_B=\sin\varphi\times U_{eff}\times I_{eff}$	Blindwiderstand	$R_B=\sin\varphi\times U_{eff}/I_{eff}$

werden und verbraucht dadurch **vor** dem Stromzähler Energie. Daher wird darauf geachtet, dass für den Phasenwinkel möglichst $\varphi\approx 0$ eingehalten wird.

5.10.3 Transformator

Umschließen zwei Spulenwicklungen mit den **Windungszahlen n_1 und n_2** zwei gegenüberliegende Seiten eines Weicheisenkerns, so verhalten sich nach dem Induktionsgesetz die Spannungen an beiden Spulen wie die Windungszahlen, während die Ströme zu ihnen umgekehrt proportional sind: $U_1/U_2=n_1/n_2=I_2/I_1$. Letzteres gilt, weil die abgegebene Leistung auf der Sekundärseite $P_2=U_2\times I_2=U_1\times I_1=P_1$ gleich der auf der Primärseite sein muss, wenn man von kleinen Ummagnetisierungsverlusten absieht.

Transformatoren spielen in der Energieversorgung eine unverzichtbare Rolle, da durch die Hochspannungstransformation geringere Stromstärken erforderlich sind und damit die Verluste in den Zuleitungen, die mit $P=R\times I^2$ gehen, minimiert werden. So werden die in den Stromgeneratoren erzeugten Spannungen von 10–20 kV auf bis zu 400 kV hochtransformiert und für die Haushalte auf 230 V herabgesetzt.

In allen elektronischen Geräten, z. B. PC's, stellen Transformatoren nicht nur die Niedervolt-Versorgungsspannungen für die Halbleiterbausteine, sondern auch die Hochspannungen für die Röhrenmonitore bereit. Im Haushalt verwenden wir heute zusätzlich viele kleine Trafos zum Aufladen der Batterien ($\geq$1,2 V) für Handys, Digitalkameras, CD-Spieler usw. Der benötigte Gleichstrom wird dabei durch Gleichrichter und Glättungskondensatoren erzeugt.

Merke

Strom- und Spannungsübersetzung beim Transformator: $U_1/U_2=n_1/n_2=I_2/I_1$.

5.10.4 Serienschwingkreis

Schaltet man eine Induktionsspule, einen Kondensator und einen Ohmschen Widerstand in Serie an einen Generator, der eine feste Wechselspannung U_0 in einem weiten Frequenzbereich bereitstellt, so steigt der durchgelassene Strom erst stark mit der Frequenz an, erreicht ein Maximum und fällt dann stetig zu hohen Frequenzen immer weiter ab. Berücksichtigt man die in ► Kapitel 5.10.2 erwähnten Phasen zwischen Strom und Spannung in allen drei Bauteilen, so erhält man den **Gesamtscheinwiderstand oder** die **Impedanz** der Schaltung:

$$Z(\omega)=\sqrt{R^2+(L\omega-1/C\omega)^2}\,.$$

Man erkennt, das die Impedanz $Z(\omega)$ ein Minimum erreicht, wenn der Ausdruck in Klammern null wird. Dies ist bei der Kreisfrequenz $\omega_0=1/\sqrt{LC}$ der Fall, bzw. bei der Frequenz $f_0=1/(2\pi\sqrt{LC})$. Je nach Größe des Ohmschen Dämpfungswiderstandes ergibt sich das in ◻ Abbildung 5.21 gezeigte Resonanzverhalten. Die Anordnung stellt bei scharfer Abstimmung einen **Durchlassfilter für einen Bereich um die Resonanzfrequenz ω_0** dar.

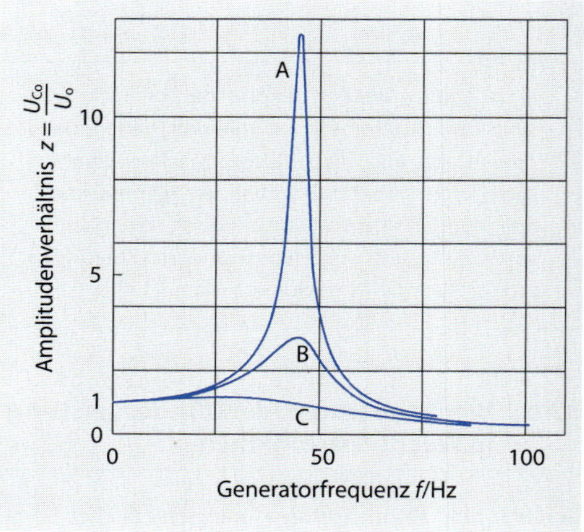

Abb. 5.21. Resonanzkurven für Serienschwingkreis. Aufgetragen ist das Verhältnis der Spannungen am Kondensator U_{C0} zur Generatorspannung U_0 als Funktion der Generatorfrequenz f. Die Kurven A, B und C gelten für Ohmsche Widerstände von R=11, 48 und 148 Ω. Die Induktivität der Spule beträgt L=0,5 H, die Kapazität des Kondensators C=25 μF. Der Quotient U_{C0}/U_0 entspricht dem Verhältnis $R_C(\omega)/Z(\omega)$. (Harten 1999)

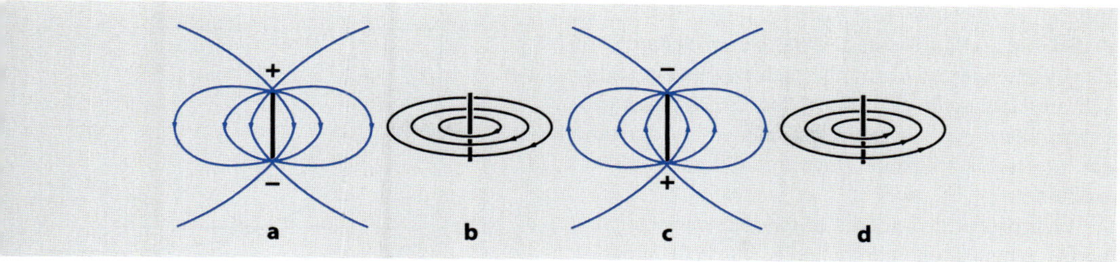

Abb. 5.22a–d. Schwingender Dipol. Einzelheiten im Text. (Harten 2006)

Merke

Impedanz der Serienschaltung von Spule, Kondensator und Ohmschen Widerstand als Funktion der Frequenz: $Z(\omega)=\sqrt{R^2+(L\omega-1/C\omega)^2}$.

5.10.5 Parallelschwingkreis, Hertzscher Dipol

Ein komplementäres Verhalten zur Serienschaltung von Ohmschem Widerstand, Spule und Kondensator zeigt die Parallelschaltung der drei Bauelemente. Schließt man diesen **Parallelschwingkreis** an eine frequenzvariable Spannungsquelle an, so ist der Wechselstromleitwert $G(\omega)$ (Kehrwert der Impedanz $Z(\omega)$) gegeben durch:

$$G(\omega)=1/Z(\omega)=\sqrt{1/R^2+(C\omega-1/L\omega)^2}\,.$$

Für die Kreisfrequenz $\omega_0=1/\sqrt{LC}$ ist der Klammerausdruck unter der Wurzel null und der Leitwert minimal, d.h. aber, der **Widerstand ist jetzt maximal für Frequenzen in der Umgebung von ω_0 (Sperrkreis)**. Im Grenzfall $R\to\infty$ wird bei der Kreisfrequenz ω_0 die Impedanz unendlich groß, der aufgeladene Kondensator entlädt sich über die Induktionsspule, die ein magnetisches Feld aufbaut, das den Entladungsstrom zu hindern sucht, bis schließlich mit dem Maximalwert des Stroms auch das magnetische Feld maximal und der Kondensator ganz entladen ist.

Der folgende Abbau des Magnetfeldes hält den Strom aufrecht, bis der Kondensator umgekehrt aufgeladen ist. Dann beginnt das Spiel in umgekehrter Richtung von Neuem. Das heißt, die elektrische Energie pendelt in diesem Parallelschwingkreis zwischen dem elektrostatischen Feld im Kondensator und dem magnetischen Feld in und um die Spule hin und her.

Ein Parallelschwingkreis für sehr hohe Resonanzfrequenzen ω_0 erfordert sehr kleine Kapazitäten und Induktionsspulen, wie sie im Extremfall kurze Metallstäbe als schwingende Dipole nach Abbildung 5.22a–d darstellen (**Hertzscher Dipol**). Geht man von entgegengesetzt aufgeladenen Enden des Stabes auf (a), so baut der Entladungsstrom ringförmig geschlossene Magnetfelder auf (b), die wiederum bei ihrem Abbau (s. a. Serienschaltung) die Enden des Stabs mit umgekehrter Polarität aufladen (c).

Nach der weiteren vollständigen Entladung hat sich bei maximalem Strom ein magnetisches Feld in der Gegenrichtung zu (b) aufgebaut (d) usw.. Da sich aber die elektrischen und magnetischen Felder im Raum mit Lichtgeschwindigkeit ausbreiten, wirken die räumlich entfernteren Teile nicht mehr auf den Dipol zurück, lösen sich vom Dipol und breiten sich als elektromagnetische Welle mit der Frequenz f_0 im Raum aus.

Das sind die von **Heinrich Hertz** 1888 entdeckten **elektromagnetischen Wellen**, die sich mit Lichtgeschwindigkeit ausbreiten. Ihre elektrischen und magnetischen Felder induzieren sich gegenseitig und stehen immer senkrecht aufeinander (Näheres in ▶ Kap. 6).

Merke

Der Hertzsche Dipol ist ein räumlich offenener Parallelschwingkreis aus Spule und Kondensator, von dem sich elektromagnetische Wellen ablösen: Elektrische und magnetische Felder induzieren sich gegenseitig, stehen senkrecht aufeinander und breiten sich mit Lichtgeschwindigkeit aus.

5.11 Menschlicher Körper im elektrischen Stromkreis, Schutzmaßnahmen

5.11.1 Stromschädigungen

Alle inneren Organe, Muskeln und Herz werden durch vom Nervensystem ausgehende elektrochemische Impulse angesteuert; in den Zellen selbst finden ständig elektrochemische Prozesse statt. Insofern kann das

Innere des menschlichen Körpers wegen der in den Zellen und im Blutplasma gelösten Ionen (▶ Kap. 5.8.3) als gut leitender Elektrolyt betrachtet werden. Lediglich die Haut stellt nach ◘ Abbildung 5.23 einen größeren, allerdings spannungsabhängigen Widerstand dar, er ist für trockene Haut mit bis zu 6 kΩ am größten.

Elektrische Ströme, die durch den menschlichen Körper gehen, können deshalb die natürliche Funktion der Zellen, insbesondere die der Nerven- und Muskelzellen stören oder völlig zum Erliegen bringen, und wenn sie Herzflimmern verursachen, sogar tödlich sein.

Weitere Schädigungen sind Verbrennungen durch die von größeren elektrischen Strömen entwickelte Wärme.

Im nachstehenden »Merke«-Hinweis (nach Harten 2006) sind die Wirkungen von Gleich- und Wechselstrom bis 50 Hz aufgelistet. Generell ist nur Hantieren mit Spannungsquellen bis ca. 5 V ungefährlich. Das Prüfen einer 9 V-Batterie mit der Zunge ist bereits sehr schmerzhaft. Ist man gut geerdet, z. B., wenn man in der Badewanne sitzt, so können schon die 24 V gefährlich werden, die noch für Modelleisenbahnen und Puppenstuben erlaubt sind.

KLINIK

Mit der Einwirkungsdauer steigt die schädigende Wirkung von Strömen. Deshalb ist – auch zum eigenen Schutz – bei Rettungsaktionen erst die Stromzufuhr zu unterbrechen, bevor man sich dem Unfallopfer selbst zuwendet.

Merke

Wirkungen von Gleich- und Wechselstrom bis 50 Hz:

<0,4 mA: keine spürbare Wirkung,
0,4–4 mA: geringe, aber merkliche Wirkung,
5–25 mA: erhebliche Störungen,
25–80 mA: Bewusstlosigkeit, reversibler Herzstillstand,
>100 mA: Verbrennungen, Herzstillstand.

5.11.2 Schutzmaßnahmen

Um sich und andere vor Stromschlägen zu schützen, gibt es neben Verhaltensmaßregeln, welche die unten angegebenen »Cave«-Hinweise zusammenfassen, eine Reihe von Vorkehrungen, die inzwischen bei Elektroinstallation Stand der Technik sind: So verlegt man heute in Häusern zur Stromversorgung nur noch **dreiadrige Kabel** mit brauner, blauer und gelbgrüner Kunststoffisolierung, die in Schukodosen enden. Geräte, die keine berührbaren metallischen Teile enthalten, werden über flache Zweipolstecker angeschlossen. Der Strom fließt vom spannungsführenden Phasenleiter (meist braun) über den Verbraucher zum Nullleiter (meist blau), der im versorgenden Transformator geerdet ist.

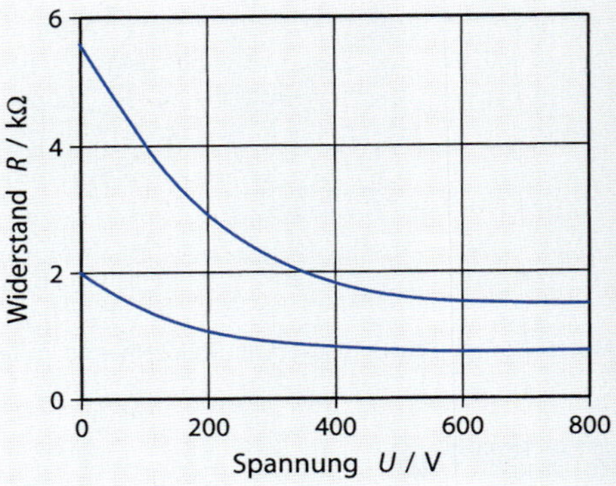

◘ **Abb. 5.23.** Grenzkurven der Widerstandskennlinien menschlicher Leichen: oben für zarte Gelenke, trockene Haut; unten für starke Gelenke, feuchte Haut. (Harten 2006)

Der normale **Schukostecker** verbindet nun über die gelbgrüne Ader metallische Geräteteile mit den beiden über den Zweipolöffnungen der Dose befindlichen Schutzkontakten. Diese sind über das fortgeführte gelbgrüne Kabel hinter dem Sicherungskasten (vom Verbraucher aus gesehen) mit dem Nullleiter verbunden. Kommt nun der metallische Teil des Geräts durch Beschädigungen mit dem Phasenleiter in Kontakt, so ist auch dieses auf Erdpotenzial und der Strom fließt über den geerdeten Schutzleiter ab. Durch die normale, vorgeschaltete Sicherung wird der Strom nämlich nur dann unterbrochen, wenn er ein vorgegebenes Höchstmaß überschreitet.

Einen weiteren Schutz bieten die so genannten **Fehlerstromschutzschalter** (»FI«-Sicherungen). Diese unterbrechen die Stromzuführung sehr rasch, sobald die Differenz der Ströme in Phasen- und Nullleiter einen bestimmten Grenzwert (meist 30 mA) überschreitet. Auf diese Weise ist man auch dann noch geschützt, wenn man durch Unachtsamkeit ein Strom führendes Kabel oder ein nicht geerdetes spannungsführendes Bauteil berührt, oder wenn in einem schmorenden Kabel ein Leckstrom zum Schutzleiter fließt. Kabelbrände sind besonders gefährlich, da sie meist sehr giftige Gase entwickeln, die rasch zum Tod durch Ersticken führen können.

KLINIK

Bei **medizinischen Untersuchungen** und Anwendungen mit Strom führenden Geräten ist es außerdem sehr wichtig, dass Arzt, Patient und Anwendungsgerät möglichst auf gleichem Erdpotenzial sind, damit ungewollte Ableitströme und Berührungsspannungen vorgegebene Grenzwerte nicht überschreiten.

Merke

Verhaltensmaßregeln gegen Stromschläge:
- Nicht mit feuchten Händen arbeiten.
- In Badewannen keine elektrischen Geräte bedienen.
- Füße gut isoliert auf den Boden stellen.
- Immer eine Hand möglichst in der Tasche, denn Hand-zu-Handströme gehen über das Herz.
- Mit Spannungsprüfer Stromleiter ermitteln.
- Nur Werkzeuge mit gut isoliertem Griff verwenden.

Schwingung

harmonische Schwingung

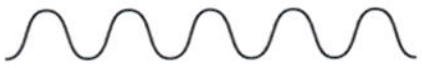

Beschreibung durch: $y(t) = y_0 \cdot \sin(\omega \cdot t + \varphi)$

Musik = Spektrum von Schwingungen

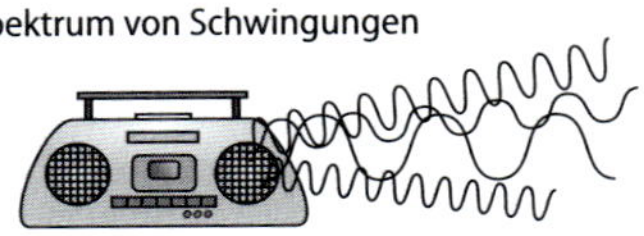

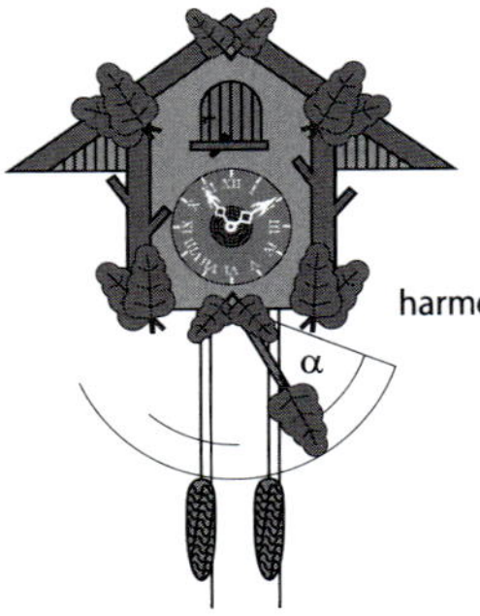

elektromagnetische Wellen

	Wellenlänge	Frequenz
UKW	≥ 1 m	$\leq 3 \cdot 10^{8}$ Hz
Röntgen	$\geq 10^{-11}$ m	$\leq 3 \cdot 10^{19}$ Hz

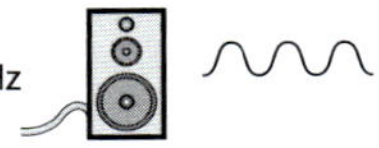

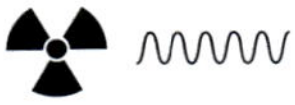

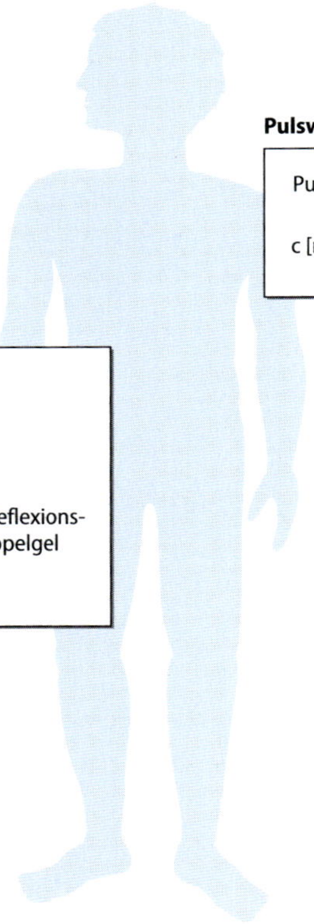

Pulswelle

Pulswellengeschwindigkeit

$$c\,[m/s] = \frac{l\ (\text{Laufstrecke})}{\Delta t\ (\text{Zeitdifferenz})}$$

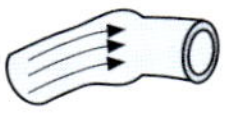

Ultraschall

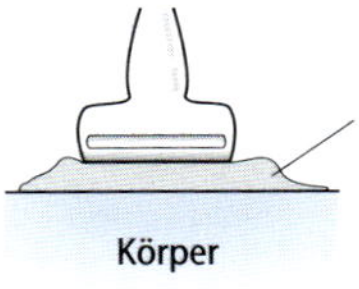

Verringerung des Reflexionsverlustes durch Koppelgel

6 Schwingungen und Wellen

Mind Map

Schwingungen sind je nach Frequenz und Stärke wohltuend (sich wiegen) oder höchst unangenehm (gerüttelt werden). Bei Pendel oder Schaukel sind sie als periodische Abläufe gut sichtbar. Durch rhythmisches Anstoßen im richtigen Takt kann man jedes System »aufschaukeln«, was physikalisch ausgedrückt heißt, eine erzwungene Schwingung mit der Resonanzfrequenz anzufachen.

Seilwellen, die von einer hin- und herschwingenden Hand erzeugt werden, vermitteln uns ebenso wie Wasserwellen und auch Pulswellen ein anschauliches Bild vom Phänomen **Welle**. Die Ausbreitung von Wellen und viele Phänomene bei ihrem Auftreffen auf Hindernisse oder andere Medien lassen sich mathematisch gut beschreiben.

Vom morgendlichen Weckerrasseln über Handyklingeln, Autohupen, Musik- und Nachrichtensendungen bis zum abendlichen Bettgeflüster nehmen wir durch **Schallwellen** Informationen aus unserer Umgebung auf, wobei die Intensität über 12 Zehnerpotenzen variieren kann und je nachdem als angenehm (Musik) oder störend (»Nagel auf Tafel«) empfunden wird. Unser Gehör umfasst nur einen Frequenzbereich von 3 Zehnerpotenzen, aber wir nutzen Ultraschall bis 10 GHz.

Nur für Licht, einem winzigen Ausschnitt aus dem weiten Spektrum **elektromagnetischer Wellen**, hat der Mensch Sensoren, nämlich die Augen. Die Nutzung des ganzen Spektrums elektromagnetischer Wellen mit Hilfe von Radio, Fernsehen, Handy, WLAN- und Infrarot-Schnittstellen ermöglicht heute die rasche, nicht mehr ortsgebundene Kommunikation in unserer Informationsgesellschaft. Computer- und Kernspintomographie vermitteln uns einen tieferen Einblick in die verborgene Innenwelt des Körpers, Radaraufnahmen von Flugzeugen und Satelliten ein umfassendes Bild der Welt im Großen. Mit Laserstrahlen werden Hologramme von Gegenständen aufgenommen; man benutzt sie, scharf gebündelt, als präzise Schneide- und Fräswerkzeuge, auch in der Medizin.

Physik

6.1 Schwingungen

6.1.1 Oszillatoren

Oszillatoren sind **schwingungsfähige Systeme**. Eine Schwingung ist ein Vorgang, der sich in gleichen Zeitabständen wiederholt und den ein **periodischer Wechsel von Energieformen** charakterisiert. So kann man z. B. beim Fadenpendel eine sich ständig wiederholende Umwandlung von kinetischer Energie in potenzielle Energie und umgekehrt beobachten. Ähnlich verhält sich eine zwischen zwei Federn fixierte Masse, die horizontal hin und her schwingt, eine hin und her schwingende Wassersäule in einem U-Rohr oder der in ▶ Kapitel 5.10.5 diskutierte Parallelschwingkreis, wo elektrostatische und magnetische Felder sich gegenseitig erzeugen und abbauen.

Schwingende, in Rahmen fest eingespannte Saiten, und Luftsäulen in verschieden geformten Röhren sind Ton- und Klangquellen der meisten Musikinstrumente. Bei den Saiten setzt sich die durch beispielsweise Zupfen in die elastische Dehnung gesteckte Energie in Bewegungsenergie der Saiten um, und diese wieder zurück in Dehnung. Bei oszillierenden Luftsäulen geht lokaler Überdruck in Bewegungsenergie sich ausdehnender Luft über und umgekehrt.

Allgemein gilt: Schwingungen können dann entstehen, wenn die Gesamtenergie eines Systems zwei Energieformen aufweist, die sich mit einer gewissen Zeitverzögerung ineinander umwandeln.

6.1.2 Beschreibung harmonischer und gedämpfter Schwingungen

Harmonische Schwingungen

Man nennt eine Schwingung **harmonisch**, wenn die schwingende Größe durch die folgende **Sinusfunktion** beschrieben werden kann: $y(t) = y_0 \times \sin(\omega \times t + \varphi)$.

Anschaulich beschreibt diese Gleichung die Projektion eines Punkts auf die y-Achse, während sich der Punkt gleichmäßig auf einem Kreis um den Ursprung bewegt (◘ Abb. 1.5). Die in ◘ Tabelle 2.3 eingeführten physikalischen Größen, die auch zur Beschreibung von Wechselstrom in ▶ Kapitel 5.10 benutzt werden, gelten auch hier.

Aus der Umlaufzeit wird jetzt die **Schwingungsdauer** oder **Periode**, aus der Umlauffrequenz die **Frequenz**. Die Größe $y(t)$ bedeutet die **momentane Auslenkung**, y_0 die **maximale Auslenkung oder Amplitude**. Der **Phasenwinkel** $\varphi=\omega\times\Delta t$ gibt an, um wie viel die Phase einer Schwingung einer anderen gleicher Frequenz voraus ist ($\varphi>0$) oder hinterher hinkt ($\varphi<0$).

Allen mechanischen schwingungsfähigen Systemen, wie der von zwei Federn gehaltenen Masse (**Federpendel**), ist gemein, dass die Auslenkung y der Masse m aus der Ruhelage proportional zur rücktreibenden Kraft ist: $D\times y(t) = -m\times d^2y(t)/dt^2$.

Der rechte Ausdruck mit der zweifachen Ableitung nach der Zeit ist die auslenkungsbedingte Beschleunigung; diese mal der Masse ergibt die rücktreibende Kraft. Setzt man die o. g. Sinusfunktion in diese Differenzialgleichung ein und differenziert 2-mal, so erhält man daraus die Beziehung $D/m = \omega^2$, bzw. nach Einsetzen von $\omega=2\pi f=2\pi/T$ für die Schwingungsdauer das Ergebnis:

$$T = 2\pi\sqrt{m/D}\,.$$

D ist die so genannte **Federkonstante**, T die Dauer einer vollen Schwingung, $f=1/T$ die Schwingungsfrequenz.

Ähnliche Überlegungen führen beim Parallelschwingkreis aus Spule und Kondensator zu $T = 2\pi\sqrt{LC}$ (▶ Kap. 5.10.5).

Für das **Fadenpendel** findet man bei kleinen Auslenkwinkeln die analoge Differenzialgleichung $m\times g\times\alpha(t)=-m\times l\times d^2\alpha(t)/dt^2$ mit der masseunabhängigen Lösung $T = 2\pi\sqrt{l/g}$.

Beim so genannten Sekundenpendel dauert eine Halbschwingung genau 1 s, dies trifft für die Erdbeschleunigung g=9,81 m/s^2 genau bei einer Fadenlänge von l=99,4 cm zu.

> **Merke**
> Die Sinusfunktion $y(t) = y_0 \times \sin(\omega \times t + \varphi)$ beschreibt die Zeitabhängigkeit harmonischer Schwingungen mit Schwingungsamplitude y_0, relativer Phase φ, Frequenz f, Kreisfrequenz ω, Schwingungsdauer T und $\omega=2\pi f=2\pi/T$.

Gedämpfte Schwingungen

Ohne Energiezufuhr im richtigen Rhythmus kommen alle Schwingungen durch **Reibungsverluste** zur Ruhe. ◘ Abbildung 6.1 zeigt die immer kleiner werdenden Ausschläge einer gedämpften Schwingung. Die Höhe der Amplituden nimmt exponenziell nach der Formel $y_0(t)=y_{00}\times\exp(-\delta t)$ ab.

Jede Dämpfung erniedrigt auch die Frequenz der Schwingung. Für eine zur Geschwindigkeit der Bewegung proportionale Dämpfung erhält man $\omega_D = \sqrt{\omega^2 - \delta^2}$, wenn $\delta<\omega$.

Ist die Dämpfung so groß, dass $\delta=\omega$ wird, so führt das System keine Schwingungen mehr aus, sondern kommt näherungsweise in einer Periode der ungedämpften Schwingung zur Ruhe (**aperiodischer Grenzfall**).

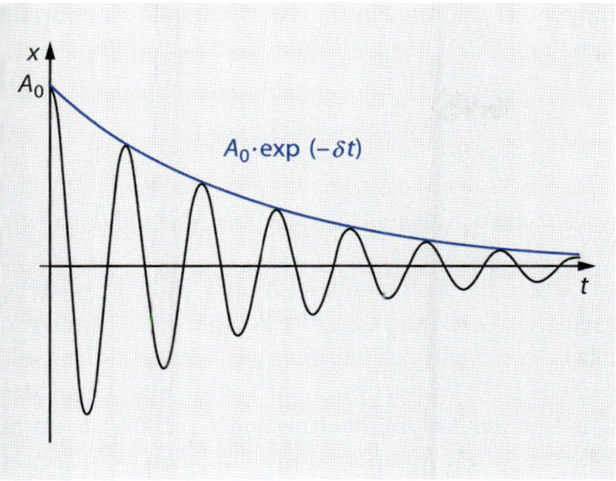

Abb. 6.1. Gedämpfte Schwingung. Die blau gezeichnete Kurve verbindet die Maximalausschläge der Schwingung und fällt exponenziell ab. (Harten 2006)

Bei noch stärkerer Dämpfung mit $\delta > \omega$ kehrt das System sehr langsam in die Ruhelage zurück (**Kriechfall**). Bei den in ▶ Kapitel 5.9.3 diskutierten Drehspulinstrumenten macht man absichtlich die Dämpfung gerade so stark, dass der aperiodische Grenzfall eintritt, damit die Zeiger nicht erst lange hin- und herschwingen.

Merke

Gedämpfter Oszillator: Bei nicht zu großer Dämpfung $\delta < \omega$ nimmt die Amplitudenhöhe mit $\exp(-\delta t)$ ab. Im aperiodischen Grenzfall ($\delta = \omega$) kommt das System in ca. einer Periode der ungedämpften Schwingung zur Ruhe.

6.1.3 Erzwungene Schwingungen

Regt man eine der schwingungsfähigen Größen der beschriebenen Oszillatoren durch einen **Frequenzgenerator** mit konstanter Amplitude periodisch an, so beobachtet man **erzwungene Schwingungen** im angekoppelten System:

- Bei kleinen Kreisfrequenzen $\omega << \omega_0$ folgt der Oszillator fast ohne Phasen- und Amplitudenunterschied der Vorgabe des Generators.
- In der Nähe der Eigenfrequenz ω_0 des Oszillators steigt die Amplitude der Schwingung des Oszillators steil an, erreicht etwa bei ω_0 ein Maximum und
- fällt dann zu hohen, aufgeprägten Frequenzen $\omega >> \omega_0$ wieder steil ab.

Der Oszillator gerät bei $\omega \approx \omega_0$ in Resonanz, er wird zum **Resonator**. Die Phase der erzwungenen Schwingung geht bei $\omega \approx \omega_0$ rasch durch 90° und wird mit $\omega >> \omega_0$ immer mehr gegenphasig ($\varphi \to 180°$). Dieses Verhalten wird in Abbildung 5.21 für die Kondensatorspannung des diskutierten Serienschwingkreises anschaulich dargestellt. Je nach Dämpfung durch verschiedene ohmsche Widerstände ist das Resonanzverhalten in der Umgebung der Resonanzfrequenz ω_0 unterschiedlich ausgeprägt.

Merke

Erzwungene Schwingungen: In der Umgebung der Resonanzfrequenz eines Oszillators wird die Amplitude der erzwungenen Schwingung sehr groß; ihr Phasenwinkel relativ zur jeweiligen Phase des Generators geht durch 90°.

6.1.4 Periodische anharmonische Vorgänge

Alle periodischen Schwingungen, die sich nicht durch eine Sinusfunktion oder durch Überlagerung einiger weniger Sinusfunktionen beschreiben lassen, bezeichnet man als **anharmonisch**: Das ist z. B. ein periodischer **Rechteckimpuls**, oder eine **Kippschwingung**, die ein linearer Anstieg auf einen Höchstwert und ein praktisch plötzlicher Abfall auf null mit nachfolgendem Wiederanstieg auf den Höchstwert usw. kennzeichnet.

Solche Sägezahnspannungen werden z. B. für die gleichmäßige Horizontalablenkung des Elektronenstrahls beim Oszilloskop genutzt (▶ Kap. 5.3.3). Auch die verschiedenen Spannungsableitungen der periodischen Herzaktionen (EKG-Aufnahmen) zählen zu den anharmonischen Schwingungen.

Solche Signale werden meist durch elektronische Verstärker sichtbar gemacht, die nie völlig verzerrungsfrei arbeiten, deren Verhalten gegenüber sinusförmigen Signalen aber in einem großen Frequenzbereich leicht zu testen ist. Daher ist es von großer Bedeutung, dass man jedes beliebige periodische Signal $y(t)$ als eine Summe von Sinus- und Cosinusschwingungen definierter Frequenzen darstellen kann. Nach dem **Theorem von Fourier** ist nämlich:

$$y(t) = \sum_{i=0}^{\infty} a_i \cos(i \times \omega \times t) + b_i \sin(i \times \omega \times t) .$$

In den meisten Fällen genügt es, die unendliche Reihe nach wenigen Schritten abzubrechen, da die Koeffizienten a_i und b_i zu höheren Frequenzen $i \times \omega$ hin rasch sehr klein werden und vernachlässigt werden können.

Der Koeffizient a_0 für $i=0$ repräsentiert einen konstanten Beitrag wegen cos(0)=1, während a_1 und b_1 die Stärke der Grundfrequenz $f=\omega/2\pi$ der anharmonischen Schwingung beschreiben.

Bei vorgegebenem Signalverlauf der Schwingung kann man heute mithilfe der **Fourieranalyse** die Koeffizienten a_i und b_i in Sekundenschnelle ermitteln. Wenn man weiß, welchen Einfluss Übertragungsgeräte auf die Frequenzen der einzelnen sinusförmigen Schwingungen haben, lässt sich schnell deren Antwortfunktion berechnen und analysieren.

Merke

Die **Fourieranalyse** erlaubt, jedes beliebige periodische Signal als Summe von Sinus- und Cosinusfunktionen von ganzzahligen Vielfachen der Grundfrequenz darzustellen.

6.2 Wellen

6.2.1 Elementare Eigenschaften von Wellen

Wenn sich die Schwingung eines Oszillators in Form von periodischen Änderungen elektromagnetischer Felder oder von Druck- und Dichteschwankungen eines Mediums im Raum ausbreitet, spricht man von Wellen. Die betroffenen physikalischen Größen sind dann eine Funktion von Ort und Zeit.

Betrachtet man nur die Ausbreitung in einer Dimension (z. B. eine Seilwelle), so wird die Welle beschrieben durch $A(z,t) = A_0 \cos(\omega \times t \mp k \times z + \varphi)$.

Hier sind A_0 die Amplitude, $\omega=2\pi f$ die zugehörige Kreisfrequenz zur Frequenz f, $k=2\pi/\lambda$ [m^{-1}] ist die **Wellenzahl**, $\boldsymbol{\lambda}$ die **Wellenlänge**, φ eine Startphase, und z und t der örtliche und zeitliche Abstand vom Ursprung der Welle. Das (+)-Zeichen beim kz-Term steht für eine von rechts nach links laufende Welle, das (–)-Zeichen für die normal von links nach rechts laufende. Die Wellenlänge λ entspricht dabei dem kleinsten Abstand von zwei Orten, die die gleiche Phase in Richtung der Wellenausbreitung haben.

Aus der Bedingung für eine konstante Phase als Funktion von Ort und Zeit, nämlich $\omega t\text{-}kz=0$, folgt die für Wellen aller Art geltende **Phasengeschwindigkeit der Welle: $c=f\times\lambda$ [m/s]** wegen $c=z/t=\omega/k$.

Breitet sich eine Welle im Raum senkrecht zur x-y-Ebene (also in z-Richtung) aus, womit die Phase nur von der Koordinate z abhängt, so handelt es sich um eine **ebene Welle** mit $A(x,y,z,t)=A(z,t)$ (s. o.). Geht dagegen eine Welle von einem Punkt in alle Richtungen im Raum aus, so breitet sich eine **Kugelwelle** aus:

$$f(\vec{r},t) = \frac{A_0}{|\vec{r}\,|}\cos(\omega \times t - k\,|\vec{r}\,| + \varphi),$$

wo auf allen Kugeloberflächen im Abstand λ gleiche Phasen herrschen.

Unter der **Intensität I [W/m²]** einer Kugelwelle versteht man die ausgestrahlte Energie pro Zeit und pro Fläche senkrecht zur Ausbreitungsrichtung. Ganz allgemein ist I proportional zum zeitlichen Mittel des Quadrats der Amplitudenfunktion $f(\vec{r},t)$ und damit zu A_0^2/r^2, d. h., die Intensität nimmt mit dem Quadrat des Abstands von der Strahlungsquelle ab.

Steht die Schwingungsrichtung senkrecht zur Richtung der Ausbreitungsgeschwindigkeit, so spricht man von **Transversalwellen** (Seilwellen, Wasserwellen und andere Wellen auf Oberflächen, alle elektromagnetischen Wellen wie Radiowellen und Licht).

Findet die Schwingung in Richtung der Ausbreitung statt, so haben wir es mit **Longitudinalwellen** zu tun (Schallwellen in Gas, Flüssigkeiten und Festkörpern).

Transversalwellen, die immer in gleicher Richtung schwingen, nennt man **polarisierte Wellen**, die Erzeugung einer bestimmten Ausrichtung der Schwingungsebene **Polarisation**. Rotiert über eine Wellenlänge die Ausrichtung der Schwingungsebene einmal im Kreis, so spricht man von **zirkular polarisierten Wellen**. Longitudinalwellen sind nicht polarisierbar.

Merke

Phasengeschwindigkeit von Wellen: $c=f\times\lambda$ [m/s].

Transversalwellen schwingen senkrecht zur Ausbreitungsrichtung, Longitudinalwellen in Richtung der Ausbreitung. Die Schwingungsrichtung von Transversalwellen kann man ausrichten (Polarisation), die von Longitudinalwellen nicht.

KLINIK

Die Pulswellengeschwindigkeit c der Welle, die bei jedem Herzschlag erzeugt wird, wird als Quotient von der Laufstrecke der Welle Δl (von zentral nach peripher) und der Laufzeit Δt gemessen: $c=\Delta l/\Delta t$.

6.2.2 Überlagerung von Wellen

Bei der Überlagerung von Wellen treten **Interferenzen** auf, wenn zwei Wellen gleiche Richtung und gleiche

Wellenlänge haben und ihre Phasendifferenz praktisch nicht von der Zeit abhängt. Diese Wellen nennt man **kohärent**. Unter der **Kohärenzlänge** versteht man den maximalen Gangunterschied zwischen zwei Wellenzügen (oder Teilen eines Wellenzugs), bei dem man gerade noch Interferenz beobachten kann. Zum Beispiel liefern Laser kohärentes monochromatisches Licht mit sehr großen Kohärenzlängen.

Zwei Wellen gleicher Wellenlänge ohne feste Phasenbeziehung sind **inkohärent**.

Überlagern sich beispielsweise zwei ebene Wellen gleicher Frequenz und Amplitude nach o. g. Formel, aber mit einem Phasenunterschied von $\Delta\varphi=\varphi_1-\varphi_2$, so führt die Verwendung des Additionstheorems für Cosinusfunktionen für die resultierende Welle zum Ausdruck:

$$A(x,y,z,t)=2A_0\cos\{\omega\times t-k\times z+\Delta\varphi/2\}\times\cos(\Delta\varphi/2).$$

Verschwindet die Phasendifferenz zwischen beiden Wellen ($\Delta\varphi=0$), so verdoppelt sich die Amplitude und die Intensität wächst um den Faktor 4 an; dagegen löschen sich beide Wellen gegenseitig aus, wenn $\Delta\varphi=\pi$ wird. **Auslöschung** und **Verstärkung** sind ganz **typische Interferenzphänomene**!

Überlagern sich zwei Wellen gleicher Frequenz und Amplitude bei gleichen Phasenwinkeln, aber entgegengesetzter Laufrichtung, so bildet sich eine **stehende Welle** folgender Form aus:

$$A(z,t)=-2A_0\times\cos(\omega\times t)\times\cos(z\times 2\pi/\lambda)\,.$$

An allen Orten mit $z=0,\pm\lambda/2,\pm\lambda,\pm 3/2\times\lambda,\ldots$ findet man Schwingungsbäuche genannte Maxima bzw. Minima, an allen Orten mit $z=\pm\lambda/4,\pm 3/4\times\lambda,\pm 5/4\times\lambda,\ldots$ Schwingungsknoten genannte Nullstellen der ortsabhängigen Cosinusfunktion. Der Abstand der Schwingungsbäuche bzw. Knoten untereinander beträgt eine halbe Wellenlänge. Derartige stehende Wellen bilden sich leicht bei Stäben und offenen oder halb offenen Röhren durch Reflexion von Schallwellen an den Enden aus; auch die Schwingungen von Saiten kann man als Überlagerung an den festen Enden reflektierten Wellen interpretieren (Näheres unter ▶ Kap. 6.3.3).

Merke

Kohärente Wellen haben gleiche Wellenlänge und Richtung und zeitlich konstante Phasenunterschiede. Ihre Überlagerung führt zu **Verstärkung** bis **Auslöschung**, bei entgegengesetzt zueinander laufenden Wellen zu **stehenden Wellen** mit ortsfesten Knoten und Schwingungsbäuchen.

6.2.3 Phänomene bei der Ausbreitung von Wellen

Treffen ebene Wellen unter einem bestimmten Winkel auf ein ebenes Hindernis aus einem anderen Medium, so wird ein Teil reflektiert, der andere läuft unter Änderung seiner Richtung und Geschwindigkeit im anderen Medium weiter. Diese Erscheinungen heißen **Reflexion** und **Brechung**. Man kann sie nach dem **Huygensschen Prinzip** erklären:

Jeder Punkt einer vorgegebenen Wellenfront ist Ausgangspunkt einer Elementar- oder Kugelwelle. Wenn man diese Elementarwellen zu einem späteren Zeitpunkt überlagert, so ist deren Einhüllende die neue Wellenfront.

Dies macht ◘ Abbildung 6.2 für Reflexion und Brechung anschaulich. Die Geschwindigkeit der einfallenden und reflektierten Welle ist größer ist als die der gebrochenen Welle. Die gebrochene Welle hat deshalb einen kürzeren Weg zurückgelegt als die reflektierte. Nach einfachen geometrischen Überlegungen findet man für Einfallswinkel α, Ausfallswinkel α' der reflektierten und Ausfallswinkel β der gebrochenen Welle die Gesetzmäßigkeiten für

- **Reflexion**: $\alpha=\alpha'$ oder Einfallswinkel = Ausfallswinkel, und
- für **Brechung**: $\sin\alpha/\sin\beta=c_1/c_2=n_{12}$ (**Snelliussches Brechungsgesetz**).

Alle Winkel werden vom Lot zur Mediengrenze aus zur jeweiligen Richtung der Welle gemessen; die Ausbreitungsgeschwindigkeit der einfallenden Welle in Medium 1 ist c_1, die Geschwindigkeit der gebrochenen Welle in Medium 2 c_2. Das Verhältnis der beiden Geschwindigkeiten definiert den so genannten **Brechungsindex** n_{12} für den Übergang von Medium 1 nach Medium 2.

Hängt der Brechungsindex von der Wellenlänge ab ($dn_{12}(\lambda)/d\lambda\neq 0$), so laufen bei schrägem Einfall auf Medium 2 Wellen unterschiedlicher Wellenlänge unter verschiedenen Ausfallswinkeln $\beta(\lambda)$ weiter. Dieses Phänomen nennt man die **Dispersion**, die von der Wellenlängenabhängigkeit der Geschwindigkeit in verschiedenen Medien verursacht wird.

Treffen ebene Wellen auf eine Öffnung in einer undurchlässigen Wand, die sehr klein gegenüber der Wellenlänge ist, so geht nach dem Huygensschen Prinzip von ihr eine Kugelwelle aus, die den gesamten Raum hinter der Wand erfasst. Dies gilt auch umgekehrt, wenn die ebene Welle auf ein Hindernis der Größe $d<<\lambda$ einfällt. Das Ausfallen von Elementarwellen führt zur **Streuung** der Welle auch unter großen Winkeln gegen die einfallende Welle, da die Kugelwellen am Rande des

Hindernisses wegen fehlender Partner nicht mehr zum Aufbau der ebenen Welle beitragen können.

Je größer die Öffnung wird, umso größer werden die Abstände der Zentren der Elementarwellen in der Öffnung, sodass unter gewissen Winkeln zur Einfallsrichtung alle Kugelwellen Partner haben, zu denen sie Phasenunterschiede von $\lambda/2$ haben und so sich alle zusammen gegenseitig auslöschen, während sie unter anderen Winkeln konstruktiv interferieren.

Letztlich liefert die einfallende Welle auch hinter einer größeren Öffnung nie eine völlig scharf begrenzte, sondern es treten immer Interferenzen in der Umgebung des geometrisch durch die Öffnung definierten Strahlbündels auf. Dieses Faktum nennt man **Beugung**. Dieselben Beugungsphänomene treten übrigens auf, wenn eine ebene Welle auf ein Hindernis auftrifft: je kleiner das undurchlässige Objekt, umso unschärfer ist der »Schatten«, den die Welle wirft. Auf verschiedene Aspekte der Beugung wird in ▶ Kapitel 6.3 der Akustik und in den ▶ Kapiteln 7.3 und 7.4 der Optik näher eingegangen.

Merke

Huygenssches Prinzip: Jeder Punkt einer vorgegebenen Wellenfront ist Ausgangspunkt einer Kugelwelle. Wenn man diese Elementarwellen zu einem späteren Zeitpunkt überlagert, so ist deren Einhüllende die neue Wellenfront. Es erklärt sowohl die Phänomene **Reflexion** und **Brechung** wie auch **Streuung** und **Beugung** an kleinen Öffnungen und Hindernissen. **Dispersion** bedeutet die Abhängigkeit des Brechungsindex von der Wellenlänge.

Bewegen sich Quelle (Q) und Beobachter (B) einer Welle relativ zueinander mit der Relativgeschwindigkeit v, so ändern sich Frequenz und Wellenlänge für den Beobachter bzw. Empfänger für $v/c<<1$ wie folgt (c=Geschwindigkeit der Welle im ruhenden Medium):

$$f_B = f_Q \times (1 \pm v/c) \text{ und } \lambda_B = \lambda_Q / (1 \pm v/c).$$

Die beobachte Frequenz erhöht sich, wenn sich Quelle und Empfänger aufeinander zu bewegen (+), während sich die beobachte Wellenlänge verkleinert. Das Umgekehrte tritt ein, wenn sich beide voneinander entfernen (−). Dies Phänomen ist in Optik und Akustik unter dem Namen **Dopplereffekt** bekannt. Er wird bei der Geschwindigkeitskontrolle von Fahrzeugen mit Radargeräten ausgenutzt durch die Messung der Dopplerverschiebung reflektierter Wellen.

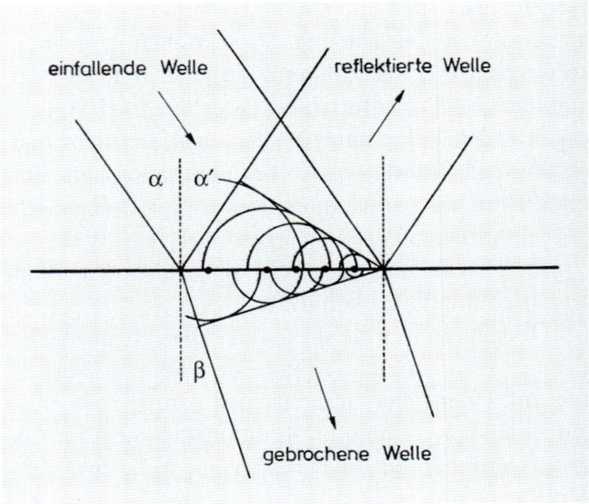

Abb. 6.2. Erklärung von Reflexion und Brechung nach Huygens. Von den Elementarzentren an der Oberfläche gehen zeit- und damit phasenverschoben neue Kugelwellen aus, die sich wieder zur reflektierten und gebrochenen ebenen Welle zusammensetzen. Im unteren Medium ist die Ausbreitungsgeschwindigkeit geringer, was den kleineren Ausfallswinkel β erklärt. (nach Harten 1999)

KLINIK

Den Dopplereffekt nutzt man in der Medizin zur Messung der Strömungsgeschwindigkeit von Blut mithilfe von Ultraschall. Hier sind die Blutzellen die reflektierenden Streuzentren.

Merke

Dopplereffekt: Eine Relativgeschwindigkeit von Wellenquelle und -empfänger führt für den Beobachter zu einer Frequenz- und Wellenlängenverschiebung.

6.3 Schallwellen

6.3.1 Wichtige Schallgrößen

Schallwellen sind periodische Druck- und damit Dichteschwankungen, die sich in materiellen Medien ausbreiten. Die zugehörige physikalische Größe ist der **Schallwechseldruck** $\boldsymbol{p_{\sim}(t)}$. Alternativ kann man Schall auch als periodische Geschwindigkeitsschwankungen beschreiben, die die Teilchen an jedem Ort des Mediums mit der Frequenz der Welle durchführen. Die zugehörige Größe nennt man **Schallschnelle** $\boldsymbol{v_{\sim}(t)}$, die zugehörige Amplitude kürzen wir mit $v_{\sim}$ ab. Man kann sich auch auf die periodische Auslenkung der Teilchen beziehen, dann entspricht der Schallamplitude die maximale Teilchenauslenkung $x_{\sim}$.

Es wird von Schallwellen nur Energie, aber nicht Materie transportiert. Schallwellen sind **Longitudinalwellen**, die beteiligten Teilchen schwingen in Ausbreitungsrichtung um ihre Ruhelage, sie können deswegen nicht polarisiert werden.

Im Gegensatz zu transversalen Oberflächenwellen (Wasserwellen, Erdbebenwellen auf der Erdoberfläche, Scherungs- und Torsionswellen auf Festkörpern) hängt die Schallgeschwindigkeit c im Allgemeinen nur von den Eigenschaften des Mediums, nicht aber von der Wellenlänge oder Frequenz ab.

Als **Wellenwiderstand oder Impedanz Z_W** ist der Quotient $Z_W = p_{\sim}/v_{\sim}$ [kg/(m²s)] definiert. Für ebene Wellen gilt $\mathbf{Z_W = \rho \times c}$. Die Schallstärke oder **Schallintensität** ist als Energiestromdichte gegeben durch

$$I = 1/2\, \rho \times v_{\sim}^2 \times c \quad [\mathrm{W/m^2}].$$

ρ ist die Dichte des Mediums, der Ausdruck $½\rho \times v_{\sim}^2$ die Energiedichte, die mit Schallgeschwindigkeit transportiert wird.

Führt man wie bei Wechselstrom Effektivwerte für Schallschnelle und -wechseldruck ein, so lässt sich die **Schallstärke** alternativ als $\mathbf{I = v_{\sim eff} \times p_{\sim eff} = v_{\sim eff}^2 \times Z_W = p_{\sim eff}^2 / Z_W}$ **[W/m²]** schreiben.

6.3.2 Schallerzeugung

Alle mechanisch schwingungsfähigen Oszillatoren (▶ Kap. 6.1.1) können zu Schallquellen werden, wenn sie Schwingungen auf ein Medium übertragen, das Energie in Form von Schallwellen fortträgt. So werden beim **Sprechen** in der Stimmritze die Stimmbänder je nach Anspannung durch die vorbei streichende Luft zu bestimmten Schwingungen angeregt, besonders stark zu solchen Frequenzen, die in dem durch Mund, Zunge und Rachen geformten Hohlraum stehende Wellen ausbilden. Dies gilt insbesondere für die Gesangsstimme.

Die Dämpfung der stehenden Wellen durch Schallausstrahlung kann dabei durch nachströmende Luft kompensiert werden.

Bei Instrumenten werden meist nicht nur ein **Ton** einer bestimmten Frequenz angeregt, sondern mehrere **Obertöne**, deren Frequenzverhältnis zu der des Grundtons oft durch einen rationalen Bruch wie 2/1, 3/2, 4/3 usw. beschrieben werden kann. Ihre Anzahl und Anregungsstärken machen die typische **Klangfarbe** eines Instruments aus. Dagegen enthalten **Geräusche** komplexere Frequenzspektren, die in ihrer Abfolge aber auch als typisch erkannt werden können (Konsonanten, Zischlaute, aufschlagende Regentropfen, Klatschen).

Schall lässt sich auch **elektrisch erzeugen**, indem man entweder Luft durch Anregung von magnetisierbaren Folien zu erzwungenen Schwingungen anregt, oder durch **piezoelektrische Kristalle und Keramiken**, die ihre Dicke geringfügig in Proportion zur angelegten Feldstärke ändern. Derartige Piezoscheiben, z. B. aus Quarz haben eine dickenabhängige mechanische Eigenfrequenz. Sie sind der präzise Taktgeber aller Quarzuhren und werden auch zur Ultraschallerzeugung bei Reinigungsgeräten und Sonographen genutzt.

> **KLINIK**
> Piezoelektrische Kristalle werden auch zur Ultraschallerzeugung benutzt.

6.3.3 Schallausbreitung in Materie

Schallwellen, die von einer punktförmigen Schallquelle ausgehen, sind Kugelwellen, können aber in der Umgebung eines kleinen Empfängers in größerer Entfernung als ebene Wellen approximiert werden. Die Schallgeschwindigkeit hängt wesentlich von den elastischen Eigenschaften des Mediums und dessen Dichte ab. Für Gase gilt unabhängig vom herrschenden Druck:

$$c = \sqrt{\frac{c_p \times R \times T}{c_v \times M_{molar}}}.$$

c_p und c_v sind die molaren Wärmekapazitäten bei konstantem Druck bzw. Volumen, R die allgemeine Gaskonstante, M_{molar} die molare Masse in kg/mol, T die Temperatur in K.

So beträgt die Schallgeschwindigkeit:
- in Eisen 5170 m/s,
- in Wasser von 20°C 1476 m/s,
- in Luft von 0°C 331 m/s und von 27°C 347 m/s.
- Im menschlichen Körper variiert die Geschwindigkeit je nach der Dichte des Gewebes. Beispiele: c(Gehirn)=1530 m/s, c(Muskel) =1568 m/s, c(Knochenmark)=1700 m/s, c(Knochen) =3600 m/s.

Trifft eine Schallwelle aus Medium 1 senkrecht auf eine »Wand« aus Medium 2, so wird je nach der Differenz der Wellenwiderstände ein Teil der Welle reflektiert. Für den **Druckamplituden-Reflektionsfaktor** $\mathbf{r = p_{\sim refl}/p_{\sim einf}}$ erhält man die Formel: $\mathbf{r = (Z_{W,2} - Z_{W,1})/(Z_{W,2} + Z_{W,1})}$.

Ferner gilt: **Intensität** $\mathbf{I_{refl} = I_{einf} \times r^2}$. Danach wird die Schallwelle praktisch vollständig reflektiert, wenn sich die Impedanzen beider Medien sehr stark unterscheiden. Sowohl $Z_{W,2}\approx\infty$ als auch $Z_{W,1}\approx\infty$ ergeben $r=\pm1$. Die Vorzeichen von r haben nur mit den Phasen zu tun. Nur wenn beide Wellenwiderstände etwa gleich groß sind, tritt die Welle praktisch reflexionsfrei ins andere Medium über.

KLINIK

Deshalb verwendet man bei der Sonographie ein besonderes **Koppelgel** zur Verringerung der **Reflexionsverluste** beim Übergang von der Schallsonde zur Haut.

Die schnelle Bewegung der mit der Frequenz der Welle schwingenden Teilchen verursacht Reibung, was eine Erwärmung des durchstrahlten Mediums zur Folge hat. Die Reibungskraft ist proportional zur Schallschnelle, was zu einem exponenziellen Abfall der Amplituden der Schallschnelle und des Schalldrucks mit den **Abklingkoeffizienten** $\boldsymbol{\alpha}$ führt: $v_{\sim}=v_{\sim0}\times\exp(-\alpha z)$ und $p_{\sim}=p_{\sim0}\times\exp(-\alpha z)$.

Die Intensität der Welle klingt dann mit $\boldsymbol{I=I_0\times\exp(-\mu z)}$ ab. Für den Schwächungskoeffizienten μ gilt, da $v_{\sim}$ proportional zu $p_{\sim}$ ist, die Beziehung $\mu=2\alpha$.

Eine anschaulichere Größe ist die **Halbwertsdicke** $\boldsymbol{h}$, nach der die Intensität in der durchstrahlten Schicht auf die Hälfte abgesunken ist: Die Auflösung der Gleichung $I_0/2=I_0\times\exp(-\mu h)$ nach h durch Logarithmierung beider Seiten der Gleichung führt zu $\boldsymbol{h=\ln2/\mu=0{,}693/\mu=0{,}693/2\alpha}$.

Die Halbwertsdicke nimmt mit wachsender Frequenz ab, d. h. die Absorption nimmt zu. Die Halbwertsdicke hängt auch sehr stark von der Art des durchstrahlten Gewebes ab. So sinkt bei f=0,9 MHz die Halbwertsdicke h von 500 cm für Wasser über Fett (7,7 cm), Gehirn (3,6 cm) und Muskel (2,7 cm) auf h=0,2 cm bei Knochen ab. Bei der Frequenz f= 2,5 MHz verringern sich diese Werte um etwa den Faktor 2,8. Bei der **Sonographie** von Organen muss daher die unterschiedlich starke Schallabsorption von Geweben berücksichtigt werden.

Die **Reflexion** von Schall spielt auch für die Akustik von Räumen eine große Rolle. Ist die Dämpfung durch das Material der Wände zu gering, so treten mehrfache Reflexionen auf, der Raum hallt. Dagegen trägt in schalltoten, reflexionsarmen Räumen die Stimme nicht weit, was gegebenenfalls nur in Tonaufnahmestudios erwünscht ist.

Schallwellen werden auch stark gebeugt, wenn Öffnungen oder Hindernisse von der Größenordnung der Wellenlänge oder kleiner sind. Die **Beugung** ist dafür verantwortlich, dass hinter Bäumen, Personen und Türöffnungen Musik und Sprache im Wellenlängenbereich von 10 cm bis 10 m (f=3400 Hz bzw. 34 Hz) gut hörbar bleiben, während sich die beim Flüstern verwendeten sehr hohen Frequenzen (λ<<10 cm) schon mit den Händen gut »abschatten« lassen.

Auf die komplizierte Schallübertragung vom äußeren Ohr über Trommelfell, Hammer, Amboss und Steigbügel auf das Innenohr kann hier aus Platzgründen nicht näher eingegangen werden (GK Anatomie, ▶ Kap. 11). Der komplexe Mechanismus vermindert jedenfalls die starken Reflexionsverluste, die bei direkter Beschallung des wässrigen Mediums der Perilymphe im Corti-Organ entstünden.

Merke

Reflexionsverluste beim Übergang von Schallwellen von einem Medium in ein anderes werden durch ähnlich große Wellenwiderstände $Z=\rho\times c$ beider Medien klein gehalten.

6.3.4 Menschliches Hörvermögen, Schallpegelmaße

Für das junge menschliche Ohr sind Frequenzen von etwa 20 Hz bis 20.000 Hz hörbar. Tiefere Frequenzen als 20 Hz (Infraschall) können nur noch vom ganzen Körper als Vibrationen gefühlt werden. Frequenzen über 20.000 Hz bis 1 GHz bezeichnet man als Ultraschall. Er ist für viele Tiere wie Fledermäuse und Hunde noch bis ca. 100 kHz wahrnehmbar. Frequenzen höher als 1 GHz liegen im Bereich des Hyperschalls.

Das menschliche Gehör ist am empfindlichsten für Frequenzen zwischen 1000 und 3000 Hz. Die **Hörschwelle** liegt bei der Frequenz von 1000 Hz bei einer Intensität $I_{1000}=10^{-12}$ W/m^2, bei 3000 Hz ist die Empfindlichkeit des Gehörs am größten. Bei etwa 1 W/m^2 ist die **Schmerzgrenze** erreicht, es können keine Frequenzen mehr unterschieden werden. Diesen 12 Zehnerpotenzen umfassenden Bereich erfasst der Mensch dadurch, dass die Empfindungsstärke in etwa proportional zum Logarithmus der Intensität ist (**Weber-Fechner-Gesetz**). Man hat deshalb ein frequenzunabhängiges **Schallpegelmaß**:

$$\boldsymbol{P=\log(I/I_n)\ [\text{Bel}]=10\times\log(I/I_n)\ [\text{dB (Dezibel)}]}$$

definiert, indem man sich bei diesem relativen Maß immer auf eine Normintensität von $I_n=10^{-12}$ W/m^2 bezieht. (Dem entspricht eine Wechseldruckamplitude $p_{\sim\text{eff}}=2\times10^{-5}$ Pa, die sich aus $I=p_{\sim\text{eff}}^2/Z_W$ und $Z_{W\text{-Luft}}\approx$ 400 kg/(m^{2}s) ergibt).

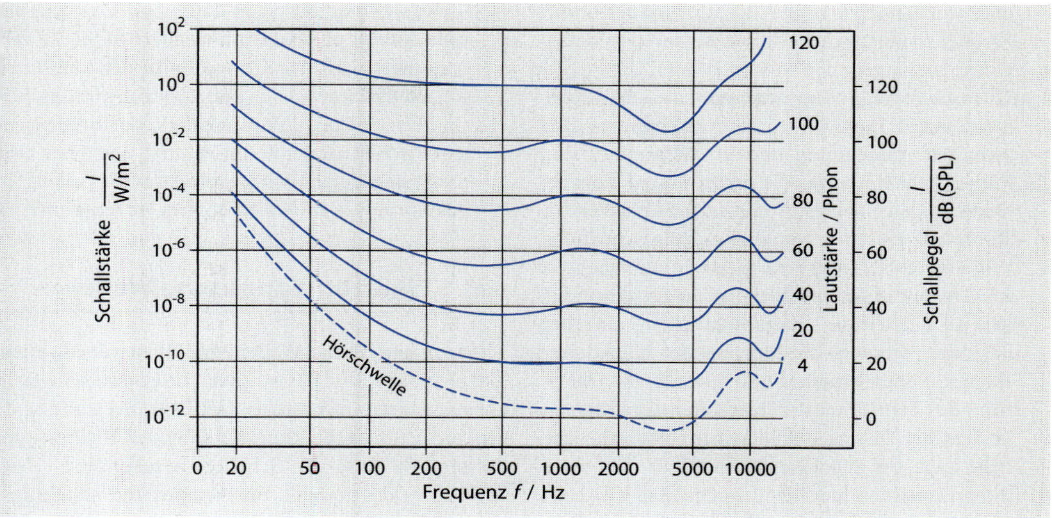

Abb. 6.3. Spektrale Empfindlichkeit des menschlichen Gehörs. Die eingezeichneten Kurven entsprechen Tönen gleicher Lautstärke von 4 bis 120 Phon. Die zugehörigen Schallstärken bzw. Schallpegel in db (rechts) variieren über viele Größenordnungen. Nur bei 1000 Hz ist die Phonskala per definitionem streng logarithmisch. (Harten 2006).

Verdoppelt sich die Intensität einer Schallquelle z. B. von 10^{-6} auf 2×10^{-6} W/m², so wächst der Schallpegel von 60 dB auf 63 dB an ($10\times\log(2\times10^{6}/10^{12})=10\times\log(2\times10^{+6})=10\times(\log2+\log10^{+6})=10\times(0{,}30103+6)=63$). So führt jede Änderung um den Faktor 2 bzw. 10 in der Intensität zu einer Änderung des Pegels um 3 bzw. 10 db!

Einer Schalldämmung von 20 dB entspricht demnach einer Verringerung der Intensität auf 1%, sodass dadurch z. B. Lärm von 57 dB auf 37 dB herabgedämpft wird.

Da das menschliche Ohr gleiche Schallintensitäten im zugänglichen Frequenzbereich höchst unterschiedlich laut empfindet, hat man zusätzlich das **Phon-Maß der Lautstärke *P*** eingeführt: **Ein Ton ist so laut in Phon wie eine gleich laut empfundene Schallquelle in Dezibel bei der Frequenz von 1000 Hz**. Dabei wurde über das Hörempfinden vieler normal hörender Menschen gemittelt. Der Hörschwelle bei 1000 Hz wurden 4 Phon zugeordnet.

Tab. 6.1. Typische Lautstärken in Phon (nach Harten)

Blätterrauschen	10 Phon
Flüstern	20 Phon
Umgangssprache	50 Phon
Starker Straßenlärm	70 Phon
Presslufthammer in der Nähe	90 Phon
Motorrad in nächster Nähe	100 Phon
Flugzeugmotor in 3 m Entfernung	120 Phon

Die Skala in Phon ist nicht streng logarithmisch, wie Abbildung 6.3 für das durchschnittliche Gehör über alle Frequenzen verdeutlicht. Tabelle 6.1 gibt einige Beispiele, wie laut wir verschiedene Situationen bzw. Geräusche empfinden.

Merke

Weber-Fechnersches Gesetz:
Schallpegel $P=10\times\log(I/I_n)$ [dB (Dezibel)], $I_n=10^{-12}$ W/m².
Phon-Maß: Ein Ton ist so laut in Phon wie eine gleich laut empfundene Schallquelle in Dezibel bei f=1000 Hz.

6.3.5 Sonographie und andere Schalltechniken

In der Medizin kommt Schall und insbesondere Ultraschall in einer Reihe von sehr unterschiedlichen Techniken zur Anwendung:

1. **Diagnose** mittels **Auskultation**. Mithilfe des Stethoskops werden akustische Signale aus dem Körperinneren störungsfrei empfangen.
2. **Diagnose** mittels **Perkussionsmethode**. Hier wird mithilfe des Stethoskops das durch Beklopfen der Körperoberfläche erzeugte Geräusch durch ein komplexes Zusammenspiel frequenzabhängiger Reflexion und Absorption charakteristisch verän-

dert, wobei noch je nach Anpressdruck bestimmte Frequenzbereiche durch Resonanz mit der Metallglocke hervorgehoben werden können.

3. **Ultraschalldiagnosegeräte** beruhen auf dem Echolotverfahren. Danach wird aus dem Zeitintervall Δt zwischen Aussendung und Empfang eines sehr kurzen Schallimpulses die Entfernung d eines reflektierenden Körpers in Luft oder Flüssigkeit bestimmt: $d=½c\times\Delta t$ (c jeweilige Schallgeschwindigkeit). Durchläuft der reflektierte Impuls mehrere Medien mit unterschiedlicher Schallgeschwindigkeit, so müssen die unterschiedlichen Laufzeiten aufaddiert werden. Die Messung der reflektierten Intensität enthält auch die Anteile, die die Dämpfung des Schalls im durchstrahlten Gewebe verursacht hat (A-scan). Ändert man noch die seitliche Lage der Schallsonde, so erhält man zweidimensionale Bilder der Hindernisse (B-scan). Variiert man auch die Richtung des Sendekopfs, so kann man mit Hilfe computertomographischer Methoden sogar räumliche Schnittbilder des Körperinneren gewinnen. Ferner kann man über die Dopplerverschiebung der reflektierten Frequenz auf Bewegungsabläufe des Herzens (Echokardiographie) und Strömungsverhalten des Bluts schließen (► Kap. 6.2.3).
4. **Lithotripter.** Schließlich ist noch die Zertrümmerung von Nierensteinen durch mikrosekundenlange Stoßwellen zu erwähnen. Diese wurden ab 1980 zunächst durch explosionsartige Funkenentladungen in einem mit Wasser gefüllten Hohlellipsoid ausgelöst und in den zweiten Brennpunkt des Ellipsoids auf den Nierenstein des in Wasser gelagerten Patienten fokussiert. Da sich das biologische Gewebe akustisch fast wie Wasser verhält, erfährt die Stoßwelle kaum Energieverluste im Körpergewebe, während der Stein durch eine Druckamplitude von bis zu 0,1 GPa in sandartige Stücke zertrümmert wird. Heute werden in der klinischen Praxis die Stoßwellen von elektrohydraulischen (Funkenstrecke), elektromagnetischen oder piezoelektrischen Generatoren erzeugt und über eine mit Wasser gefüllte Kunststoffblase (Koppelbalg) in das Körpergewebe reflexionsarm weitergeleitet.

6.4 Elektromagnetische Wellen

Elektromagnetische Wellen sind Transversalwellen. Das elektrische und das magnetische Feld schwingen in zueinander senkrecht stehenden Richtungen und beide senkrecht zur Ausbreitungsrichtung. Als Richtung der Polarisation wird die Schwingungsebene des elektrischen Feldes gewählt. Im Vakuum und näherungsweise auch in Luft breiten sich alle elektromagnetischen Wellen mit Lichtgeschwindigkeit $c\approx3\times10^8$ m/s aus, **unabhängig** davon, ob sich Sender und Empfänger aufeinander zu oder voneinander wegbewegen, in Einklang mit Einsteins Relativitätstheorie.

Die in ► Kapitel 6.2.3 diskutierten Formeln für den **Dopplereffekt** sind gute Näherungen für $v/c<0{,}1$. In ► Tabelle 6.2 ist das sich über 15 Zehnerpotenzen in Wellenlänge, Frequenz und Quantenenergie erstreckende Spektrum der elektromagnetischen Wellen zusammengestellt: Angegeben ist bei der Wellenlänge die jeweilige untere Grenze, die obere ist durch die untere Grenze der vorangehenden Zeile definiert. Umgekehrt ist bei Frequenz und Quantenenergie die oberen Grenze notiert, die untere ist in der vorangehenden Zeile zu finden. Bei der Gammastrahlung sind nur die Obergrenze der Wellenlänge und die Untergrenze von Frequenz und Energie aufgeführt.

Tab. 6.2. Spektrum der elektromagnetischen Wellen

Bereich	Wellenlänge λ/m	Frequenz f/Hz	Quantenenergie E/eV
Wechselströme	≥10000	$\leq3\times10^4$	$\leq1{,}24\times10^{-10}$
Langwellen	≥1000	$\leq3\times10^5$	$\leq1{,}24\times10^{-9}$
Mittelwellen	≥100	$\leq3\times10^6$	$\leq1{,}24\times10^{-8}$
Kurzwellen	≥10	$\leq3\times10^7$	$\leq1{,}24\times10^{-7}$
Ultrakurzwellen	≥1	$\leq3\times10^8$	$\leq1{,}24\times10^{-6}$
Mikrowellen/Radar	$\geq10^{-4}$	$\leq3\times10^{12}$	$\leq1{,}24\times10^{-2}$
Infrarotstrahlung	$\geq780\times10^{-9}$	$\leq3{,}84\times10^{14}$	$\leq1{,}59$
Sichtbares Licht	$\geq380\times10^{-9}$	$\leq7{,}89\times10^{14}$	$\leq3{,}26$
UV-Strahlung	$\geq10^{-9}$	$\leq3\times10^{17}$	≤1240
Röntgenstrahlung	$\geq10^{-11}$	$\leq3\times10^{19}$	$\leq1{,}24\times10^5$
Gammastrahlung	$\leq10^{-11}$	$\geq3\times10^{19}$	$\geq1{,}24\times10^5$

Physik

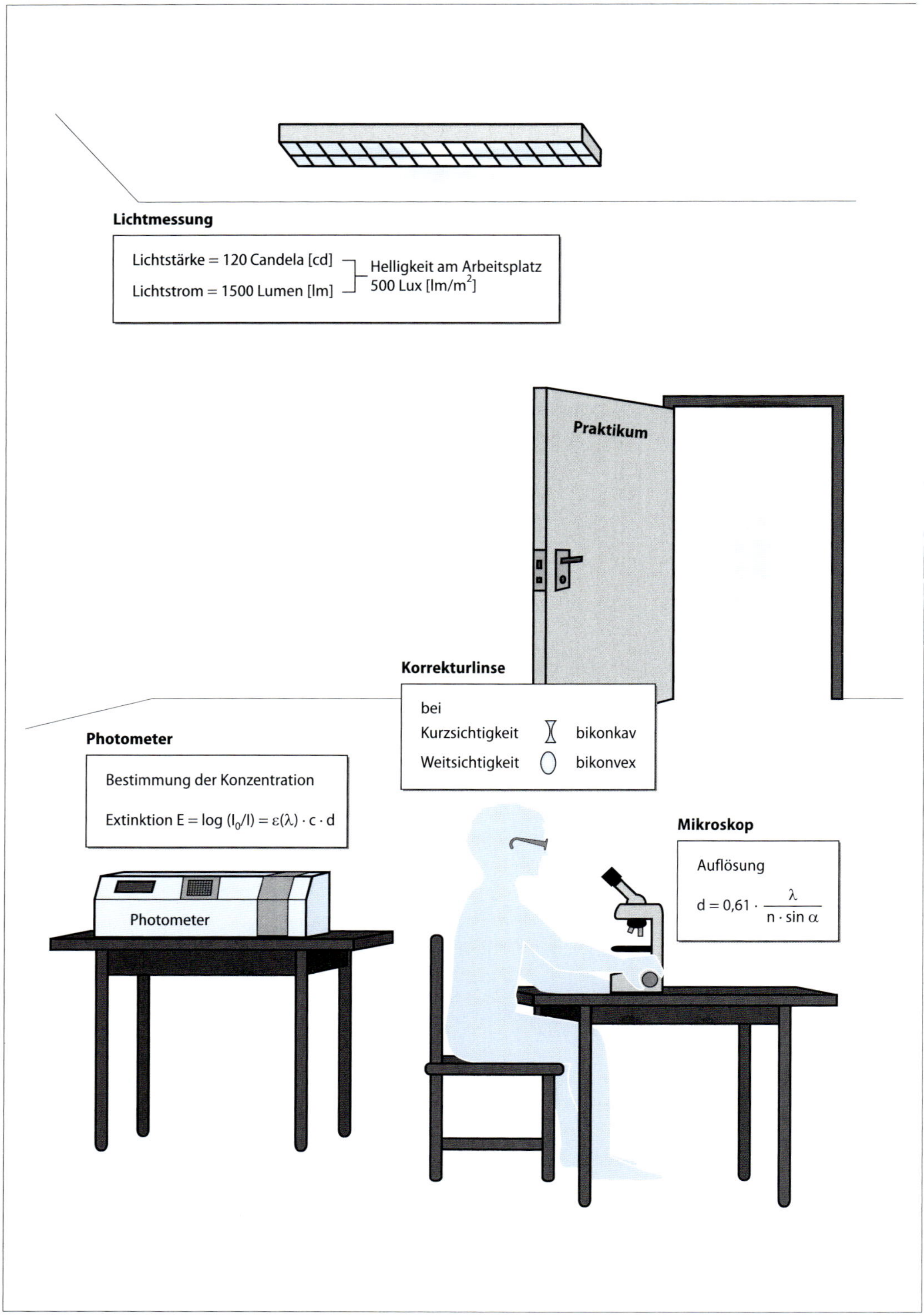
Lichtmessung
Lichtstärke = 120 Candela [cd]
Lichtstrom = 1500 Lumen [lm]
Helligkeit am Arbeitsplatz 500 Lux [lm/m^2]
Praktikum
Korrekturlinse
bei
Kurzsichtigkeit bikonkav
Weitsichtigkeit bikonvex
Photometer
Bestimmung der Konzentration
Extinktion $E = \log (I_0/I) = \varepsilon(\lambda) \cdot c \cdot d$
Photometer
Mikroskop
Auflösung
$d = 0{,}61 \cdot \frac{\lambda}{n \cdot \sin \alpha}$

7 Optik

Mind Map

Wenn ein Mensch das Licht der Welt erblickt, tritt mit dem Sehsinn der Letzte von fünf Sinnen in Aktion, der fortan bei ausreichender Beleuchtung über scharfe bunte Bilder am genauesten über die neue Umgebung informiert. Die Augen nehmen dabei das Reflexionsvermögen von Oberflächen wahr, das sich mittels **Lichtmessungen** präzise bestimmen lässt.

In der geometrischen Optik vernachlässigt man weitgehend die Welleneigenschaften von Licht, insbesondere die Beugung, und ersetzt die Richtung von Wellenfronten durch Lichtstrahlen, quasi als die Flugspur von Lichtteilchen. Hierdurch lassen sich optische Fehler des menschlichen Auges und deren **Korrektur** durch **Linsen** sehr gut beschreiben.

In seinem Werk »Optik« stellt Isaac Newton 1704 seine Erkenntnisse und Beobachtungen über Brechung und Dispersion von Licht vor. Er beschreibt darin auch die nach ihm benannten »Newtonschen Ringe«. Als Thomas Young diese 1801 als Folge der von Christiaan Huygens vorgeschlagenen Wellennatur des Lichts erklärt, wird er stark angefeindet, denn man war mit Newton von der Teilchennatur des Lichts überzeugt. Young hoffte, »dass die Wissenschaft der Optik Nutzen daraus ziehen wird, selbst wenn die Theorie zuletzt widerlegt werden sollte«. Dies tun wir bis heute, wissen aber, dass der alte Streit durch den Welle-Teilchen-Dualismus gelöst ist.

Mit Fernrohren, Kameras und **Mikroskopen** machen wir uns Bilder vom Mikro- bis zum Makrokosmos, projizieren sie auf Fotopapier oder werfen sie an die Wand. Die unterschiedlichsten Techniken der Abbildung kommen zur Anwendung, doch sind nur wenige Gesetze der Optik dabei zu beachten. Andere optische Geräte messen Brechungsindizes und spektrale Emissionen oder auch das Absorptionsvermögen (**Photometer**) und die optische Aktivität von Substanzen und Materialien.

Physik

7.1 Licht

7.1.1 Eigenschaften des Lichts

Das sichtbare Licht ist nur ein kleiner Ausschnitt aus dem weiten Spektrum elektromagnetischer Wellen. Er umfasst Wellenlängen von 380 bis 780 nm. Die anschließenden Bereiche zu längeren und kürzeren Wellenlängen, zum infraroten und ultravioletten Teil des Spektrums, sind in ◻ Tabelle 6.2 zusammengestellt. Das für unsere Augen unsichtbare Infrarotlicht empfinden wir insbesonders mit der Haut in der Umgebung der Augen als Wärmestrahlung, die von heißen Körpern wie Heizungen oder Infrarotstrahlern ausgeht. Infrarotlicht dient heute auch der Nachrichtenübertragung und macht z. B. Personen in Nachtsichtgeräten erkennbar.

Die energiereichere UV-Strahlung benötigt der Mensch in gewissem Umfang zur Synthese von Vitamin D, sie ist aber im Übermaß schädlich und kann zu Strahlenschäden bis hin zu Verbrennungen der Haut oder zu Hautkrebs führen. Andererseits ist es letztlich die Photosynthese, auf der alles Leben auf Erden beruht.

Die ◻ Tabelle 6.2 enthält auch die zugehörigen Frequenzen $f=c/\lambda$, die sich aus der Konstanz der Lichtgeschwindigkeit im Vakuum ergeben, sowie die Energien der entsprechenden Lichtquanten, die nach der Planckschen Formel $E_f=hf$ berechnet wurden.

Dass Licht einer bestimmten Frequenz oder Wellenlänge in wohl definierten Energieportionen (Quanten) absorbiert wird, beweist der lichtelektrische Effekt: Licht kann aus Metalloberflächen Elektronen herausschlagen, deren Energie E_e gleich der Quantenenergie minus der Bindungsenergie (Ablösearbeit) E_B der Elektronen ist, unabhängig von der Intensität des Lichts, nur abhängig von der Frequenz nach $E_e=hf-E_B$. Umgekehrt entspricht die Energiedifferenz beim »Sprung« eines Elektrons aus einem diskreten Zustand in ein tiefer liegendes diskretes Niveau genau der Energie eines Lichtquants (► Kap. 8.2.2 »Charakteristische Röntgenstrahlung«).

Merke

Wellenlängenbereich des Lichts: 380–780 nm
Quantenenergiebereich des Lichts: 3,26–1,59 eV

7.1.2 Lichtquellen

Dass genügend heiße Körper Licht aussenden, nutzt die Menschheit seit der Erfindung des Feuermachens für Lagerfeuer, Kerzen und Fackeln. Die Ursache, dass wir Gegenstände unterschiedlich hell und farbig sehen, liegt in deren von der Wellenlänge abhängigen, unterschiedlichen **Reflexions- und Absorptionsvermögen $R(\lambda)$ bzw. $A(\lambda)$**. Es gilt das **Gesetz $R(\lambda)+A(\lambda)=1$**.

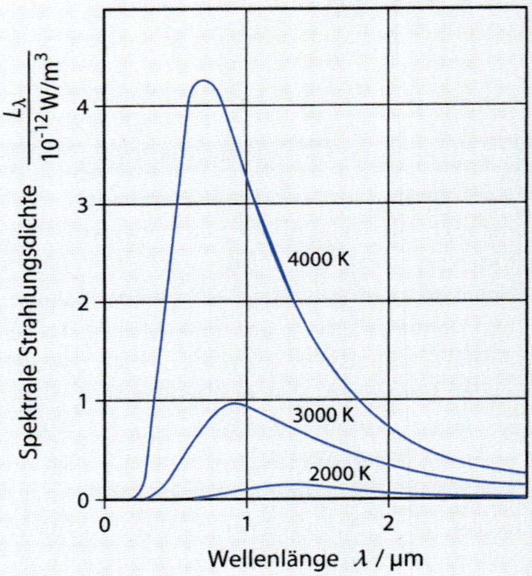

◻ **Abb. 7.1.** Spektrum eines schwarzen Strahlers. Erst ab Temperaturen von 3000 K hat das sichtbare Licht (0,38 µm<λ<0,78 µm) einen wesentlichen Anteil an der Gesamtausstrahlung. (Harten 2006)

Ferner gilt, dass ein Körper proportional zu seinem Absorptionsvermögen $A(\lambda)$ elektromagnetische Strahlung der Wellenlänge λ emittiert. Ein Körper mit **$A(\lambda)=1$** heißt **»schwarzer Körper«**, der alle Strahlung absorbiert und nichts reflektiert. Er ist zugleich ein **»schwarzer Strahler«**, der nach dem **Planckschen Strahlungsgesetz** entsprechend seiner Temperatur ein kontinuierliches Spektrum elektromagnetischer Wellen aussendet, das fürs Auge als Rotglut (ab etwa 200°C) über Gelbglut bis zur Weißglut (ab etwa 2000°C) sichtbar wird.

Bei diesen Temperaturen liegt der größte Teil des Spektrums noch im Infraroten, wie ◻ Abbildung 7.1 verdeutlicht. Höhere Lichtausbeuten als die herkömmlichen Glühbirnen haben Leuchtstoffröhren (► Kap. 5.7.3). Hier regt das zumeist produzierte UV-Licht höhere Zustände in Molekülen der Wandverkleidung an, die beim Stufenzerfall sichtbares Licht größerer Wellenlänge abstrahlen. Diesen Vorgang nennt man **Fluoreszenz**, wenn er praktisch ohne merkliche Verzögerung stattfindet, und **Phosphoreszenz**, wenn langlebige Zwischenzustände bevölkert werden, die ein sekunden- bis stundenlanges Nachleuchten möglich machen. Beide Erscheinungen werden durch den Oberbegriff **Lumineszenz** beschrieben.

Da die einzelnen Moleküle ihre Anregungsenergie spontan als Lichtquanten emittieren, ist das von vielen »Sendern« ausgehende Licht im Allgemeinen inkohärent, d. h. die Phasen der von den einzelnen Zentren ausgehenden Wellen sind unkorreliert. Allerdings stimuliert ein bereits vorhandenes Wellenfeld bereits angeregte Moleküle zu gleichphasiger, kohärenter Emission, und zwar umso stärker, je intensiver und kohärenter das Wellenfeld bereits ist.

Diese Tatsache nutzt man beim Bau von Lasern (**LASER** = **L**ight **A**mplification by **S**timulated **E**mission of **R**adiation). Natürlich findet dann auch verstärkt der umgekehrte Vorgang, die Absorption von Quanten unter Schwächung des Wellenfeldes statt, sodass die beteiligten 2 Niveaus normalerweise gleich stark besetzt werden. Beim Laser verhindert man das, indem man das obere Niveau über ein noch höher angeregtes, kurzlebigeres drittes Niveau ständig auffüllt (**Besetzungsinversion**). Man erzeugt ein intensives Wellenfeld durch die Bildung von stehenden Wellen zwischen verspiegelten Wänden.

Der austretende intensive Laserstrahl ist **extrem kohärent** und hat eine nur sehr **geringe Divergenz**. Er kann deshalb extrem scharf fokussiert werden. Die hohe Energiedichte im Fokus führt in der absorbierenden Oberfläche eines Körpers zu so hohen Temperaturen, dass dieser an der getroffenen Stelle unter Umständen sogar verdampft. Heute werden Laser als vielseitige Schneide-, Fräs- und »Brenn«-Werkzeuge in Medizin und Technik genutzt, ohne sie wäre die populäre Datenspeicherung auf CDs und DVDs mithilfe von entsprechenden Brennern nicht möglich.

Merke

Schwarze Körper absorbieren völlig die auf sie treffende Strahlung und emittieren ein kontinuierliches Spektrum, dessen Intensitätsverteilung nur von der Temperatur abhängt.
Laser-Licht ist extrem kohärent und energiescharf.
Lumineszenz: Absorbiertes Licht wird bei größerer Wellenlänge wieder ausgestrahlt. Prompte Ausstrahlung nennt man **Fluoreszenz**, verzögerte **Phosphoreszenz**.

7.1.3 Lichtmessung

Da das menschliche Auge für verschiedene Wellenlängen unterschiedlich empfindlich ist, muss die elektromagnetische Strahlungsleistung einer Lichtquelle $\Phi_{em}(\lambda)$ [Watt] über die so genannte $V(\lambda)$-Kurve auf den entsprechenden Lichtstrom $\Phi(\lambda)$ [Lumen, lm] des menschlichen Sehvermögens umgerechnet werden: $\boldsymbol{\Phi(\lambda)=683\times\Phi_{em}(\lambda)\times V(\lambda)}$ **[lm]**.

Für die gaußförmige $V(\lambda)$-Kurve gilt: An den Rändern sind $V(380\text{ nm})=V(780\text{ nm})=0$, das Maximum ist mit $V(555\text{ nm})=1$ erreicht. Die **Lichtstärke** I ist als der in ein Raumwinkelelement $\Delta\Omega$ emittierte Lichtstrom $\Delta\Phi$ definiert: $\boldsymbol{I=\Delta\Phi/\Delta\Omega}$ ***[cd]***.

Die **SI-Einheit Candela [cd]** ist die Lichtstärke einer monochromatischen Lichtquelle der Wellenlänge von 555 nm, deren Strahlungsstärke $\Delta\Phi_{em}(\lambda)/\Delta\Omega$ in der vorgegebenen Richtung (1/683) W/sr beträgt. Folglich ist **1 Lumen=1 lm=1 cd×sr.**

Die Lichtstärke pro Fläche A_S einer Lichtquelle ist die **Leuchtdichte** $\boldsymbol{L(\alpha)=I(\alpha)/(A_S\times\cos\alpha)}$ **[cd/m²]**. Körper mit rauen, diffus reflektierenden Flächen strahlen aber Licht gemäß dem **Lambertschen Cosinusgesetz** $\boldsymbol{I(\alpha)=I(0)\times\cos\alpha}$ aus. Das bedeutet eine konstante Leuchtdichte, egal unter welchem Winkel α zur Normalen der Senderfläche A_S man die Lichtquelle betrachtet. Gerade dies trifft auch für Sonne und Mond zu, die am Rand so hell wie in der Mitte sind!

Wie stark die Fläche A_E eines Körpers durch den Lichtstrom Φ erhellt wird, gibt die **Beleuchtungsstärke** $\boldsymbol{E=\Phi/A_E}$ **[lx]** an. Sie wird in der Einheit Lux gemessen, wobei **1 Lux=1 lx=1 lm/m²** ist. Typische Beleuchtungsstärken sind in ◘ Tabelle 7.1 zusammengestellt.

Merke

Lichtmessgrößen mit der entsprechenden **Einheit** und **Kurzform**
Lichtstrom: Lumen [lm]
Lichtstärke: Candela [cd=lm/sr]
Leuchtdichte: Candela/m² [cd/m²]
Beleuchtungsstärke: Lux [lx=lm/m²]

Zur Messung der Intensität des einfallenden oder reflektierten Lichts wandelt man durch geeignete Instru-

◘ **Tab. 7.1.** Typische Beleuchtungsstärken

Beleuchtung	Beleuchtungsstärke in Lux
Vollmond	0,25
Beginn der Farbwahrnehmung	3
Sollwert für Straßenbeleuchtung	0,5–30
Wohnzimmerbeleuchtung	100–200
Arbeitsplatz je nach Aufgabe	300–4000
Bedeckter Himmel bei Tag	1000–2000
Sonnenschein bei klarem Himmel	5500–70.000

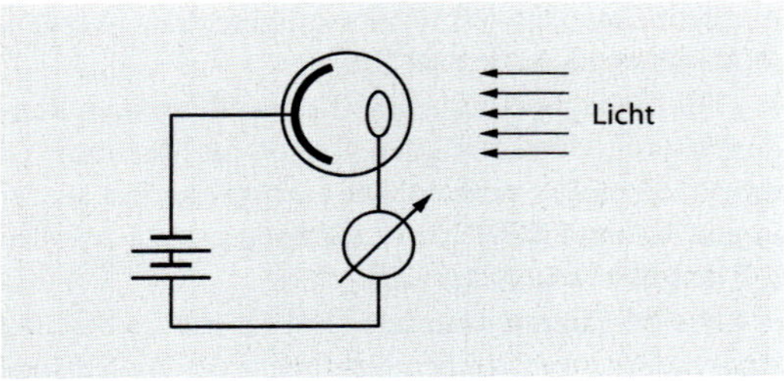

Abb. 7.2. Photozelle. Näheres im Text. (Harten 2006)

mente die Strahlungsenergie in andere Energieformen um. So erzeugt man im **Strahlungsthermoelement** durch Erwärmung einer Lötstelle eine messbare Thermospannung. Bei der **Photozelle** nach Abbildung 7.2 löst Licht über den lichtelektrischen Effekt Elektronen aus einer Photokathode aus, die von einer lichtdurchlässigen Anode gesammelt werden.

Bei **Bolometern** nutzt man die Widerstandsänderungen von Halbleitern oder geschwärzten Platinfolien infolge ihrer Erwärmung durch Absorption von Strahlung, insbesondere von Infrarotstrahlung aus. In der ladungsträgerfreien Sperrschichtzone einer **Photodiode** kann Licht durch den inneren Photoeffekt Elektronen ins Leitungsband heben und zugleich Löcher (Defektelektronen) erzeugen, die abgesaugt werden und messbare Ströme liefern (▶ Kap. 5.7.1). Schließlich werden auch lichtempfindliche **Photoemulsionen** benutzt, um über ihre Verfärbung oder Schwärzung die über eine gewisse Zeit gesammelte Strahlung zu erfassen.

7.2 Geometrische Optik

7.2.1 Reflexion, Brechung und Dispersion von Licht

Die Begriffe **Reflexion**, **Brechung** und **Dispersion** wurden bereits in ▶ Kapitel 6.2.3 eingeführt und die Gesetze der Reflexion und das **Snelliussche Brechungsgesetz** vorgestellt.

Das **Snelliussche Brechungsgesetz** weist einen interessanten Aspekt auf, wenn Licht von Medium 1 in ein anderes Medium 2 mit geringerer Brechzahl übergeht ($n_1>n_2$). Der Sinus des Austrittswinkels α_2 berechnet sich nach dem Brechungsgesetz zu $\mathbf{\sin\alpha_2 = \sin\alpha_1 \times n_1/n_2}$. Da der Sinus nicht größer als 1 werden kann, gibt es einen maximalen Winkel $\alpha_1=\alpha_{TR}$, für den $\alpha_2=90°$ wird: $\boldsymbol{\alpha_{TR}=\arcsin(n_2/n_1)}$. Das ist der **Grenzwinkel der Totalreflexion**, da für $\alpha_1\geq\alpha_{TR}$ das Licht Medium 1 nicht mehr verlassen kann und an der Grenzschicht zu Medium 2 total reflektiert wird.

Tabelle 7.2 gibt für einige Stoffe die Brechzahl und den Grenzwinkel der Totalreflexion für gelbes Na-Licht an. Die Totalreflexion wird technisch schon lange in Umkehrprismen von Fernrohren genutzt.

KLINIK

In der **Endoskopie** verwendet man biegsame Glasfasern als verlustarme **Lichtleiter**, das einmal total reflektierte Licht kann die Faser nicht mehr verlassen.

In der Telekommunikation werden heute durch Glasfasern nach demselben Prinzip wie bei der Endoskopie riesige Datenmengen über weite Strecken effektiv übertragen.

Der Begriff »**Dispersion von Licht**« steht für die Wellenlängenabhängigkeit der Geschwindigkeit des Lichts in Medien und damit für die Variation von Brechzahl und Brechungswinkel mit der Farbe des Lichts. Abbildung 7.3 zeigt als Beispiel die Dispersionskurve von Flintglas. Die Dispersion des Lichts wird bei Gitter- und Prismenspektrographen für die Untersuchung von Emissionsspektren genutzt (▶ Kap. 7.3.1 und 7.4).

Merke

Medium mit Brechungsindex $n=c/c_n$. Es gilt $c_n=f\times\lambda_n$.

Da f vorgegeben, ist die Wellenlänge $\lambda_n=\lambda_{Vak}/n$.
Für Brechungsindizes n_1 und n_2 gegen Vakuum gilt:
Snelliussches Brechungsgesetz:
$\sin\alpha_1/\sin\alpha_2=c_1/c_2=n_2/n_1$
Grenzwinkel der Totalreflexion:
$\alpha_{TR}=\arcsin(n_2/n_1)$, $n_1>n_2$.

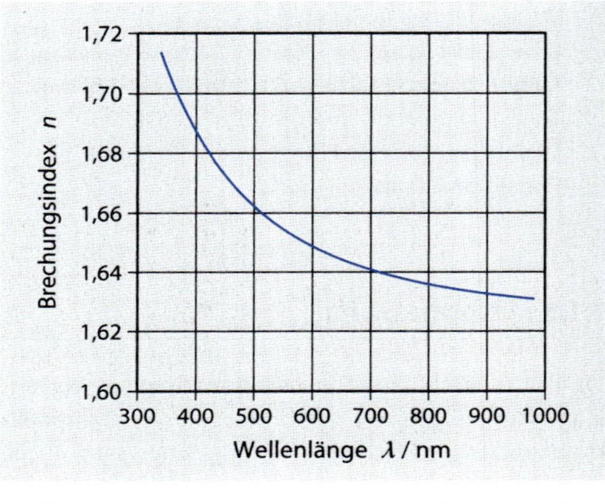

Abb. 7.3. Dispersionskurve von Flintglas. (Harten 2006)

Tab. 7.2. Brechzahl von Stoffen STPD und Grenzwinkel der Totalreflexion zu Luft für gelbes Na-Licht der Wellenlänge = 589 nm

Feststoff	n	α_{TR}	Fl. Stoff, Gas	n	α_{TR}
Eis	1,310	49,8°	Luft	1,0003	–
Quarzglas	1,459	43,3°	Wasser	1,333	48,6°
Flintglas	1,613	38,3°	Benzol	1,501	41,8°
Diamant	2,417	24,4°	Methyleniodid	1,628	37,9°

7.2.2 Abbildung durch Reflexion an Spiegeln

Konstruiert man nach dem in ▶ Kapitel 6.2.3 besprochenen **Reflexionsgesetz »Einfallswinkel = Ausfallswinkel«** die von einzelnen Punkten eines Gegenstandes ausgehenden Lichtstrahlen, so findet man bei einem ebenen Spiegel Folgendes: die reflektierten Strahlen scheinen von einem Abbild des Gegenstandes herzukommen, das in gleichem Abstand wie der Gegenstand hinter der Spiegelfläche zu stehen scheint. Generell nennt man solche Abbildungen **virtuell**, da man am vermeintlichen Ort des Bildes es nicht durch eine Mattscheibe oder einen Film aufnehmen oder sichtbar machen kann. Bekanntlich erscheint bei einfacher Spiegelung im virtuellen Bild immer rechts und links gegenüber dem Original vertauscht.

Lässt man ein schmales paralleles Strahlenbündel senkrecht auf einen sphärisch gekrümmte Spiegel fallen,

- so durchlaufen die Strahlen bei einem **Hohlspiegel** (Konkavspiegel, Krümmungsradius R) im Abstand $R/2$ vom Spiegel einen scharfen Fokus: hier hat man einen **reellen Brennpunkt** mit der **Brennweite $f=R/2$.**
- Bei einem **Konvexspiegel** vom gleichen **Krümmungsradius R** laufen die Strahlen nach der Reflexion divergent auseinander, aber sie scheinen von einem Fokus oder Brennpunkt hinter der Kugelfläche ebenfalls im Abstand $R/2$ herzukommen. Hier hat man einen **virtuellen Brennpunkt** mit der **Brennweite $f=-R/2$.**

Hohlspiegel, wie sie z. B. der Zahnarzt verwendet, bilden die Umgebung stark vergrößert ab, solange der Gegenstand sich innerhalb der Brennweite $f=R/2$ der Spiegel befindet. Gegenstände im Abstand $g>R/2$ vom Spiegel produzieren reelle Bilder, sie liegen für $g>>R$ nahe am Fokus, wo z. B. Hobbyastronomen Sterne des Nachthimmels fotografisch aufnehmen können.

Konvexe Spiegel erzeugen immer verkleinerte virtuelle Bilder der Umgebung, sie dienen z. B. als Seitenspiegel von Kraftfahrzeugen, da sie einen großen Raumwinkel erfassen.

Auf die Gesetze der Abbildung mit Konkav- und Konvexspiegeln und ihre Bildfehler wird hier nicht näher eingegangen, da sie im Prinzip dieselben sind wie für Linsen (s. u.).

Merke

Ebener Spiegel: Bild virtuell, hinter dem Spiegel im gleichen Abstand wie Gegenstand.
Konkaver Spiegel: Brennweite $f=R/2$, R Krümmungsradius; für Gegenstandsweite $g<f$ Bild virtuell und vergrößert.
Konvexer Spiegel: Brennweite $f=-R/2$; für Gegenstandsweite $g>0$ Bilder stets virtuell und verkleinert.

7.2.3 Abbildung durch dünne Linsen

In der Optik ist eine **Linse** ein durchsichtiger, rotationssymmetrischer Glaskörper, der von 2 Kugelflächen verschiedener oder gleicher Krümmung begrenzt ist. Die Achse der Rotationssymmetrie nennt man die **optische Achse** der Linse.

Sammellinse. Ist die Linse in der Mitte dicker als am Rand, so fokussiert sie ein längs der optischen Achse einfallendes Bündel paralleler Strahlen in einem Brennpunkt hinter der Linse. Sie ist dann eine Sammellinse und ihre Brennweite, grob der Abstand des Fokus von der Linsenmitte, wird positiv gerechnet.

Zerstreuungslinse. Ist die Linse in der Mitte dünner als am Rand, so defokussiert sie das Parallelstrahlenbündel so, dass die divergenten Strahlen von einem Fokus vor der Linse herzukommen scheinen. Zerstreuungslinsen dieser Art ordnet man negative Brennweiten bzw. Brechkräfte zu.

Man kann zeigen, dass das Brechungsgesetz für kugelflächenbegrenzte Linsen scharfe Fokussierungen und Abbildungen in guter Näherung vorhersagt, Abweichungen machen sich erst für Randstrahlen bemerkbar (Linsenfehler ► Kap. 7.2.5).

Wir betrachten zunächst die Abbildungseigenschaften dünner, symmetrischer, bikonvexer bzw. bikonkaver Linsen in Luft. Sie haben bild- und gegenstandsseitig die gleiche Brennweite $f=\pm 0{,}5 \times r/(n_L-1)$. Sie wird von der Linsenmitte aus gerechnet, ebenso wie die **Gegenstandsweite *g*** und die **Bildweite *b***. Der **Krümmungsradius *r*** der die Linse begrenzenden Kugelflächen und die **Brechzahl n_L** des verwendeten Glases legen die **Brechkraft der Linse $\varphi=1/f$ [dpt]** fest.

Die Linsenstärken werden in der Einheit Dioptrie [1 dpt=1/m] angegeben. Den Zusammenhang zwischen Bild-, Gegenstands- und Brennweite vermittelt die **Linsengleichung: $1/f=1/g+1/b$**.

Das Verhältnis von **Bildgröße *B*** und **Gegenstandsgröße *G*** ist die **Lateralvergrößerung *V***, die über die Beziehung **$V=B/G=b/g$** leicht berechnet werden kann. Während die Abbildung mit Konkavlinsen ($f<0$) immer virtuelle und verkleinerte Bilder liefert, da $b<0$ und $V=-|f|/(|f|+g)$, erzeugen Konvexlinsen nur für $g<f$ virtuelle, dann aber immer vergrößerte Bilder $V=-f/(f-g)$.

Für reelle Abbildungen gilt:

- Für $f<g<2f$ ist die Bildweite $b>2f$ und damit $V>1$,
- bei $g=2f$ ist $b=g$ und eine 1:1-Abbildung erreicht, und
- für $g>2f$ wird $b<2f$ und $V<1$.

Zum Auffinden des Bildpunkts P' geht man nach ◘ Abbildung 7.4 vor und folgt wenigstens 2 der 3 charakteristischen Strahlen, die vom einem Punkt P des Gegenstandes ausgehen, den man am besten außerhalb der optischen Achse wählt. Das Bild dieses Punktes ist der Schnittpunkt der bildseitigen charakteristischen Strahlen; er wird bei virtuellen Bildern durch die rückwärtige Verlängerung der dann divergenten Strahlen gefunden.

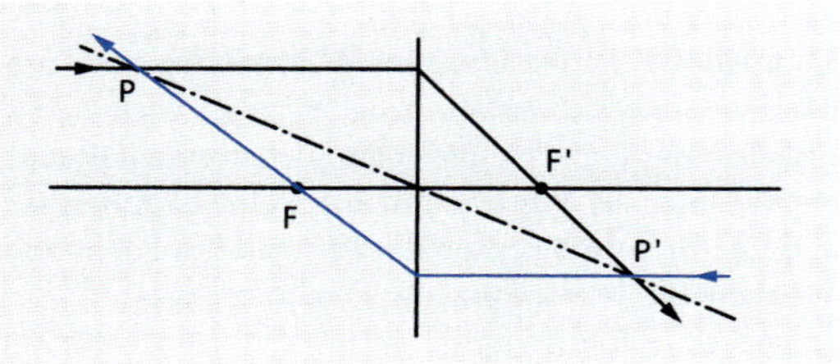

◘ **Abb. 7.4.** Auffinden des Bildpunkts durch drei charakteristische Strahlen: Der schwarz gezeichnete, von links achsenparallel einlaufende Strahl wird rechts zum Brennstrahl; analog wird der blaue Brennstrahl (Lichtwege sind umkehrbar) rechts zum Parallelstrahl. Der strichpunktierte Zentralstrahl wird nicht abgeknickt und geht mit den beiden anderen Strahlen durch den Bildpunkt P' des Gegenstandpunkts P. (Harten 2006)

Merke

Linsengleichung: $1/f=1/g+1/b$.
Lateralvergrößerung: $V=B/G=b/g$.
Brechkraft einer Linse: $\varphi=1/f$ [dpt=m^{-1}].

7.2.4 Abbildung durch Linsensysteme und dicke Linsen

Kombiniert man 2 dünne Linsen beliebiger Brennweite im Abstand *d*, so ist die **Gesamtbrechkraft Φ** des Linsensystems gegeben durch **$\Phi=1/F=1/f_1+1/f_2-d/(f_1 \times f_2)$**.

Allerdings bleibt die Frage offen, von wo aus die Gesamtbrennweite *F* gerechnet wird, und nach welchem Verfahren sich Bildpunkte konstruieren lassen. Dieselbe Frage erhebt sich hinsichtlich der Abbildung durch dicke Linsen, insbesondere wenn Bild- und Gegenstandsraum aus verschiedenen Medien bestehen.

Die erfreuliche Antwort ist, dass man alle im vorhergehenden Abschnitt gemachten Gesetzmäßigkeiten und Konstruktionsverfahren, etwas modifiziert, übernehmen kann, wenn man von den in ◘ Abbildung 7.5 vorgestellten **Kardinalelementen optische Achse, 2 Hauptebenen, 2 Brennpunkten und 2 Knotenpunkten** ausgeht. Dort, wo nach Durchgang durch das Linsensystem oder die dicke Linse ein von links (oder rechts) einfallender Parallelstrahl den gegebenenfalls rückwärts verlängerten Brennstrahl nach Verlassen des Systems schneidet, liegt die zugehörige Hauptebene, die senkrecht zur optischen Achse steht und diese im so genannten Hauptpunkt schneidet. Der Zentralstrahl wird jetzt durch 2 parallele Richtungsstrahlen PK und K'P' ersetzt, die Knotenpunkte K und K' haben denselben Abstand wie die beiden Hauptebenen und liegen um die Differenz der Brennweiten von ihren zugehörigen Hauptebenen entfernt. Sind die Medien und damit die Brennweiten rechts und links gleich groß, so fallen die Knotenpunkte mit den Hauptpunkten zusammen.

Da sich die Brennweiten in den jeweiligen Medien wie deren Brechungsindizes verhalten, nämlich $f{:}f'=n{:}n'$, führt man die folgende **verallgemeinerte Linsengleichung** ein: **$n/g+n'/b=\varphi=n/f=n'/f'$**.

φ ist die verallgemeinerte Brechkraft. Sind die beiden Medien identisch, so kürzt sich der Brechungsindex n heraus und die Brechkraft φ ist wieder durch $1/f$ definiert. Die beschriebenen Überlegungen gelten auch für Zylinderlinsen, allerdings nur in der Ebene ihrer Krümmung.

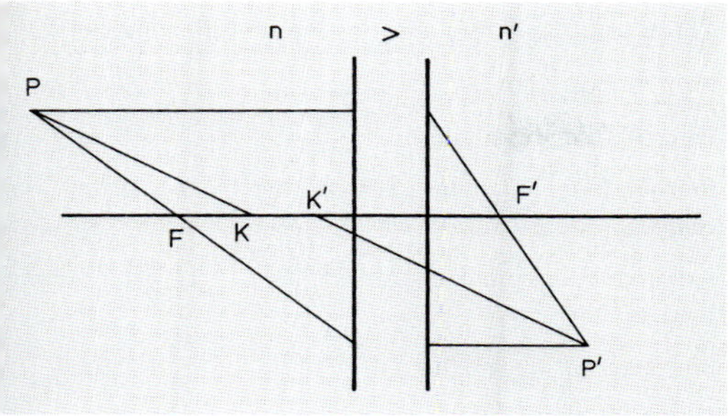

■ **Abb. 7.5.** Kardinalelemente bei verschiedenen Brechungsindizes in Bild- und Gegenstandsraum. Die drei charakteristischen Strahlen sind eingezeichnet. Der Zentralstrahl in ■ Abb. 7.5 wird durch den Richtungsstrahl PK, K'P' durch die Knotenpunkte K und K' ersetzt. Der Abstand KK' ist gleich dem Abstand der Hauptebenen, die Mitte von KK' hat den Abstand *f*-*f'* von der Mitte der Hauptebenen. (nach Harten 1999)

Merke

Verallgemeinerte Linsengleichung:
$n/g+n'/b=\varphi=n/f=n'/f'$.

Der Gegenstand mit der Gegenstandsweite *g* befindet sich im Medium mit dem Brechungsindex *n*, das Bild mit der Bildweite *b* entsteht im Medium *n'*. φ ist die verallgemeinerte Brechkraft.

7.2.5 Linsenfehler

Alle in den ► Kapiteln 7.2.2 bis 7.2.4 vorgestellten abbildenden Systeme bilden Punkte des Gegenstandraums nicht völlig scharf ab, außerdem produzieren sie Verzeichnungen von großflächigen Mustern, was hier nur am Rande erwähnt wird. Zu Unschärfen tragen 3 Effekte bei:

1. **Sphärische Aberration**. Bei Linsen mit Kugelflächenschliff werden die Randstrahlen etwas stärker gebrochen ($f_{Rand}<f_{Mitte}$). Daher wird ein Punkt durch ein die ganze Linse erfassendes Strahlenbündel als Zerstreuungsscheibchen abgebildet. Abhilfe schaffen so genannte **Aplanate**, das sind aufwändigere, nicht kugelflächenmäßig geschliffene Linsen oder geeignete Linsensysteme.
2. **Chromatische Aberration**. Aufgrund der Dispersion des Linsenmaterials wird im Allgemeinen violettes Licht am stärksten gebrochen, rotes Licht am wenigsten ($f_{violett}<f_{rot}$). Das führt bei der Abbildung durch nicht monochromatisches Licht zu unscharfen Bildern mit farbigen Rändern. Abhilfe leisten geeignete Kombinationen aus Gläsern verschieden starker Dispersion, so genannte **Achromate**.
3. **Astigmatismus und Bildfeldwölbung**. Für Punkte außerhalb der optischen Achse erscheint die abbildende Linse in Richtung der optischen Achse und senkrecht dazu unterschiedlich gekrümmt, selbst bei Abbildung eines Punkts mit schmalen Strahlenbündeln. Deshalb liegen scharfe Bilder auf 2 verschieden gekrümmten Bildschalen, die sich auf der optischen Achse berühren. Erscheint das Bild auf der einen Schale als Punkt, so wird es auf der anderen zu einem Strich, zwischen beiden Schalen wird wird das Abbild eines Punkts ein unscharfes Kreuz. Korrigierende Systeme bezeichnet man als **Anastigmaten**. Dieselben astigmatischen Erscheinungen zeigen abbildende Kugelflächen, die in 2 zueinander senkrechten Richtungen unterschiedlich stark gekrümmt sind, was auch beim menschlichen Auge häufig der Fall ist (► Kap. 7.2.7).

Merke

Linsenfehler (Punkte werden unscharf abgebildet).
Sphärische Aberration: $f_{Rand}<f_{Mitte}$
Chromatische Aberration: $f_{violett}<f_{rot}$
Astigmatismus: $f_{||}\neq f_{=}$.

7.2.6 Strahlengang im Auge

Das menschliche Auge ist in ■ Abbildung 7.6 im Schnitt dargestellt. Die gewölbte **Hornhaut** und die **Augenlinse** bilden zusammen mit **Kammerwasser** und **Glaskörper** ein optisches System, das vor den Augen befindliche Gegenstände auf die Netzhaut (Retina) abbildet. Die wichtigsten optischen Daten zu Brennweiten, Lage der Hauptebenen und Knotenpunkte usw. sind in ■ Tabelle 7.3 zusammengestellt.

Die Abbildung eines Punkts durch die 3 charakteristischen Strahlen nach ► Kapitel 7.2.4 entspricht der von ■ Abbildung 7.5, allerdings liegt hier das Auge als Medium mit der höheren Brechzahl auf der linken Seite, spiegelbildlich zu ■ Abbildung 7.6. Um von unendlich auf einen Nahpunkt in 25 cm Abstand zu akkomodieren, ändert der ringförmig die Augenlinse umschlingende Ziliarmuskel die Krümmung und Dicke der Linse, sodass sie eine zusätzliche Brechkraft von 4 dpt erhält.

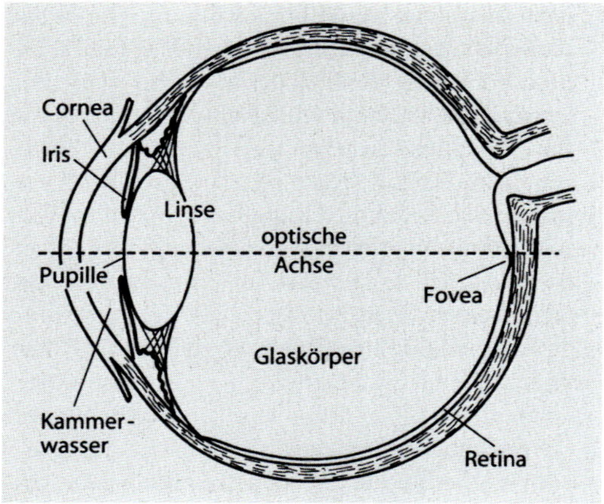

Abb. 7.6. Horizontalschnitt durch ein menschliches Auge. Der Strahlengang durch Hornhaut und Linse und Glaskörper findet in einer Umgebung mit größerem Brechungsindex als Luft statt und entspricht daher der linken Seite von Abb. 7.5. (Harten 2006)

KLINIK

Kleinkinder können auf etwa 7 cm vom Auge entfernte Nahpunkte akkomodieren, was einer zusätzlichen Brechkraft von etwa 14 dpt entspricht. Im hohen Alter geht die Akkomodationsfähigkeit der Linse praktisch verloren.

Der Mensch nimmt Licht durch **2 Arten von Sehzellen** wahr:

- Die so genannten **Stäbchen** vermögen nur zwischen hell und dunkel zu unterscheiden und sind nur für das Sehen in der Dämmerung geeignet.
- Das Farbensehen vermitteln 3 Arten von Sehzellen, so genannte **Zäpfchen**, die auf unterschiedliche Wellenlängenbereiche mit Maxima im Roten, Grünen und Blauen empfindlich sind.

Zäpfchen liegen besonders dicht in der Netzhautgrube (Fovea, Durchmesser 0,3 mm) im Zentrum des gelben Flecks (Durchmesser 2 mm) und haben dort Abstände von etwa 5 μm. Dieser Abstand entspricht dem maximalen Auflösungsvermögen des Auges bei der kleinsten Pupillenöffnung von einem Durchmesser von 2 mm, wo das Zerstreuungsscheibchen infolge der sphärischen Aberration etwa so groß ist wie die durch Beugung an der Pupille hervorgerufene Unschärfe (► Kap. 7.3.1, Beugung an Kreisblende). Die anatomische Auflösung des Auges entspricht also der physikalisch möglichen!

Die chromatische Aberration kann das Auge zwar nicht aufheben, sie wird aber dadurch vermindert, dass die gelbliche Augenlinse ebenso wie der gelbe Fleck blaues und violettes Licht relativ stark absorbieren. Damit wird dort, wo die Auflösung am größten ist, insbesondere bei großer Helligkeit, die spektrale Empfindlichkeit zum Roten hin verschoben, wo die Dispersionskurve im Allgemeinen einen flacheren Verlauf hat (Abb. 7.3).

Tab. 7.3. Optische Daten des menschlichen Auges

Krümmungsradius der Hornhaut	≈7,83 mm
Brechkraft der Hornhaut	≈43 dpt
Brechkraft der Augenlinse, entspanntes Auge	≈16 dpt
Akkomodationsfähigkeit der Augenlinse je nach Alter	+(1–14) dpt
Brechzahl der Augenlinse *n*	1,358
Brechzahl von Kammerwasser und Glaskörper *n'*	1,3365
Größe der Augenpupille Ø= 2*R*	2–8 mm
Abstand Hauptpunktemitte vom Scheitel der Hornhaut	1,475 mm
Abstand der Hauptpunkte bzw. der Hauptebenen	0,254 mm
Abstand der Knotenpunkte	0,254 mm
Hintere Brennweite (zu Retina) bei entspanntem Auge	22,80 mm
Vordere Brennweite (zu Luft) bei entspanntem Auge	17,05 mm
Abstand Mitte Knotenpunkte von Mitte Hauptpunkte	5,75 mm

Merke

Brechkraft φ des menschlichen Auges.
Hornhaut: ≈43 dpt;
Augenlinse: ≈16 dpt;
Akkomodationsvermögen Δφ der Augenlinse sinkt bei Erwachsenen im Laufe des Lebens von ≈12 dpt auf ≈1 dpt.

7.2.7 Sehfehler und ihre Behebung

Alle Fehlsichtigkeiten des menschlichen Auges, die nicht auf Unebenheiten der Hornhaut, Trübungen der Linse oder Degeneration der Retina zurückzuführen sind, sondern auf einfache geometrische Abweichungen von der idealen Anatomie, können durch geeignete Brillen behoben werden.

Kurzsichtigkeit (Myopie): Menschen, die Gegenstände sehr nahe ans Auge halten müssen, um sie scharf zu sehen, nennt man kurzsichtig. Ihr Augapfel ist zu lang, sodass scharfe Bilder weit entfernter Objekte bei entspanntem Auge schon vor der Retina entstehen (Fernpunkt<∞). Nur bei sehr kurzer Gegenstandsweite ist die Bildweite groß genug, um die Netzhaut zu erreichen. Zur Korrektur benutzt der Kurzsichtige Brillen mit konkaven Gläsern, deren negative Brechkraft die selbst bei entspanntem Auge zu große Brechkraft vermindert.

Weitsichtigkeit (Hyperopie): Menschen, deren Augapfel zu kurz ist, können Gegenstände selbst bei starker Akkomodation der Linse nur in großer Entfernung, wenn überhaupt, scharf sehen, da ein scharfes Bild erst hinter der Retina entstehen würde. Abhilfe schaffen hier Brillen mit konvexen Linsen, deren zusätzliche Brechkraft die Bildweite verringert. Da mit zunehmendem Alter die Akkomodationsfähigkeit der Augenlinse nachlässt, werden in der Jugend normalsichtige Menschen im Alter meist weitsichtig. Hier helfen besonders Gläser mit zunehmender Brechkraft im unteren Bereich der Brille, durch den normalerweise nahe Objekte betrachtet werden. Diese Varioluxgläser kompensieren so die mangelnde Akkomodationsfähigkeit des Auges.

Astigmatismus: Bei den meisten Menschen ist die Wölbung der Hornhaut nicht völlig gleichmäßig; sie entspricht nicht der einer Kugel, sondern eher einem Rotationsellipsoid, dessen Oberfläche in 2 senkrecht zueinander stehenden Richtungen unterschiedlich stark gewölbt ist. Die entstehenden Verzeichnungen und Unschärfen werden in ► Kapitel 7.2.5 beschrieben. Abhilfe schaffen hier Zylinderlinsen, deren Stärke und Ausrichtung für jedes Auge so bestimmt werden müssen, dass mit der zusätzlichen Brechkraft in der Fokussierungsrichtung der geringeren Krümmung die der dazu senkrechten Richtung erreicht wird. Durch geeignete Formgebung der Gläser **einer** Brille kann man heute alle hier diskutierten Fehlsichtigkeiten kompensieren.

Merke

Eselsbrücke:
Konvexe Linse: wie ein Berg
Konkave Linse: wie ein Tal
Definitionen:
Kurzsichtig: Augapfel zu lang, Fernpunkt<∞, Konkavlinse.
Weitsichtig: Augapfel zu kurz oder φ zu klein, Konvexlinse.
Astigmatismus: Hornhautwölbung eines Rotationsellipsoids, Zylinderlinse verstärkt Brechkraft in Ebene der geringsten Krümmung.

7.3 Wellenoptik

7.3.1 Beugung an Spalt, Kreisblende und Gitter; Auflösung des Mikroskops

Die Quantennatur des Lichts spielt, grob gesagt, solange keine Rolle, als nicht danach gefragt wird, wann und wo ein einzelnes Photon emittiert, gebeugt oder absorbiert wird. Nach dem in ► Kapitel 6.2.3 vorgestellten **Huygensschen Prinzip** lässt sich die **Beugung von Licht an Spalt und Gitter** gut durch die **Interferenz von Wellen** erklären.

Beugung am Spalt

Trifft eine ebene monochromatische Lichtwelle der Wellenlänge λ nach ◘ Abbildung 7.7 auf einen Spalt der Breite D, so wird unter dem Winkel α keine Strahlung beobachtet, wenn der Gangunterschied g zwischen der rechten und linken Spaltbacke genau λ beträgt. Denn dann hat jede von einem Punkt des Spalts ausgehende Kugelwelle einen eine halbe Spaltbreite entfernten Partner, der bezüglich der Richtung α genau den Gangunterschied von $\lambda/2$ hat, was zur Auslöschung in Richtung α führt. Auslöschung tritt ebenfalls ein, wenn der Gangunterschied $g=k\times\lambda$ zwischen den Spaltbacken beträgt. Entsprechend lautet die Regel:

- **Intensitätsminima** für $\mathbf{\sin\alpha=k\times\lambda/D}$ mit $\mathbf{k=1, 2, 3}$ ...;
- **Intensitätsmaxima** für $\mathbf{\sin\alpha=(k+½)\times\lambda/D}$ mit $\mathbf{k=1, 2, 3}$ ...;
- Unter $\boldsymbol{\alpha=0°}$, dem breiten Beugungsmaximum nullter Ordnung, ist die **Intensität am größten**.

Beugung an Kreisblenden

Rechnungen in 2 Dimensionen ergeben für eine Kreisblende vom Radius R für das 1. Beugungsminimum: $\mathbf{\sin\alpha=0{,}61\times\lambda/R}$.

Nun kann man bei Abbildungen 2 Punkte gerade noch als getrennt erkennen, wenn das Maximum des einen Beugungsscheibchens in das 1. Beugungsminimum des anderen fällt. Für das menschliche Auge ergibt sich bei kleinster Pupille (◘ Tab. 7.3) und der im Medium verkürzten Wellenlänge $\lambda'=555/n'$ nm der Abstand des 1. Minimums aus der Gleichung $\sin\alpha=\Delta x/f=0{,}61\times\lambda'/R$. Das Ergebnis $\Delta x=5{,}77$ µm entspricht der anatomisch möglichen Auflösung (► Kap. 7.2.6).

Beugung am Gitter

Für die Spektralanalyse von Licht sind **Gitter** von großer Bedeutung. Ein Gitter besteht aus Hunderten von feinen Spalten im Abstand der Gitterkonstanten d. Umgekehrt wie bei der Beugung am Spalt treten Beu-

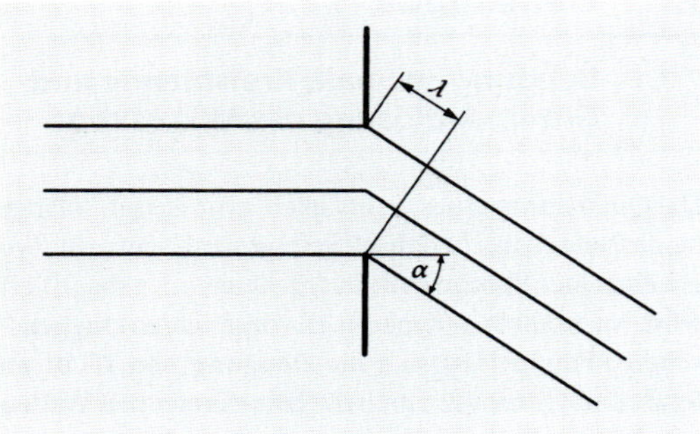

Abb. 7.7. Zur Beugung am Spalt. Unter dem Winkel α, für den der Gangunterschied zwischen rechter und linker Spaltbacke eine Wellenlänge λ beträgt, interferieren die Huygensschen Elementarwellen destruktiv. (Harten 2006)

gungsmaxima auf, wenn der in Abbildung 7.7 erklärte Gangunterschied $g=k\times\lambda$, also von Spalt zu Spalt ein ganzzahliges Vielfaches der Wellenlänge ist, da sich dann die Beiträge aller Spalte konstruktiv addieren, während bei allen nicht ganzzahligen Gangunterschieden die Beiträge aller Spalte sich weitgehend gegenseitig auslöschen. Es gilt:

Intensitätsmaxima für $\sin\alpha=k\times\lambda/d$ mit $k=0,1,2,3\ldots$.

Die mit der Beugung verbundene Dispersion von Gittern steigert sich mit der Ordnung k, allerdings auf Kosten der Intensität. Deshalb verwendet man häufig Gitter statt Prismen zur Analyse von Emissionslinien bei Spektrometern und zur Monochromatisierung von Licht bei Spektralphotometern (Abb. 7.8 in ► Kap. 7.4.3).

Auflösung optischer Geräte

Nach der eingehenden **Theorie von Ernst Abbé** kann man bei einer optischen Abbildung die Spalte eines Gitters nur dann noch getrennt wahrnehmen, wenn mindestens **zwei** Beugungsmaxima von der Öffnung des abbildenden Systems erfasst werden. Diese Überlegung liefert die Formel für den kleinsten noch auflösbaren Abstand zweier Punkte bei Betrachtung im Mikroskop, nämlich: $d=0{,}61\times\lambda/(n\times\sin\alpha)$.

Der **Kehrwert** $1/d$ bezeichnet die (maximal mögliche) **Auflösung des Mikroskops**. Der Faktor 0,61 berücksichtigt kreisförmige Linsenöffnungen, die Brechzahl n im Nenner die Verkürzung der Wellenlänge, wenn der Raum zwischen Deckglas und Objektiv durch eine **Immersionsflüssigkeit** ausgefüllt wird. Der Winkel α entspricht dem halben Öffnungswinkel, den die Objektivlinse erfasst. Den Faktor $n\times\sin\alpha$ bezeichnet man als **nummerische Apertur**.

> **Merke**
>
> **Spalt:** Intensitätsminima für $\sin\alpha=k\times\lambda/d$ für $k=0, 1, 2, 3 \ldots$
> d= Spaltbreite, α= Ablenkwinkel,
> $k\times\lambda$= Gangunterschied.
> **Gitter:** Intensitätsmaxima für $\sin\alpha=k\times\lambda/d$ mit $k=0, 1, 2, 3 \ldots$
> jetzt d= Gitterkonstante = Abstand benachbarter Spalte.
> **Mikroskopauflösung nach Abbé:**
> $d=0{,}61\times\lambda/(n\times\sin\alpha)$.
> α= halber Öffnungswinkel des Objektivs, n Brechzahl der Immersionsflüssigkeit.

7.3.2 Polarisation von Licht

Wie in ► Kapitel 6.4 erläutert wurde, ist Licht als transversale elektromagnetische Welle polarisierbar. Folgende Verfahren bewirken, dass der elektrische Feldvektor nur in einer Ebene schwingt:

- **Streuung**: Licht ist polarisiert, wenn der Winkel Lichtquelle – Streuzentrum – Beobachter verschieden von 0° ist. So ist das Blau des Himmels als Streulicht an Molekülen unter 90° zur Sonne sogar total polarisiert, da die zu Resonanzschwingungen angeregten elektrischen Dipolfelder dann nur mit Feldkomponenten senkrecht zur Streuebene schwingen. Bienen können die Polarisationsrichtung des Streulichts wahrnehmen und benutzen diese Fähigkeit zur Orientierung.
- **Reflexion**: Wird Licht an durchlässigen Medien wie Glas oder Wasser reflektiert, so ist der reflektierte Strahl total polarisiert, und zwar senkrecht zur Streuebene, wenn der reflektierte Strahl senkrecht zum gebrochenen Strahl steht. Nach dem Brechungsgesetz (► Kap. 6.2.3) ist dann wegen $\sin\beta=\sin(180°-\alpha-90°)=\cos\alpha$ der so genannte **Brewsterwinkel** gegeben durch $\tan\alpha=n_2/n_1$. Für die Reflexion an Wasser ($n_2(H_2O)=1{,}33$ und $n_1(\text{Luft})\approx1$) ist das der Winkel von 53°. So kann man mit Polfilterbrillen, die nur senkrecht zur Wasseroberfläche polarisiertes Licht durchlassen, störende Reflexe bei Gegenlicht stark mindern.
- **Dichroismus und Doppelbrechung**: Manche Kristalle wie Turmalin spalten einfallendes Licht in 2 senkrecht zueinander polarisierte Strahlen auf, in die so genannten **ordentlichen** und **außerordentlichen Strahlen**. Sie haben für beide Komponenten unterschiedliche Brechungsindizes und ungleiches wellenlängenabhängiges Absorptionsvermögen, sodass sie je nach Richtung der Polarisation des ein-

fallenden Lichts in verschiedenen Farben erscheinen (daher der Name Dichroismus). Die käuflichen **Polarisationsfilter** gehören zu diesen Substanzen; bei ihnen wird die eine Komponente jedoch so stark absorbiert, dass nach einer kleinen Schichtdicke nur noch Licht einer Polarisationsrichtung durchgelassen wird. Beim glasklaren **Nicolschen Prisma** wird der ordentliche Strahl an einer geeigneten Schnittfläche des Kalkspats total reflektiert und dann absorbiert, sodass nur der außerordentliche Strahl mit seiner Polarisationsrichtung übrig bleibt.

Merke

Polarisiertes Licht kann durch **Streuung, Reflexion und Doppelbrechung** erzeugt werden.

7.3.3 Optische Aktivität

Optisch aktiv heißen Stoffe, welche die Polarisationsrichtung von polarisiertem Licht proportional zur Konzentration c (bei Lösungen) und zur durchlaufenen Strecke L drehen. Viele organische Moleküle kommen in 2 spiegelsymmetrischen Strukturen vor (Enantiomere), von denen die eine Art rechts- und die andere Art linksdrehend ist. Sie werden von lebenden Organismen meist unterschiedlich metabolisiert; so ist Traubenzucker rechtsdrehend, daher der Name Dextrose. Auch der durch Magnetfelder induzierte Faradayeffekt (▶ Kap. 5.9.8) macht sonst optisch inaktive Stoffe optisch aktiv.

Die Drehung der Polarisationsebene wird gemessen, indem man durch einen **Polarisator** polarisiertes Licht erzeugt, und zunächst, ohne die zu messende Substanz, die Polarisationsrichtung des so genannten **Analysators** senkrecht zu der des Polarisators einstellt, sodass kein Licht durchtreten kann (φ=90°). Die **durchgelassene Intensität** geht mit $I=I_0\times\cos^2\varphi$.

Bringt man dann die Probe zwischen Polarisator und Analysator, so bewirkt deren Drehung der Polarisationsebene, dass der Analysator Licht durchlässt. Durch Nachdrehen der Polarisationsrichtung des Analysators erreicht man wieder völlige »Dunkelheit« und bestimmt so den Drehwinkel $\Delta\varphi$. Bei Kenntnis des temperatur- und wellenlängenabhängigen **Drehvermögens** $\varphi(\lambda, \delta)$ [°/(dm×g×cm^{-3})] einer Substanz lässt sich dann deren Konzentration c aus $\Delta\varphi=\varphi(\lambda, \delta)\times c \times L$ berechnen. Dies ist das Messverfahren der klassischen Saccharimetrie.

Merke

Die Intensität von polarisiertem Licht durch die Polarisator-Analysator-Anordnung hängt vom Winkel φ zwischen beiden Polarisationsrichtungen ab: $I=I_0\times\cos^2\varphi$.

7.4 Optische Instrumente

7.4.1 Vergrößerungen

Wichtig ist zunächst der Begriff **Sehwinkel**. Unter dem Sehwinkel versteht man den Winkel α, unter dem ein Objekt dem Betrachter erscheint, definiert durch das **Verhältnis Gegenstandsgröße G zu Abstand g des Gegenstandes**, also $\tan\alpha=G/g$. Da für Winkel unter 10° Tangens und Sinus höchstens 1% vom Winkel α im Bogenmaß abweichen, kann man sich im Allgemeinen die Umrechnung von $\tan\alpha$ in α schenken.

Der Begriff der »Vergrößerung« hat im Sprachgebrauch der Physik 3 etwas unterschiedliche Definitionen, je nachdem, ob man vom bewaffneten Auge ausgeht oder reine Bildergrößen meint.

1. **Laterale Vergrößerung**: Sie wurde bereits in ▶ Kapitel 7.2.3 definiert. Sie gibt an, um welchen Faktor ein Bild linear größer oder kleiner ist als der abgebildete Gegenstand. **Vergrößerung** $V = B/G=b/g$.
2. **Sehwinkelvergrößerung bei Teleskopen**: Für den Benutzer eines Fernrohrs oder Opernglases ist die Sehwinkelvergrößerung entscheidend, also das Verhältnis »Sehwinkel mit zu Sehwinkel ohne Instrument« Für das astronomische, auf Kepler zurückgehende Fernrohr ist $V=f_{\text{Objektiv}}:f_{\text{Okular}}$. Seine Länge ist gleich der Summe der Brennweiten von Objektiv- und Okularlinse.
3. **Sehwinkelvergrößerung bei Lupe und Mikroskop**: Auch hier vergleicht man »Sehwinkel mit zu Sehwinkel ohne Instrument«, allerdings muss letzterer allgemein verbindlich festgelegt werden, da sich ja die Nahpunkte des Menschen je nach Alter und Fehlsichtigkeit stark unterscheiden. Man hat deshalb als **Bezugssehweite** s_0**=25 cm** festgelegt, die etwa dem Nahpunktabstand bei Erwachsenen entspricht.

Merke

Laterale Vergrößerung: $V=B/G=b/g$.
Optische Vergrößerung für das bewaffnete Auge: Sehwinkel mit Instrument zu Sehwinkel ohne Instrument. Bei Lupe und Mikroskop: Bezugssehweite s_0=25 cm.

7.4.2 Kamera und Projektor

Kameras bilden Gegenstände meist in unterschiedlicher Entfernung auf das Format eines lichtempfindlichen Films oder Pixel eines Fotochips ab. Um die in ▶ Kapitel 7.2.5 diskutierten Linsenfehler möglichst gering zu halten, setzt sich das Objektiv guter Kameras aus mehreren Linsen zusammen. Die Abbildung durch das Linsensystem wird wie in ◘ Abbildung 7.5 durch 2 Hauptebenen repräsentiert, bis auf Unterwasserkameras mit Brechzahlen $n'=n$.

Will man die **Tiefenschärfe** (auch Schärfentiefe) vergrößern, so muss die Blende auf Kosten der Helligkeit verkleinert werden, damit die Lichtbündel, die von Punkten ausgehen, die auf der Ebene des Films keinen scharfen Fokus haben, etwa so schmal werden wie die Ortsauflösung bei scharfem Bild. Die **Blendenzahl** $B_Z=f/D$ ist als das Verhältnis von Brennweite f zu Blendendurchmesser D definiert.

Die Tiefenschärfe ist beim **Projektor** kein Problem, um aber das projizierte Bild möglichst lichtstark zu machen, wird durch einen **Kondensor** möglichst viel Licht der Lampe, auch von hinten gespiegeltes, auf den abzubildenden Film geworfen, mit einem Fokus in der Objektivlinse, sodass auf der Projektionswand kein störendes Bild der Lichtquelle zu sehen ist.

Merke

Kamera: Blendenzahl $B_Z=f/D$
D=Blendendurchmesser, f Brennweite. Abbildungsmaßstab gemäß der Linsengleichung $V=B/G=b/g$.

7.4.3 Photometrie und Spektralphotometer

Viele organische Moleküle absorbieren Licht als Funktion der Wellenlänge auf sehr charakteristische Weise.

KLINIK

So kann man in der Medizin mithilfe der **Absorptionsspektralanalyse** von chemisch aufbereiteten Blutproben wichtige Erkenntnisse über die Konzentration vieler Bestandteile des Bluts und damit über den Gesundheitszustand der untersuchten Patienten gewinnen, z. B. über den Sauerstoffgehalt, Blutfettwerte, die Anteile der verschiedenen Cholesterine usw.

Das Prinzip eines Spektralphotometers (vielfach benutzt in etlichen Praktika) zeigt die ◘ Abbildung 7.8. Das Licht des beleuchteten Spalts Sp.1 wird durch ein in etwa symmetrisch durchlaufenes Prisma in ein kontinuierliches Farbenspektrum zerlegt und auf die Ebene von Spalt Sp.2 fokussiert. Die Anordung erklärt zugleich das Prinzip des Prismenspektrographen. Die Dispersion ist am größten beim minimalen Ablenkwinkel δ_{min}. Dieser ergibt sich aus dem brechenden Winkel φ und dem mittleren Brechungsindex $\overline{n}(\lambda)$ aus der Beziehung: $\overline{n}(\lambda)=\sin(\varphi/2+\delta_{min}/2)/\sin\varphi/2$. Für weißes Licht beobachtet man die folgende Farbfolge mit zunehmender Brechung: Rot, Orange, Gelb, Grün, Blau, Violett.).

Der verschiebbare Spalt lässt nur Licht eines schmalen Wellenlängenbereichs durchtreten. Dieses Licht durchläuft dann parallel eine Küvette mit der zu untersuchenden Substanz und wird dann auf eine Photozelle zur Messung der Intensität fokussiert. In der Küvette sei eine

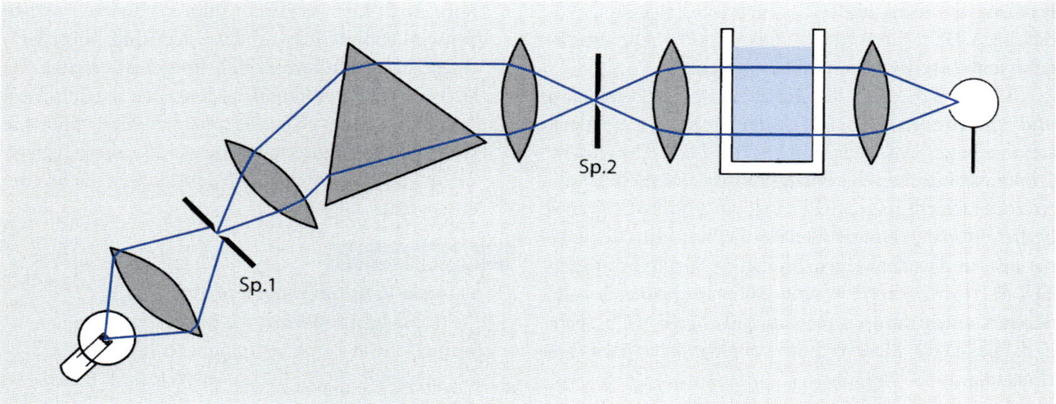

◘ **Abb. 7.8.** Spektralphotometer. Näheres im Text. (Harten 2006)

Lösung der zu analysierenden Substanz mit der Konzentration c eingefüllt, d sei die durchstrahlte Schichtdicke, $K(\lambda)$ sei der wellenlängenabhängige Extinktionskoeffizient.

Bei nicht allzu starken Konzentrationen wächst die Wahrscheinlichkeit, dass ein Photon absorbiert wird, linear mit der Konzentration, ist aber **unabhängig** von der bereits durchlaufenen Schichtdicke. Nach den Gesetzen der Statistik führt dies (▶ Kap. 8.1.1 und 8.4.1) zu einer exponenziellen Abnahme der Lichtintensität mit Schichtdicke und Konzentration.

Dies entspricht genau dem **Gesetz von Lambert-Beer**: $I(\lambda) = I_0(\lambda) \times \exp(-K(\lambda) \times c \times d)$.

Das Verhältnis $I(\lambda)/I_0(\lambda)$ bezeichnet man auch als Durchlässigkeit oder Transmission $D(\lambda)$. Logarithmiert man die Gleichung mit dem dekadischen Logarithmus, so erhält man die gleichwertige, alternative Form:

$E(\lambda) = \log(I_0(\lambda)/I(\lambda)) = \log e \times K(\lambda) \times c \times d = \varepsilon(\lambda) \times c \times d$. Hier bezeichnet $E(\lambda)$ die Extinktion und $\varepsilon(\lambda)$ den dekadischen Extinktionskoeffizienten.

Merke

Gesetz von Lambert-Beer:
$E = \log(I_0/I) = \varepsilon(\lambda) \times c \times d$
mit d=Schichtdicke, $\varepsilon(\lambda)$ dekadischer Extinktionskoeffizient, c Konzentration.

7.4.4 Lupe und Lichtmikroskop

Um den Sehwinkel (▶ Kap. 7.4.1) kleiner Objekte zu vergrößern, führt man sie näher ans Auge heran. Dies hat aber ein Limit beim persönlichen Nahpunkt, im Mittel bei der Bezugssehweite von s_0=25 cm. Das einfachste Hilfsmittel, den Sehwinkel zu vergrößern, ist eine Konvexlinse hoher Brechkraft, die **Lupe**, die man für ein möglichst großes Gesichtsfeld dicht vor das Auge hält. Liegt der Gegenstand der Größe G ungefähr im Brennpunkt der Lupe (Brennweite f_L), so erreichen die von ihm ausgehenden Strahlen als Paralellstrahlen das entspannte Auge, dass dann ein virtuelles, vergrößertes Bild im Unendlichen unter dem Sehwinkel $\mathrm{tg}\alpha = G/f_L$ sieht. Bezogen auf den Sehwinkel unter 25 cm ist dann die **Lupenvergrößerung** $V_L = s_0/f_L$.

Hält man die Lupe so, dass das virtuelle Bild in der Entfernung von $b = s_0$ erscheint, so erreicht man die **maximale Lupenvergrößerung** von $V_L = s_0/f_L + 1$, denn nach der Linsengleichung ist mit negativer Bildweite b (virtuelles Bild!) $1/f_L = 1/g - 1/s_0$ mit $B/G = s_0/g = s_0/f_L + 1$. Im Extremfall erzielt man mit Lupen bis zu 25fache Vergrößerungen.

Stärkere Vergrößerungen sind möglich, wenn man ein bereits vergrößertes Zwischenbild mit der Lupe betrachtet. Das ist das **Prinzip des Mikroskops** nach ◘ Abbildung 7.9. Dazu befindet sich das Objekt sehr nahe am Brennpunkt der **Objektivlinse** sehr kurzer Brennweite. Das stark vergrößerte, reelle Zwischenbild liegt im Fokus der **Okularlinse**, die das entspannte Auge als Lupe benutzt.

Der Abstand b des Zwischenbildes vom Objektiv ist formal als Summe der Objektivbrennweite f_{OB} und der so genannten **Tubuslänge *t*** definiert. Die Tubuslänge der meisten Mikroskope beträgt konventionell 18 cm, was garantiert, dass man ohne Schwierigkeiten bei normaler Sitz- und Tischhöhe durch ein Mikroskop schauen kann.

Eine kleine Rechnung mit dieser Definition der Tubuslänge ergibt für die laterale Vergrößerung des Zwischenbildes $V = b/g = t/f_{OB}$. Zusammen mit der Lupenvergrößerung des Okulars ist danach die **Gesamtver-**

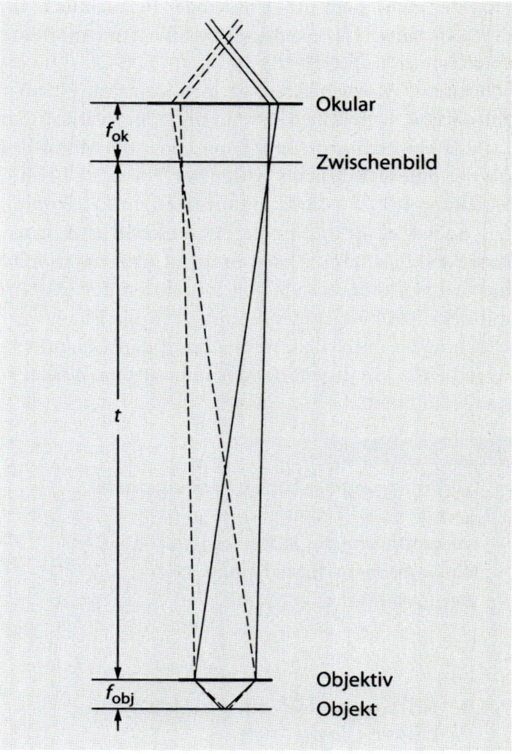

◘ **Abb. 7.9.** Strahlengang im Mikroskop. Nähere Erklärung im Text. In der Ebene des Zwischenbildes kann ein Okularmikrometer eingesetzt werden. Eine konvexe Feldlinse in der Nähe dieser Ebene stört die Abbildung nicht, vergrößert aber das Gesichtsfeld. (Harten 2006)

größerung des Mikroskops gegeben durch (das Produkt!): $V=t/f_{OB} \times s_0/f_L$.

KLINIK

Da nach Abbé (◘ Kap. 7.3.1) die Beugung an der Objektivlinse kleinere Abstände als etwa die Wellenlänge des verwendeten Lichts von ca. 400 bis 750 nm nicht mehr auflösen lässt, sind nur Mikroskopvergrößerungen von maximal 1000 sinnvoll, was für Einzeller und die meisten Bakterien genügt, aber nicht mehr für Viren.

Bei der normalen **Hellfeldbeleuchtung** entstehen Kontraste durch unterschiedliches Absorptionsvermögen. Voraussetzung ist eine gute Ausleuchtung des mikroskopischen Objekts durch geeignete **Kondensoren**, die die gleiche nummerische Apertur (► Kap. 7.3.1) wie das Objektiv haben und das Licht auf das Objekt voll konzentrieren. Reichen die Kontraste nicht aus, arbeitet man gerne mit **Dunkelfeldkondensoren**, bei denen das Objektiv nicht mehr die Strahlen der Beleuchtung von der Seite her erfasst, sondern nur die Streustrahlung von Konturen des Objekts.

Andere Möglichkeiten, geringe Kontraste sichtbar zu machen, bietet die Verwendung von polarisiertem Licht (**Polarisationsmikroskopie**) oder die Mikroskopie des Fluoreszenzlichts geeigneter Präparate bei Beleuchtung mit UV-Licht (**Fluoreszenzmikroskopie**). Die noch viel aufwändigere **Phasenkontrastmikroskopie** soll hier nur insoweit erwähnt werden, als man hier bei völlig durchsichtigen Strukturen der Dicke d mit dem Brechungsindex n' nur noch die Phasenverschiebungen nutzen kann, die durch den Gangunterschied $(n-n')\times d$ gegenüber der ungestörten Welle zustande kommen.

Merke

Vergrößerung der Lupe und des Okluars:
$V_L=s_0/f_L$ bis $V_L=s_0/f_L+1$;
Vergrößerung des Mikroskops: $V=t/f_{OB}\times s_0/f_L$
Konventionelle Tubuslänge $t=18$ cm;
Bezugssehweite $s_0=25$ cm.

7.4.5 Röntgen-, UV- und Elektronenmikroskope

Im Prinzip könnte man durch die wesentlich kürzeren Wellenlängen von UV- oder Röntgenlicht höher auflösende Mikroskope bauen. Dem steht allerdings entgegen, dass UV-Licht zu kürzeren Wellenlängen hin immer stärker absorbiert wird und es nur wenige Gläser wie Quarzglas gibt, die sich zum Bau von Linsen eignen. Andererseits wird Röntgenstrahlung praktisch nicht gebrochen ($n\approx1$), sodass man nur durch Beugung an gebogenen Einkristallen überhaupt eine nennenswerte Fokussierung erreichen kann.

Viel effektiver ist die Verwendung von hoch energetischen Elektronenstrahlen, die sich besonders durch magnetische Felder sehr gut ablenken und fokussieren lassen. Die ihnen zugeordnete de-Broglie-Wellenlänge (► Kap. 3.1.4) beträgt z. B. für 100-keV-Elektronen nur 0,0037 nm. Trotz einer nummerischen Apertur von nur etwa 0,01 können **Elektronenmikroskope** gegenüber dem Lichtmikroskop noch 1000-mal kleinere Strukturen bis zu einer Größe von 0,2 nm auflösen. Zur Bildaufnahme werden Filme, Leuchtschirme oder elektronische Bildwandler verwendet. Beim **Rasterelektronenmikroskop** wird die rechteckige Probe zeilenweise in Piezotechnik mit einem feinen Elektronenstrahl gerastert und die Intensität von Sekundärelektronen in Transmission oder Reflexion gemessen.

Auf völlig andere Weise funktionert das **Rastertunnelmikroskop** (Physiknobelpreis 1986). Hier wird die Oberfläche einer Probe mit einer sich bis zu einem Metallatom verjüngenden Spitze auf negativem Potenzial abgetastet. Durch den Piezoeffekt kann die Sondenspitze so fein im Subnanometerbereich gesteuert werden, dass sie die Probe nie berührt, aber ihr so nahe kommt, dass durch den Tunneleffekt ein Elektronenstrom fließt. Rastert man nun die Probe wie beim Rasterelektronenmikroskop und regelt den Abstand der Sonde auf konstanten Tunnelstrom, so kann man aus der Variation dieser Regelspannung Strukturen von der Größe der Atome »sichtbar« machen.

Merke

Mithilfe der Elektronen- und Rastertunnelmikroskopie lassen sich Strukturen atomarer Dimensionen auflösen.

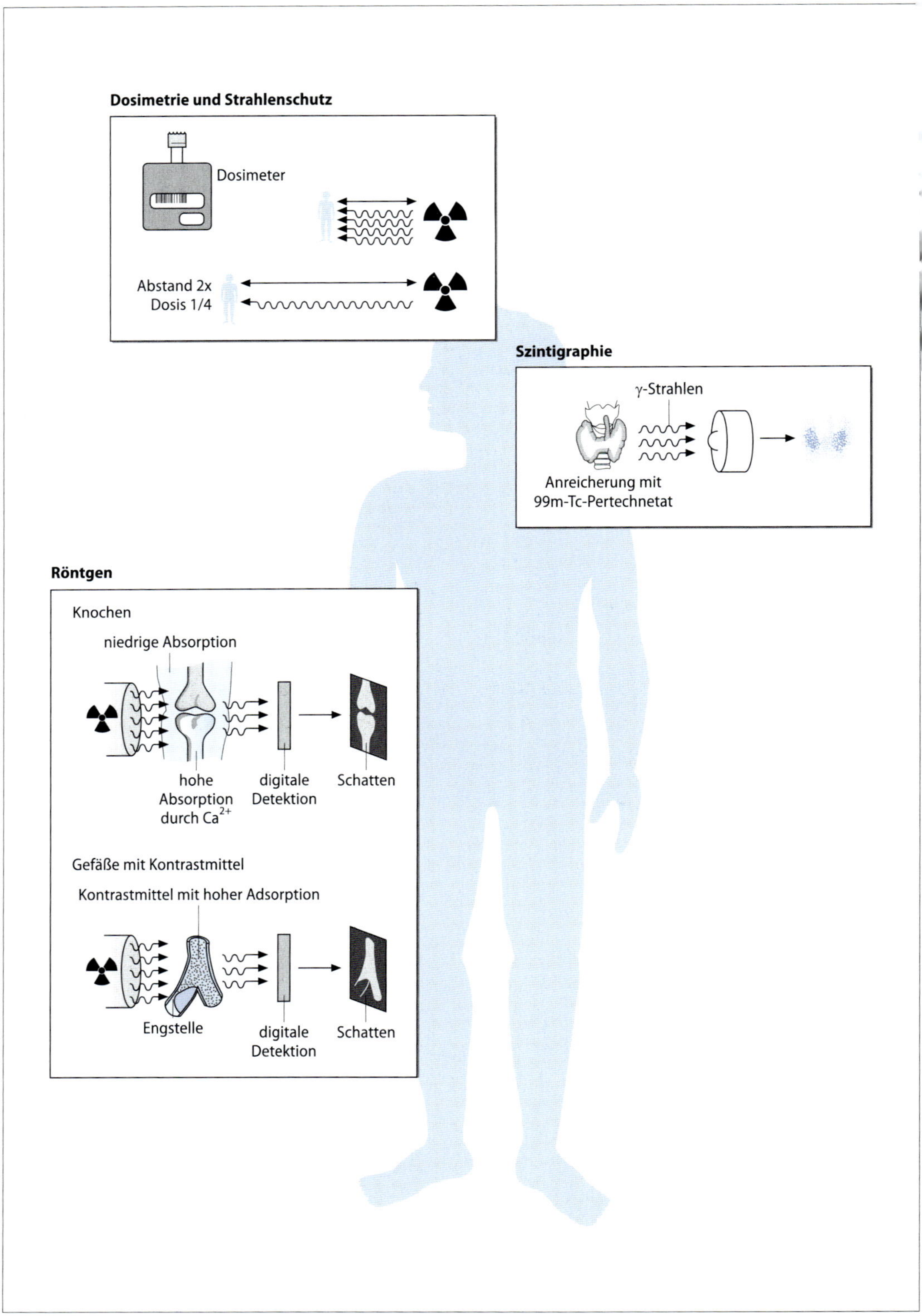
Dosimetrie und Strahlenschutz
Dosimeter
Abstand 2x
Dosis 1/4
Szintigraphie
γ-Strahlen
Anreicherung mit
99m-Tc-Pertechnetat
Röntgen
Knochen
niedrige Absorption
hohe
Absorption
durch Ca2+
digitale
Detektion
Schatten
Gefäße mit Kontrastmittel
Kontrastmittel mit hoher Adsorption
Engstelle
digitale
Detektion
Schatten

8 Ionisierende Strahlung

Mind Map

Im Jahr 1896 entdeckte Henri Becquerel die Radioaktivität von Uran mit den damals rätselhaften α-, β- und γ-Strahlen. Die Aufklärung der Natur dieser Strahlen erschloss in den Folgejahren neue Gebiete, die Atom-, Kern- und Elementarteilchenphysik. Die Radioaktivität verschiedenster Substanzen ermöglicht heute eine Vielzahl von Detektionsverfahren wie z. B. die **Szintigraphie**.

Im Jahr 1895 entdeckte Wilhelm Konrad Röntgen die im deutschen Sprachraum nach ihm benannte **Röntgen**strahlen. Sie sind seitdem unentbehrliches Hilfsmittel der medizinischen Diagnostik und Therapie.

Die Radioaktivität wurde von Becquerel durch die Schwärzung einer in einer Schublade lichtdicht eingepackten Photoplatte entdeckt, auf der Kaliumuranylsulfat lag. 110 Jahre danach kann man geringste Spuren ionisierender Strahlung nachweisen, wobei dies in der **Dosimetrie** heute immer noch über die Schwärzung von Filmmaterial funktioniert. In der Röntgendiagnostik hingegen wird der Film mehr und mehr durch **digitale Aufzeichnung** ersetzt.

In der Medizin muss bei allen Anwendungen von ionisierenden Strahlen immer der Kompromiss zwischen Nutzen und Schaden gesucht werden. Dies gilt für Patienten, aber natürlich auch für das medizinische Personal. Für den persönlichen **Strahlenschutz** (und für die Prüfung) ist es wichtig zu wissen, dass die Dosisleistung um den Faktor 4 abnimmt, wenn man den Abstand zur Strahlungsquelle verdoppelt.

8.1 Radioaktivität

8.1.1 Radioaktives Zerfallsgesetz

Beim **α-, β- und γ-Zerfall** (s. u.) zerfallen instabile Atome (genau genommen Atomkerne oder kurz Kerne) spontan in stabile oder wiederum radioaktive Atome. Betrachtet man viele Atome derselben Art, so findet man charakteristische Zeiten, in denen im Mittel ein bestimmter Bruchteil zerfallen bzw. noch nicht zerfallen ist. Am gebräuchlichsten ist die Angabe der **Halbwertszeit** $T_{1/2}$, die Zeit, nach welcher die Hälfte der Atome zerfallen bzw. noch vorhanden ist. Die genannten Zerfallsprozesse sind durch äußere Einwirkungen (Temperatur, Druck, chemische Umgebung) praktisch nicht zu beeinflussen.

Um den Kernzerfall mathematisch zu beschreiben, ist wichtig zu wissen, dass jedes Atom eines radioaktiven Isotops eine **charakteristische Zerfallswahrscheinlichkeit** λ hat, pro Zeiteinheit zu zerfallen. Sind $N(t)$ Atome zur Zeit t vorhanden, so gibt die **Aktivität** $A(t)$ an, wie viele Zerfälle pro Zeiteinheit zu erwarten sind. Es gilt dann natürlich:

$A(t)=\lambda\times N(t)$, wobei die Abnahme pro Zeit $-dN(t)/dt=A(t)$ ist.

Die Stärke der Aktivität wird in der Einheit Becquerel [Bq] ausgedrückt ($1\ \text{Bq}=1\ \text{s}^{-1}$). Durch den Zerfall verringert sich die Zahl der radioaktiven Kerne $N(t)$ mit der Zeit. Diese Abnahme beschreibt das **radioaktive Zerfallsgesetz** durch Lösung der Differenzialgleichung $-dN(t)/dt=\lambda\times N(t)$ mit dem Ergebnis formal gleich der Lösung in ▶ Kapitel 5.6.4:

$N(t)=N(0)\times\exp(-\lambda\times t)$. Dabei ist $N(0)$ die Zahl der vorhandenen Atome/Kerne zur Zeit $t=0$.

Nach der so genannten **mittleren Zerfallszeit** $\tau=1/\lambda$ ist nur noch der Bruchteil $e^{-1}=1/e\approx 0{,}37$ von ursprünglich $N(0)$ Atomen vorhanden. Die oben bereits erläuterte **Halbwertszeit** berechnet sich dann zu

$$T_{1/2}=\ln 2/\lambda\approx 0{,}7/\lambda\approx 0{,}7\tau.$$

Die ◘ Abbildung 8.1 zeigt die Zeitabhängigkeit des radioaktiven Zerfalls von ^{222}Rn in linearer (o.) und logarithmischer (u.) Auftragung. Die grafische Auftragung bestätigt die Halbwertszeit von 3,825 und die mittlere Zerfallszeit von 5,518 Tagen.

Muss man die Zahl der noch nicht zerfallenen oder die Zahl der zerfallenen Kerne oder die Aktivität nach einer bestimmten Zeit t ohne Rechner abschätzen, so drückt man diese Zeit durch die Zahl k der in t vergangenen Halbwertszeiten $T_{1/2}$ aus. Die anfängliche Aktivität ist dann ebenso wie die Zahl der noch nicht zerfallenen Kerne auf den Bruchteil $(½)^k$ abgefallen.

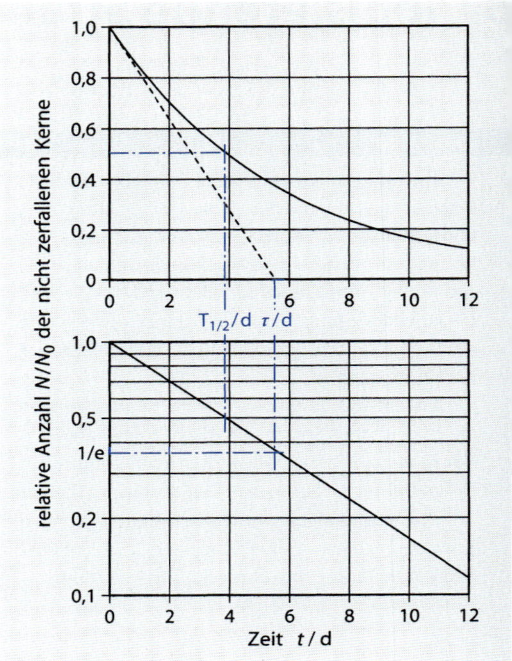

◘ **Abb. 8.1.** Radioaktiver Zerfall von ^{222}Rn: Näheres im Text. (Harten 2006)

Der Anteil der bereits zerfallenen Kerne beläuft sich entsprechend auf $\{1-(½)^k\}$.

Misst man mit einem Detektor in einer bestimmten Messzeit N_D Zerfälle, so ist die **statistische Unsicherheit** aufgrund der Zufälligkeit der Ereignisse in guter Näherung $\Delta N_D=\pm\sqrt{N_D}$. Die relative Genauigkeit der Messung in Prozent beträgt $\Delta N_D/N_D=\pm 100/\sqrt{N_D}\,\%$, z. B. 4% bei $N=625$.

> **Merke**
>
> **Aktivität $A(t)=\lambda\times N(t)$, λ=Zerfallswahrscheinlich keit eines Kerns pro Zeiteinheit.**
> **Mittlere Lebensdauer $\tau=1/\lambda$.**
> **Halbwertszeit $T_{1/2}=\ln 2/\lambda\approx 0{,}7/\lambda=0{,}7\tau$.**
>
> Nach k Halbwertszeiten ist von anfänglicher Aktivität und Zahl der Atome noch der Bruchteil $½^k$ vorhanden.

8.1.2 α-Zerfall

Beim radioaktiven α-Zerfall wird aus einem Atomkern ein Heliumkern $^4_2He^{++}$ von einigen MeV Energie ausgestoßen, es entsteht nach ${}^A_N Z\rightarrow {}^{A-4}_{N-2}(Z-2)+{}^4_2He$ ein

Folgekern mit der Massenzahl A-4 (Tab. 8.1). Der α-Zerfall tritt im Allgemeinen nur bei sehr schweren Kernen auf, wo die Coulomb-Abstoßung der Protonen immer größer wird und die besonders fest gebundenen α-Teilchen den Kern eigentlich spontan verlassen könnten, wenn sie nicht durch einen hohen, abstoßenden Potenzialwall daran sehr stark gehindert würden.

Alle langlebigen, natürlich vorkommenden Isotope mit A>209 sind α-Emitter, z. B. ^{232}Th ($T_{1/2}=14\times10^9$ Jahre), ^{238}U ($4{,}5\times10^9$ Jahre) und viele der Folgekerne aus ihren Zerfallsketten, darunter ^{226}Ra (1600 Jahre).

KLINIK

Aus ^{226}Ra lassen sich wegen seiner »kurzen« Halbwertszeit hochaktive Präparate für medizinische Therapien herstellen.

8.1.3 β-Zerfall

Der β-Zerfall von Kernen wird durch die in ► Kapitel 3.1.3 diskutierte schwache Wechselwirkung verursacht. Dabei geht ein Kern durch Emission eines Elektrons (**β⁻-Zerfall eines Neutrons im Kern**) oder Positrons (**β⁺-Zerfall eines Protons im Kern**) in einen Nachbarkern gleicher Massenzahl A über mit

$${}^{A}_{N}Z \rightarrow {}_{N-1}{}^{A}(Z+1) \text{ beim } \beta^{-}\text{-Zerfall oder}$$
$${}^{A}_{N}Z \rightarrow {}_{N+1}{}^{A}(Z-1) \text{ beim } \beta^{+}\text{-Zerfall.}$$

Da es sich dabei um einen Dreikörperzerfall handelt ($\beta^{\pm}$-Teilchen, Neutrino/Antineutrino und Restkern), sind die β^{+}-Energien nicht diskret, sondern kontinuierlich verteilt.

Die schwache Wechselwirkung ist auch für den **K-Einfangprozess** verantwortlich, wo sich ein Proton des Kerns mit einem Hüllenelektron vereinigt und zu einem Neutron wird unter Aussendung eines Neutrinos (► Kap. 3.1.3). Diese **Variante des β⁺-Zerfalls** kommt stark zum Tragen, wenn die Energie für die Positronemission nicht ausreicht.

Das natürlich vorkommende Isotop ^{40}K zeigt alle 3 erwähnten β-Zerfallsarten und wandelt sich mit einer Halbwertszeit von $1{,}28\times10^9$ Jahren in ^{40}Ca und ^{40}Ar um. Es kommt auch im Körper des Menschen vor und verrät sich durch eine durchdringende 1,46 MeV γ-Strahlung aus dem ersten angeregten Zustand in ^{40}Ar. Die durch die kosmische Höhenstrahlung ständig gebildeten Isotope des Kohlenstoffs (^{14}C) und Wasserstoffs (^{3}H=Tritium) sind dagegen nur schwer nachzuweisen.

8.1.4 γ-Zerfall

Ebenso wie Elektronen in der Atomhülle können sich auch Protonen und Neutronen im Kern in langlebigen, diskreten Anregungszuständen, in so genannten isomeren Zuständen, befinden. Durch spontane Emission von diskreter elektromagnetischer Strahlung in Form von γ-Quanten gehen diese Kerne dann in tiefer liegende Zustände oder den Grundzustand des Kerns über. **Dabei ändert sich weder die Zahl der Protonen und Neutronen im Kern noch die Massenzahl!** Typische γ-Quantenenergien liegen im Bereich von 10 keV bis zu einigen MeV.

KLINIK

Bei der **Szintigraphie** beispielsweise der Schilddrüse macht man sich diesen Zerfall zunutze. Das eingesetzte 99m-Tc-Pertechnetat wird von der Schilddrüse wie Jod aufgenommen und ist in Regionen mit hoher hormoneller Aktivität in hoher Konzentration vorhanden. Es ist ein reiner γ-Strahler und dieser Zerfall lässt sich detektieren und quantitativ auswerten.

8.1.5 Paarbildung und Paarvernichtung

Wechselwirkt ein hochenergetisches Photon mit einem Kern oder Elektron als Rückstoßpartner, so kann ein Elektron-Positron-Paar erzeugt werden. Die **Schwelle** liegt nach der berühmten Formel von Einstein $E=m\times c^2$ **bei $E_\gamma=2m_e\times c^2$, d. h. bei 1022 keV**. Die Wahrscheinlichkeit für diesen Prozess ist proportional zu Z^2 der durchstrahlten Materie und spielt nur für sehr hochenergetische Photonen eine starke Rolle.

Die bei β⁺-Zerfall oder Paarbildung durch γ-Quanten erzeugten Positronen werden in Materie auf Geschwindigkeit null abgebremst. Sie existieren allerdings nur Bruchteile von Nanosekunden, da sie durch **Einfang eines Elektrons** in zwei genau entgegengesetzt auseinander fliegende γ-Quanten von 511 keV zerstrahlen. Dies ist der inverse Prozess zur Paarbildung.

KLINIK

Der gleichzeitige Nachweis beider γ-Quanten wird beim **Positronenemissions-Tomographen (PET)** in der Medizin benutzt, um z. B. die genauen Zentren hoher Gehirnaktivität festzustellen, da sich an diesen Stellen die ins Blut injizierten radioaktiven β⁺-Präparate besonders stark anreichern.

Physik

Tab. 8.1. Zerfallsarten

Zerfallsart	Emission	ΔZ	ΔN	ΔA
α-Zerfall	$^4He^{++}$	−2	−2	−4
β^--Zerfall	Elektron, $\bar{\nu}$	+1	−1	0
β^+-Zerfall	Positron, ν	−1	+1	0
K-Einfang	nur Neutrino ν	−1	+1	0
γ-Zerfall	γ-Quant	0	0	0

Merke

Paarbildung: γ-Quant→Elektron-Positron-Paar.
Paarvernichtung: Elektron-Positron-Paar→2 γ-Quanten.

8.2 Röntgenstrahlung

8.2.1 Erzeugung von Röntgenstrahlung

Röntgenstrahlung wird in hochevakuierten Röntgenröhren (Abb. 8.2) erzeugt, die ähnlich aufgebaut sind wie Oszillographenröhren. Allerdings dient statt des Bildschirms eine hitzebeständige Schwermetallplatte (meist aus Wolfram) als Anode. Auf sie prallt ein von einem Heizdraht ausgehender, durch den so genannten Wehneltzylinder fokussierter Elektronenstrahl und erzeugt dabei die aus zwei Komponenten bestehende Röntgenstrahlung (► Kap. 8.2.2). Die bei der Abbremsung des Elektronenstrahls in der Anode abgegebene Wärme muss durch Kühlung mit destilliertem Wasser oder mit Öl abgeführt werden.

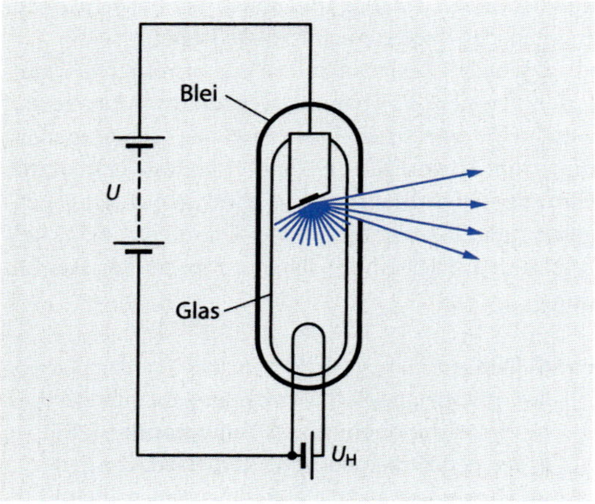

Abb. 8.2. Aufbau und Schaltung einer Röntgenröhre, schematisch. U_H ist die Heizspannung der Glühkathode, U die Anodenspannung. Näheres im Text. (Harten 2006)

8.2.2 Spektrum der Röntgenstrahlung

Bremsstrahlung

Durch die Elektronen und Atomkerne des Anodenmaterials werden die Strahlelektronen stark abgelenkt. Dabei strahlen sie so genannte Bremsstrahlung in **Form eines kontinuierlichen elektromagnetischen Spektrums** aus, das bei einer minimalen **Grenzwellenlänge** endet. Diese berechnet sich nach der in ► Kapitel 3.1.4 angegebenen Formel, wenn man als maximale Energie eines Röntgenquants eU_{Anode} einsetzt:

$$\lambda = \frac{hc}{eU_{Anode}} = \frac{1{,}24 \times 10^{-6}}{U_{Anode}}\,\text{m}.$$

Charakteristische Röntgenstrahlung

Die Elektronen der Atome des Anodenmaterials befinden sich in verschiedenen Bindungsenergiezuständen (Schalen), charakterisiert durch die Hauptquantenzahl n (► Kap. 3.1.4). Beim Aufprall der Elektronen auf die Anode werden auch Elektronen aus den inneren Schalen mit n=1, und 2 herausgeschlagen. Auf die dann frei gewordenen Plätze (Pauli-Prinzip) springen schwächer gebundene Elektronen äußerer Schalen und strahlen dabei die Energiedifferenz E_{Ch} in Form der so genannten charakteristischen Röntgenstrahlung ab, die stark von der Ordnungszahl Z des Materials abhängt.

Für Übergänge von der L- zur K-Schale erhält man die zugehörigen Energien der γ-Quanten:

$$\boldsymbol{E_{\text{Ch}}=E_{n=2}-E_{n=1}=-13{,}6\times Z^2\times(\tfrac{1}{2}^2-1)\ \text{eV}=10{,}2\times Z^2\ \text{eV}.}$$

Die Übergänge von der L(n=2)- und M(n=3)-Schale zur K(n=1)-Schale treten als die so genannten **k_α- und k_β-Linien** im Spektrum auf. Entsprechend gibt es Übergänge von höheren Schalen zur L-Schale (L-Linien), allerdings bei viel niedrigeren Energien. Durch die Messung der Intensitäten der charakteristischen Röntgenstrahlung, die von Material ausgeht, das mit ionisierenden Strahlen beschossen wird, kann man dessen Elementzusammensetzung bestimmen (Röntgenfluoreszenzmethode).

8.2.3 Strahlungsleistung von Röntgenröhren

Nur grob etwa 1% oder weniger der Leistung einer Röntgenröhre wird in Form von Röntgenstrahlung emittiert. Der gesuchte Bruchteil R lässt sich abschätzen nach

$$R=P_{\text{Röntgen}}/(I_A \times U_A) \approx 10^{-9} \times Z \times U_A.$$

Für z. B. Wolfram als Anode (Z=74) und eine Anodenspannung von 100.000 V ist R=0,0074 bzw. R=0,74%. Die Strahlungsleistung $P_{Röntgen}$ ist demnach proportional zum Heizstrom der Kathode, die ja den Anodenstrom steuert, aber proportional zur Anodenspannung im Quadrat.

8.2.4 Bildentstehung bei Röntgenaufnahmen

Röntgenstrahlung durchdringt Materie praktisch geradlinig (Brechungsindex $n \approx 1{,}0$). Bei medizinischen **Röntgenaufnahmen** schwärzt das von einer möglichst **punktförmigen (!) Quelle** ausgehende Strahlenbündel den Röntgenfilm nach Durchgang durch den zu untersuchenden Körper. Die Aufnahmetechnik ist die einer **Zentralprojektion** (**Schattenwurf**), wobei die hohe Z^4- bis Z^5-Abhängigkeit des Photoeffekts für starke Kontraste sorgt, insbesondere bei der Aufnahme von Knochengewebe, da Calcium mit Z=20 im Vergleich zu Z=8 und Z=6 für Sauerstoff bzw. Kohlenstoff, die im Weichteilgewebe dominieren, sehr viel stärker absorbiert.

Die Anodenspannung richtet sich v. a. nach der verlangten »Härte« der Strahlung, die für optimalen Kontrast von den Absorptionseigenschaften der zu durchstrahlenden Schicht abhängt. Anodenstrom und Bestrahlungszeit werden dann so eingestellt, dass der Röntgenfilm genügend belichtet und die Aufnahme nicht verwackelt wird.

Bei der **Computertomographie** nimmt man mit einem Nadelstrahl die durchgelassene Intensität hinter dem zu untersuchenden Körperteil mit einem Detektor auf und tastet so eine Schnittebene von der Dicke des Nadelstrahls unter verschiedenen Aufnahmerichtungen ab. Dann geht man zur benachbarten Ebene über usw. Aus den Punkt für Punkt abgespeicherten Intensitäten lassen sich dann mithilfe geeigneter Computerprogramme Schnittbilder des Körperinneren erzeugen.

Merke

Röntgenaufnahmen basieren auf **Zentralprojektion** des durchstrahlten Objekts. Der Film sollte sich möglichst direkt hinter dem Objekt befinden, um die Vergrößerung zu minimieren und um höchste Bildschärfe zu erzielen.

8.3 Nachweis ionisierender Strahlen

8.3.1 Strahlungsdetektoren

Elektronischer Nachweis

In ► Kapitel 5.7.3 wurden bereits zwei Nachweisgeräte vorgestellt: **Ionisationskammer** und **Geiger-Müller-Auslösezählrohr**. Kennt man das aktive Volumen, die Füllung und das Ansprechvermögen dieser Detektoren für bestimmte Strahlungsarten, kann man insbesondere bei der Ionisationskammer quantitativ auf die Ionendosisleistung der Strahlung (► Kap. 8.3.2) schließen. Weiß man, welche Energie notwendig ist, um im Mittel im durchstrahlten Medium ein Ionenpaar zu erzeugen, lässt sich auch die Energiedosisleistung angeben.

Einen direkteren Nachweis der Energie bzw. des Energieverlusts einer Strahlung erlaubt das **Proportionalzählrohr**. Es wird bei geringerer Spannung als das Auslösezählrohr betrieben, sodass ein zur anfänglichen Zahl der gebildeten Ionen und damit zur Energie proportionales Signal am Widerstand der ◘ Abb. 5.15 abgegeben wird. Noch schärfere Energiesignale geben die ladungsträgerfreien Zonen von **Halbleiterdetektoren aus Silizium oder Germanium** ab, wo für ein Elektron-Elektron-Lochpaar etwa nur ein Zehntel der Energie aufgewendet werden muss, die für ein Ionenpaar im Zählgas der zuvor genannten Gasdetektoren notwendig ist. Denn die Statistik der primär erzeugten Ladungsträger ist für die Energieauflösung verantwortlich!

Während die Zeitauflösung der bisher betrachteten Detektoren im Bereich von 1 μs liegt, was Zählraten bis einige 10^4/s erlaubt, kann man durch die Aufnahme von Lichtblitzen, die ionisierende Strahlen in flüssigen oder festen Szintillatorsubstanzen auslösen, bis unter 1 ns kommen, und damit Zählraten bis über 10^7/s verkraften.

Wichtige **Szintillatormaterialien** sind **NaI, CsI und** $\mathbf{BaF_2}$. Von den erzeugten Photonen treffen einige (n) auf die lichtempfindliche **Photokathode eines Sekundärelektronenvervielfachers**, wo sie durch Photoeffekt je ein Elektron herausschlagen. Jedes dieser Elektronen wird nun im Vakuum durch eine positive Spannung von 100 bis 200 V auf eine spezielle Elektrode (**Dynode**) beschleunigt, wo es $k \approx 2$-4 **Sekundärelektronen** herausschlägt. Diese werden auf eine weitere Dynode beschleunigt, jedes löst wiederum k Elektronen aus, und dieses Spiel wiederholt sich bis zu 12-mal, sodass im Beispiel die Anode schließlich durch den Stromimpuls von $n \times k^{12}$ Elektronen einen deutlichen Spannungseinbruch erleidet. Dieser kräftige Spannungsimpuls ist proportional zur Zahl der Elektronen und damit zu n bzw. zur Energie des einfallenden Teilchens oder γ-Quants und kann durch die nachfolgende Elektronik leicht verarbeitet werden.

Nichtelektronischer Nachweis

Ionisierende Strahlung erzeugt in Photoemulsionen auf ähnliche Weise **latente Bilder** wie normales Licht. Durch die nachfolgende Entwicklung werden die getroffenen Silberhologenidkörner geschwärzt. Die Schwärzung kann durch so genannte **Densitometer** (**Photometer**) quantitativ bestimmt und so die Stärke der Strahlung auch über lange Zeiten aufsummiert gemessen werden. Da ionisierende Strahlungen meist viel schwächer als Licht absorbiert wird, benutzt man spezielle Techniken, wie dickere Schichten oder Lumineszenzfolien, um die Wirkung zu erhöhen. Um die nicht ionisierenden Neutronen nachzuweisen, setzt man den Emulsionen Lithium- oder Borverbindungen zu, in denen Neutronen über Kernreaktionen α-Teilchen auslösen. Für Röntgenaufnahmen und **Filmdosimeter** stellt die Industrie spezielle Filme her.

8.3.2 Dosimetrie

Röntgenstrahlung wird wie die bereits in ▶ Kapitel 8.1.4 besprochene γ-Strahlung durch Photo- und Comptoneffekt in statistischen Einzelprozessen absorbiert oder gestreut (▶ Kap. 8.4.1). Die dabei entstehenden Elektronen ionisieren Gase und erzeugen bei ihrer Abbremsung freie Radikale in Flüssigkeiten und biologischem Gewebe. Dasselbe gilt für Elektronen- und Positronenstrahlen aus dem β-Zerfall.

Andere geladene Teilchenstrahlen, wie Protonen, α-Teilchen und schwere Ionen, verlieren ihre Energie in Materie auf noch kürzerem Wege und verursachen in der jeweils durchquerten Körperzelle aufgrund der viel höheren Ionisationsdichte eine wesentliche größere biologische Schädigung als Elektronen. Die zelleigenen Reparaturmechanismen greifen dann häufig nicht mehr, die Zelle stirbt ab oder entartet. Dieser Umstand wird durch die **r**elative **b**iologische **W**irksamkeit der Strahlung mittels des **RBW-Faktors** q berücksichtigt.

Als **Energiedosis** D_W bezeichnet man die von einem bestrahlten Körper absorbierte Energie W pro Masse m: $D_W = W/m$ **[Gy]**. Die zugehörige SI-Einheit Gray ist durch **1 Gray=1 Gy=1 J/kg** definiert.

Die **Äquivalentdosis** D_E berücksichtigt die oben erwähnte relative biologische Wirksamkeit der Strahlung mittels des **RBW-Faktors** q, sie wird in der Einheit Sievert [Sv] gemessen: $D_E = q \times D_W$ **[Sv]**.

Die RBW-Faktoren sind unterschiedlich:

- Für z. B. α-Strahlen und schwere Ionen gilt ein Faktor $q=20$,
- für Protonen und Neutronen variieren die Bewertungsfaktoren q je nach Energie zwischen 2 und 10, und
- für Elektronen, Positronen, Röntgen- und γ-Strahlung ist der Bewertungsfaktor $q=1$.

Häufig stößt man noch auf die **frühere Dosiseinheit** »Rad« sowie die biologisch wirksame Einheit »Rem« (**r**öntgen **e**quivalent **m**en). Entsprechend gilt: 1 Rad= 1 rd=0,01 Gy; 1 Rem=1 rem=0,01 Sv.

Die Einheit der **Ionendosis** ist das »**Röntgen**«. Es gilt für trockene Luft: 1 Röntgen=1 R=$2{,}58 \times 10^{-4}$ As/kg, wobei 1 R der Energiedosis von ≈1 Gy entspricht.

Unter der **Dosisleistung** P_E versteht man die **Dosis/Zeit**. Die natürliche mittlere Strahlenbelastung ist z. B. in Deutschland P_E=1 mSv/a (a= annus = Jahr). Die zusätzliche mittlere Strahlenbelastung durch die Medizin beträgt ≈1,5 mSv/a. Eine Dosisleistung von P_E=50 mSv/a=5 rem/a entspricht der maximal zulässigen Belastung strahlenüberwachter Personen. Um die Strahlenbelastung so gering wie möglich zu halten, befolgt man am besten das ALARA-Prinzip (**as** **l**ow **as** **r**easonably **a**chievable).

KLINIK

Die Intensität der Strahlung einer punktförmigen Quelle nimmt mit dem Quadrat des Abstands ab. Das heißt: verdoppelt sich der Abstand, so sinkt die **Dosisleistung** um den Faktor 4! Zur Auswertung der Strahlenbelastung des Personals radiologischer Abteilungen ist z. B. Ärzten vorgeschrieben, ein **Filmdosimeter** am Körper zu tragen.

Merke

Energiedosis $D_W = W/m$ **[Gy]**.
Äquivalentdosis $D_E = q \times D_W$ **[Sv]**.

Bewertungsfaktor $q=1$ für Elektronen, Positronen, Röntgen- und γ-Strahlung, q=2-10 für Neutronen und Protonen, $q=20$ für α-Strahlen.

Die **Dosisleisung** ist umgekehrt proportional zum **Quadrat des Abstandes** von der punktförmigen Strahlungsquelle.

8.4 Strahlenwirkungen

8.4.1 Wechselwirkung energiereicher Photonen mit Materie

Absorption von Röntgen- und γ-Strahlung

Die Intensität beider Strahlen wird beim Durchgang durch Materie analog dem Gesetz von Lambert-Beer geschwächt. Der Vorgang ist wie der radioaktive Zerfall ein statistischer: es gibt also eine Wahrscheinlichkeit μ pro cm Schichtdicke eines bestimmten Materials, dass ein Photon absorbiert wird (Schwächungskoeffizient μ [cm-1]). Die Intensität $I(x)$ nimmt deshalb exponenziell mit der durchstrahlten Schichtdicke x ab: $\boldsymbol{I(x)=I(0)\times \exp(-\mu \times x)}$.

Die entsprechende Halbwertsdicke $D_{1/2}$, in der 50% aller einfallenden Photonen absorbiert werden, ist gegeben durch $D_{1/2}=\ln 2/\mu=0{,}7/\mu$. Entsprechend lassen k Halbwertsdicken $100/2^k$% der einfallenden Strahlung noch durch und absorbieren $100\times(1-½^k)$%. Zur Absorption von γ-Quanten tragen 3 verschiedene Prozesse bei:

1. **Photoeffekt.** Beim Photoeffekt überträgt ein γ-Quant seine Energie vollständig auf ein Elektron der Atomhülle, das im Allgemeinen aus dem Atom herausgeschleudert wird. Die Wahrscheinlichkeit für diesen Prozess ist proportional zu Z^4 bis Z^5, nimmt aber stark mit der Energie $\sim 1/E_\gamma{}^3$ ab.
2. **Comptoneffekt.** Beim Comptoneffekt verliert ein γ-Quant einen Teil seiner Energie durch einen Stoß mit einem praktisch freien Elektron der äußeren Hülle eines Atoms und ändert dabei seine Richtung. Die Wahrscheinlichkeit für diesen Prozess ist proportional zur Ordnungszahl Z des Absorbers und nimmt $1/E_\gamma$ ab.
3. **Paarbildung**. Die Absorption von γ-Quanten durch die Produktion von Elektron-Positron-Paaren ist nur bei hohen Energien möglich (► Kap. 8.1.5) und kommt für Röntgenstrahlung nicht in Betracht.

Merke

Absorption von Röntgen- und γ-Strahlung: Absorbermaterial von k Halbwertsdicken $D_{1/2}=0{,}7/\mu$ [cm] lässt $100/2^k$% der einfallenden Intensität durch und absorbiert $100\times(1-½^k)$%. μ= Schwächungskoeffizient [cm^{-1}].

8.4.2 Wechselwirkung energiereicher geladener Teilchen mit Materie

Das Ionisationsvermögen von Ionen durch Stöße mit Elektronen der durchstrahlten Materie ist proportional zum Quadrat ihrer Ladungszahl und in etwa umgekehrt proportional zur ihrer Geschwindigkeit. Sie schädigen daher durchstrahltes Gewebe hauptsächlich am Ende ihrer Reichweite und sind daher zur gezielten Behandlung tief liegender Tumore besonders geeignet. In der Tat sind zurzeit aufwändige Protonenbeschleuniger für diese Zwecke im Bau.

α-Teilchen aus dem radioaktiven Zerfall verlieren so rasch ihre Energie, dass einige cm Luft oder ein Stück Papier genügen, um sie völlig abzubremsen. Wegen dieser kurzen Reichweite und der daraus resultierenden hohen Ionisationsdichte im bestrahlten Gewebe werden α-Strahler in der Medizin zur gezielten Abtötung von oberflächlichem Tumorgewebe eingesetzt (RBW-Faktor q=20, ► Kap. 8.3.2).

β-Teilchen bzw. schnelle Elektronen aus dem radioaktiven Zerfall werden wegen ihrer hohen Geschwindigkeit viel schwächer abgebremst als die ca. 8000fach schwereren α-Teilchen, aber viel stärker gestreut. Die geringere Ionisationswahrscheinlichkeit von schnellen Teilchen erklärt sich durch die kürzere Zeit, die pro Wechselwirkung mit den Hüllenelektronen der Absorberatome zur Verfügung steht. Die Reichweite von Elektronen und Positronen aus dem β-Zerfall liegt in der Größenordnung von mm in Körpergewebe. Da schnelle Elektronen auch Bremsstrahlung mit größerer Reichweite produzieren (► Kap. 8.2.2) und stark gestreut werden, sind sie für direkte Bestrahlungen weniger geeignet als die besser kollimierbare Gammastrahlung, die Elektronen aus Betatrons und Synchrotrons bei Abbremsung erzeugen.

Chemie

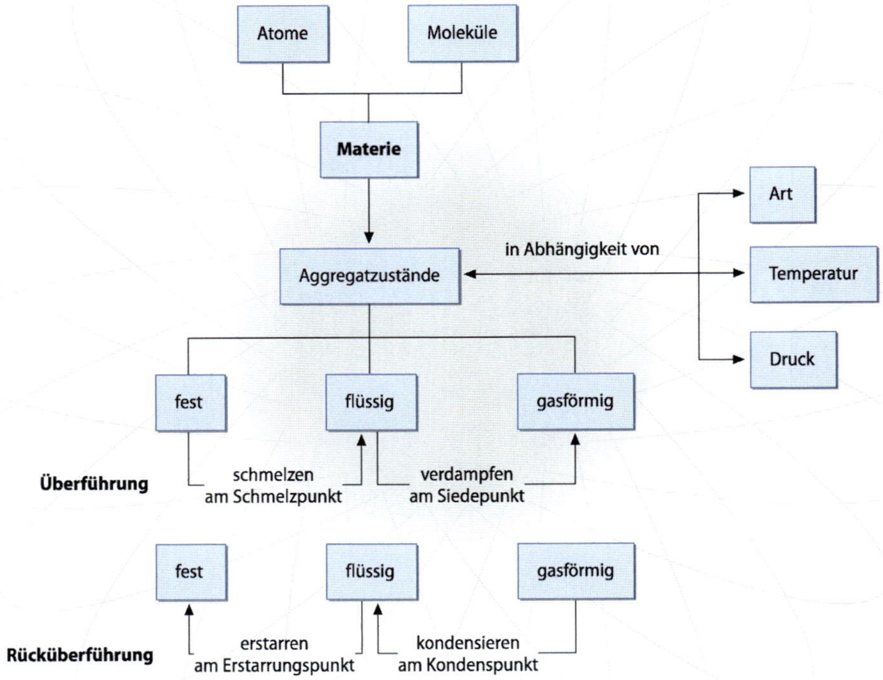
Atome
Moleküle
Materie
Aggregatzustände
in Abhängigkeit von
Art
Temperatur
Druck
fest
flüssig
gasförmig
Überführung
schmelzen
am Schmelzpunkt
verdampfen
am Siedepunkt
fest
flüssig
gasförmig
Rücküberführung
erstarren
am Erstarrungspunkt
kondensieren
am Kondenspunkt

1 Grundlagen

Mind Map

Materie ist eine von der Energie abgegrenzte stoffliche Masse. Ein Raum, der frei von Materie ist, wird Vakuum genannt. Materie kommt in verschiedenen Aggregatzuständen vor. Masse und Energie sind ineinander umwandelbar.

1.1 Makroskopische Erscheinungsformen der Materie

Materie kann auf keinem Wege geschaffen oder vernichtet werden, sie kann aber verändert werden. Atome und Moleküle sind die Bausteine der Materie. Man unterscheidet zwischen festen, flüssigen und gasförmigen Aggregatzuständen der Materie.

Im **festen Aggregatzustand** besitzt Materie den höchsten Ordnungsgrad. Es überwiegen die anziehenden Kräfte zwischen den Atomen bzw. Molekülen. Die meisten Festkörper haben kristalline Struktur. Eine gleiche Substanz kann verschiedene kristalline Strukturen ausbilden (z. B. Kohlenstoff als Diamant oder Graphit). Festkörper können auch amorphe Strukturen bilden.

Im **flüssigen Aggregatzustand** ist der Ordnungsgrad geringer. Die Atome und Moleküle sind aufgrund der höheren Wärmebewegung nicht mehr an feste Plätze im Gefüge gebunden. Die anziehenden Kräfte zwischen den Atomen oder Molekülen sind jedoch noch so stark, dass die Substanz ein begrenztes Volumen einnimmt und eine Oberfläche ausbildet.

Im **gasförmigen Aggregatzustand** ist die räumliche Anordnung aufgehoben. Gase füllen den zur Verfügung stehenden Raum aus. Die Eigenschaften der Substanz werden durch die Wärmebewegung (Brown'sche Molekularbewegung) bestimmt.

Welchen Aggregatzustand ein Stoff einnimmt, ist abhängig von:
- seiner **Art**,
- der **Temperatur** und
- dem **Druck** (s. Zustandsdiagramme des Wassers).

Den Übergang vom festen in den flüssigen Aggregatzustand bezeichnet man als **Schmelzen**, den Übergang vom flüssigen in den gasförmigen Zustand als **Verdampfen**. Die Temperaturen, bei denen diese Übergänge bei einem Normaldruck von 101,3 kPascal stattfinden, werden als Schmelz- bzw. Siedetemperatur bezeichnet. Beim entgegengesetzten Prozess spricht man von **Erstarren** (Erstarrungspunkt) und **Kondensieren** (Kondensierungspunkt).

Phasen sind Zustandsformen von Stoffen. Eis, flüssiges Wasser und Wasserdampf sind drei Phasen des Wassers. Ein gasförmiges System weist nur eine einzige Gasphase auf, da sich Gase beliebig mischen (homogenes System). Beispiel für eine homogene Gasphase ist die Luft. Die uns umgebende Luft ist ein Gemisch verschiedener Gase:
- Sauerstoff (O_2) = 21 Vol-%,
- Stickstoff (N_2) = 78 Vol-%,
- Kohlendioxid (CO_2) = 0,05 Vol-%,
- Edelgase (v. a. Argon) = 0,05 Vol-%.

Die durchschnittliche Molmasse der Luft beträgt 28,9. Diese Zahl ist für die Interpretation von Druck- und Volumenmessungen von Bedeutung.

Bei einem flüssigen System können verschiedene Phasen auftreten, falls die beteiligten Flüssigkeiten nicht oder nur begrenzt mischbar sind. Kleine Öltröpchen in Wasser bilden ein zweiphasiges, heterogenes System.

Lösungen sind homogene Gemische verschiedener Stoffe. Im engeren Sinne sind Lösungen flüssige Gemische verschiedener Komponenten, in denen die Partner molekular-dispers vorliegen. Abgesehen von den so genannten idealen Lösungen (zwischenmolekulare Kräfte aller beteiligten Komponenten sind gleich groß, was bei sehr großen Verdünnungen erreichbar ist) spielen die echten Lösungen die wichtigste Rolle. Von diesen echten Lösungen sind die kolloidal-dispersen Lösungen und Emulsionen zu unterscheiden. Wichtige Typen von Lösungen sind:
- Lösungen von Gasen in Gasen als homogene Gemische (s. o.);
- Lösungen von Gasen in Flüssigkeiten; die Auflösung von Gasen in Flüssigkeiten wird als **Absorption** bezeichnet. Die Löslichkeit des Gases (von Gasen) ist proportional dem Gasdruck (Partialdruck) (Henry-Dalton'sches Gesetz) (GK Physik, ► Kap. 4.6.1). Die Löslichkeit von Gasen in Wasser ist sehr unterschiedlich. Je 1 l Wasser lösen sich bei Raumtemperatur 0,88 l CO_2, 0,023 l CO, 0,0311 l O_2.
- Lösungen von Flüssigkeiten in Flüssigkeiten; Flüssigkeiten können miteinander unbegrenzt mischbar (Ethanol/Wasser), unvollständig mischbar (Phenol/Wasser) oder nicht mischbar sein (Emulsionen).
- Lösung vom festen Stoffen in Flüssigkeiten; dies ist in der Natur in Verbindung mit Wasser der meist verbreitete Lösungstyp. Die in wässriger Lösung befindlichen Ionen oder Moleküle umgeben sich mit einer Wasserhülle (Hydratation, Hydrathülle).

Wenn man NaCl (Kochsalz) in Wasser auflöst, ist Wasser das Lösemittel und NaCl das Gelöste. Unter **Löslichkeit** versteht man die maximale Menge eines Stoffs, die das Lösungsmittel bei einer bestimmten Temperatur aufnehmen kann. Die Löslichkeit eines Stoffs ist abhängig von der Temperatur. Die Dichte von Lösungen mit der Konzentration des Gelösten zu, der Dampfdruck und Schmelzpunkt ab. Dagegen steigen Siedepunkt und osmotischer Druck an.

Emulsionen sind disperse Systeme von zwei oder mehreren miteinander nicht mischbaren Flüssigkeiten. Die eine der flüssigen Phasen bildet das Dispersionsmittel (äußere, zusammenhängende Phase), in dem die andere Phase (innere, disperse Phase) in Form von

Tröpfchen verteilt ist. In Abhängigkeit von der Größe der dispergierten Teilchen unterscheidet man:
- Makro-Emulsionen (grob-dispers; Teilchendurchmesser um 10^{-2} cm) und
- Mikro-Emulsionen (kolloid-dispers, Teilchendurchmesser um 10^{-6} cm).

Die meisten Emulsionen besitzen jedoch eine uneinheitliche Teilchengröße, sie sind polydispers. Viele natürliche und technische Emulsionen bestehen aus Wasser und Ölen oder Fetten als nichtlösliche Phasen. In Abhängigkeit vom Mengenverhältnis der Phasen bestehen zwei Möglichkeiten der Verteilung:
- Öl in Wasser-Emulsion (O/W), bei der Wasser die äußere und Öl die innere Phase bildet (Milch, Mayonnaise);
- Wasser in Öl-Emulsion (W/O), bei der Öl die äußere und Wasser die innere Phase bildet (Butter, Margarine, Salben).

In einer Emulsion ist die Oberfläche der verteilten Flüssigkeit erheblich vergrößert. Der Energieinhalt des Systems nimmt zu und die Stabilität ab. Demzufolge ist die Entstehung einer Emulsion an die Zufuhr von Energie gebunden (z. B. Mischung der Phasen durch Rühren, Schütteln).

KLINIK

Von biologischer Bedeutung sind die Emulgierung von Fetten im Dünndarm durch Gallensäuren und der Transport von Lipiden im Blut (Lipoproteine). In der Ernährung spielen Emulsionen wie Milch, Butter, Mayonnaise, Margarine, Salatsoßen eine wichtige Rolle. Als Kosmetika und Pharmazeutika für Salbengrundlagen werden sowohl O/W- als auch W/O-Emulsionen angewendet.

Aerosole sind kolloide Systeme aus Gasen mit darin verteilten kleinen festen oder flüssigen Teilchen (Durchmesser 10^{-3}–10^{-7} cm). Sind die dispergierten Teilchen fest, bezeichnet man das System als Staub oder Rauch. Bei flüssigen Teilchen handelt es sich um Nebel. Das bedeutendste natürliche Aerosol ist die Lufthülle der Erde. Die physiologischen Wirkungen von Aerosolen sind von der stofflichen Zusammensetzung und der Teilchengröße abhängig. Das Einatmen und die Resorption über die Lunge von Aerosolpartikeln kann therapeutische und pathogene (toxische) Bedeutung haben. Sprays für die unterschiedlichsten Verwendungen enthalten Aerosole.

Festkörper können in so vielen Phasen vorkommen wie verschiedene Kristallformen auftreten. Phasenumwandlungen sind Übergänge wie Dampf-Flüssigkeit (Kondensation) und Kristallisation (flüssig-fest).

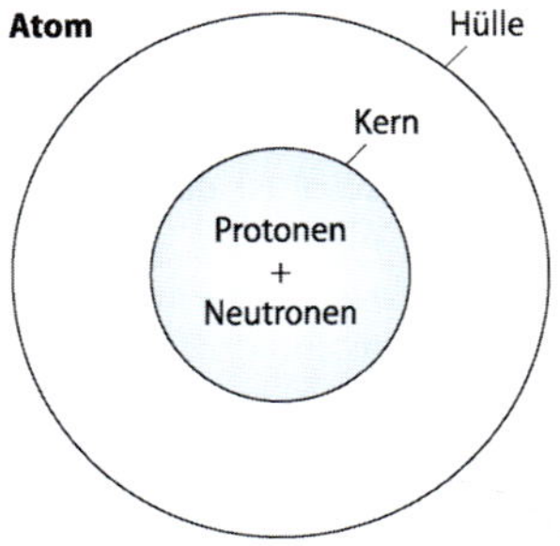

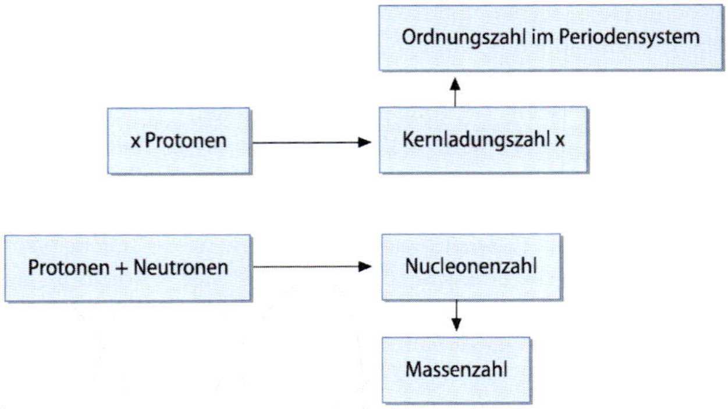

Monocarbonsäuren

- Ameisensäure H–COOH
- Essigsäure CH_3-COOH
- Propionsäure CH_3-CH_2-COOH
- Buttersäure $CH_3-(CH_2)_2-COOH$
- Capronsäure $CH_3-(CH_2)_4-COOH$

Dicarbonsäuren

- Oxalsäure COOH–COOH
- Malonsäure $COOH-CH_2-COOH$
- Fumarsäure HOOC–CH=HC–COOH
- Bernsteinsäure $COOH-CH_2-CH_2-COOH$

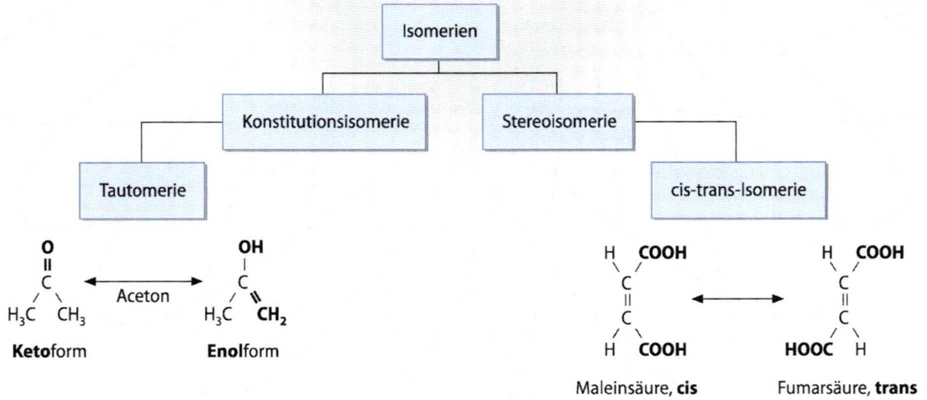

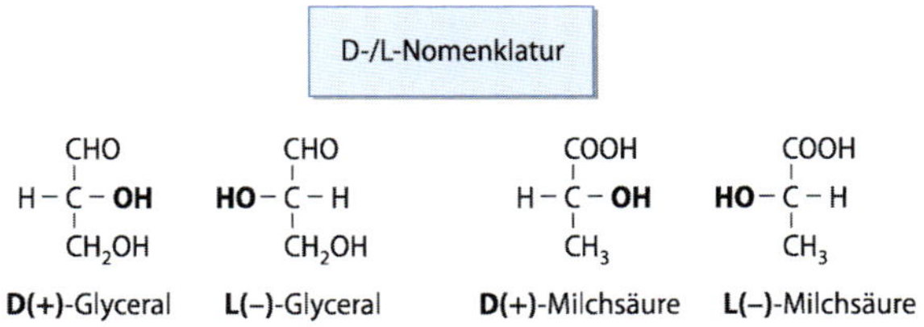

2 Aufbau und Eigenschaften der Materie

Mind Map

Das Erkennen chemischer Zusammenhänge, wie Ablauf chemischer Reaktionen, Wertigkeit und Reaktivität von Elementen, Strukturen von Molekülen und ihrer chemischen Bindungen erfordert einige elementare Kenntnisse über den Atombau und die Grundlagen des Periodensystems der Elemente.

Chemie

2.1 Atome, Isotope, Periodensystem

2.1.1 Begriffe

Ein Atom ist die kleinste Baueinheit eines Elements. Atome treten in ganzzahligen Verhältnissen zu Molekülen zusammen. Ein Molekül ist die kleinste Einheit einer chemischen Verbindung.

Die **Atommasseeinheit** wird auf 1/12 der Masse des Kohlenstoffatoms ^{12}C, die 12 beträgt, bezogen. Die Atommasseneinheit ist das Grammatom. Das Atomgewicht ist die dimensionslose Angabe der Atommasse (relative Atommasse). **Molmassen** (molekulare Massen) von Verbindungen werden durch Addition der entsprechenden Atommassen erhalten. Ein Grammmolekül wird auch als Mol bezeichnet und entspricht der molaren Masse eines Moleküls. Das Molekulargewicht ist eine dimensionslose Zahl der Molmasse (relative Molmasse).

1 Grammatombzw. 1 Molenthalten6,023×10^{23} Atome bzw. Moleküle (N_L= Avogadro/Loschmidt'sche Zahl).

> **Merke**
>
> Eine NaCl-Lösung der Konzentration 0,05 mmol/l=5×10^{-5} mol/l enthält etwa 30×10^{18} Na^+-Ionen und 30×10^{18} Cl^--Ionen.
>
> 1 Mol eines idealen Gases hat bei 0°C und 1 Bar ein Volumen von 22,4 l.

2.1.2 Ordnungszahl, Kernladungszahl, Massenzahl

Ein Atom besteht aus einem kleinen Kern und einer größeren Hülle. Die wichtigsten Kernbausteine sind **Protonen** und **Neutronen**. Protonen sind positive Ladungsträger. Neutronen verhalten sich elektrisch neutral. In den Protonen und Neutronen sind 99,8% der Atommasse konzentriert. Die Masse von Protonen und Neutronen ist etwa gleich.

Die Protonenzahl der Atome unterschiedlicher Elemente ist verschieden. Daher ist die Protonenzahl der Atome (Elemente) eine charakteristische Größe. Sie wird als **Kernladungszahl** bezeichnet und ist identisch mit der **Ordnungszahl der Elemente** im Periodensystem.

2.1.3 Isotope

Die Anzahl der Neutronen in einem Element können verschieden sein. Daher gibt es Elemente mit gleicher Kernladungszahl (Ordnungszahl), aber unterschiedlichen Atommassen. Diese Elemente werden als **Isotope** bezeichnet. Reinelemente bestehen nur aus einem Isotop, z. B. Co oder I. Künstlich hergestellte Isotope sind häufig radioaktiv, d. h. sie zerfallen unter Aussendung von Strahlung in andere Elemente.

Beispiel: Wasserstoff-Isotope ^1_1H (Wasserstoff); ^2_1H (Deuterium); ^3_1H (Tritium).

Die obere Zahl gibt die Anzahl von Protonen und Neutronen an (Massezahl), die untere ist die Kernladungs- bzw. Ordnungszahl (=1 beim H und seinen Isotopen).

Die Summe von Protonen und Neutronen wird als **Nucleon** zusammengefasst. Die Nucleonenzahl ist identisch mit der Massezahl eines Elements.

> **Merke**
>
> Radioaktive Isotope senden **Strahlung** aus, deren Aktivität in Zerfallsakten angegeben wird.
>
> **α-Strahlung** ist die Abgabe von He^{2+}-Kernen ($^4_2He^{2+}$=α-Teilchen) mit geringer Tiefenwirkung;
>
> **β-Strahlung**, Elektronenstrahlung, besteht in der Emittierung von Elektronen e^- aus Neutronen des Atomkerns mit mäßiger Tiefenwirkung;
>
> **γ-Strahlung** ist eine hochfrequente, energiereiche Röntgenstrahlung mit hoher Tiefenwirkung.
>
> Durch die Abgabe eines α-Teilchens geht ein radioaktives Element in seiner Periode um 2 Stellen nach links, die Ordnungszahl wird um 2 kleiner. Durch Abgabe eines Elektrons aus einem Neutron rückt ein radioaktives Element aufgrund des Zugewinns eines Protons eine Stelle nach rechts der Periode.

Die **Atomhülle** enthält die negativ geladenen Elektronen mit sehr geringer Masse. Die Anzahl von Protonen und Elektronen in einem Atom ist gleich. Elektronen kreisen in bestimmten Bahnen (Schalen) um den Kern.

Tab. 2.1. Schalen und Besetzung

Schale	Quantenzahl (n)	Anzahl der Elektronen	Name	Gesamt
K	1	2	s	2
L	2	2 6	s p	8
M	3	2 6 10	s p d	18
N usw.				

Tab. 2.2. Elektronenhülle ausgewählter Atome

Atom	1s	2s	3s
$_1H$	$1s^1$	K-Schale	
$_2He$	$1s^2$	Ist abgeschlossen	
$_6C$	$1s^2$	$2s^2$	$2s^2$
$_7N$	$1s^2$	$2s^2$	$2p^3$
$_8O$	$1s^2$	$2s^2$	$2p^4$
$_9F$	$1s^2$	$2s^2$	$2p^5$
Bei $_{10}Ne\,1s^22s^2p^6$ wäre die L-Schale abgeschlossen			

Der Aufbau der Elektronenhülle erfolgt in der Weise, dass die Zustände geringerer Elektronendichte zuerst besetzt werden (z. B. K-, L-, M-Schale). Innerhalb der Schalen gibt es unterschiedliche Energieniveaus der Elektronenverteilung (s, p, d usw.). Elektronen haben einen gegensätzlichen Drehsinn auf ihren Bahnen.

Die s-Bahnen können maximal 2, die p-Bahnen maximal 6 Elektronen enthalten.

Demzufolge lässt sich die **Elektronenkonfiguration** von Wasserstoff- und Kohlenstoffatomen wie folgt angeben:

$^1_1H = 1s^1$, das bedeutet, die K-Schale ist mit einem Elektron im s-Niveau besetzt;

$^{12}_6C = 1s^22s^22p^2$ oder $K2s^22p^2$; das bedeutet, die K-Schale ist mit 2 Elektronen aufgefüllt, die 2s-Bahn ebenfalls, aber das p-Niveau mit nur 2 von 6 möglichen Elektronen (K bedeutet abgeschlossene K-Schale).

Der Aufbau der Elektronenhülle biologisch wichtiger Atome lässt sich wie in Tabelle 2.2 darstellen.

Orbitale sind die wahrscheinlichsten Zustände eines Elektrons in seinen Schalen. Ein Orbital umfasst maximal 2 Elektronen.

Für den s-Zustand besitzt ein Orbital **Kugelsymmetrie**. Für den p-Zustand werden 3 gerichtete Orbitale mit den Daten p_x, p_y und p_z in einen dreidimensinalen Raum projiziert.

Elektronen bestimmen

- die Valenz,
- die Bildung chemischer Bindungen,
- den Ablauf chemischer Reaktionen und
- die optischen Eigenschaften der Elemente.

Die **Valenz** eines Atoms besagt, wie viel Elektronen aus der äußeren Schale abgegeben oder aufgenommen werden müssen, um Edelgaskonfiguration (maximale Elektronenzahl in der äußeren Schale) zu erreichen.

Durch Aufnahme von Energie können Elektronen ihre Bahnen verlassen (Übergang von einem Grundzustand in angeregte Zustände). Die Rückkehr in den Grundzustand ist mit einer Energiefreisetzung, z. B. als Licht oder Fluoreszenz, verbunden.

2.1.4 Elemente, Moleküle

Atome verbinden sich zu Molekülen. Sie gehen dazu verschiedene Bindungen ein.

Merke

Atome als Elementareinheiten der Materie verbinden sich zu **Molekülen**.

Gesetz der konstanten Proportionen. Bei einer chemischen Reaktion ist die Summe der Massen der Reaktanden gleich der Summe der Massen der Endprodukte. Das Massenverhältnis zweier sich zu einer chemischen Verbindung vereinigender Elemente (Atome) zu Molekülen ist konstant.

Gesetz der multiplen Proportionen. Die Massenverhältnisse zweier sich zu verschiedenen Verbindungen vereinigender Elemente stehen zueinander im Verhältnis einfacher ganzer Zahlen.

2.1.5 Periodensystem

Die Ordnungszahl bestimmt den Platz eines Elements im Periodensystem (PSE). Damit werden auch jedem Element die Elektronenzustände oder **Elektronenkonfigurationen** zugeordnet. Wasserstoff hat die Ordnungszahl 1. Das Edelgas Helium ($_2He$) besitzt 2 Protonen und damit die Ordnungszahl 2. Die zweite Periode beginnt mit dem Element Lithium ($_3Li$). Die Periode endet mit dem Edelgas Neon ($_{10}Ne$).

Perioden. Die Horizontalen der Tabelle heißen Perioden. Es gibt 8 Hauptgruppen entsprechend der Anordnung von meist 8 Elementen in einer horizontalen Periode.

Gruppen. Elemente mit verwandten chemischen und physikalischen Eigenschaften und vergleichbarer homologer Elektronenkonfiguration werden zu Gruppen zusammengefasst und senkrecht zu einander angeordnet. Die Elemente einer Gruppe besitzen die gleiche Anzahl von Außenelektronen.

Die am weitesten links stehenden Gruppen I bis III (Alkali-, Erdalkali-, Erdmetalle) sind die Metalle, die ihre Außenelektronen leicht abgeben und Kationen bilden.

Tab. 2.3. Periodensystem der Elemente

	0	I							II	
1	0 **Nn**	1 **H**							2 **He**	1
	0	I	II	III	IV	V	VI	VII	VIII	
2	2 **He**	3 **Li**	4 **Be**	5 **B**	6 **C**	7 **N**	8 **O**	9 **F**	10 **Ne**	2
3	10 **Ne**	11 **Na**	12 **Mg**	13 **Al**	14 **Si**	15 **P**	16 **S**	17 **Cl**	18 **Ar**	3
4	18 **Ar**	19 **K**	20 **Ca**	31 **Ga**	32 **Ge**	33 **As**	34 **Se**	35 **Br**	36 **Kr**	4
5	36 **Kr**	37 **Rb**	38 **Sr**	49 **In**	50 **Sn**	51 **Sb**	52 **Te**	53 **J**	54 **Xe**	5
6	54 **Xe**	55 **Cs**	56 **Ba**	81 **Tl**	82 **Pb**	83 **Bi**	84 **Po**	85 **At**	86 **Rn**	6
7	86 **Rn**	87 **Fr**	88 **Ra**							7
	0	I	II	III	IV	V	VI	VII	VIII	

Die Tabelle enthält nur die Hauptgruppen, die Nebengruppenelemente wurden weggelassen. Über den Elementsymbolen ist die Ordnungszahl angegeben.
Die Gruppen 0 und VIII sind identisch.

In der I. Hauptgruppe sind die **Alkalimetalle** zusammengefasst. Sie gehen leicht unter Abgabe eines Elektrons in einwertige Kationen über. Sie reagieren z. T. heftig mit Wasser, Sauerstoff und Halogenen, z. B.

$$Na + H_2O \rightarrow Na^+ + OH^- + {}^1/_2\, O_2$$

Die Elemente der II. Hauptgruppe heißen **Erdalkalimetalle**. Ihre Reaktion mit Wasser, Sauerstoff und Halogenen ist ähnlich zu den Alkalimetallen, aber weniger heftig.

Die Elemente der III. Hauptgruppe sind abgesehen von Bor (B) ebenfalls metallisch.

Für die Gruppe IV sind der Kohlenstoff (C) und der Schwefel (S) repräsentativ. Die Elemente der IV. Hauptgruppe sind überwiegend **Nichtmetalle**.

Die Gruppe V ist die Phosphorgruppe (P). Die in der V. Hauptgruppe befindlichen Stickstoff (N) und Phosphor (P) sind Nichtmetalle.

Die Gruppen VI und VII sind die klassischen Nichtmetalle (Chalkogene, Halogene), die Elektronen leicht aufnehmen und Anionen bilden. Ihre Elektronenaffinität ist hoch. Die in der VI. Hauptgruppe (**Chalkogene**) auftretenden Sauerstoff (O) und Schwefel (S) sind Nichtmetalle.

Die Elemente der VII. Hauptgruppe (**Salzbildner, Halogene**), z. B. Chlor (Cl), Brom (Br) und Iod (I) treten in der Natur wegen ihrer hohen Reaktionsfähigkeit nur in Form ihrer Verbindungen auf.

Die am weitesten rechts stehende Gruppe VIII ist die der Edelgase, deren äußere Schale mit Elektronen voll besetzt ist und die deshalb sehr reaktionsträge sind.

Die Hauptgruppenelemente I bis VIII werden von den Nebengruppenelementen (Ib–VIIIb) unterschieden. Alle Nebengruppenelemente sind Metalle.

Merke

Die **Ordnungszahl** (= Kernladungszahl) bestimmt den Platz eines Elements im PSE. Damit werden auch jedem Element die Elektronenzustände oder

▼

Elektronenkonfigurationen zugeordnet. Elemente mit verwandten chemischen und physikalischen Eigenschaften und vergleichbarer homologer Elektronenkonfiguration werden zu Gruppen zusammengefasst und senkrecht zu einander angeordnet. Die Elemente einer Gruppe besitzen die gleiche Anzahl von Außenelektronen.

Die Horizontalen der Tabelle heißen **Perioden**. Es gibt 8 Hauptgruppen und 8 Nebengruppen entsprechend der Anordnung von meist 8 Elementen in einer horizontalen Periode. Allgemeine Folgerungen aus dem PSE sind bezogen auf die Hauptgruppen: links stehen die ausgeprägten Metalle; rechts sind die Nichtmetalle angeordnet.

Metalle sind elektropositiv, Nichtmetalle elektronegativ. Die Nebengruppenelemente sind Metalle.

2.1.6 Biochemisch wichtige Elemente

Natrium, Kalium, Magnesium und Calcium

Natrium ($_{11}Na$), **Kalium** ($_{19}K$) gehören der I. Hauptgruppe, **Magnesium** ($_{12}Mg$) und **Calcium** ($_{20}Ca$) der II. Hauptgruppe des PSE an. Na und K als Alkali- und Mg und Ca als Erdalkalimetalle besitzen gemeinsame Eigenschaften. Sie sind sehr reaktive Elemente. Sie geben leicht ihre Außenelektronen ab (Na, K ein e^-, Mg, Ca zwei e^-) und bilden mit Säuren leicht Salze.

KLINIK

Na^+-Ionen sind die wichtigsten extrazellulären, K^+-Ionen wichtige intrazelluläre Ionen. Ca^{2+}- sowie Mg^{2+}-Ionen spielen eine Rolle bei der intrazellulären Regulation von Stoffwechselprozessen. Mg^{2+} bildet Komplexe mit ATP, Ca^{2+}-Ionen sind Enzym-Aktivatoren und steuern die neuromuskuläre Erregbarkeit. Die anorganischen Bestandteile von Knochen und Zähnen enthalten Ca-Phosphat-Verbindungen.

Sauerstoff, Schwefel und ihre Modifikationen

Die Elemente **Sauerstoff** ($_8O$) und **Schwefel** ($_{16}S$) gehören zur VI. Hauptgruppe des PSE, den Chalkogenen.

Sauerstoff (1. Element der VI. Hauptgruppe) ist das häufigste Element der Erdoberfläche. Neben O_2 gibt es in der Atmosphäre noch das Ozon (O_3). Sauerstoff ist ein farb- und geruchloses Gas, welches sich mit fast allen Elementen zu Oxiden verbinden kann.

Sauerstoffatome haben in der äußeren Schale 6 Elektronen, die sich unter Aufnahme von 2 Elektronen zur Edelgaskonfiguration ergänzen. Zwei Elektronen der äußeren Schale sind ungepaart (einsame Elektronen) und erklären die chemische Reaktivität des Sauerstoffs.

Gasförmiger Sauerstoff liegt in Molekülform O_2 vor. Besonders reaktiv ist atomarer Sauerstoff (O). Die Elektronegativität des Sauerstoffs ist sehr hoch und wird nur noch durch das Halogen Fluor (F) (VII. Hauptgruppe) übertroffen.

Sauerstoff bildet Oxide mit Metallen. Weiterhin liegt Sauerstoff in vielen Nichtmetalloxiden und organischen Verbindungen kovalent gebunden vor. Nichtmetalloxide bilden in wässriger Lösung Säuren, Metalloxide Basen.

$$SO_3 + H_2O \rightarrow HSO_4^- + H^+$$
$$CaO + H_2O \rightarrow Ca^{2+} + 2OH^-$$

Ozon (O_3) ist dreiatomiger Sauerstoff und entsteht bei der Einwirkung atomaren O auf O_2 unter Energieverbrauch, z. B. beim Betrieb von Höhensonnen und Röntgengeräten. Ozon wirkt stark oxidierend und reizend auf Schleimhäute durch Freisetzung atomaren O.

Wasserstoffperoxid (H_2O_2), Kovalenz zwischen 2 Sauerstoffatomen (H:O:O:H), führt zu einer stark oxidierenden Verbindung von biologischer Bedeutung. H_2O_2 zerfällt sehr leicht in Wasser und atomaren Sauerstoff. Dadurch ist es ein Oxidationsmittel. Sein Zerfall wird durch Schwermetall-Ionen beschleunigt.

Anorganische Peroxide, z. B. Na_2O_2, sind von den Alkali- und Erdalkalimetallen bekannt. Sie sind Oxidanzien.

Organische Peroxide sind u. a. die Hydroperoxide und Persäuren.

Weitere reaktive Sauerstoffderivate mit oxidierender Wirkung sind das **Superoxidanion-Radikal $O_2^{-\cdot}$**, welches bei autoxidativen Prozessen und in der biologischen Oxidation entsteht sowie das **Hydroxyl-Radikal OH^***.

$$O_2^- + H_2O_2 \rightarrow OH^- + OH^* + O_2$$

Diese Reaktion wir durch Fe- und Cu-Ionen beschleunigt.

Merke

In biologischen Systemen ist Sauerstoff selten direkter Oxidationspartner. Die meisten Oxidationsreaktionen sind Dehydrierungen.

Schwefel (S) zeigt mit Sauerstoff nur wenig Ähnlichkeit, obwohl er die gleiche Elektronenkonfiguration in der äußeren Schale besitzt.

Neben Schwefelwasserstoff und die sich von ihm ableitenden Sulfiden sind die Schwefeloxide und die sich aus ihnen ergebenden Säuren sowie die Thioschwefelsäure wichtig.

Schwefelwasserstoff (H_2S) ist ein hoch toxisches Gas (giftiger als HCN = Blausäure). Im Alkalischen kann es schrittweise 2 Protonen abgeben und in S^{2-} übergehen.

H_2S bildet mit Schwermetallen schwer lösliche **Sulfide**, z. B. HgS, PbS, CuS.

Schwefeldioxid (SO_2) entsteht bei der Verbrennung von elementarem Schwefel (S).

Es ist das Anhydrid der schwefligen Säure:

$$SO_2 + H_2O \rightarrow H_2SO_3$$

Die Salze der schwefligen Säure sind die Hydrogensulfite und Sulfite, z. B. $NaHSO_3$ und Na_2SO_3.

Schwefeltrioxid (SO_3) entsteht bei der Verbrennung elementaren Schwefels sowie bei der katalytischen Oxidation von SO_2. Es ist das Anhydrid der Schwefelsäure:

$$SO_3 + H_2O \rightarrow H_2SO_4$$

Schwefelsäure ist eine starke Mineralsäure. Ihre Salze sind die Sulfate, z. B. Na_2SO_4.

Konzentrierte Schwefelsäure ist ein Oxidationsmittel. Sie reagiert mit organischen Molekülen unter Wasserentzug und zerstört sie.

Thiosulfat ($S_2O_3^{2-}$) entsteht bei der Reaktion von Schwefel mit Sulfiten:

$$S + SO_3^{2-} \rightarrow S_2O_3^{2-}$$

Thioschwefelsäure ist unbeständig. Die Thiosulfate spalten leicht S ab. Dadurch kann Cyanid CN^- (das Säureanion der Blausäure) entgiftet werden:

$$CN^- + SO_3^{2-} \rightarrow SCN^-(Thiocyanat) + SO_3^{2-}$$

$Na_2S_2O_3$ dient als Fixiersalz in der Fotografie, da die Thiosulfat-Ionen mit Silberhalogeniden komplex binden und sie löslich machen.

Sulfonsäuren sind organische Derivate der Schwefelsäure mit dem Rest $-SO_3H$ als funktioneller Gruppe. In den Sulfonsäuren ist das Schwefelatom direkt mit dem C-Atom eines organischen Rests verbunden. Man unterscheidet aliphatische, aromatische und heterozyklische Sulfonsäureverbindungen. Die Säurestärke der Sulfonsäuren entspricht derjenigen von anorganischen Säuren.

KLINIK

Die Sulfonamide, Amide der Sulfonsäuren, sind Chemotherapeutika mit antibakteriellen Wirkungen.

Stickstoff und Phosphor

Stickstoff ($_7N$) und Phosphor ($_{15}P$) sind Elemente der V. Hauptgruppe des PSE. Sie können durch Abgabe von 5 Elektronen oder durch Aufnahme von 3 Elektronen in die äußere Schale die **Edelgaskonfiguration** erreichen.

Molekularer Stickstoff (N_2) ist ein farb- und geruchloses Gas. Es ist **reaktionsträge**, da hohe Energiemengen aufgebracht werden müssen, um molekularen N_2 in seine Atome zu spalten.

Stickstoff gehört zu den elektronegativen Elementen und kann verschiedene Oxide bilden, von denen NO ein Gas mit wichtiger physiologischer Bedeutung ist. NO und NO_2 bilden die Säureanhydride der salpetrigen (HNO_2) und Salpetersäure (HNO_3).

Außerdem kommen zahllose NH-haltige Verbindungen in der Natur vor.

Phosphor (P) tritt in mehreren Modifikationen auf (weiß, rot, schwarz). Weißer P ist selbstentzündlich und sehr giftig. Er ist sehr reaktiv. Die anderen Modifikationen reagieren träger.

Phosphor tritt infolge seiner Reaktionsfähigkeit nie elementar, sondern in Form beständiger Phosphate auf.

Stickstoffverbindungen

Stickstoff (N_2, 1. Element der V. Hauptgruppe) besteht aus den Isotopen ^{14}N und ^{15}N, wobei das erstgenannte Isotop 200-mal häufiger vorkommt als das letztgenannte.

Die wichtigste Stickstoff-Wasserstoff-Verbindung ist der **Ammoniak (NH_3)**. Infolge seiner hohen Verdampfungswärme findet NH_3 Anwendung in der Kältetechnik. Wässrige NH_3-Lösungen sind schwache Basen:

$$NH_3 + H_2O \rightarrow NH_4^+ + OH^-$$

Chemisch sind Ammonium-Ionen (NH_4^+) den Alkalimetallen, insbesondere dem Kalium (K), ähnlich.

Ammonium-Ionen sind Brönstedt-Säuren. Sie spielen auch eine wichtige Rolle im Stoffwechsel der Organismen.

Hydroxylamin (NH_2OH) und **Stickstoffwasserstoffsäure (H_3N)** sind weitere N–H-Verbindungen. Hydroxylamin und seine Verbindungen sind Reduktionsmittel. **Azide** sind die Salze der H_3N. Sie sind Hemmer von Atmungsenzymen.

Die Stickstoffoxide Distickstoffmonoxid (N_2O), Stickstoffmonoxid (NO) und Stickstoffdioxid (NO_2) sowie die von ihnen abgeleiteten Säuren salpetrige äure (HNO_2) und Salpetersäure (HNO_3) sind hier zu ennen.

KLINIK

N_2O, Lachgas, wird in der Narkosetechnik angewendet. Es ist bei Temperaturen um 37°C sehr reaktionsträge. NO ist ein Gas, welches erhebliche physiologische Bedeutung als Vasorelaxans und Neurotransmitter hat.

n Gegenwart von Sauerstoff wird NO sofort zu NO_2 oxidiert. NO ist das Säureanhydrid für die salpetrige Säure; NO_2 das entsprechende Derivat für die Salpetersäure

$$2NO + H_2O + {}^1/_2\,O_2 \rightarrow 2HNO_2$$
$$2NO_2 + H_2O + {}^1/_2\,O_2 \rightarrow 2HNO_3$$

Die salpetrige Säure kann sowohl als Oxidations- als auch als Reduktionsmittel dienen. Die Salpetersäure ist eine starke Mineralsäure und ebenfalls ein Oxidationsmittel.

NO und NO_2 besitzen ein **einsames ungepaartes Elektron** in ihrer äußeren Schale. Solche Verbindungen sind sehr reaktionsfreudig, weil sie das Bestreben haben, das Elektron abzugeben, um Edelgaskonfiguration zu erreichen. Man nennt sie **Radikale**.

KLINIK

In der Medizin spielen solche Radikale, die sowohl oxidierend als auch reduzierend wirken können, eine wichtige Rolle. Viele Pathogenesemechanismen von Krankheiten beruhen auf dem Wirken von Radikalen.

Verbindungen des Phosphors

Die wichtigsten Wasserstoffverbindungen des Phosphors sind **Phosphin (PH_3)** und **Diphosphin (P_2H_4)**, die sehr giftig sind.

P_2O_3 und P_2O_5 entstehen bei der Verbrennung von P. Sie sind die Anhydride der phosphorigen Säure (H_3PO_3) und der Phosphorsäure (H_3PO_4).

Phosphorsäure als mittelstarke Säure dissoziiert schrittweise Protonen ab. Jeder Dissoziationsstufe kann ein pK_a-Wert zugeordnet werden, da sie mit der Henderson-Hasselbalch-Gleichung quantifizierbar ist.

$$H_3PO_4 \rightarrow H_2PO_4^- + H^+$$
$$(\textit{primäres Phosphat, } pK_{a1} = 2{,}1)$$

$$H_2PO_4^- \rightarrow HPO_4^{2-} + H^+$$
$$(\textit{sekundäres Phosphat, } pK_{a2} = 7{,}2)$$

$$HPO_4^{2-} \rightarrow PO_4^{3-} + H^+$$
$$(\textit{tertiäres Phosphat, } pK_{a3} = 12{,}3)$$

Demzufolge ist Phosphorsäure eine dreibasische Säure. Mischungen der K- und Na-Salze der primären und sekundären Phosphate stellen wichtige Puffersysteme im pH-Bereich 6–8 in der experimentellen Medizin dar.

Phosphorsäure bildet unter Abspaltung von Wasser **Polyphosphate** (Diphosphosphorsäure $H_4P_2O_7$, Triphosphorsäure $H_5P_3O_{10}$). Die entstandene P–O–P-Brücke ist eine **Säureanhydrid-Bindung**. Nucleosid-Triphosphate sind Polyphosphate, die in jeder Zelle vorkommen und eine umfassende Stoffwechselbedeutung haben (z. B. ATP).

$Ca_3(PO_4)_2$ (Calciumphosphat) ist im Apatit Bestandteil der Hartsubstanzen von Knochen und Zähnen.

Fluor, Chlor und Iod (Halogene)

Physiologisch wichtige Vertreter der VII. Hauptgruppe des PSE sind Fluor ($_9F$), Chlor ($_{17}Cl$) und Iod ($_{53}I$). Sie werden Halogene genannt. Halogene besitzen 7 Außenelektronen und können unter Aufnahme eines Elektrons eine stabile Elektronenkonfiguration erreichen. Durch Elektronenabgabe entstehen auch positive Halogenkationen.

Fluor ist das reaktionsfähigste chemische Element, weil es eine hohe Elektronenaffinität besitzt. Es reagiert mit fast allen Elementen des PSE. Kovalente F-Verbindungen sind sehr stabil. Fluor ist Bestandteil der anorganischen Knochen- und Zahnmatrix.

Chlor, ein Gas als Cl_2, ist sehr reaktionsfreudig. Es reagiert mit fast allen Metallen, aber auch mit C, P und N. In Form der **Salzsäure (HCl, Hydrogenchlorid),** einer starken Säure, bildet es zahlreiche Salze, von denen NaCl (Koch- und Steinsalz) das bekannteste ist. HCl wird auch von der Magenschleimhaut gebildet und ist bei der Eiweißverdauung im Magen von Bedeutung. Das Chlorid-Ion Cl^- ist das wichtigste Anion in den extrazelluären Flüssigkeiten des Menschen.

Von den Sauerstoffverbindungen des Chlors ist nur die unterchlorige Säure (HClO) bzw. ihr Säureanion von physiologischer Signifikanz, weil sie im Stoffwechsel von mononukleären Zellen gebildet werden kann, oxidierend wirkt und bakterizide Eigenschaften hat.

Perchlorsäure ($HClO_4$) ist ein gutes Eiweißfällungsmittel.

KLINIK

In der Medizin spielt **Iod** als Spurenelement nur in kovalenter Bindung an die Schilddrüsenhormone Triiodthyronin und Tetraiodthyronin (Thyroxin) eine Rolle.

I_2 bildet mit Stärke eine blau gefärbte Einschlussverbindung (Stärkenachweis).

Einige chemische Verbindungen ähneln in ihrer chemischen Reaktivität den Halogenen und werden deshalb als **Pseudohalogene** bezeichnet. Die **Thiocyanate (SCN^-)**, auch Rhodanide genannt, sind nur als Salze stabil. Sie sind gute Komplexbildner. Im Stoffwechsel entstehen sie als Entgiftungsprodukte von CN^--Ionen mit Schwefel.

Edelgase

Helium (He), Neon (Ne), Argon (Ar), Krypton (Kr) und Xenon (Xe) kommen neben dem radioaktiven Zerfallsprodukt Radon (Rn) in der Luft vor. Sie bilden die VIII. Hauptgruppe der Elemente im PSE und schließen jeweils eine Periode ab. Aufgrund ihrer aufgefüllten äußeren Elektronenschale sind sie sehr reaktionsträge. Trotzdem ist es gelungen, u. a. **Halogenide** und **Oxide** von ihnen herzustellen.

Übergangselemente

Übergangselemente sind Nebengruppenelemente und Metalle. Sie bilden Verbindungen über vorwiegend koordinative Bindungen aus. Als **Spurenelemente** im menschlichen Organismus haben sie eine erhebliche biologische Bedeutung. Wichtige Spurenelemente sind

- Chrom ($_{24}Cr$, VI. Nebengruppe),
- Molybdän ($_{42}Mo$, VI. Nebengruppe),
- Mangan ($_{25}Mn$, VII. Nebengruppe),
- Zink ($_{30}Zn$, II. Nebengruppe),
- Kobalt ($_{27}Co$, VIII. Nebengruppe) und
- Kupfer ($_{29}Cu$, I. Nebengruppe).

Eisen ($_{26}Fe$, VIII. Nebengruppe) mit einem Bestand von 3 g in einem 70 kg schweren Menschen ist ein Übergangselement zwischen Spuren- und Massenelementen, zu denen C, H, O, N, P, Cl, Na, K, Ca und Mg gehören.

> **KLINIK**
> Eisen tritt in biologischen Systemen als Fe^{2+} und Fe^{3+} auf. Es ist das Zentralatom von Fe-Protoporphyrinkomplexen, die bei Elektronenübertragungen (Cytochrome) und beim O_2-Transport (Hämoglobin, Myoglobin) als prosthetische Gruppe von Proteinen eine wichtige Rolle spielen. Transport- und Speicherproteine für Eisen (Transferrin, Ferritin) enthalten es in stabiler Bindung im dreiwertigen Zustand.

Kupfer ist Bestandteil verschiedener Enzyme, z. B. der Ferrooxidase des Blutplasmas (Caeruloplasmin), der **Cu-Zn-Superoxiddismutase** und der **Cytochromoxidase**.

Zink kommt in verschiedenen natürlichen Isotopen vor. Es ist Bestandteil verschiedener Metalloenzyme, wie der pankreatischen **Carboxypeptidasen** und einigen **Matrixmetalloproteinasen**. Zink bildet mit Insulin Komplexe.

Mangan ist Bestandteil von Enzymen, wie der Arginase. Es kommt als Bestandteil der Mn-Superoxiddismutase in hohen Konzentrationen in den Mitochondrien vor.

Molybdän ist essenzieller Bestandteil einiger Flavinenzyme, wie z. B. der **Xanthinoxidase**.

Kobalt ist Bestandteil des Vitamins B_{12}. Dieses spielt als Coenzym von Methylierungen und Isomerisierungen im Stoffwechsel eine wichtige Rolle. Kobalt gehört zu den wenigen reinen Elementen, die keine natürlichen Isotope haben.

> **KLINIK**
> H, O, C und N bilden 96% der Körpermasse des Menschen. N, K, C, Mg, S, P und Cl machen etwa 3% aus, die **Spurenelemente** in ihrer Gesamtheit weniger als 1%. Es gib etwa 12 Spurenelemente, keines von ihnen hat einen Anteil von >0,01%.

2.2 Chemische Bindungen

Die Theorie der chemischen Bindung erklärt, wodurch sich Atome zu Molekülen (chemischen Verbindungen) vereinen und warum diese stabil oder instabil sind.

2.2.1 Atombindung, Ionenbindung

Atombindung

Die einfachste kovalente Bindung liegt im Wasserstoffmolekül vor:

$$2H \rightarrow H_2$$

Dabei bringt jedes H-Atom sein Außenelektron in die Bindung ein. Das gebildete Elektronenpaar ist beiden Bindungspartnern gleichermaßen zugehörig, sodass **jedes H-Atom im Molekül Edelgaskonfiguration** (He) besitzt. Dies ist für die Bildung und Stabilität einer kovalenten Bindung das entscheidende Kriterium.

Elemente, die mehr als ein ungepaartes Elektron in ihrer Außenschale besitzen, können mehrere Elektronenpaare und damit Mehrfachbindungen (Zweifach-, Dreifachbindungen) ausbilden.

In kovalenten Verbindungen ist die Elektronendichte zwischen den gebundenen Atomen maximal.

Kovalente Bindungen sind räumlich streng gerichtet und bewirken die Symmetrie des Moleküls.

An der kovalenten Bindung sind Elektronen einfach besetzter s- und/oder p-Orbitale beteiligt, die ein mit zwei mit gegensinnigem Spin besetztes Molekülorbital aufbauen. Ist die Gleichheit der Bindungspartner, wie z. B. bei H_2 oder Cl_2 gegeben, sind solche Verbindungen **unpolar**, d. h. die Elektronendichte erreicht in der Mitte zwischen den bindenden Atomen ein Maximum.

Elektronenpaare werden durch den Bindungsstrich »-« bzw. durch einen Doppelpunkt »:« symbolisiert.

Die **polarisierte Atombindung** entsteht, wenn die Bindungspartner nicht identisch sind. Aufgrund der Elektronegativität eines Bindungspartners ist das Elektronenpaar nicht mehr symmetrisch zwischen beiden lokalisiert, sondern zum elektronegativen Atom verschoben. Dadurch wird das gesamte Molekül polarisiert. Elektronegativität ist das unterschiedliche Bestreben von Atomen, Elektronen eines gebundenen Atoms anzuziehen. Die Elektronegativität ist nicht mit der Elektronenaffinität zu verwechseln, die auf einer Elektronenübernahme beruht.

Elektronenaffinität ist die Energie, die aufgebracht werden muss, damit ein Atom oder Ion ein Elektron aufnimmt.

Polarisierte Atombindungen können als ein Übergang zur Ionenbindung aufgefasst werden.

Ionenbindung

Wie schon beschrieben, geben die Elemente der I. und II. (zum Teil auch der III.) Hauptgruppe die Elektronen ihrer äußeren Schale leicht ab und bilden positiv geladene Kationen, während die Elemente der VI. und VII. Hauptgruppe leicht Elektronen aufnehmen, um ihre äußere Schale unter Bildung negativ geladener Anionen zu komplettieren. Dadurch erreichen Anionen und Kationen in Bezug auf ihre Elektronen Edelgaskonfiguration und damit den energetisch günstigsten Zustand.

Anionen und Kationen ziehen einander an. Diese elektrostatische Anziehung ist die Grundlage der Ionenbindung. Voraussetzung ist, dass sich die **Elektronegativitäten,** d. h. das Bestreben, Elektronen zu binden, der beteiligten Atome deutlich unterscheiden.

Innerhalb des PSE nimmt die Elektronegativität in den Perioden von links nach rechts zu. Da die elektrostatische Bindung durch ein elektrisches Feld zustande kommt, ist sie ungerichtet.

Die Bindungsenergie beträgt etwa 400 kJ/mol und entspricht damit einer Atombindung. Zum Vergleich hat eine Wasserstoffbrücke nur eine Bindungsenergie von 10–40 kJ/mol.

Die **Ionisierungsenergie** ist ein thermodynamisches Maß für die Fähigkeit, Elektronen abzugeben bzw. aufzunehmen.

Die Ionisierungsenergie nimmt innerhalb einer Periode von links nach rechts zu. Elemente mit einem großen Atomradius, die im PSE unmittelbar einem Edelgas folgen (Alkalimetalle, I. Hauptgruppe), benötigen nur eine geringe Ionisierungsenergie. Die bei Aufnahme eines Elektrons frei werdende Energie ist besonders groß, wenn der Atomradius klein ist und das Element im PSE vor einem Edelgas angeordnet ist (Halogene, VII. Hauptgruppe).

Prüfungsfallstricke

Unter **Ionisierungspotenzial** versteht man die Energie, die aufgewandt werden muss, um das am schwächsten gebundene Elektron abzutrennen.

Bekanntestes Beispiel für eine Ionenbeziehung ist das **Salzgitter** der Kochsalzkristalle (NaCl-Kristalle). Im Kristallgitter ordnen sich die einzelnen Ionen so an, dass sie das geringste Volumen einnehmen und ein Minimum an elektrostatischer Energie aufweisen.

2.2.2 Polarität von Molekülen

Der Begriff **Polarität** dient der Charakterisierung des polaren Charakters einer Bindung (s. o.) oder eines Lösungsmittels. Polare Gruppen sind **funktionelle Gruppen in einem Molekül**, deren Elektronenverteilung in dem Molekül ein elektrisches Dipolmoment induziert. Sie sind u. a. für den hydrophilen Charakter einer Substanz verantwortlich. Polare Verbindungen sind z. B. solche mit einer Ionenbindung oder solche mit einem Dipolmoment und polarisierter kovalenter Bindung. Zwitterionen, wie die Aminosäuren, sind dipolare Verbindungen.

2.2.3 Beispiele

Methan und die **homologe Reihe der Alkane** sind Beispiele für eine unpolare Atombindung zwischen C und H.

Wasser bildet einen permanenten Dipol infolge der hohen Elektronegativität des O-Atoms, welches die Bindungselektronen von den H-Atomen abzieht. Auch die Alkylderivate des Wassers (Alkanole) besitzen in abgeschwächter Form diese Eigenschaften.

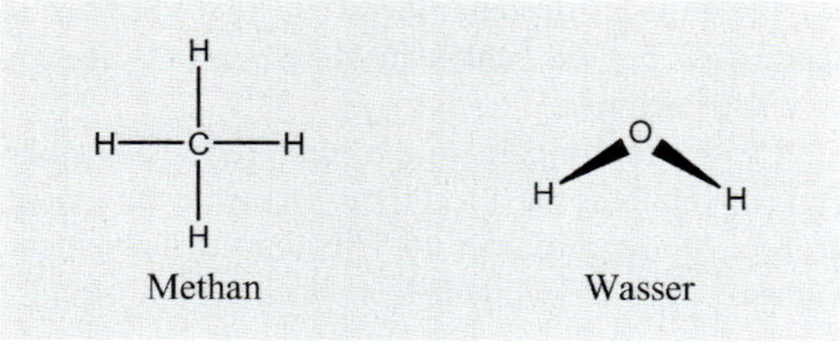

Abb. 2.1. Unipolare Atombindung im Methan, polarisierte Atombindung im Wasser

2.2.4 Biochemisch wichtige Bindung

Die Wasserstoffbrückenbindung

Die H-Brückenbindung tritt zwischen Molekülen auf, die Wasserstoff an ein elektronegatives Atom gebunden haben, wobei eine polarisierte Atombindung mit einem »elektropositivierten« H-Atom entsteht (siehe polare kovalente Bindungen). Dieser Wasserstoff geht eine elektrostatische Bindung zu einem benachbarten elektronegativen Atom ein. Die H-Bindung ist deutlich schwächer als eine kovalente Bindung.

Wasserstoffbrücken führen zu **Molekülaggregaten (Cluster).** Das ist die Ursache dafür, dass H_2O (Wasser) bei Raumtemperatur flüssig, H_2S (Schwefelwasserstoff) jedoch ein Gas ist.

Merke

Wasserstoffbrücken spielen eine besondere Rolle bei der **Stabilisierung** biologisch wichtiger Makromoleküle, wie Proteine und Nukleinsäuren.

H-Brücken können sich intra- und intermolekular ausbilden.

London-van der Waal'sche Bindungskräfte

Auch zwischen elektrisch neutralen, apolaren Molekülen oder Molekülgruppen spielen elektrostatische Bindungskräfte eine Rolle. Durch die **Elektronenbewegung** um die Atome wird ein Dipol induziert, welcher in einer benachbarten Gruppe ebenfalls ein Dipolmoment hervorruft. Die Dipole ziehen sich gegenseitig an. Die Bindungskräfte sind schwach. Sie spielen jedoch bei der Stabilisierung von Strukturen in biologisch wichtigen Makromolekülen eine herausragende Rolle. Voraussetzung zur Ausbildung dieser Bindungen ist eine sehr enge räumliche Nachbarschaft.

2.2.5 Metallkomplexe (koordinative Bindung)

Besonders Ionen und Atome der Übergangsmetalle (Fe, Cu, Zn) bilden mit Molekülen, die **freie Elektronenpaare** enthalten, Verbindungen aus, die sich von den Metallsalzen unterscheiden. Als Liganden fungieren **Halogenanionen**, OH^-, CN^-, aber auch **ungeladene Moleküle** wie H_2O, CO, N_2, NH_3. Da diese Liganden nur eine Koordinationsstelle am Zentralion (Atom) besetzen, nennt man sie einzähnig. Verbindungen mit mehreren freien Elektronenpaaren können mehrzähnige komplexe Verbindungen eingehen. Ein Beispiel für zweizähnige Liganden ist **Ethylendiamin** ($H_2N–CH_2–CH_2–NH_2$). Ein sechszähniger Ligand ist **Ethylendiamintetraessigsäure** (EDTA).

Im Unterschied zu den kovalenten Bindungen besteht eine **Komplexverbindung** darin, dass der Ligand beide Elektronen als Elektronenpaar dem Zentralatom zur Verfügung stellt. Am häufigsten werden 4 oder 6 Liganden an ein Zentralatom gebunden. Beispiel: Kupfer(II)-tetraammin-Ion

$$Cu^{2+} + 4NH_3 \rightarrow [Cu(NH_3)_4]^{2+}$$

Damit hat das Cu-Zentralion die Koordinationszahl 4.

Merke

Die **Koordinationszahl** des Zentralatoms oder Zentralions ist gleich der Zahl der Liganden (Moleküle, Ionen), die mit dem Zentralatom/Ion verbunden sind.

Die Wertigkeit des Zentralions ist für die Koordinationszahl nicht von Bedeutung. So haben Fe(II) und Fe(III) die gleiche Koordinationszahl 6.

Auch durch **koordinative Bindungen** wird die Edelgaskonfiguration angestrebt. Die metallischen Eigenschaften des Zentralatoms oder Zentralions werden maskiert. Die **Gesamtladung eines Metallkomplexes** ist gleich der Summe der Ladungen aus **Ligand und Zentralion**.

Chelat-Komplexe sind zyklische Verbindungen von Metallen mit Gruppierungen, die einsame Elektronenpaare oder Elektronenlücken enthalten. Es sind Verbindungen, in denen ein einzelner Ligand mehr als eine Koordinationsstelle im Metall besetzt, d. h. mindestens zweizähnig ist. Die Zahl der gebundenen Liganden hängt von der Koordinationszahl des Zentralatoms ab.

— KLINIK

Antibiotika wie Valinomycin bilden **Komplexe mit K^+-Ionen** und wirken als **Ionophore an Zellmembranen**. Komplexe oder Komplexbildner werden u. a. in der Wasch- und Reinigungsmittel-, Lebensmittel- und Arzneimittelindustrie verwendet.

In der Medizin werden **Chelat-Bildner** zur Therapie von Schwermetallvergiftungen verwendet.

Die Bildung von Komplexverbindungen ist eine Gleichgewichtsreaktion. Die Gleichgewichtskonstante für die Bildung koordinativer Bindungen ist die Komplexbildungskonstante:

$$Me + nL \rightarrow MeL_n; K = [MeL_n]/[Me][nL]$$

In biologischen Systemen liegen **Übergangsmetalle** häufig in komplexen Bindungen vor. Beispiele aus der Natur sind:

- Hämoglobin (Fe),
- andere Hämoproteine,
- Cobalamine (Co) und
- Chlorophyll (Mg).

Merke

Eine **kovalente Bindung** (Atombindung) kommt dadurch zustande, dass die bindenden Atome Elektronen für eine Elektronenpaarbildung zur Verfügung stellen, um eine Edelgaskonfiguration zu erreichen. Sie ist eine gerichtete Bindung. Eine polarisierte Atombindung entsteht, wenn sich die Bindungspartner in ihrer Elektronegativität unterscheiden. Ionenbeziehungen entstehen durch elektrostatische Anziehung gegensätzlich geladener An- und Kationen. Sie sind ungerichtet, da sie sich über ein elektrisches Feld ausbilden. Die H-Brücke ist das Ergebnis der elektrostatischen Anziehung eines positivierten H-Atoms zwischen 2 elektronegativen Atomen. Apolare Bindungen beruhen auf Wechselwirkungen induzierter Dipole, die durch Bewegung der Elektronen um den Atomkern gebildet werden. Ionen von Übergangsmetallen bilden komplexe Verbindungen mit Liganden, die Elektronenpaare liefern oder Elektronenlücken aufweisen. Triebkraft ist das Erreichen einer Edelgaskonfiguration.

2.3 Azyklische Kohlenstoffverbindungen, einfache funktionelle Gruppen

Kohlenstoff (${}_6C$) ist das physiologisch wichtigste Element der IV. Hauptgruppe. C ist ein typisches Nichtmetall. Von reinem Kohlenstoff sind die zwei kristallinen Modifikationen **Diamant und Graphit** bekannt.

Carbide sind Verbindungen des Kohlenstoffs mit Metallen, wie z. B. Calciumcarbid CaC_2, welches zur Herstellung von Ethin (Acetylen) verwendet wird.

Die Oxide sind **Kohlenmonoxid (CO) und Kohlendioxid (CO_2)**. Kohlenmonoxid kann aufgrund seiner freien Elektronenpaare koordinative Bindungen mit Metallen eingehen. Von physiologischer Bedeutung sind die Bindungen an Hämoglobin und Cytochromoxidase.

CO_2 ist ein Endprodukt des Stoffwechsels und Bestandteil der Atemluft und Atmosphäre.

Kohlendioxid ist das Säureanhydrid der Kohlensäure, einer schwachen Säure. Ihre Salze nennt man Carbonate. Unter Abgabe von Protonen geht die Kohlensäure in Hydrogencarbonat- bzw. Carbonatanionen über.

$$H_2O + CO_2 \leftrightarrow H_2CO_3$$

$$H_2CO_3 \leftrightarrow HCO_3^- + H^+$$
$$(Hydrogencarbonat, »Bicarbonat«)$$

$$HCO_3^- \leftrightarrow CO_3^{2-} + H^+ (Carbonat)$$

Ein Gemisch aus Kohlensäure und Hydrogencarbonat ist ein wichtiger Puffer im Blut.

Hydrogencarbonat bzw. Carbonate des Calciums sind für die Wasserhärte verantwortlich.

2.3.1 Kohlenwasserstoffe

Die organische Chemie ist eine Chemie der Kohlenwasserstoffe. Sie findet ihre Ergänzung in der Biochemie, die einerseits die Strukturen der zellaufbauenden Moleküle, andererseits das Stoffwechselschicksal organischer Verbindungen in einem lebenden Organismus untersucht. Das Kohlenstoffskelett organischer Verbindungen ist die Grundlage ihrer räumlichen Struktur. Man unterscheidet **aliphatische** (lineare) und **zyklische** (ringförmige) Kohlenstoffverbindungen. Diese können **carbozyklischer** (ausschließlich aus C-Atomen gebildet) oder **heterozyklischer** Natur sein (neben C-Atomen kommen auch Heteroatome, wie N, O, S im Ring vor). In Bezug auf die Bindungsverhältnisse ist zu unterscheiden zwischen

- gesättigten Kohlenwasserstoffen,
- ungesättigten Kohlenwasserstoffen,
- aromatischen Kohlenwasserstoffen.

Gesättigte Kohlenwasserstoffe

Unter **gesättigten** Kohlenwasserstoffen werden Verbindungen zusammengefasst, deren C-Atome mit Wasserstoff abgebunden sind und die keine Mehrfachbindungen enthalten. Ihre einfachsten linearen Vertreter sind die **Alkane** (Paraffine) mit der allgemeinen Strukturformel $\mathbf{C_nH_{2n+2}}$. Sie bilden eine **homologe Reihe** von Verbindungen mit verwandten Eigenschaften, bei denen sich die benachbarten Vertreter um die Gruppierung CH_2- voneinander unterscheiden.

Normalalkane sind Methan CH_4, Ethan $CH_3–CH_3$, Propan $CH_3–CH_2–CH_3$, n-Butan $CH_3–CH_2–CH_2–CH_3$, n-Pentan C_5H_{12}, n-Hexan C_6H_{14}, n-Heptan C_7H_{14} usw. Beginnend beim Butan treten durch Kettenverzweigung Strukturisomere auf, wie iso-Butan oder 2-Methylbutan (iso-Pentan).

Alkylreste entstehen durch Abgabe eines H-Atoms (Methylrest $–CH_3$, Ethylrest $–C_2H_5$ usw.).

Bis zum Butan sind die Alkane Gase, vom Pentan bis zum C_{16} flüssig und ab C_{17} fest. Sie verbrennen in Gegenwart von O_2 zu CO_2 und H_2O, z. T. explosionsartig (C_5 bis C_{10} Kraftstoffe). Die schwer flüchtigen flüssigen Alkane werden als Diesel, Heizöl und Schmierstoffe verwendet. Weich- und Hartparaffine dienen als Salbengrundlagen (Vaseline), Einbettungsmedien in der Mikroskopie und Bestandteile pharmazeutischer Präparate.

Wichtige Chlorverbindungen des Methans sind Methylenchlorid CH_2Cl_2, Chloroform $CHCl_3$ und Tetrachlorkohlenstoff CCl_4, die als nicht brennbare Lösungsmittel dienen.

Ungesättigte Kohlenwasserstoffe

Ungesättigte Kohlenwasserstoffe enthalten im Gegensatz zu den Alkanen **C–C-Mehrfachbindungen**. Dazu gehören Alkene, Diene, Polyene und Alkine.

Eine Doppelbindung wird durch 2 Elektronenpaare bewerkstelligt, wobei zwischen σ- und π-Elektronen unterschieden wird. Das σ-Elektronenpaar entspricht dem bindenden Elektronenpaar einer einfachen Atombindung. Das π-Elektronenpaar überlagert diese Einfachbindung. Die π-Bindung ist wesentlich schwächer als die σ-Bindung. Die π-Elektronen bedingen die besonderen chemischen und physikalischen Eigenschaften ungesättigter Verbindungen. Die C=C-Doppelbindung ist bei Additions- und Oxidationsreaktionen eine sehr reaktionsfähige Stelle im Molekül. Mit molekularem Sauerstoff O_2 entstehen Kettenspaltungen unter Ausbildung von **Hydroperoxiden R–O–O.**

In Analogie zur Doppelbindung hat man bei der Dreifachbindung anzunehmen, dass neben der σ-Bindung zwei π-Bindungen vorliegen.

Alkene (Olefine) bilden eine homologe Reihe von Verbindungen der allgemeinen Formel $\mathbf{C_nH_{2n}}$. Sie enthalten eine Doppelbindung. Vertreter sind Ethen (Ethy len) $CH_2=CH_2$, Propen $CH_3–CH=CH_2$, Buten-($CH_3–CH_2–CH=CH_2$, Buten-(2) $CH_3–CH=CH–CH$ usw.

C_2 bis C_4 sind gasförmig, C_5 bis C_{15} flüssig. Sie ve brennen in Gegenwart von O_2 zu CO_2 und H_2O.

Isomere können durch Kettenverzweigungen en stehen. An Doppelbindungen bildet sich die cis-trans Isomerie aus.

Wird von einem Alken ein H-Atom entfernt, erhä man die **Alkenylreste**, z. B.

- CH_2=CH- Ethenylrest (Vinylgruppe) oder
- CH_2=CH-CH_2- Propenylrest (Allylgruppe).

An die Doppelbindung können leicht Halogene (z. B Br), Säuren, Wasser, Sauerstoff mittels elektrophile (kationischer) Addition oder auch über radikalisch Mechanismen angelagert werden. Die Anlagerung vo Sauerstoff führt zu Epoxid, Ethenoxid und Peroxosäu ren, wie der Peressigsaure $CH_3CO–OOH$, die als **Des infektionsmittel** verwendet wird.

Mittels katalytischer Hydrierung (Katalysatoren fein verteilter Metallstaub von Ni, Pd, Pt) kann Wasser stoff an die Doppelbindung angelagert und eine gesät tigte Verbindung erhalten werden.

Alkene können zu Makromolekülen polymerisie ren, die zur Produktion von Einwegmaterialien für di Medizin und Biowissenschaften verwendet werden z. B. Polyethylen, Polypropylen.

Diene und Polyene enthalten 2 oder mehrere Doppelbindungen. Dabei sind folgende Konstellationen zu unterscheiden:

- kumulierte Doppelbindung: R–CH=C=CH–R,
- konjugierte Doppelbindung: R–CH=CH–CH= CH–R,
- isolierte Doppelbindung: R–CH=CH–$(CH_2)_n$–CH =CH–R.

Merke

Verbindungen mit mehr als 2 Doppelbindungen werden **Polyene** genannt.

Ein Dien mit 2 konjugierten Doppelbindungen wie das **Isopren (2-Methylbutadien)** ist in der Biologie Vorläufermolekül für Terpene und Sterane. Physiologisch wichtige Substanzen mit konjugierten Doppelbindungen sind die Carotenoide und Vitamin A, weiterhin Lycopin, der rote Farbstoff der Tomate. Isolierte Doppelbindungen treten in den ungesättigten Fettsäuren auf.

Alkine bilden eine homologe Verbindungsreihe der allgemeinen Formel $\mathbf{C_nH_{2n-2}}$. Sie enthalten Dreifachbindungen. Die einfachste Verbindung ist das Ethin

Acetylen), welches mit Luft explosive Gemische bildet und aufgrund seiner hohen Verbrennungstemperaturen zum Schweißen von Metallen verwendet wird. Alkine spielen in der Humanbiologie keine Rolle.

2.3.2 Formeln

Formeln der azyklischen Kohlenstoffverbindungen sind:
- CH_4 = Methan;
- $CH_3{-}CH_3$ = Ethan;
- $CH_3{-}(CH_2)n{-}CH_3$ = allgemeine Formel der Alkane;
- $CH_3{-}$ = Methylrest;
- $CH_3{-}CH_2{-}$ = Ethylrest;
- $CH_2{=}CH_2$ = Ethen; $CH_2{=}CH{-}$ = Vinylrest;
  $CH_2{=}C{-}CH{=}CH_2$ = Methylbutadien (Isopren).
  (am C: | CH_3)

2.3.3 Bindungen

In organischen Verbindungen geht der Kohlenstoff 4 kovalente Bindungen ein. Kohlenstoff bildet sowohl mit elektropositiven als auch elektronegativen Elementen kovalente Bindungen aus. Etwa 2 Mio. solcher organischen Kohlenstoffverbindungen sind bekannt. Die Vielfalt ergibt sich daraus, dass der Kohlenstoff mit sich über einfache, zweifache und auch dreifache kovalente Bindungen lineare (aliphatische) oder auch ringförmige (e) Verbindungen aufbauen kann und mit Wasserstoff, Sauerstoff, Stickstoff, Schwefel, Halogenen und Metallen Bindungen eingeht.

Kohlenstoff hat im Grundzustand die Elektronenkonfiguration $1s^22s^22p^2$, also nur 2 ungepaarte Elektronen, mit denen über 2 Atombindungen kein Oktett (Edelgaszustand) erzeugt werden kann. Im angeregten Zustand, der mit geringer Energiezufuhr erreichbar ist, geht die Elektronenkonfiguration in eine $1s^22s^12p^3$-Anordung über (sp^3-Hybridisierung = ein Hybrid ist ein **Mischling**). Das 2s-Elektron und die 3 p-Elektronen bewegen sich auf einem neuen gleichen Energieniveau. Dadurch erhält das C-Atom 4 gleiche Valenzen, die tetraedrisch in einem Valenzwinkel von 109,5° angeordnet sind.

Diese Elektronenzustände können Molekülorbitale vom Typ der **σ-Bindungen** (Einfachbindungen, Orbitale mit 2 Elektronen) aufbauen, wie z. B. in Methan CH_4 oder Ethan $CH_3{-}CH_3$.

Kohlenstoffatome können miteinander auch Mehrfachbindungen (ungesättigte Verbindungen) in Form von Doppel- und Dreifachbindungen eingehen. Die sp^3-Hybridisierung ist für die Ausbildung einer Doppelbindung nicht möglich. Durch eine sp^2-Hybridisierung, die durch Umlagerung eines 2s-Elektrons und zweier p-Elektronen auf ein Energieniveau zustande kommt ($1s^23p^2$-Hybridorbitale, jeweils mit einem Elektron besetzt) entstehen 3 trigonal angeordnete Valenzen, die sich in einer Ebene befinden. Das vierte, nicht hybridisierte Elektron befindet sich im $2p_z{}^1$-Orbital. Durch Überlappung zweier p_z-Orbitale entsteht eine **π-Bindung** als Bestandteil einer Doppelbindung (ein Orbital kann nur aus 2 Elektronen mit gegensätzlichem Spin bestehen).

Merke

Die **Hybridisierung** ist keine physikalische Erscheinung, sondern eine Erklärung für die Bindungszustände der Elektronen.

Prüfungsfallstricke

Kohlenstoffverbindungen, die über eine **Einfachbindung** miteinander verbunden sind, besitzen eine freie Drehbarkeit um ihre bindenden Atome. Durch **Doppelbindungen** ist die freie Drehbarkeit aufgehoben.

Im Gegensatz zu den unpolaren C–C- und C–H-Bindungen besitzen Bindungen zwischen Kohlenstoff und anderen Elementen polaren Charakter. Der Grad der Polarität lässt sich zur Beurteilung der Reaktionsfähigkeit der entsprechenden Moleküle abschätzen. Die Elektronegativität der Elemente nimmt innerhalb einer Periode des PSE von links nach rechts zu. Die Folge ist, dass die C-O-Bindung polarer ist als die C-N-Bindung: $C{-}N < C{-}O < C{-}F$.

Eine stark polare Atombindung induziert in anderen Teilen des Moleküls Elektronenverschiebungen, wodurch an sich unpolare Atombindungen ebenfalls polarisiert werden, die als **I-Effekte** (induktiv) bezeichnet werden.

Der (–)I-Effekt wird durch elektronenanziehende Atome ausgeübt. Dazu gehören folgende Gruppen:

$-N^+{-}R_3$, $-N{-}R_2$, $-NH_2$, $-NO_2$, $-CN$, $>C{=}O$, $-COOH$, $-OH$.

Der (+)I-Effekt wird durch elektronenabstoßende Atome verursacht:

$-CH_3$, $-CH_2R$, $-CHR_2$, $-COO^-$.

Durch den (–)I-Effekt wird die Dissoziation der Carboxylgruppe (–COOH) begünstigt, durch den (+)I-Effekt erschwert.

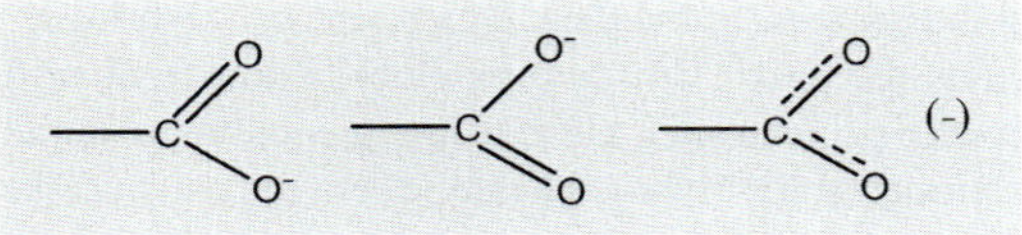

Abb. 2.2. Carboxylat-Ion.

In ungesättigten konjugierten und aromatischen Bindungssystemen wird der **Mesomerie-Effekt** (M-Effekt) beobachtet. Formal betrachtet bedeutet er, dass die Lage der Doppelbindung einer Atomgruppierung nicht eindeutig zugeordnet werden kann. Es sind lediglich Grenzstrukturen beschreibbar, wie am Beispiel des Carboxylat-Ions erkennbar (Abb. 2.2).

Mesomerie bedingt eine hohe Stabilität der Bindungsverhältnisse.

2.3.4 Isomerien

Chemisch und physikalisch verschiedene Verbindungen können die gleiche Brutto- oder Summenformel, aber verschiedene Strukturformeln aufweisen. Dies bezeichnet man als Isomerie.

Isomere lassen sich unterteilen in

- Konstitutionsisomere (= Strukturisomere) und
- Stereoisomere (= optische Isomere).

Bei den Konstitutionsisomeren ist innerhalb des Moleküls die Reihenfolge von Atomen oder Atomgruppen verschieden. Bei den Stereoisomeren ist die Reihenfolge der Atome gleich, die räumliche Anordnung jedoch unterschiedlich.

Sequenzisomere unterscheiden sich in der Reihenfolge der miteinander verbundenen Atome.

Für die Bruttoformel $C_4H_{10}O$ können 7 verschiedene Strukturisomere angegeben werden. Drei Beispiele kennzeichnen das Prinzip (Abb. 2.3).

Tautomere unterscheiden sich voneinander nur durch die Stellung eines H-Atoms, welches um eine Doppelbindung wandert. Tautomere stehen miteinander im chemischen Gleichgewicht. Die Keto-Enol-Tautomerie ist die wichtigste (Umlagerung, intramolekularer Ortswechsel von Atomen).

Tab. 2.4. Konstitutionsisomere und Stereoisomere

Konstitutionsisomerie	Stereoisomerie
Sequenzisomerie	Konfigurationsisomerie
Tautomerie – Keto-Enol-Tautomerie – Lactam-Lactim-Tautomerie	Cis-trans-Isomerie
	Enantiomerie – Diastereomerie – Epimerie – Anomerie
	Konformationsisomerie

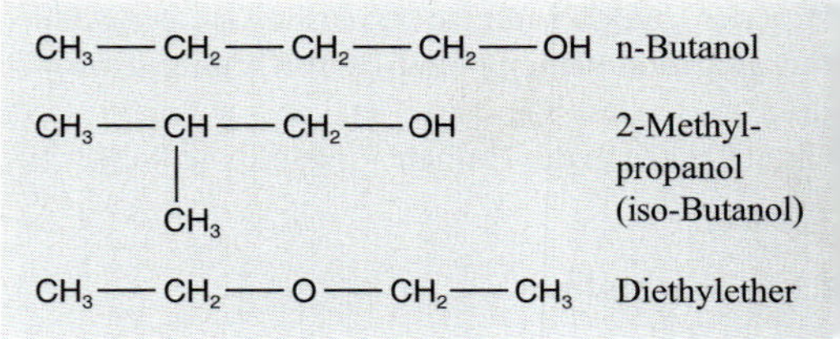

Abb. 2.3. Drei Beispiele für das Prinzip der Strukturisomere der Bruttoformel $C_4H_{10}O$

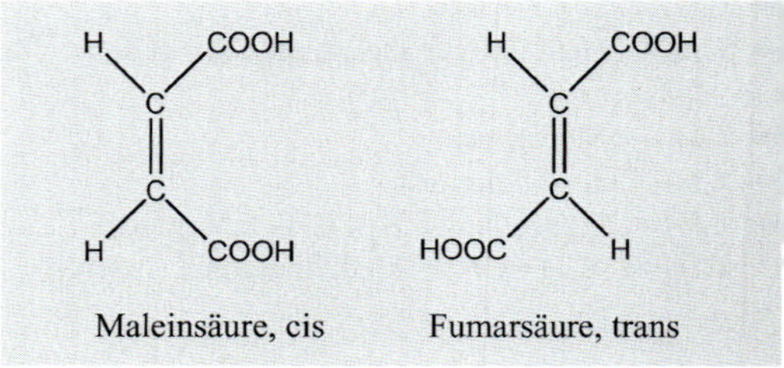

Abb. 2.4. Beispiel einer Cis-trans-Isomerie

Stereoisomerie (optische Isomerie) wird in Konfigurationsisomerie und Konformationsisomerie unterteilt (► Kap. 2.5).

Cis-trans-Isomerie (geometrische Isomerie) gehört neben der Enantiomerie und Diastereomerie zur Gruppe der Konfigurationsisomerien. Sie tritt an Doppelbindungen auf (Abb. 2.4).

- **Cis** bedeutet, die Gruppen sind in einer Richtung angeordnet,
- **trans** bedeutet, sie stehen einander gegenüber.

Trans-Formen sind energetisch begünstigt.

Beide Verbindungen unterscheiden sich grundsätzlich in ihren physikalischen und chemischen Eigenschaften.

Über Stereoisomerien ► Kap. 2.5.

2.3.5 Funktionelle Gruppen

Funktionelle Gruppen bestimmen die Vielfalt organisch-chemischer Reaktionen. Dazu gehören:

- Hydroxyl-Gruppen (–OH),
- Sulfhydryl-Gruppen (–SH),
- Amino-Gruppen ($–NH_2$),
- Imino-Gruppen (=NH),

- Keto- (Oxo-) Gruppen (=CO) und
- Carboxyl-Gruppen (–COOH).

Hydroxyl- und Sulfhydrylverbindungen

OH- und SH-Gruppen können an lineare oder zyklische Kohlenwasserstoffe gebunden sein.

Alkohole. Alkylreste, die eine Hydroxyl-Gruppe (OH-Gruppe) enthalten, nennt man Alkohole (**Alkanole**). Alkohole bilden eine homologe Reihe der allgemeinen Formel **$C_nH_{2n+1}OH$**. Die Verbindungen sind durch das Suffix –ol gekennzeichnet (z. B. Methanol) oder man hängt die Bezeichnung Alkohol an den Alkylrest an, z. B. Methylalkohol. Man unterscheidet:

- **primäre Alkohole:** Vernüpfung mit einem Kohlenwasserstoffrest $-CH_2OH$;
- **sekundäre Alkohole:** Verknüpfung mit 2 Kohlenwasserstoffresten $=CHOH$;
- **tertiäre Alkohole**: Verknüpfung mit 3 Kohlenwasserstoffresten $\equiv COH$.

Primäre Alkohole sind Methanol CH_3OH und Ethanol C_2H_5OH. Ein sekundärer Alkohol ist iso-Propanol; ein tertiärer Alkohol ist tertiäres Butanol (Abb. 2.5a, b).

Man kann aliphatische Alkohole als Alkylderivate des Wassers auffassen. Sie besitzen ein Dipolmoment und bilden demzufolge ebenfalls Molekülassoziate über die Ausbildung von H-Brücken. Infolge ihrer Fähigkeit H-Brücken auszubilden, sind kurzkettige Alkohole mit Wasser gut mischbar. In wässriger Lösung dissoziiert die OH-Gruppe nicht.

Durch Oxidation entstehen aus primären Alkoholen **Aldehyde** (–CHO), aus sekundären Alkoholen **Ketone** (=CO). Tertiäre Alkohole sind nicht oxidierbar.

Reagiert ein Alkohol unter Wasserabspaltung mit einer Säure, entsteht ein **Ester.**

$$C_2H_5OH + HOOC - CH_3 \rightarrow C_2H_5 - O - OC - CH_3 + H_2O$$
(Essigsäureester des Ethanols)

Die hydrolytische Spaltung eines Esters mit einer Base wird Verseifung genannt. Esterbindungen sind säure- und alkalilabil.

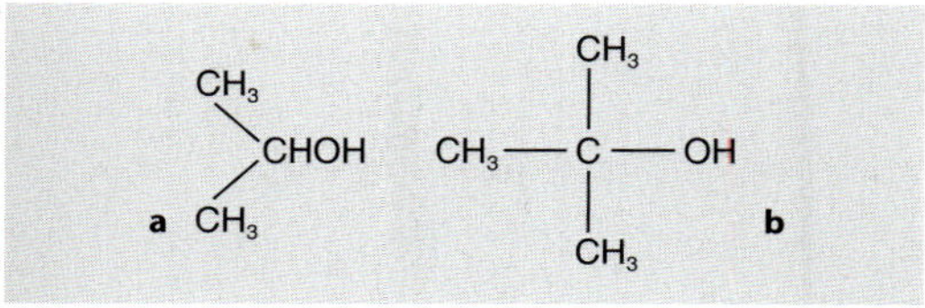

Abb. 2.5a, b. Iso-Propanol (**a**) und tertiäres Butanol (**b**)

Lactone sind »innere Ester«, wobei die Esterbindung innerhalb eines Moleküls zwischen der COOH- und OH-Gruppe erfolgt, z. B. Gluconsäurelacton.

Reagieren 2 Alkohole unter Wasserabspaltung miteinander, entsteht ein **Ether**.

$$C_2H_5OH + HOH_5C_2 \rightarrow C_2H_5 - O - H_5C_2 + H_2O$$
(Diethylether)

Der Diethylether hat Anwendung als Narkosemittel gefunden. Ether-Luft-Gemische sind hoch explosiv. Deshalb ist seine Verwendung als Lösungsmittel gering.

Unter Wasserabspaltung (Eliminierung) entstehen aus Alkoholen ungesättigte **Alkene**.

$$CH_3 - CHOH - CH_3 \rightarrow CH_3CH = CH_2 + H_2O$$

Mercaptane können als **Alkylderivate des Schwefelwasserstoffs** H_2S aufgefasst werden. Sie bilden im Gegensatz zu den Alkanolen keine H-Brücken miteinander aus und die SH-Gruppe dissoziiert im Alkalischen ein Proton ab (schwache Säure).

$$C_2H_5 - SH \rightarrow C_2H_5 - S^- + H^+$$

Die Salze nennt man **Mercaptide**. Schwermetallionen (Hg^{2+}, Pb^{2+}) bilden mit Mercaptanen schwer lösliche Mercaptide.

$$2C_2H_5 - SH + Hg^{2+} \rightarrow (C_2H_5 - S)_2Hg$$

Die SH-Gruppe ist leicht oxidierbar und bildet Disulfide (**Disulfidbrücken**). Dadurch können Redox-Systeme aufgebaut werden.

$$C_2H_5 - SH + HS - C_2H_5 \rightarrow C_2H_5 - S - S - C_2H_5 + 2H$$

Eine stärkere Oxidation überführt die SH-Gruppe in die **Sulfonsäure** $-SO_3H$.

Die SH-Gruppe kann unter Ausbildung von **Thioestern** mit Säuren reagieren.

$$C_2H_5 - SH + HOOC - C_3 \rightarrow C_2H_5 - S - OC - CH_3 + H_2O$$

Thioether entstehen formal durch Reaktion zweier Mercaptane unter Abspaltung von H_2S:

$$C_2H_5 - SH + HS - C_2H_5 \rightarrow C_2H_5 - S - C_2H_5 + H_2S$$

Dimethylsulfoxid und Diethylsulfoxid sind Lösungsmittel, die als Oxide der entsprechenden Thioether aufgefasst werden können (CH_3–SO–CH_3; C_2H_5–SO–C_2H_5).

Amine

Amine entstehen durch Substitution der H-Atome des Ammoniaks (NH_3) durch Alkyl-, Aryl- oder heterozyklische Reste. Demzufolge unterscheidet man:

- **primäre Amine** $R–NH_2$, z. B. Methylamin $CH_3–NH_2$;
- **sekundäre Amine** $R_2–NH$, z. B. Dimethylamin $(CH_3)_2NH$;
- **tertiäre Amine** R_3N, z. B. Trimethylamin $(CH_3)_3N$.

Amine sind die klassischen organischen Basen. Wässrige Lösungen von Aminen erhöhen die OH^--Konzentration. Die wichtigsten Salze der Amine sind die **Hydrochloride**.

$$R-NH_2+H-OH\rightarrow R-NH_3{}^+ +OH^-$$
$$R-NH_2+H-Cl\rightarrow R-NH_3^+ +Cl^-$$

Primäre und sekundäre Amine können mit Alkylresten substituiert werden, z. B. $R–NH–CH_3$. Quartäre Ammoniumverbindungen mit einer positiven Ladung entstehen, wenn 4 Alkylreste an den Stickstoff gebunden werden, z. B. Tetramethylammonium-Salze $(CH_3)_4N^+Cl^-$. Wichtige quartäre Ammonium-Verbindungen sind

- Cholin und seine Derivate,
- Betaine,
- die quarternären Ammonium-Verbindungen des Glycins $(CH_2N^+(CH_3)_3–COOH)$ sowie
- Curare und synthetische Muskelrelaxanzien.

Aldehyde und Ketone

Charakteristische Gruppe dieser Verbindungen ist die **Carbonylgruppe** =C=O.

In den **Aldehyden** ist die Carbonylgruppe mit einem H-Atom und Alkyl-; Aryl- oder zyklischen Resten verknüpft, **R–CHO**.

In den **Ketonen** ist die Carbonylgruppe mit 2 Alkyl-, Aryl- oder zyklischen Resten verbunden, $\mathbf{R_1–CO–R_2}$.

Die **Nomenklatur** ist unterschiedlich:

- aliphatische Aldehyde erhalten das Suffix »-al« am Stammkohlenwasserstoff, z. B. Ethanal;
- zyklische Aldehyde werden durch Anhängen des Worts -aldehyd an das Ringsystem gekennzeichnet z. B. Pyridinaldehyd;
- aliphatische Ketone erhalten das Suffix »-on« am Stammkohlenwasserstoff, z. B. Butanon;
- Benennung der beiden Reste und -keton, z. B. Methylethylketon (Butanon).

Aldehyde können leicht zu Carbonsäuren (R–COOH) oxidiert werden. Sie besitzen deshalb reduzierende Eigenschaften. Ketone sind nicht oxidierbar.

Stickstoffbasen (NH_3, Hydrazin, aliphatische Amine) reagieren mit der polaren Carbonylgruppe unter Bildung Schiff'scher Basen (**Aldimine; Ketimine**), da nucleophile Reagenzien leicht an die Carbonylgruppe addiert werden können.

$$=C=O+NH_2-R\rightarrow =C=N-R+H_2O$$

Die Reaktion eines Alkohols mit der Carbonylgruppe eines Aldehyds führt zu einem **Halbacetal** (Abb. 2.6). Entstammt die CO-Gruppe aus einem Keton, entstehen **Hemiketale**.

Reagiert die OH-Gruppe des Halbacetals mit einem weiteren Alkohol, entsteht unter Ausbildung einer Etherbindung ein **Acetal**.

Die **Aldolkondensation** (Aldehyddimerisation) tritt bei Aldehyden ein, die an dem der Aldehydgruppe benachbarten C-Atom mindestens ein Wasserstoffatom tragen (Abb. 2.7).

Ein der Carbonylgruppe benachbartes H-Atom wandert an das O-Atom der zweiten Aldehydgruppe unter Bildung eines Alkohols. Anschließend erfolgt die Ausbildung einer neuen C–C-Bindung. Aldol ist die Abkürzung für Aldehydalkohol.

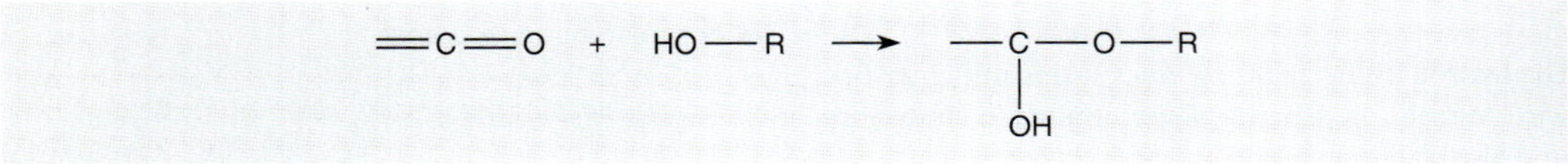

Abb. 2.6. Bildung eines Halbacetals

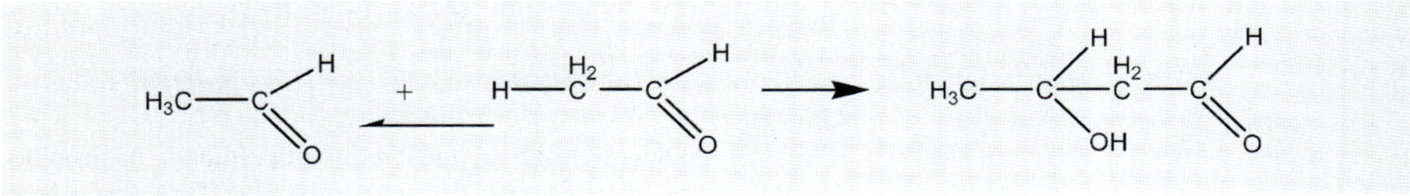

Abb. 2.7. Aldolkondensation

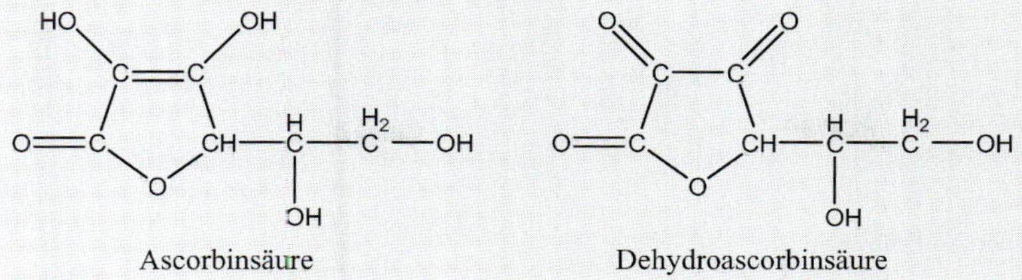

Abb. 2.8. Ascorbinsäure und Dehydroascorbinsäure

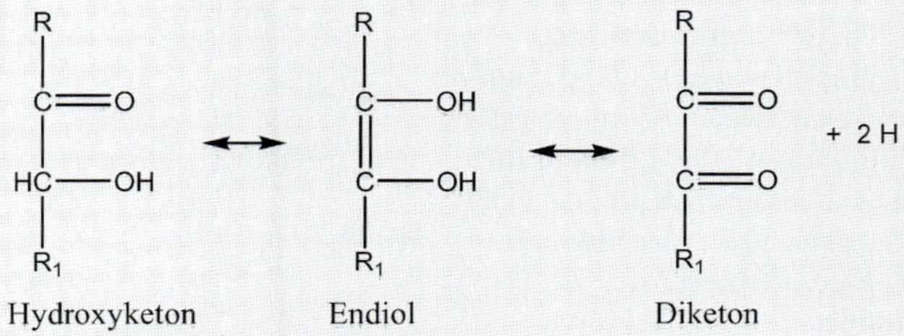

Abb. 2.9. Umlagerung des Hydroxyketons in die Endiolform und Übergang in ein Diketon

α-Hydroxyketone zeigen 2 tautomere Formen (Keto-Enol-Tautomerie).

Das Hydroxyketon lagert sich in die **Endiolform** um, die stark reduzierend ist und dabei in ein Diketon übergeht (Abb. 2.9).

KLINIK

Eine physiologisch wichtige Verbindung mit Endiolstruktur ist die Ascorbinsäure (Vitamin C) (Abb. 2.8).

Auch einfache Ketone wie Aceton zeigen die Keto-Enol-Tautomerie (Abb. 2.10).

Polyhydroxyaldehyde und Polyhydroxyketone bilden die Gruppe der **Monosaccharide** (Kohlenhydrate).

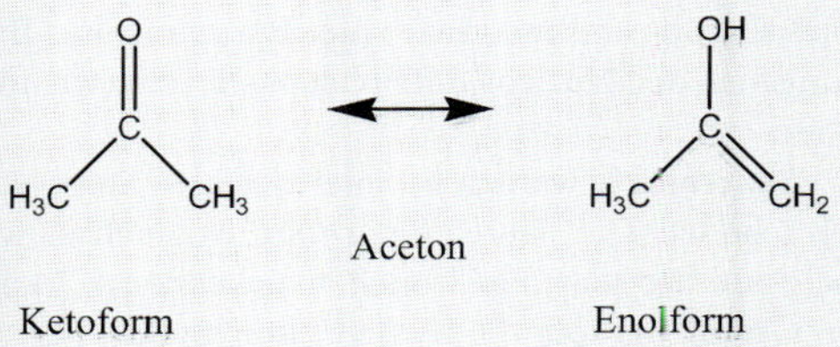

Abb. 2.10. Keto-Enol-Tautomerie des Acetons

Carbonsäuren

Carbonsäuren sind Kohlenwasserstoffverbindungen mit einer **Carboxylgruppe (–COOH).** Die Carboxylgruppe dissoziiert ein Proton ab und geht in das Carboxylatanion COO^- über. Dieses Anion ist Mesomerie-stabilisiert. Carbonsäuren sind schwache Elektrolyte. Die Azidität aliphatischer Carbonsäuren ist geringer als die aliphatischer Sulfonsäuren.

Durch Substitutionen an der COOH-Gruppe erhält man Carbonsäurederivate, die keine sauren Eigenschaften besitzen (Abb. 2.11).

Carbonsäuren werden in **Mono- und Dicarbonsäuren** unterschieden. Mono- und Dicarbonsäuren sind in der Natur weit verbreitet. In der Biochemie wird zur Bezeichnung der Säuren eine Trivialnomenklatur verwendet.

Wichtige **Monocarbonsäuren** sind **Ameisensäure** H–COOH (Methansäure), **Essigsäure** CH_3–COOH (Ethansäure), **Propionsäure** CH_3–CH_2–COOH (Propansäure), **Buttersäure** CH_3–$(CH_2)_2$–COOH (Butansäure), **Capronsäure** CH_3–$(CH_2)_4$–COOH (Hexansäure).

Längerkettige Carbonsäuren werden auch als **Fettsäuren** bezeichnet, da sie Bestandteile von Lipiden sind. Dazu gehören die gesättigten Monocarbonsäuren **Myristinsäure** $C_{14}H_{28}O_2$ (Tetradecansäure), die **Palmitinsäure** $C_{16}H_{32}O_2$ (Hexadecansäure), die **Stearinsäure** $C_{18}H_{36}O_2$ (Octadecansäure) und **Lignocerinsäure** $C_{24}H_{48}O_2$ (Tetracosansäure).

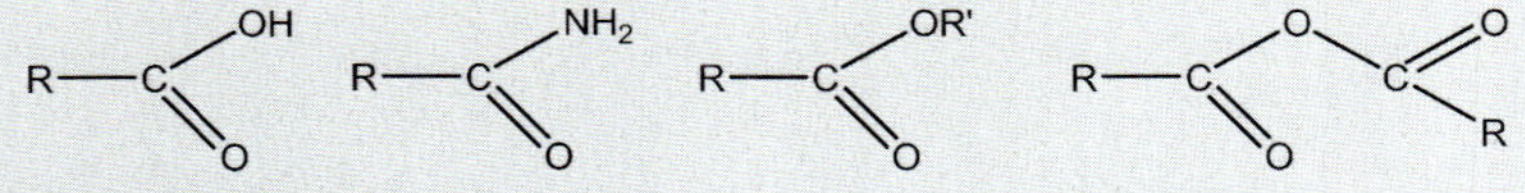

Abb. 2.11. Carbonsäurederivate

Einfach ungesättigte Fettsäuren sind die **Palmitoleinsäure** $C_{16}H_{30}O_2$ (cis-Δ^9-Hexadecen-säure), die **Ölsäure** $C_{18}H_{34}O_2$ (cis-Δ^9-Octadecensäure) und die **Nervonsäure** $C_{24}H_{46}O_2$ (cis-Δ^{15}-Tetracosensäure).

Mehrfach ungesättigte Fettsäuren sind die **Linolsäure** $C_{18}H_{32}O_2$ (cis-$\Delta^{9,12}$-Octadecadiensäure, ω^6-Fettsäure) mit 2 Doppelbindungen, die **Linolensäure** $C_{18}H_{30}O_2$ (cis-$\Delta^{9,12,15}$-Octadecatriensäure, ω^3-Fettsäure) mit 3 Doppelbindungen und die **Arachidonsäure** $C_{20}H_{32}O_2$ (cis-$\Delta^{5,8,11,14}$-Eicosatetraensäure, ω^6-Fettsäure) mit 4 Doppelbindungen.

Ungesättigte Fettsäuren liegen in den Lipidmembranen in der **cis-Konfiguration** vor. Sie sind weniger hydrophob als die gesättigten Fettsäuren, weil sie die Ordnung hydrophober Aggregate mit gesättigten Fettsäuren beeinträchtigen.

Merke

Linol- und Linolensäure sind **essenzielle Fettsäuren**, weil sie im menschlichen Organismus nicht gebildet werden.

Doppelbindungen, die mehr als 9 C-Atome von der Carboxylgruppe entfernt sind, werden durch Dehydrierungen nicht eingeführt.

Für die **Nomenklatur der C-Atome und Doppelbindungen in Fettsäuren** gelten folgende Regeln:

- das C-Atom 1 ist die Carboxylgruppe;
- das der Carboxylgruppe benachbarte C-Atom 2 wird als α-C-Atom, die folgenden als β-, γ- usw. bezeichnet. Die endständige Methylgruppe erhält die Kennzeichnung ω;
- die Stellung einer Doppelbindung wird durch das Symbol Δ gekennzeichnet. Die Zählung beginnt am C_1 der Carboxylgruppe.

Prüfungsfallstricke

Unter der Bezeichnung **ω3 oder ω6** werden ungesättigte Fettsäuren aufgeführt, die eine Doppelbindung 2 oder 5 Stellen vor der ω-endständigen Methylgruppe enthalten.

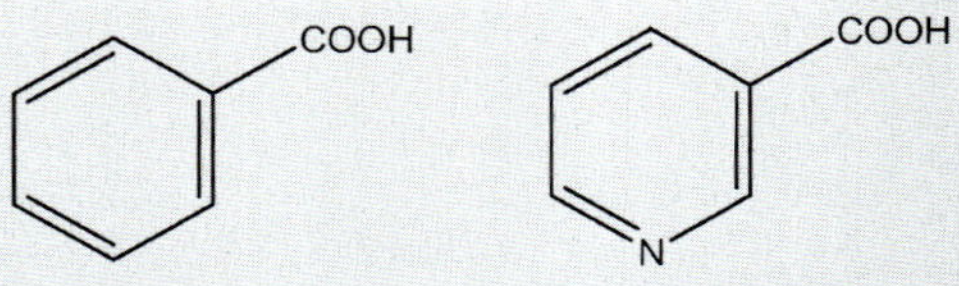

Abb. 2.12. Benzoesäure und Nicotinsäure

Derivate der mehrfach ungesättigten Linolen- und Arachidonsäure sind die **Prostaglandine**, **Prostacyclin**, **Thromboxane** und **Leukotriene** (Eicosanoide).

Monocarbonsäuren mit zyklischen bzw. heterozyklischen Resten sind die **Benzoesäure** und die **Nicotinsäure** (Abb. 2.12).

Physiologisch wichtige Dicarbonsäuren sind die Oxalsäure, Malonsäure, Bernsteinsäure und die Fumarsäure (Abb. 2.13).

Carbonsäuren bilden als schwache Säuren Salze. Sie können ihre COOH-Gruppe unter Freisetzung von CO_2 abspalten. Diesen Prozess nennt man **Decarboxylierung**:

$$R-COOH \rightarrow R-H+CO_2$$

Reagieren 2 Carboxylgruppen unter Wasseraustritt miteinander, entsteht ein **Säureanhydrid**. Dabei kann es sich um verschiedene Säuren handeln oder benachbarte Carboxylgruppen in einem Molekül wie der Bernsteinsäure. In der Biochemie spielen gemischte Säureanhydride zwischen der Phosphorsäure und Carbonsäuren sowie die Pyrophosphat-Bindungen in den Nucleosid-Triphosphaten eine wichtige Rolle.

Säureamide werden im intermediären Stoffwechsel gebildet. Die Säureamidgruppe ist neutral, weil aufgrund der stark Elektronen anziehenden Wirkung der Carbonylgruppe die Elektronendichte am N herabgesetzt ist, sodass die NH_2-Gruppe kein Proton aufnehmen kann.

Abb. 2.13. Oxalsäure, Malonsäure, Bernsteinsäure und Fumarsäure (Bezeichnung der Säureanionen in Klammern)

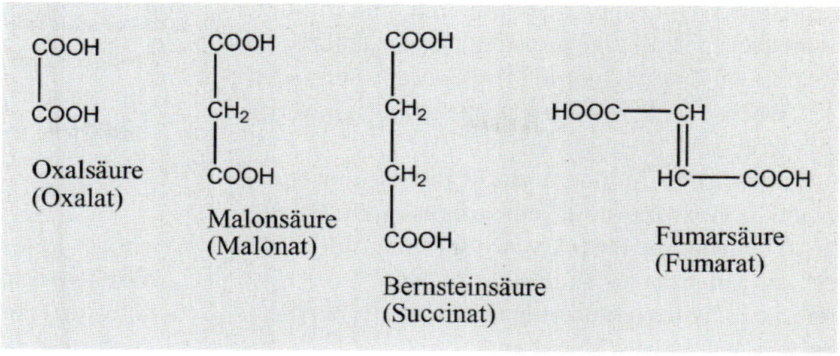

Merke

Das Diamid der Kohlensäure ist **Harnstoff** $CO(NH_2)_2$. Eine Säureamidgruppe enthalten die Aminosäuren Glutamin und Asparagin. Die Peptidbindung ist eine Säureamidbindung.

Prüfungsfallstricke

Die $R–CO–NH_2$-Gruppe eines Säureamids darf nicht mit der $R–CH_2–NH_2$-Gruppe eines Amins verwechselt werden.

Ester entstehen bei der Umsetzung von Säuren mit Alkoholen. Die Reaktion ist eine typische Gleichgewichtsreaktion:

$$R-COOH + R'-OH \leftrightarrow R-COO-R' + H_2O$$

Die Hydrolyse eines Esters (Umkehr der Bildung) im Alkalischen bezeichnet man als **Verseifung**. Die Alkali-Salze von Fettsäuren werden Seifen genannt. Auch eine Säurehydrolyse von Estern ist möglich. Starke Säuren begünstigen allerdings die Esterbindung über einen katalytischen Effekt der Protonen.

Die Alkali-Salze von Fettsäuren sind **amphiphile Moleküle** und ordnen sich als **Emulgatoren** in wässriger Lösung als **Micellen** an (◘ Abb. 2.14a, b). Die polaren Regionen der Salze (Carboxylatanionen) sind dem umgebenden Wasser zugewandt, während die langen apolaren Kohlenwasserstoffketten das Wasser meiden und miteinander über hydrophobe Wechselwirkungen und van der Waal'sche Bindungskräfte aggregieren. Micellen sind kugelförmige Strukturen, in deren Innerem andere hydrophobe Stoffe transportiert werden können.

KLINIK

Micellen aus Gallensäuren, Fettsäuren und Monoacylglycerolen spielen bei der Resorption der Fette im Dünndarm eine wichtige Rolle. Sie transportieren z. B. Cholesterol und die fettlöslichen Vitamine.

Die meisten in der Natur vorkommenden Fette und Öle sind Ester des dreiwertigen Alkohols Glycerol.

Abb. 2.14a, b. Lipiddoppelschicht als Modell einer Membran aus ampiphilen Molekülen und Micelle aus polaren Fettsäuren und einer polaren Kopfgruppe, z. B. –COOH

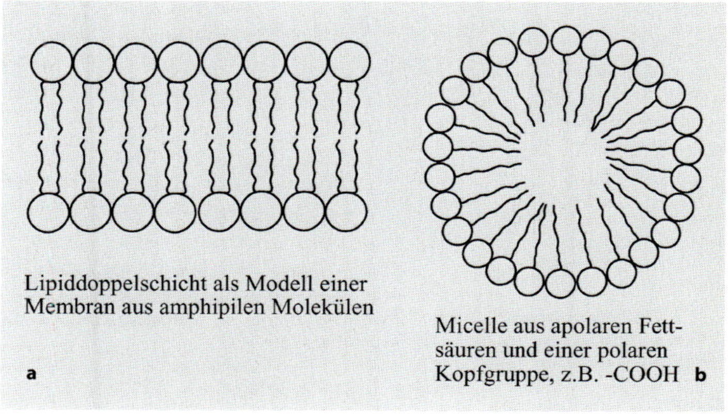

Die 3 OH-Gruppen des Glycerols sind mit unterschiedlichen Fettsäuren verestert. Das entstandene Produkt ist ein **Triacylglycerol** (Triglycerid = Neutralfett).

Wachse sind Ester hochmolekularer einwertiger Alkohole mit Carbonsäuren.

Neben den Mono- und Dicarbonsäuren gibt es noch die **Hydroxy- und Ketocarbonsäuren**. Physiologisch bedeutsame **Hydroxycarbonsäuren** sind

- die **Milchsäure** (Säureanion Lactat),
- die **β-Hydroxybuttersäure** (ß-Hydroxybutyrat),
- die **Äpfelsäure** (Malat) und
- die **Citronensäure** (Citrat).

Hydroxycarbonsäuren sind relativ starke Elektrolyte.

Milchsäure und Äpfelsäure besitzen je ein asymmetrisch substituiertes C-Atom und sind demzufolge optisch aktiv. Stoffwechselbedeutung haben v. a. die L-Milchsäure, die L-Äpfelsäure und Citronensäure.

In der Textil- und Nahrungsmittelindustrie hat die **Weinsäure** (2,3-Dihydroxybernsteinsäure) große Bedeutung. Weinsäure ist optisch aktiv und tritt in drei stereoisomeren Formen auf, der L-(+)-, D(–)- und der meso-Weinsäure, die spiegelbildidentisch und optisch nicht aktiv ist. Die L-Form kommt in vielen Pflanzen und Früchten vor, teils in freier Form, teils als Salz mit Kalium, Calcium oder Magnesium.

Keto-(Oxo-)Carbonsäuren sind relativ starke organische Säuren, die als Stoffwechselintermediate in Zellen eine wichtige Rolle spielen.

Merke

α-Ketosäuren sind stabil, während **β-Ketosäuren** leicht spontan decarboxylieren. So ist die Acetessigsäure CH_3–CO–CH_2–COOH nur in Form ihrer Ester stabil.

Wichtige Ketosäuren sind die Brenztraubensäure (**Anion Pyruvat**), die Oxalessigsäure, (**Oxalacetat**), die α-Ketoglutarsäure (**α-Ketoglutarat**) und die β-Ketosäure Acetessigsäure (**Acetoacetat**) (Abb. 2.15).

Halogencarbonsäuren und Aminosäuren

Die Halogencarbonsäuren Trifluoressigsäure (CF_3–COOH) und Trichloressigsäure (CCl_3–COOH) gehören zu den stärksten organischen Säuren. Sie wirken stark hautverätzend. Trichloressigsäure wird als Eiweißfällungsmittel verwendet.

Aminosäuren enthalten die beiden funktionellen Gruppen –NH_2 und –COOH. Ihre Klassifizierung und ihre Eigenschaften werden unter ► Kap. 5.1.1 und ► Kap. 5.1.2 beschrieben.

Merke

Carbonsäuren enthalten die **Carboxylgruppe –COOH** gebunden an einen Alkylrest oder eine zyklische Gruppierung. Sie sind schwache Säuren. ▼

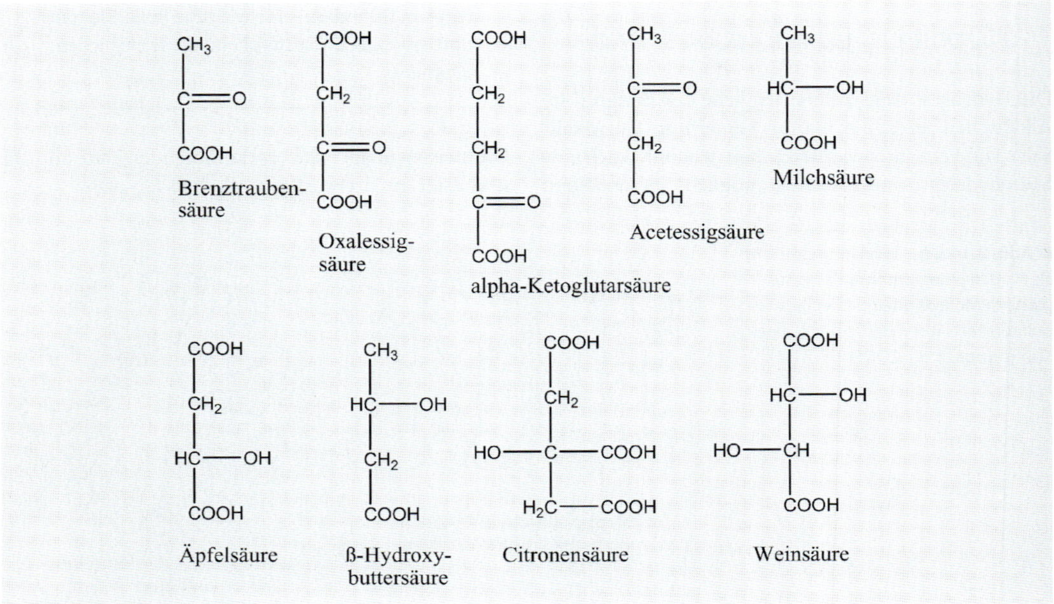

Abb. 2.15. Ketosäuren

Carbonsäuren mit einem langkettigen Alkylrest werden Fettsäuren genannt. Einfache Carbonsäuren sind die Essigsäure und die Propionsäure. Hydroxy-, Keto- und Aminosäuren sowie Di- und Tricarbonsäuren haben wichtige Stoffwechselfunktionen. L-Aminosäuren sind die monomeren Bestandteile von Peptiden und Proteinen. Carbonsäuren bilden unter physiologischen Bedingungen Ester, Säureamide und Säureanhydride.

2.3.6 Homologe Reihen

Unter einer homologen Reihe von Verbindungen versteht man solche mit verwandten Eigenschaften. Homologe Reihen stellen z. B. die **aliphatischen Kohlenwasserstoffe der Alkane, Alkene und Alkine** dar. Auch aus den primären Alkoholen von Alkylverbindungen, Carbonylen und Carbonsäuren lassen sich homologe Reihen formulieren.

2.3.7 Nomenklatur

Einfache **Alkane** sind Methan (CH_4), Ethan (C_2H_6), Propan (C_3H_8), Butan (C_4H_{10}).

Einfache **Alkene** sind Ethen (C_2H_4) und Propen (C_3H_6).

Wichtige **Alkohole** (Alkanole) sind Methanol (CH_3OH), Ethanol (C_2H_5OH).

Alkanale (Aldehyde und Ketone) sind Formaldehyd ($HCHO$) und Acetaldehyd (CH_3CHO) sowie Aceton (CH_3COCH_3).

Bei den **Carbonsäuren** sind zu erwähnen Essigsäure (CH_3COOH), Propionsäure (C_2H_5COOH). **Längerkettige Carbonsäuren** sind die Fettsäuren (► Kap. 2.3.5).

2.3.8 Physikalische Eigenschaften

Die Verbindungen der **aliphatischen Kohlenwasserstoffe** sind

- gasförmig (C_1 bis C_4),
- flüssig (C_5 bis C_{16}) und
- fest (ab C_{17}).

Sie sind leicht brennbar und vermischen sich nicht mit Wasser. Durch die Einführung hydrophiler funktioneller Gruppen wird die Wasserlöslichkeit der Kohlenwasserstoffe erhöht. Jedoch bestimmt die Länge der Kohlenwasserstoffketten die Wechselwirkungen mit Wasser. Längerkettige Fettsäuren bilden in wässriger Lösung **Micellen**. Benzol und seine Derivate sind **Fettlösungsmittel**.

2.4 Carbo- und Heterozyklen

2.4.1 Zykloalkane, Aromaten

Die **Zykloalkane** bilden eine homologe Reihe ringförmiger Kohlenwasserstoffe. Der kleinste Ring ist das Zyklopropan. Das Zyklohexan ist ein Sechserring.

Zyklohexan kann in zwei Konformationen vorliegen: in **der Sessel- und der Wannenform**. Die Sesselform ist energetisch begünstigt (Abb. 2.16). In Bezug auf die Stellung der Substituenten unterscheidet man die a-Form mit **axialer** Stellung der Substituenten (a-Form: oberhalb und unterhalb der Ringebene). Die übrigen 6 Substituenten sind annähernd in der Ringebene **äquatorial** (e-Form) angeordnet.

Benzol ist der klassische Vertreter dieser zyklischen, aus 6 C-Atomen mit formal 3 Doppelbindungen bestehenden Kohlenwasserstoffe. Da sich diese Doppelbindungen nicht exakt C-Atomen zuordnen lassen, ist die Verbindung Mesomerie-stabilisiert.

An solchen **aromatischen** Verbindungen finden kaum Additionsreaktionen, sondern Substitutionen unter Erhalt des aromatischen Charakters der Verbindungen statt.

Benzol, Toluol und Xylol sind Lösungsmittel. Vom Alkylbenzol Xylol gibt es 3 stellungsisomere Verbindungen (o-, m- und p-Xylol), die sich in den Siedepunkten nur geringfügig unterscheiden.

Die Entfernung eines H-Atoms aus dem Benzolring führt zum **Phenylrest.**

Durch Substitution von OH-Gruppen an den Benzolring erhält man **Phenole** (Abb. 2.18). Nach Anzahl der OH-Gruppen ergeben sich ein- oder mehrwertige Phenole. Durch die induktive Wirkung des π-Elektronensextetts im Benzolkern kann die OH-Gruppe ein

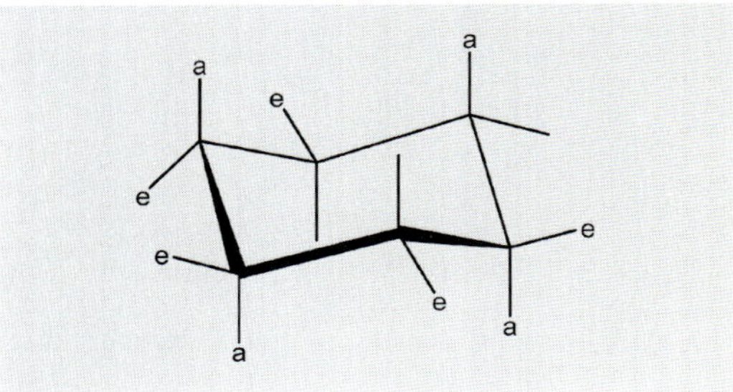

Abb. 2.16. Cyclohexan in der Sessel-Konformation

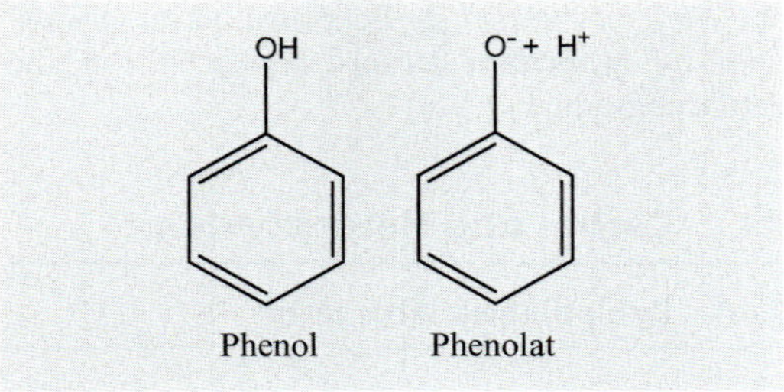

■ **Abb. 2.17.** Phenol und Phenolat

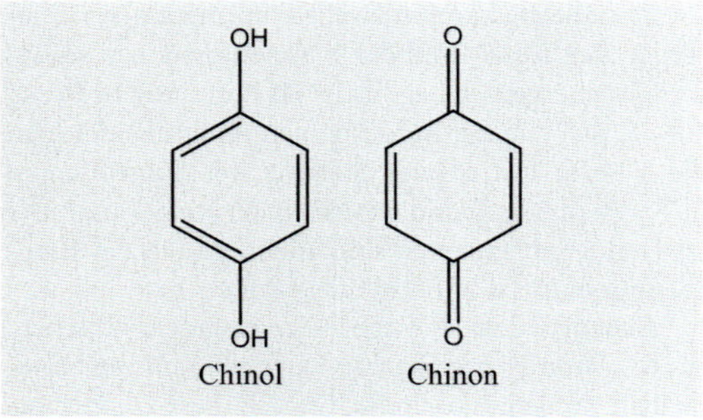

■ **Abb. 2.18.** Chinol (Hydrochinon) und Chinon

Proton abdissoziieren. Es entstehen Phenolate. Phenol ist eine schwache Säure. Die phenolische OH-Gruppe kann auch verestert und verethert werden.

Einwertige Phenole sind nicht oxidierbar. Zweiwertige Phenole (OH-Gruppe in m- oder p-Stellung), z. B. Hydrochinone (Chinol), werden zu Chinonen oxidiert (Hydrochinon Reduktionsmittel, Chinon Oxidationsmittel = Redoxpaar) (■ Abb. 2.18).

Chinoide Strukturen sind in der Natur verbreitet (Ubichinon, Naphtochinon (Vitamin K)).

2.4.2 Heterozyklen

Heterozyklische Kohlenwasserstoffe sind ringförmige Kohlenwasserstoffverbindungen, in denen N, O und S als Heteroatome anstelle von C-Atomen auftreten (■ Abb. 2.19). Diese Verbindungen spielen als Bestandteile von Naturstoffen eine wichtige Rolle. Von besonderer Bedeutung sind die N-haltigen Heterozyklen.

Heterozyklische Hydroxyverbindungen, eine für die Biochemie wichtige Stoffklasse, sind hydroxylierte Pyrimidine und Purine.

Hydroxy-Pyrimidinverbindungen sind Uracil, Thymin und Cytosin; Hydroxypurine sind Hypoxanthin, Xanthin und Harnsäure sowie Guanin. An diesen Molekülen beobachtet man die Lactim-Lactam-Tautomerie (■ Abb. 2.20). Die Purinderivate Harnsäure und ihre Salze besitzen eine geringe Wasserlöslichkeit.

2.5 Stereochemie

2.5.1 Konfiguration

Konfiguration ist die räumliche Anordnung eines Moleküls ohne Berücksichtigung der verschiedenen tomanordnungen, die sich voneinander nur **durch die Rotation um Einfachbindungen** unterscheiden.

Konstitution ist eine Bezeichnung für die für jede chemische Verbindung charakteristische Anordnung

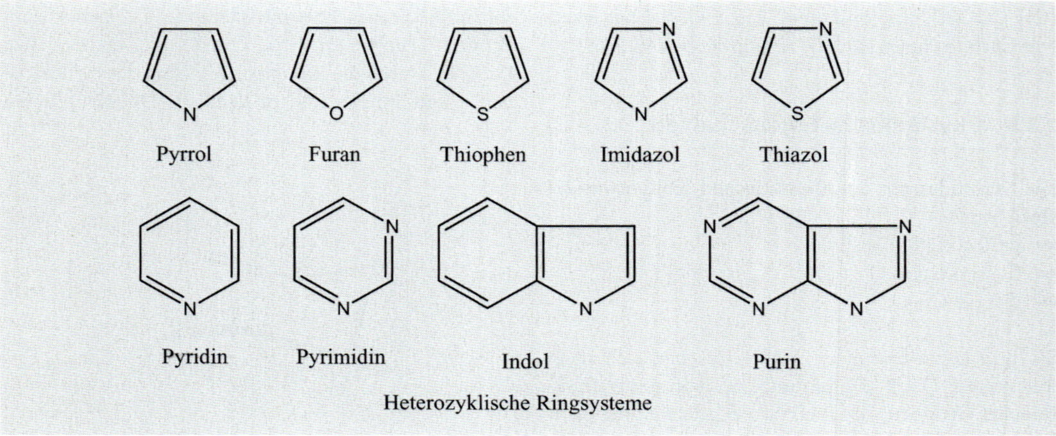

■ **Abb. 2.19.** Heterozyklische Ringsysteme

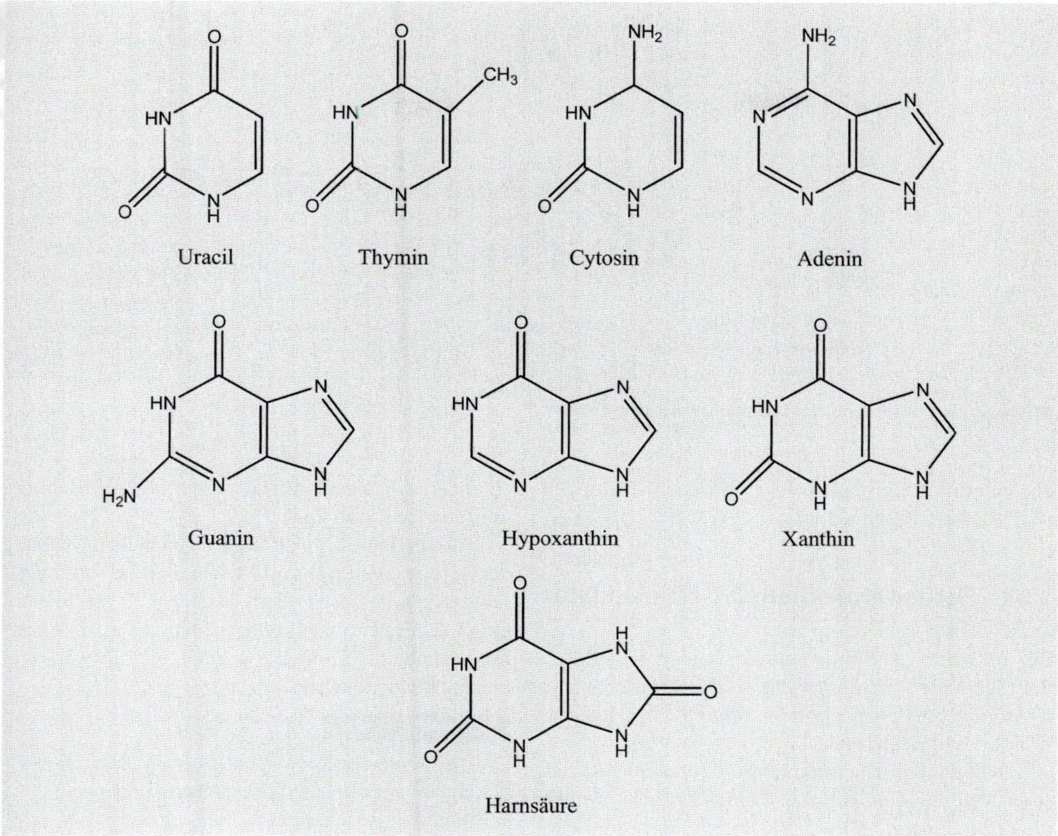

Abb. 2.20. Hydroxy-Pyrimidinverbindungen und Purinderivate

der Atome, Atomgruppen und Bindungen im Molekül ohne Berücksichtigung von räumlichen Richtungen. Die Begriffe Konstitution und Struktur werden synonym verwendet.

Moleküle mit gleicher Konstitution aber unterschiedlicher Konfiguration nennt man **Konfigurationsisomere** (▶ Kap. 2.3.4). Konfigurationsisomere, zu denen auch die Enantiomere gehören, wandeln sich nicht ineinander um.

Konformationsisomere (s. u.) sind leicht ineinander umwandelbar.

Der Unterschied zwischen Konstitution, Konfiguration und Konformation lässt sich an den folgenden Beispielen erkennen (Abb. 2.21).

2.5.2 Stereoisomerie

Stereoisomere (= optische Isomere) sind auch Konfigurationsisomere. Konfigurationsisomere können sich wie Bild und Spiegelbild verhalten. Man bezeichnet sie dann als **Enantiomere**.

2.5.3 Enantiomere, Diastereomere

Die **Enantiomerie (Spiegelbildisomerie, Chiralität)** beschreibt Isomere, die sich zueinander wie Bild und Spiegelbild verhalten. Chiralität beruht auf der asymmetrischen Substitution eines C-Atoms einer Verbindung, d. h. die 4 Valenzen eines Kohlenstoffs sind mit 4 unterschiedlichen Gruppen besetzt (**Chiralitätszentren**). Dadurch entstehen 2 stabile, zueinander spiegelbildliche, nicht deckungsgleiche Formen, die **Enantiomere, mit gleichen physikalischen und chemischen Eigenschaften.**

Optische Isomere drehen die Ebene eines linear polarisierten Lichtstrahls nach rechts (+) oder links (–). Der Drehwinkel α ist eine charakteristische Stoffkonstante. Ein razemisches Gemisch (**Razemat**) besteht

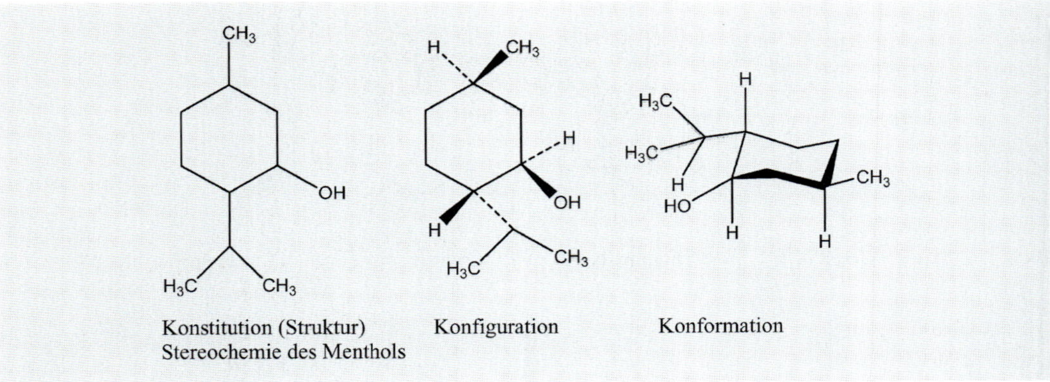

Abb. 2.21. Konstitution, Konfiguration und Konformation

aus einem 1:1-Gemisch beider optischen Antipoden und ist optisch nicht aktiv.

2.5.4 Fischer-Projektion, D/L-Nomenklatur

Die optischen Antipoden unterscheiden sich durch die räumliche Anordnung der an das asymmetrische C-Atom gebundenen Liganden (Abb. 2.22). Bezugsmolekül ist das Glyceral.

Steht die typische funktionelle Gruppe rechts, entsprechend der Konfiguration des D-Glycerals, werden die Verbindungen der D-Konfiguration zugeordnet, entsprechend umgekehrt der L-Konfiguration. Wie die ausgewählten Beispiele zeigen, hat **der optische Drehsinn (+), (–) nichts mit der chemischen D- und L-Konfiguration am asymmetrischen C-Atom zu tun.**

Konfigurationsisomere, die nicht den Enantiomeren zugeordnet werden können, sind durch die **Diastereomerie** beschreibbar. Dazu gehören die **Epimerie** und die **Anomerie**. Alle Diastereomere sind optisch aktiv, **haben jedoch unterschiedliche physikalische und auch chemische Eigenschaften**.

Unter Epimerie versteht man die unterschiedliche Stellung einer OH-Gruppe verschiedener Isomere zueinander, z. B. am C_2 der Glucose zu C_2 der Mannose und/oder zu C_4 der Galactose.

Anomerie beschreibt die unterschiedliche Stellung der OH-Gruppe am glycosidischen C-Atom von ringgeschlossenen Pentosen oder Hexosen (α,β-Stellungen). Durch die Halbacetalbildung entsteht ein neues Asymmetriezentrum. Anomere wandeln sich in wässriger Lösung ineinander um.

Merke

Die spezifische Drehung polarisierten Lichts zweier Enantiomere hat den gleichen Betrag, aber ein umgekehrtes Vorzeichen.

Ein prochirales Zentrum hat im Falle eines C-Atoms drei verschiedene Substituenten. Prochiral ist z. B. die CH_2-Gruppe im Butan. Wird ein H-Atom durch eine OH-Gruppe ersetzt, entsteht chirales 2-Butanol (Abb. 2.23).

2.5.5 Konformation

Konformation ist die räumliche Anordnung von Atomen oder Atomgruppen eines Moleküls mit defi-

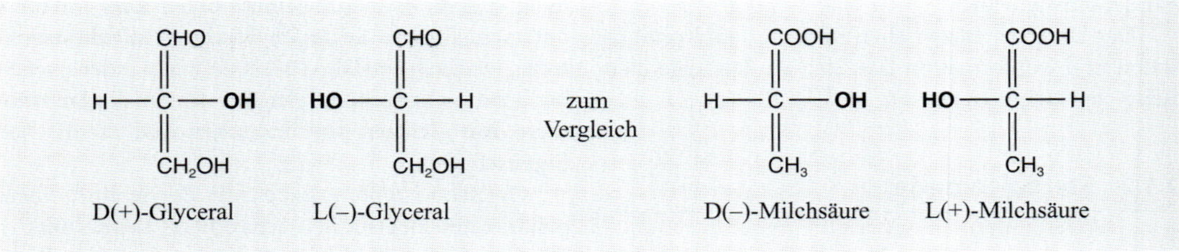

Abb. 2.22. Fischer-Projektion, optische Antipoden

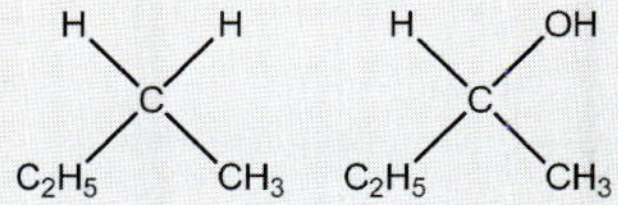

Abb. 2.23. Prochirale CH_2-Gruppe und chirales 2-Butanol

nierter Konstitution und Konfiguration. Konformationsisomere sind alle Formen eines Moleküls, die durch freie Drehbarkeit ineinander überführbar sind. Bei **hexazyklischen Verbindungen** unterscheidet man **Sessel-, Wannen- und Twistformen**, deren Substituenten axial und äquatorial angeordnet sein können (Zyklohexan). Die verschiedenen Formen sind ohne großen Energieaufwand ineinander umwandelbar. Die Sesselform ist energetisch am stabilsten.

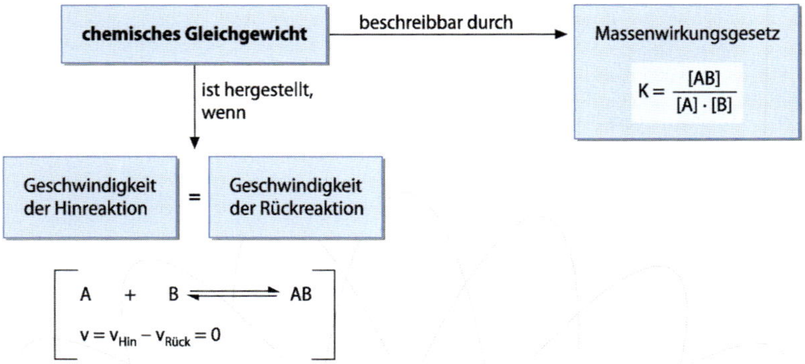
chemisches Gleichgewicht
beschreibbar durch
Massenwirkungsgesetz
$K = \frac{[AB]}{[A] \cdot [B]}$
ist hergestellt, wenn
Geschwindigkeit der Hinreaktion
=
Geschwindigkeit der Rückreaktion
$A + B \rightleftharpoons AB$
$v = v_{Hin} - v_{Rück} = 0$

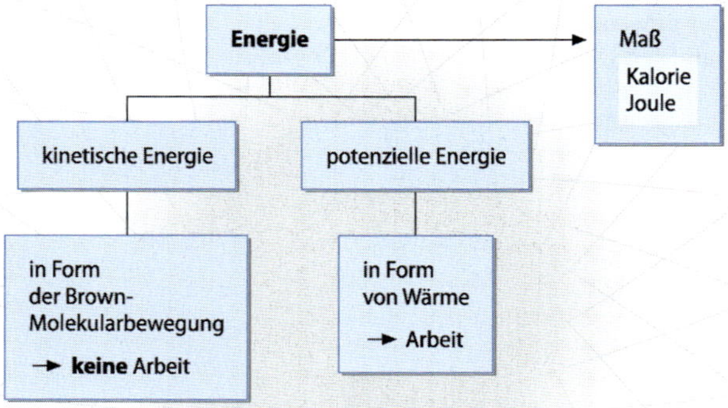
Energie
Maß
Kalorie
Joule
kinetische Energie
potenzielle Energie
in Form der Brown-Molekularbewegung
→ **keine** Arbeit
in Form von Wärme
→ Arbeit

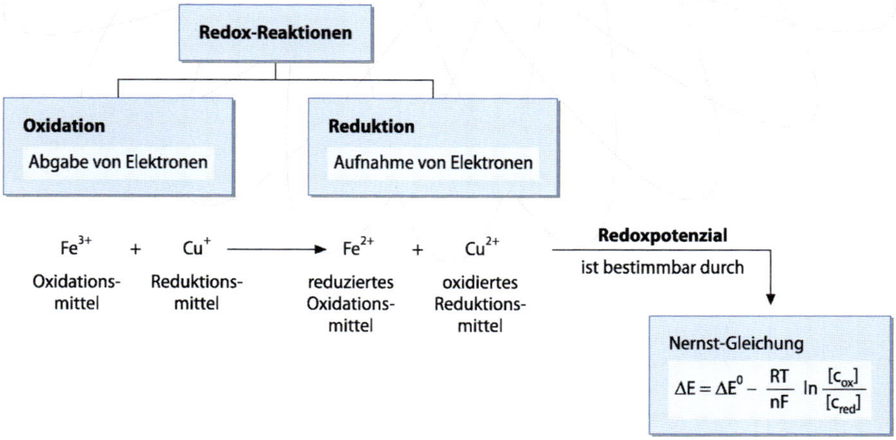
Redox-Reaktionen
Oxidation
Abgabe von Elektronen
Reduktion
Aufnahme von Elektronen
$Fe^{3+} + Cu^{+} \longrightarrow Fe^{2+} + Cu^{2+}$
Oxidations-mittel
Reduktions-mittel
reduziertes Oxidations-mittel
oxidiertes Reduktions-mittel
Redoxpotenzial
ist bestimmbar durch
Nernst-Gleichung
$\Delta E = \Delta E^0 - \frac{RT}{nF} \ln \frac{[c_{ox}]}{[c_{red}]}$

3 Stoffumwandlungen

Mind Map

Chemische Reaktionen beschreiben Stoffumwandlungen, d. h. die Wechselwirkungen, die sich zwischen miteinander reagierenden Atomen oder Molekülen abspielen. Fast alle biochemischen Reaktionen sind Gleichgewichtsreaktionen, die meist in homogenen Systemen ablaufen. Chemische Gleichgewichte kennzeichnen dynamische Zustände, die durch das Massenwirkungsgesetz beschrieben werden. Chemische Gleichgewichte sind durch äußere Zwänge (Druck, Temperatur) veränderbar. Reaktionen, die an Grenzflächen stattfinden, sind heterogen.

3.1 Homogene Gleichgewichtsreaktionen

3.1.1 Chemisches Gleichgewicht

Einphasige Gleichgewichte heißen homogen. **Homogene Gleichgewichtsreaktionen** spielen sich in nur **einer** Phase, z. B. der wässrigen ab. **Heterogene Gleichgewichte** stellen sich zwischen **verschiedenen** Phasen ein.

Chemische Gleichgewichte in homogenen Systemen spielen bei der Dissoziation schwacher Elektrolyte und bei vielen organisch-chemischen Reaktionen eine bedeutende Rolle.

Eine chemische Reaktion befindet sich in einem chemischen Gleichgewicht, wenn die Geschwindigkeit der Hinreaktion gleich der Geschwindigkeit der Rückreaktion ist:

$$A + B \leftrightarrow AB$$
$$V = V_{hin} - V_{rück} = 0$$

Die Umsetzung von A und B zu AB ist nicht vollständig, sondern erreicht ein Gleichgewicht zwischen den Substraten und dem Produkt. Das Gleichgewicht stellt sich von beiden Seiten ein. Dieses Gleichgewicht ist durch das **Massenwirkungsgesetz** beschreibbar:

$$K = \frac{[AB]}{[A][B]}$$

Der Quotient aus den Konzentrationen des Produkts AB und den Ausgangsstoffen A und B ist bei gegebenem Druck und gegebener Temperatur konstant und wird durch die **Massenwirkungskonstante K definiert. Deren negativer dekadischer Logarithmus ist der pK-Wert.** Diese Bezeichnung wird den spezifischen Bedingungen einer Reaktion angepasst, z. B. Dissoziationskonstante, Aziditätskonstante (pK_a), Zerfallskonstante, Bildungskonstante.

Prüfungsfallstricke

Die Gleichgewichtskonstante ist abhängig von der Temperatur.

Der Zusammenhang zwischen der freien Standardenthalpie und der Gleichgewichtskonstante ist durch die folgende Beziehung gegeben:

$$\Delta G^0 = -RT \ln K$$

Da ein System im chemischen Gleichgewicht keine Arbeit leisten kann ($\Delta G = 0$), bilden sich im Zellstoffwechsel **Fließgleichgewichte** aus. Als Fließgleichgewicht bezeichnet man einen stationären Zustand, bei dem sich Zu- und Abfluss die Waage halten oder bei dem gleichzeitig Substrate ein- und Reaktionsprodukte ausgeschleust werden. Solche Gleichgewichte gestatten einen Stoff- und Energieaustausch und bilden sich demzufolge in offenen Systemen aus. Im Fließgleichgewicht sind die Konzentrationen aller Zwischenprodukte und die Gesamtgeschwindigkeit des Stoffumsatzes konstant. Die Gesamtgeschwindigkeit hängt vom langsamsten Teilschritt der Reaktionskette ab. Die Teilreaktionen jedoch haben unterschiedliche Geschwindigkeitskonstanten und Reaktionsgeschwindigkeiten. Fließgleichgewichte werden im Stoffwechsel durch allosterische »Schrittmacher-Enzyme« kontrolliert. Ein Fließgleichgewicht kann Arbeit leisten.

3.1.2 Kinetik, Thermodynamik

Thermodynamik

Die Thermodynamik betrachtet die bei Zustandsänderungen von Systemen (Druck, Temperatur, Zusammensetzung usw.) stattfindenden **Energieaustauschvorgänge.**

Jede chemische Reaktion ist durch Änderung des energetischen Zustands beschreibbar.

Chemische Reaktionen verlaufen unter Energieaufnahme oder -abgabe (Wärme, Licht, Elektrizität). Ein negatives Vorzeichen symbolisiert Abgabe, ein positives Vorzeichen Energieaufnahme. Änderungen der Gesamtenthalpie sind exo- (–) oder endotherm (+). Änderungen der freien Enthalpie sind exergon (–) bzw. endergon (+).

Das Maß der Energie ist die **Kalorie** (cal) bzw. das **Joule** (J) (1 cal=4,2 J).

Man unterscheidet zwischen
- geschlossenen Systemen: kein Stoffaustausch mit Umgebung;
- abgeschlossenen (isolierten) Systemen: kein Stoff- und Energieaustausch mit Umgebung;
- offenen Systemen: Stoff- und Energieaustausch mit Umgebung.

Lebewesen sind im thermodynamischen Sinne offene Systeme.

Es gibt zwei Hauptformen der Energie:
- **Kinetische Energie** in Form der Brown'schen Molekularbewegung kann nicht zur Leistung von Arbeit herangezogen werden.
- **Potenzielle Energie** in Form z. B. von Wärme wird zur Leistung von Arbeit genutzt.

Erster Hauptsatz der Thermodynamik

Jeder chemische Stoff hat unter gegebenen Bedingungen einen gegebenen Energieinhalt. Verschiedene Energieformen sind ineinander überführbar. Allerdings kann Energie nicht von einem kälteren auf einen wärmeren Körper übertragen werden. Energie kann weder erschaffen noch vernichtet werden. Die innere Energie eines abgeschlossenen Systems ist **konstant**. Die innere Energie U eines Systems (kalorischer Zustand) wird in Form von **Wärme** Q und/oder **Arbeit** A abgegeben.

$$U_I - U_{II} = \Delta U = Q + A$$

Zweiter Hauptsatz der Thermodynamik

Dieser Hauptsatz ermöglicht Aussagen zur **Wahrscheinlichkeit** des Ablaufs chemischer Reaktionen (Triebkraft chemischer Umsetzungen).

Zustandsgrößen sind:

- H= Gesamtenthalpie (»Wärmeinhalt«);
- G= freie Enthalpie, Maß für die Arbeitsfähigkeit eines Systems;
- S= Entropie, Maß für den Ordnungszustand eines Systems.

Betrachtet werden die Änderungen der Zustandsgrößen.

- $\Delta H = \Delta G + T\Delta S$; T= absolute Temperatur in K
- $\Delta G = \Delta H - T\Delta S$.
  - ΔG= negativ: Energie liefernder, freiwillig ablaufender Vorgang (exergon);
  - ΔG= positiv: Energie erfordernder, nicht freiwillig ablaufender Vorgang (endergon);
  - $\Delta G = 0$: chemisches Gleichgewicht, keine Leistung von Arbeit möglich.

»Standardenthalpie ΔG_o«: freie Enthalpie, wenn alle Reaktionspartner in der Einheitskonzentration 1 mol/l vorliegen.

Die Entropie in abgeschlossenen Systemen strebt einem **Maximum** zu. Lebende Systeme sind als offene Systeme bestrebt, die Entropiezunahme zu minimieren.

- $\Delta S > 0$: freiwillige Reaktion;
- $\Delta S < 0$: Reaktion kann nicht stattfinden;
- $\Delta S = 0$: Gleichgewichtszustand.

Aktivierungsenergie

Aktivierungsenergie ist die Energie, die einem System zugeführt werden muss, um auch eine **exergone Reaktion** zu starten.

Die **Stoßtheorie** als auch die **Theorie des aktivierten Komplexes** (Übergangszustand) beschreibt die Wirkung und das Zustandekommen von Aktivierungsenergie.

Die Stoßtheorie besagt, dass die Reaktionsgeschwindigkeit durch die Zahl der Zusammenstöße der Reaktanden in der Zeiteinheit (s) bestimmt wird und von der Konzentration der Stoffe abhängt. Nur der Zusammenstoß besonders **energiereicher Reaktanden** führt zu einer Reaktion. Dabei spielen auch sterische Faktoren eine Rolle. Der reaktive Stoß zwischen 2 Atomen oder Molekülen erfolgt über die Bildung einer transienten Gruppierung, die als Übergangszustand oder aktivierter Komplex bezeichnet wird und nach einer sehr kurzen Lebensdauer (ca. 10^{-12} s) spontan zerfällt.

Die Thermodynamik lässt keine Aussagen zur Geschwindigkeit des Ablaufs chemischer Reaktionen zu. Sie beschreibt nur die Möglichkeit.

Merke

Freiwillig ablaufende chemische Reaktionen sind exergon, d. h. es wird Energie frei, die zur Leistung von Arbeit nutzbar ist (negative freie Enthalpie ($-\Delta G$)). Trotzdem muss ein bestimmter Betrag an Aktivierungsenergie aufgebracht werden, um die Reaktion zu starten. Endergone Reaktionen ($+\Delta G$) können auf Kosten einer exergonen Reaktion ablaufen (energetische Kopplung). Viele biochemische Reaktionen sind Gleichgewichtsreaktionen, die durch das Massenwirkungsgesetz beschreibbar sind. Da ein System im chemischen Gleichgewicht keine Arbeit leisten kann ($\Delta G = 0$), bilden sich in lebenden Organismen Fließgleichgewichte aus.

Kinetik

Die Reaktionskinetik erklärt die Geschwindigkeit des Ablaufs chemischer Reaktionen. Die **Reaktionsgeschwindigkeit v** ist definiert durch die Umwandlung eines Ausgangsprodukts A zum Endprodukt Y.

$-d[A]/dt = +d[Y]/dt = v$ (Stoffumwandlung in der Zeiteinheit mol/s)

Reaktionen 1. Ordnung und monomolekulare Reaktionen

Zerfallsreaktionen sind meist **monomolekular**.

$A \rightarrow x + y; v = -d[A]/dt = k[A]$; k=Geschwindigkeitskonstante

Die Reaktionsgeschwindigkeit ist proportional der Konzentration des Ausgangsstoffs.

Der exponenzielle Kurvenverlauf einer Reaktionskinetik 1. Ordnung kann durch Logarithmieren linearisiert werden.

Die Halbwertszeit ist ein Kennzeichen von Reaktionen 1. Ordnung. Sie ist definiert als die Zeit, die not-

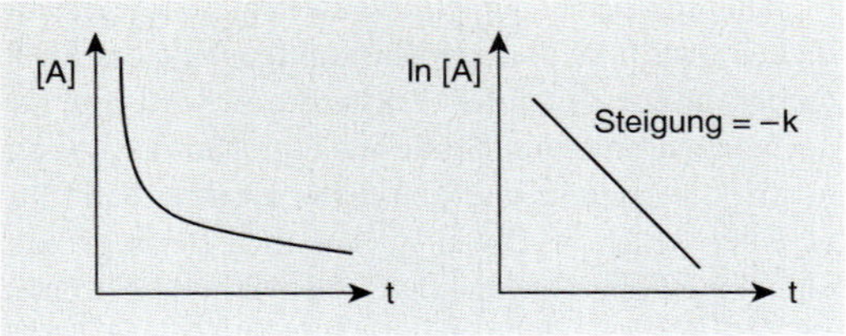

Abb. 3.1. Reaktion 1. Ordnung mit Geschwindigkeitskonstante k

wendig ist, die Konzentration von A um die Hälfte zu vermindern.

$$t_{1/2} = \frac{0{,}693}{k}$$

Sie wird durch die Geschwindigkeitskonstante k bestimmt (Abb. 3.1).

Reaktionen 2. Ordnung, bimolekulare und pseudomonomolekulare Reaktionen

Reagieren 2 Stoffe miteinander, liegt eine bimolekulare Reaktion vor, deren Umsatzgeschwindigkeit wie folgt beschreibbar ist:

$$v = -d[A]/dt = -d[B]/dt = k[A][B].$$

Liegt ein Reaktionspartner in einer solchen Konzentration vor, dass seine Konzentrationsänderung unbedeutend ist, ergibt sich eine pseudomonomolekulare Reaktion 1. Ordnung.

Das ist bei vielen hydrolytischen Reaktionen der Fall.

Reaktionen 0. Ordnung

Bei sehr hohen Konzentrationen von A hängt die Reaktionsgeschwindigkeit nur noch von k ab:

$$v = d[A]/dt = k$$

Katalyse

Stoffe, die den Ablauf chemischer Reaktionen ohne Veränderung von Druck und Temperatur beschleunigen, nennt man **Katalysatoren** und den Prozess **Katalyse**. Katalysatoren erhöhen die Reaktionsgeschwindigkeit durch **Herabsetzung der Aktivierungsenergie**, ohne im Katalyseprozess verbraucht zu werden. **Das chemische Gleichgewicht und die freie Energie (ΔG) der Reaktion werden nicht verändert.**

Katalysen können homogen und heterogen sein. Von homogener Katalyse ist auszugehen, wenn Katalysator und Reaktanden sich in der gleichen Phase befinden. Bei der heterogenen Katalyse befinden sich Katalysator und Reaktanden in verschiedenen Phasen, z. B. fester Platin-Katalysator und gasförmige Reaktanden.

Physiologische, hochspezifische Katalysatoren sind die **Enzyme**. Sie haben weit verbreitete industrielle Anwendung gefunden.

Merke

Die Reaktionskinetik beschreibt einen Stoffumsatz bzw. eine Produktbildung bezogen auf die Zeit (Reaktionsgeschwindigkeit). Es gibt verschiedene Reaktionskinetiken, die als Reaktionen 1., 2. und 0. Ordnung charakterisierbar sind. Die Halbwertszeit ist ein Kennzeichen von Reaktionen 1. Ordnung. Katalysatoren sind Reaktionsbeschleuniger, die die Aktivierungsenergie herabsetzen, ohne das chemische Gleichgewicht zu verändern.

3.1.3 Gekoppelte Reaktionen

Endergone Reaktionen können nach dem Prinzip der energetischen Kopplung auf Kosten einer exergonen Reaktion ablaufen. Im Zellstoffwechsel wird dies durch die Bildung **energiereicher Verbindungen** erreicht. Als energiereich gelten Verbindungen, bei deren Spaltung mehr als 20 kJ/mol Energie freigesetzt werden. Dazu gehören:

- Säureanhydride (z. B. ATP, PAPS);
- Thioester (Coenzym-A-Verbindungen von Carbonsäuren);
- Enolphosphate (Phosphoenolpyruvat);
- Amidinphosphate (Kreatinphosphat);
- Sulfonium-Verbindungen (S-Adenosyl-Methionin).

Die freie Energie ΔG für gekoppelte Reaktionen errechnet sich als **Summe der freien Energie der Einzelschritte**. Die Gleichgewichtskonstante einer gekoppelten Reaktion ergibt sich aus dem Produkt der Gleichgewichtskonstanten der Einzelreaktionen.

Eine biochemische Reaktion, die unter Standardbedingungen endergon ist, kann unter physiologischen Bedingungen spontan ablaufen, wenn die Reaktionen der Reaktanden stark von den Standardbedingungen abweichen. Die vollständige Umsetzung eines Substrats in ein Produkt bei positivem ΔG lässt sich z. B. dadurch erreichen, dass das Produkt durch eine Folgereaktion aus dem Gleichgewicht entfernt wird.

Merke

Die Änderung der Gesamtenthalpie (ΔH) wird für die Beschreibung des Energieprofils biochemischer Reaktionen nicht verwendet. Die Möglichkeit Arbeit zu leisten ist für die Beurteilung eines Stoffwechselweges wichtig. Demzufolge wird die Änderung der freien Enthalpie (ΔG) angegeben.

3.2 Heterogene Gleichgewichtsreaktionen

3.2.1 Begriffe

Heterogene Gleichgewichte stellen sich bei Reaktionen mit mehr als einer Phase ein. Auf heterogene Gleichgewichte lässt sich das **Massenwirkungsgesetz**, welches für homogene Gleichgewichte gilt, nicht unmittelbar anwenden. Man kann sich aber damit behelfen, dass man die Reaktion als in nur einer Phase verlaufend betrachtet.

Fest-flüssige Systeme lassen sich über das Löslichkeitsprodukt beschreiben (▶ Kap. 3.5.3).

3.2.2 Verteilung

Verteilung ist die Einstellung eines Gleichgewichts der Konzentrationen eines Stoffs zwischen 2 nicht mischbaren Lösemitteln (Phasen), z. B. Emulsionen oder Aerosolen (zu Absorption und Henry-Dalton-Gesetz ▶ Kap. 1).

3.2.3 Oberflächenprozesse

Oberflächenaktive Eigenschaften (= grenzaktive Eigenschaften) besitzen Stoffe, die die Grenzaktivität z. B. zwischen hydrophil und hydrophob beeinflussen (Emulgatoren). Stoffe, die die Oberflächenspannung des Wassers herabsetzen, nennt man Tenside (zur Adsorption GK Physik, ▶ Kap. 4.6.1).

3.3 Säure-/Base-Reaktionen

Wasser ist Lösungsmittel für Elektrolyte und Nichtelektrolyte. Mit hydrophoben Verbindungen geht es spezielle Wechselwirkungen ein. Diese Eigenschaften beruhen auf der Molekülstruktur des Wassers. Unter den Elektrolyten spielen Säuren und Basen eine besondere Rolle.

Die Dissoziation von Elektrolyten, zu denen das Wasser auch als sehr schwacher Elektrolyt gehört, laufen in einem **wässrigen Milieu** ab.

Wasser (H_2O) macht etwa 60% der Körpermasse eines erwachsenen Menschen aus. Wasser ist die Grundlage für das Entstehen und Fortbestehen von Leben.

Wasser liegt in Form von **Clustern** vor, die durch Wasserstoffbrücken gebildet werden. Diese Cluster stehen in einem ständigen Austausch mit monomeren Wassermolekülen. Durch Temperaturerhöhung auf 100°C werden die Wasserstoffbrückenbindungen gesprengt und das flüssige Wasser geht in den **gasförmigen monomolekularen** Zustand über. Bei 4°C hat Wasser seine höchste Dichte. Beim Übergang von Wasser in Eis unterhalb 0°C nimmt das Wasservolumen zu.

Das Wassermolekül ist **gewinkelt und stark polarisiert**. Sauerstoff hat 6 Elektronen in der äußeren Schale; 4 bilden 2 Elektronenpaare, die sich nicht an kovalenten Bindungen beteiligen. Die übrigen 2 gehen Bindungen mit 2 H-Atomen ein, die infolge der Elektronegativität des O polarisiert sind. Schwerpunkt der negativen Ladung ist demzufolge der Sauerstoff, während die positive Ladung an den Wasserstoffatomen lokalisiert ist. Damit besitzt das Molekül ein **Dipolelement**, welches die Grundlage für die Ausbildung von Wasserstoffbrückenbindungen und der Molekülaggregate bildet. Die hohe Dielektrizitätskonstante des Wassers ist die Grundlage für die Wechselwirkung von Proteinen mit Ionen und polaren Nichtelektrolyten.

Die **Dielektrizitätskonstante (D)** beschreibt die Abschwächung der elektrostatischen Anziehung gegensätzlich geladener oder polarisierter Moleküle. Im Vakuum ist D=1. Wasser hat ein D=80.

Wasser ist Lösungsmittel für anorganische und organische Stoffe. Ihre Löslichkeit (Hydrophilie) steht für die Fähigkeit, Wasseraggregate elektrostatisch zu binden und eine **Hydrathülle** zu bilden. Für Ionen ist das leicht einsehbar, aber auch organische Moleküle binden Wasser über ihre funktionellen Gruppen (z. B. OH–, NH_2–, =CO und –COOH), die polarisierte Bindungen enthalten.

Als **hydrophoben Effekt** bezeichnet man Phänomene, die den Kontakt unpolarer Moleküle, wie z. B. reiner Kohlenwasserstoffe, mit Wasser minimieren (Öltröpfchen in Wasser). Hydrophobe Wechselwirkungen ergeben sich aus der hohen Dielektrizitätskonstante des Wassers. Die Grundlage des Effekts besteht darin, dass die Überführung einer hydrophoben Gruppe aus einem wässrigen Medium in ein hydrophobes, wasserabweisendes Milieu mit einer **Entropieabnahme** einhergeht. Der Ordnungszustand des hydrophoben Milieus im Vergleich zur Entropiezunahme gelöster Substanzen nimmt zu (Entropieabnahme). Ein hydrophobes Molekül minimiert seine Kontakte mit Wasser, in dem es eine möglichst kleine Oberfläche schafft, und stört die Ausbildung der Wasseraggregate in seiner Umgebung, da keine Wasserstoffbrücken ausgebildet werden können. Dadurch orientieren sich die Wassermoleküle an sich selbst und nehmen in der Nachbarschaft hydrophober Gruppen einen höheren Ordnungszustand ein (Abnahme von Entropie). Hydrophobe Effekte spielen eine sehr große Rolle bei der Ausbildung und Aufrechterhaltung makromolekularer Strukturen des Lebens.

Die Dielektrizitätskonstante des Wassers verursacht die **elektrolytische Dissoziation**, d. h. Wasser wirkt ladungstrennend auf Elektrolyte. Diese sind Säuren, Basen oder Salze. Die gebildeten Ionen umgeben sich sofort mit einer Hydrathülle. Protonen (H^+) bilden mit Wasser ein Hydronium- oder Hydroxonium-Ion (H_3O^+), auf dessen formelmäßiger Darstellung z. B. bei der Dissoziation von Säuren allerdings verzichtet wird.

Die Bildung von Ionen erhöht die elektrische Leitfähigkeit von Wasser drastisch. Die Leitung von Strom ist mit einem Stofftransport verbunden. Ionen mit negativer Ladung wandern zur Anode (**Anionen**), Ionen mit positiver Ladung wandern zur Kathode (**Kationen**) in einem elektrischen Gleichstromfeld.

Stoffe, die in Wasser in Ionen dissoziieren, nennt man **Elektrolyte**. Man unterscheidet starke und schwache Elektrolyte.

Starke Elektrolyte dissoziieren vollständig. Dazu gehören die meisten Salze, Mineralsäuren sowie die Basen der Alkalimetalle (z. B. Natronlauge NaOH, Kalilauge KOH).

Schwache Elektrolyte dissoziieren unvollständig in wässrigen Lösungen. Ihr Dissoziationsverhalten ist durch das Massenwirkungsgesetz für Gleichgewichtsreaktionen beschreibbar. Die Dissoziation schwacher Elektrolyte hängt von ihrer Konzentration in wässrigen Lösungen ab. Mit zunehmender Verdünnung nimmt sie zu, bis auch schwache Elektrolyte bei starker Verdünnung vollständig dissoziiert sind.

Gegensätzlich geladene Ionen üben in wässriger Lösung eine elektrostatische Anziehung auf einander aus, sodass ihre im thermodynamischen Sinne wirksamen Aktivitäten geringer sind als ihre molaren Konzentrationen. Der Faktor, mit dem die Konzentration der Ionen multipliziert werden muss, um ihre Aktivität zu erhalten, wird **Aktivitätskoeffizient f_a** genannt:

$$a = f_a c$$

Erst bei sehr starker Verdünnung wird $f_a = 1$ (ideale Lösung).

Um Lösungen unterschiedlicher Ionen mit einander vergleichen zu können, wurde der empirische Begriff der **Ionenstärke μ** eingeführt:

$\mu = 0{,}5 \Sigma w^2 c$ (w= Wertigkeit, c= molare Konzentration).

KLINIK

Die **Ionenstärke** ist von medizinischer Bedeutung, da alle Ionenwirkungen und die Wechselwirkung von Ionen mit Proteinen von ihr abhängen.

Lösungen unterscheiden sich von reinem Wasser durch einen erhöhten Siedepunkt und einen erniedrigten Gefrierpunkt.

Die in Wasser gelösten Ionen üben einen **osmotischen Druck** aus, der der Anzahl (genauer der Aktivität) der gelösten Ionen entspricht. Ein osmotischer Druck entwickelt sich an semipermeablen Membranen und kann definiert werden als ein Druck, der ausgeübt werden muss, um den Konzentrationsausgleich gelöster Stoffe oder auch Wasser an der Membran zu verhindern.

Der **kolloidosmotische Druck** ist ein Spezialfall an semipermeablen Membranen. Er entsteht, wenn Kolloide, z. B. Proteine, sich an einer Seite der Membran befinden, die sie aufgrund ihrer Molekülgröße nicht permeieren können.

In Gegenwart geladener Kolloide, z. B. Proteine, an einer semipermeablen Membran kommt es zu einer **Ungleichverteilung** von Anionen und Kationen, die **Donnan-Verteilung** (falsch auch Donnan-Gleichgewicht) genannt wird. Ursache für diese Verteilung ist das Erreichen von Elektroneutralität an beiden Seiten der semipermeablen Membran. Das Produkt von Anionen und Kationen ist auf beiden Seiten gleich. Die Ladung des Kolloids bewirkt die ungleiche Verteilung diffusibler An- und Kationen.

In biologischen Systemen ist eine Donnan-Verteilung selten, da an den biologischen Membranen selektive Transportsysteme für An- und Kationen wirken.

Merke

Ohne Wasser gibt es kein Leben. Aufgrund ihres Dipolcharakters assoziieren Wassermoleküle über die Bildung von H-Bindungen zu hochmolekularen Aggregaten, die Hydrathüllen um Ionen und polare Stoffe ausbilden und die physikochemischen Eigenschaften des Wassers bestimmen. Durch seine Polarität ermöglicht es die Löslichkeit polarer Stoffe,

▼

die elektrolytische Dissoziation, die Ausbildung von H-Brücken und hydrophoben Wechselwirkungen. An semipermeablen Membranen entstehen der osmotische und der kolloidosmotische Druck.

3.3.1 Definitionen

Wasserstoff (H) kommt in der Natur kaum elementar vor, ist aber in seinen Verbindungen weit verbreitet.

Wasserstoff reagiert explosionsartig mit Sauerstoff (O) unter Bildung von Wasser oder mit Chlorgas unter Bildung von Salzsäure (HCl).

$$H_2 + {}^1/_2\,O_2 \rightarrow H_2O \quad \Delta H = -287kJ$$
$$H_2 + Cl_2 \rightarrow 2HCl \quad \Delta H = -185kJ$$

Reaktionspartner ist atomarer Wasserstoff, d. h. das molekulare Wasserstoffgas H_2 muss in 2 Atome H zerlegt werden.

Unter Abgabe eines Elektrons geht Wasserstoff in ein Proton (H^+) über. Das Proton ist stets hydratisiert (Hydronium-, Hydroxonium-Ion, $\mathbf{H_3O^+}$).

Unter Aufnahme eines Elektrons bildet sich das **Hydrid-Ion (H^-).** Hydride sind in Form von Metallverbindungen beständig.

Die Isotope Deuterium (D) (^2_1H) und Tritium (T) (^3_1H) des Wasserstoffs wurden erwähnt.

Nach der **klassischen Definition** sind Säuren Verbindungen, die die Protonenkonzentration (H^+) in einer wässrigen Lösung erhöhen, Basen hingegen Verbindungen, die die Hydroxyl-Ionenkonzentration (OH^-) erhöhen.

Die Stärke von Säuren und Basen hängt von der H^+-Ionen- bzw. OH^--Ionenkonzentration ab.

Neutralisation ist die Kompensationsreaktion zwischen H^+- und OH^--Ionen:

$$H^+ + OH^- \rightarrow H_2O$$

Neutrales Wasser hat einen pH-Wert von 7,0. Das bedeutet, es enthält 10^{-7} mol/l H^+- und 10^{-7} mol/l OH^--Ionen. Dieser Wert ergibt sich aus dem **Ionenprodukt des Wassers**, von 10^{-14} mol^2/l^2, welches mit Hilfe des Massenwirkungsgesetzes berechenbar ist.

Der pH-Wert ist der negative dekadische Logarithmus der H-Ionenkonzentration.

$-lg[H]=pH$; analog dazu $-lg[OH]=pOH$

Ein pH-Wert unter 7 bedeutet einen Protonenüberschuss (sauer), ein pH-Wert über 7 einen Überschuss an Hydroxyl-Ionen (basisch).

Der wesentliche Fortschritt der **Brönstedt'schen Säuredefinition** ist die funktionelle Beschreibung des elektrolytischen Dissoziationsverhaltens von Verbindungen. Danach ist eine Säure ein Molekül, welches **Protonen abdissoziieren** kann und eine Base eine Verbindung, die **Protonen aufnehmen** kann. Demzufolge sind Säure und Base ein gekoppeltes Paar:

- Säure↔Base (Säureanion)+Proton.
- $HA \leftrightarrow A^- + H^+$

Allgemein gilt, dass starke Säuren mit schwachen Basen und starke Basen mit schwachen Säuren korrespondieren.

Das Dissoziationsverhalten schwacher Säuren bzw. Basen ist eine Gleichgewichtsreaktion.

Der **Dissoziationsgrad** einer schwachen Säure ist definiert als

$pH=0{,}5(pK_a-lg\,C_{Säure})$; C= Konzentration.

3.3.2 Dissoziationsabhängige Größen

► Kap. 3.3.4

3.3.3 Beispiele, Anwendung

Eine starke Säure wie die HCl dissoziiert in wässriger Lösung vollständig in H^+ und Cl^--Ionen, die Schwefelsäure in 2 Protonen und das SO_4^{2-}-Anion. Kohlensäure H_2CO_3 gibt nacheinander 2 Protonen ab und geht über Hydrogencarbonat in die Carbonate über. Phosphorsäure als mittelstarke Säure dissoziiert pH-abhängig 3 H^+ ab und geht letztendlich in PO_4^{3-} über.

Ammoniak NH_3 bildet in Wasser ein OH^--Ion, weil es in Wasser als Base ein Proton bindet (NH_4^+). NaOH als starke Base dissoziiert vollständig in Na^+ und OH^-.

Kohlensäure dissoziiert nur unvollständig. Sie ist im Blut mit ihrem Anion Hydrogencarbonat HCO_3^- eine wichtige Puffersubstanz.

Prüfungsfallstricke

Ein pH-Wert von 4 bedeutet, dass die H^+-Ionenkonzentration 10^{-4} mol/l beträgt.

3.3.4 Neutralisation, Puffer

Neutralisation

Bei der Reaktion einer Säure mit einer Base entsteht ein Salz, welches in wässriger Lösung in Ionen dissoziiert (Neutralisation).

$$HCl + NaOH \rightarrow NaCl + H_2O$$
$$NaCl \rightarrow Na^+ + Cl^-$$

Als Ampholyte bezeichnet man Verbindungen, die sowohl mit Säuren als auch mit Basen Salze bilden. Aminosäuren sind Ampholyte.

Merke

Die Umkehrung der Neutralisation wird als Hydrolyse bezeichnet.

Durch Hydrolyse von Salzen, die durch Neutralisation schwacher Säuren mit starken Basen bzw. schwacher Basen mit starken Säuren entstehen, werden hydrolytisch OH^-- bzw. H^+-Ionen gebildet:

$$CH_3COO^- + Na^+ + H_2O \rightarrow CH_3COOH + Na^+ + OH^-$$
$$NH_4{}^+ + Cl^- + H_2O \rightarrow NH_3OH + Cl^- + H^+$$

Säuren werden durch Reaktion von Nichtmetalloxiden **(Säureanhydride)** mit Wasser, Basen entsprechend durch Reaktion von Metalloxiden **(Basenanhydride)** mit Wasser gebildet:

$$SO_3 + H_2O \rightarrow H^+ + HSO_4{}^-$$
$$Na_2O + H_2O \rightarrow 2Na^+ + OH^-$$

Puffer

Die Dissoziation einer schwachen Säure ist eine Gleichgewichtsreaktion, auf die das Massenwirkungsgesetz angewendet werden kann.

$$K_a = \frac{[Säureanion^-]\ [H^+]}{[Säure]}$$

Gemische von schwachen Säuren (Basen) und ihren Salzen werden als **Puffer** bezeichnet, weil sie in einem bestimmten pH-Bereich die H-Ionenkonzentration weitgehend stabil halten.

Säuren können gepuffert werden durch alle Salze von schwachen Säuren und starken Basen:

$$H_3C - COONa + HCl \rightarrow NaCl + H_3COOH$$

Natriumacetat wird in die schwächere Essigsäure überführt, die nur wenig dissoziiert.

Basen werden durch Salze aus starken Säuren und schwachen Basen gepuffert

$$NH_4Cl + NaOH \rightarrow NH_3 + H_2O + NaCl$$

Das System NH_3/NH_4Cl funktioniert ähnlich. Bei Zugabe von NaOH entsteht NH_3.

Das Säureanion ist in der Lage, Protonen zu binden; die Säure dissoziiert Protonen bei Zugabe von Hydroxyl-Ionen entsprechend dem chemischen Gleichgewicht ab. Das System ist erschöpft, wenn Säure bzw. Säureanion verbraucht sind.

Die Pufferkapazität ist am **pK_a-Wert** am höchsten, weil unter diesen Bedingungen das Verhältnis von Salz zu Säure gleich 1 ist (lg 1=0). Demzufolge wird der Bereich optimaler Pufferung durch den pK_a-Wert bestimmt.

KLINIK

Ein wichtiger physiologischer Puffer ist der Kohlensäure/Hydrogencarbonat-Puffer des Bluts.

Der pH-Wert von Pufferlösungen lässt sich mittels der **Henderson-Hasselbalch-Gleichung** berechnen. Diese Gleichung ist eine Anwendung des Massenwirkungsgesetzes auf schwache Elektrolyte.

$$pH = pK_a + \lg\frac{[Säureanion]}{[Säure]} = pK_a + \lg\frac{[Salz]}{[Säure]}$$

Der pK_a-Wert ist der negative dekadische Logarithmus der Aziditätskonstante der Säure, die sich aus dem Massenwirkungsgesetz ergibt.

Merke

Säuren sind Verbindungen, die Protonen abdissoziieren; Basen sind Verbindungen, die Protonen aufnehmen. Eine Säure besteht demzufolge aus einem Säureanion (Base) und dissoziierbaren Protonen. Schwache Elektrolyte dissoziieren unvollständig. Ihr Dissoziationsverhalten ist durch das Massenwirkungsgesetz beschreibbar. Gemische von schwachen Säuren mit Salzen starker Basen bzw. schwachen Basen mit Salzen starker Säuren sind Puffer, die den pH-Wert wässriger Lösungen im Bereich des pK-Werts maximal stabilisieren können.

3.3.5 Lewis-Säuren/Basen

Nach der Definition von Lewis ist eine Säure eine Verbindung, die ein Elektronenpaar akzeptieren kann und eine Base eine Verbindung, die als Elektronenpaar-Donator fungiert. Dabei entstehen **kovalente Verbindungen**.

3.4 Redox-Reaktionen

3.4.1 Definitionen

Oxidation bedeutet Abgabe von Elektronen. Reduktionsvorgänge sind mit einer Aufnahme von Elektronen verbunden. Beide Reaktionen sind immer gekoppelt, sodass man sie als **Redox-Reaktionen** bezeichnet.

3.4.2 Einfache Reaktionsgleichungen

Das Reduktionsmittel Cu^+ wird zu Cu^{2+} oxidiert; das Oxidationsmittel Fe^{3+} zu Fe^{2+} reduziert (Abb. 3.2).

Diese Redox-Reaktion kann in 2 Halbreaktionen **(Redox-Paare)** unterteilt werden:

$Fe^{3+} + e^- \leftrightarrow Fe^{2+}$ (Reduktion),
$Cu^+ \rightarrow Cu^{2+} + e^-$ (Oxidation).

Zusammen bilden sie ein **konjugiertes Redox-Paar**. Verbringt man je ein Redox-Paar in eine Halbzelle, so kann man den Elektronenfluss zwischen den Zellen als Spannung **(Redox-Potenzial E)** messen.

Das Redox-Potenzial kann Arbeit leisten:

$$-\Delta G = nF\Delta E$$

Hier gilt: G= freie Enthalpie, n= Anzahl der transportierten Elektronen, E= Redox-Potenzial, F= Faraday-Konstante.

Die Nernst'sche Gleichung gestattet die Berechnung des aktuellen Potenzials unter **Berücksichtigung der Konzentration der Redox-Paare:**

$$\Delta E = \Delta E^0 - \frac{RT}{nF} \ln \frac{[A_{red}]\ [B^{n+}{}_{ox}]}{[A^{n+}{}_{ox}]\ [B_{red}]} \quad bzw.$$

$$v.\ \Delta E = \Delta E^0 - \frac{RT}{nF} \ln \frac{[c_{ox}}{[c_{red}}$$

(ΔE^0= Standard-Redoxpotenzial, bei dem alle Komponenten in 1 molarer Konzentration vorliegen).

3.4.3 Elektrochemische Zellen

Das Standardpotenzial wird auf die **Wasserstoff-Elektrode** (0-Punkt) bezogen.

Die Wasserstoff-Elektrode besteht aus einem Platinblech, welches von H_2 unter 1 bar Druck umspült wird und in eine 1 molare Salzsäure eintaucht. Gegen sie misst man die Spannungen von Halbzellen und schreibt ihr als Bezugselektrode das Potenzial 0 zu.

Ordnet man die Standard-Redoxpotenziale nach der Größe, erhält man die **elektrochemische Spannungsreihe**. Sie ist ein Maß für die oxidierende bzw. reduzierende Kraft des Redox-Systems. Je höher das System in der Spannungsreihe steht, d. h. je negativer das **Normalpotenzial** ist, umso stärker ist seine reduzierende Wirkung. Die an der Spitze stehenden Metalle (K, Ca, Na, Mg) sind demnach starke Reduktionsmittel und werden besonders leicht oxidiert (»unedle Metalle«).

Merke

Je tiefer das System in der Spannungsreihe angeordnet ist, je positiver also das Normalpotenzial ist, umso stärker ist die oxidierende Wirkung (Cu, Ag, Hg, Au, Pt). Diese Metalle sind nur schwer zu oxidieren (»edle Metalle«).

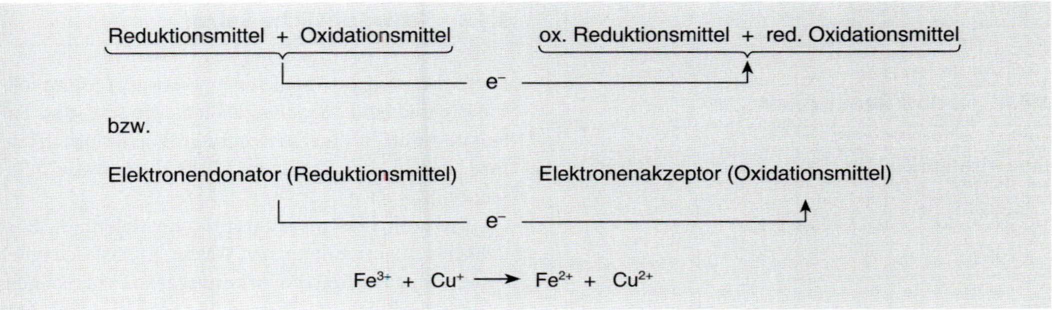

Abb. 3.2. Redox-Reaktion

Auch für Nichtmetalle lässt sich eine Spannungsreihe aufstellen. Oben stehen Se und S, unten Cl und F. F besitzt das positivste Potenzial aller Oxidationsmittel.

Die **Oxidationszahl** (Oxidationsstufe, -zustand, -wert, Ladungswert, Valenzzahl) ist diejenige Ladung, die ein Atom in einem Molekül besäße, wenn das Molekül aus lauter Ionen aufgebaut wäre. Die Oxidationszahl ist demzufolge eine vorzeichenbehaftete Kenngröße zur Charakterisierung einzelner Atome in einer Verbindung. In Formeln wird die Oxidationszahl in Klammern mit römischen Ziffern angegeben, z. B. Fe(III)Cl_3. Das bedeutet, das Eisenatom hat 3 Elektronen abgegeben, ist also 3-wertig. Man kann diese elektrochemische Wertigkeit auch als kleine arabische Ziffer über das Elementsymbol setzen

$$H_2\overset{-2}{S},\ \overset{+4}{S}O_2,\ \overset{+4}{S}O_3^{-2},\ K_2\overset{+6}{S}O_4,\ \overset{-3}{N}H_3,\ \overset{+2}{N}O.$$

Metalle in den Gruppen I–III des PSE bilden Ionen mit positiven Ladungen, deren Zahl gleich der Gruppennummer ist. In diesen Fällen ist die Oxidationszahl gleich der Gruppennummer. Die Summe aller Oxidationszahlen in einem neutralen Molekül ist 0 ($KMnO_4=K^{+1}Mn^{+7}O_4{}^{-8}$). Die Oxidationszahl von Wasserstoff beträgt +1, von Sauerstoff −2.

Merke

Oxidation ist Abgabe von Elektronen. Reduktion ist Aufnahme von Elektronen. Beide Reaktionen sind immer gekoppelt (Redox-Reaktionen) und bilden ein Redox-Paar. Durch Anordnung der Redox-Partner in galvanischen Halbzellen kann man den Elektronenfluss als Spannung messen. Unter Bezug auf die H-Elektrode wird eine Spannungsreihe der Elemente erhalten, die das Redox-Potenzial eines Elements festlegt. Dadurch wird abgeleitet, welche Elemente als Oxidations- oder Reduktionsmittel wirken. Mittels der Nernst'schen Gleichung kann das aktuelle Potenzial unter Berücksichtigung der Konzentration der Redox-Paare errechnet werden.

3.4.4 Redox-Reaktionen

Eine wichtige Reaktion ist die **Knallgasreaktion**:

$$2H_2 + O_2 \rightarrow H_2O + Energie$$

3.4.5 Biochemische Redox-Reaktionen

Bei biologischen Oxidationsprozessen ist Sauerstoff selten direkter Reaktionspartner. Die häufigsten Oxidationsreaktionen sind **Dehydrierungen**. Für Details GK Biochemie ▶ Kap. 3.4 Biologische Oxidation.

3.5 Bildung und Eigenschaften der Salze

3.5.1 Bildung

Salze sind **heteropolare Verbindungen** einer von H-Ionen verschiedenen Kationenart und einer von OH-Ionen verschiedenen Anionenart.

Anorganische Salze entstehen aus

- der Reaktion von Metallen, Metalloxiden oder Metallhydroxiden mit Säuren, z. B. $Fe+2HCl \rightarrow FeCl_2+H_2$;
- aus der Reaktion von Säuren mit Basen (Neutralisation) $NaOH+HCL \rightarrow NaCl+H_2O$.

3.5.2 Eigenschaften

Man unterscheidet zwischen **neutralen, sauren und basischen Salzen**. Bei den neutralen Salzen sind alle ionisierbaren H-Atome der Säure durch Kationen bzw. alle OH-Gruppen der Base, von denen sich die Salze ableiten, durch andere An- bzw. Kationen ersetzt.

Die Salze von starken Säuren und Basen, z. B. NaCl, verursachen bei ihrer elektrolytischen Dissoziation keine Veränderungen des pH-Werts. Die Hydrolyse von Salzen starker Basen mit schwachen Säuren bzw. von schwachen Basen mit starken Säuren verändern den pH-Wert infolge des Dissoziationsverhaltens schwacher Säuren und Basen (▶ Kap. 3.3.4).

3.5.3 Schwerlösliche Salze

Die meisten Salze dissoziieren in wässriger Lösung vollständig und sind gut wasserlöslich. Mg-, Ca- und Ba-Sulfate besitzen eine sehr geringe Wasserlöslichkeit. Ihre Löslichkeit ist durch das **Löslichkeitsprodukt** beschreibbar.

Das Löslichkeitsprodukt (L) ist ein Maß für die Löslichkeit von Verbindungen in Wasser. Es lässt sich unter Anwendung des **Massenwirkungsgesetzes** berechnen.

Bariumsulfat ($BaSO_4$) ist schwer wasserlöslich. Nur wenige Barium- und Sulfat-Ionen gehen in Lösung.

$$Ba^{2+} + SO_4^{2-} \rightarrow BaSO_4$$

$$K = \frac{[Ba^{2+}][SO_4^{2-}]}{[BaSO_4]}; [Ba^{2+}] \cdot [SO_4^{2-}] = L$$

Nichtdissoziiertes Bariumsulfat geht nicht in Lösung und kann deshalb aus der Gleichung ausgeklammert werden. Das Löslichkeitsprodukt L stellt deshalb das Produkt der in Lösung befindlichen Ionen dar. Es ist das Analogon zum Ionenprodukt des Wassers.

KLINIK

Ba^{2+}-Ionen sind sehr toxisch. Trotzdem fand $BaSO_4$ als Röntgenkontrastmittel Anwendung, da sein Löslichkeitsprodukt extrem niedrig ist, d. h. nur sehr wenige Ba^{2+}-Ionen in Lösung gehen.

3.5.4 Elektrochemische Anwendung

Elektrolyse (elektrolytische Zersetzung) besteht in einer beim Stromdurchgang durch einen Elektrolyten hervorgerufenen chemischen Veränderung. Sendet man Gleichstrom durch eine HCl-Lösung, so wandern die Kationen H^+ zur Kathode und die Cl^--Ionen zur Anode (Anionen). Der Strom wandelt die Ionen an den Polen in elektrisch neutrale Atome um, wobei sich **Redox-Reaktionen** abspielen. An der Kathode erfolgt eine Reduktion, an der Anode eine Oxidation, wobei H^+-Ionen an der Kathode in neutrale H-Atome übergehen, die sich zu H_2-Gas vereinen, und an der Anode Cl^- zu Cl oxidiert und Chlorgas Cl_2 gebildet wird.

Merke

Bei der **Elektrolyse** handelt es sich um eine Umkehrung der in einem galvanischen Element ablaufenden Redox-Reaktionen, wenn man durch eine Gleichstromquelle mit genügender Spannung eine Umkehr des Elektronenflusses erzwingt.

3.5.5 Biochemisch wichtige Salze

Wichtige Kationen sind Na^+, NH_4^+, K^+, Mg^{2+}, Ca^{2+}. Wichtige Anionen sind Cl^-, HCO_3^-, $H_2PO_4^-$. Na^+ und Cl^- sind die vorherrschenden Ionen der extrazellulären Flüssigkeit. K^+, Mg^{2+} und HCO_3^- kommen überwiegend intrazellulär vor. Ca^{2+}-Ionen sind sowohl intra- als auch extrazellulär von Bedeutung.

Spurenelemente liegen im Organismus überwiegend in komplexer Bindung vor.

3.6 Ligandenaustausch-Reaktionen

3.6.1 Ligandenaustausch-Reaktionen, Eigenschaften

Der Begriff **Ligand** stammt zunächst aus der Komplex-Chemie für die koordinative Bindung neutraler Moleküle oder negativ geladener Ionen an ein Metall als Zentralatom oder Zentralion. Hierbei sind **Austausch- bzw. Verdrängungsreaktionen** von Liganden an Komplexen möglich, da Komplexbildungsreaktionen durch chemische Gleichgewichte beschreibbar sind (► Kap. 2.2.5).

In der Biochemie versteht man unter Liganden kleine Moleküle, die an spezifische Stellen von Makromolekülen gebunden werden, z. B. Substrate, Coenzyme, Effektoren und Inhibitoren an Enzyme.

3.6.2 Beispiele

Das Fe(II) im Häm des Hämoglobins oder Myoglobins kann O_2 oder CO binden. CO kann den Sauerstoff aus seinen Bindungen am Häm verdrängen und umgekehrt. Co im Cobalamin (Vitamin B_{12}) kann mit verschiedenen Liganden binden.

Im weiteren Sinne sind die **Ionenaustausch- und die Affinitätschromatographie** (Lehrbücher der Biochemie) Beispiele für Ligandenaustausch-Reaktionen.

3.7 Additions-/Eliminierungsreaktionen

Man unterscheidet folgende Reaktionsarten:

- Aufspaltung einer Atombindung durch Homo- oder Heterolyse;
- Additionsreaktionen als Anlagerungen;
- Eliminierungsreaktionen als Abspaltung;
- Substitutionsreaktionen als Ersatz;
- Umlagerungen von Atomgruppen.

Bei der **Homolyse** einer Atombindung wird das bindende Elektronenpaar entkoppelt, sodass radikalische Verbindungen mit einem einsamen Elektron entstehen, die schnell weiter reagieren.

$$A:B \rightarrow A^* + B^*$$

Homolyse ist ein grundlegender Vorgang bei der Spaltung von C–C- und C–H-Bindungen.

Bei der **Heterolyse** einer Atombindung wird das Bindungselektronenpaar von einem der beiden Bindungspartner übernommen. Es entstehen Ionen.

$$A:B \rightarrow A^- + B^+$$

Der Heterolyse unterliegen polarisierte Atombindungen. Dabei können **Carbanionen** C^- und **Carbonium-Ionen** C^+ entstehen.

3.7.1 Additionen, Eliminationen

Additionsreaktionen sind Anlagerungen von Atomen oder Atomgruppen an Moleküle mit Mehrfachbindungen, wobei aus den ungesättigten Molekülen gesättigte entstehen. Eine besondere Bedeutung kommt der Addition an –C=C- und –C=O-Doppelbindungen zu. Eine Addition kann auch an Moleküle mit einem freien Elektronenpaar erfolgen. Additionsreaktionen können nucleophil und elektrophil sein. Eine wichtige Additionsreaktion ist die Anlagerung von Wasser an eine Doppelbindung unter Ausbildung eines Alkohols.

Unter **Eliminierung** versteht man intramolekulare Abspaltungen von 2 Atomen oder Atomgruppen (Ionen, Moleküle) aus einem Kohlenstoff-Gerüst, die zu ungesättigten Verbindungen führen. Die biologisch wichtigste Eliminierung ist die Dehydratisierung (Abspaltung von Wasser aus Alkoholen).

3.7.2 Reaktionen der Carbonylgruppe

Aldehyde können leicht zu Carbonsäuren (R-COOH) oxidiert werden (▶ Kap. 2.3.5). Sie besitzen deshalb reduzierende Eigenschaften. Ketone sind nicht oxidierbar.

Stickstoffbasen (NH_3, Hydrazin, aliphatische Amine) reagieren mit der polaren Carbonylgruppe unter Bildung Schiff'scher Basen (**Aldimine; Ketimine**), da nucleophile Reagenzien leicht an die Carbonylgruppe addiert werden können.

Die Addition eines Alkohols an eine Carbonylgruppe eines Aldehyds führt zu einem **Halbacetal**. Entstammt die CO-Gruppe aus einem Keton entstehen **Hemiketale**.

Reagiert die OH-Gruppe des Halbacetals mit einem weiteren Alkohol entsteht unter Ausbildung einer Etherbindung ein **Acetal**.

3.7.3 Tautomerie, Kondensation

Ketone zeigen zwei tautomere Formen (Keto-Enol-Tautomerie, ◻ Abb. 2.10). Die Tautomerie ist eine Umlagerungsreaktion, die als Wanderung eines Wasserstoffatoms um eine Doppelbindung beschrieben werden kann.

Hydroxyketone lagern sich in die **Endiolform** um, die stark reduzierend ist und dabei in ein Diketon übergeht (◻ Abb. 2.9). Eine physiologisch wichtige Verbindung mit Endiolstruktur ist die Ascorbinsäure (Vitamin C) (◻ Abb. 2.8).

Die **Aldolkondensation** (Aldehyddimerisation) tritt bei Aldehyden ein, die an dem der Aldehydgruppe benachbarten C-Atom mindestens ein Wasserstoffatom tragen.

Ein der Carbonylgruppe benachbartes H-Atom wandert an das O-Atom der zweiten Aldehydgruppe unter Bildung eines Alkohols (◻ Abb. 2.7). Anschließend erfolgt die Ausbildung einer neuen C-C-Bindung. Aldol ist die Abkürzung für Aldehydalkohol.

3.8 Substitutionsreaktionen

3.8.1 Reaktionsablauf, reaktive Teilchen

Man unterscheidet **nucleophile** (anionoide), **elektrophile** (kationoide) und **radikalische Substitutionen**.

3.8.2 Reaktionen am gesättigten Kohlenstoffatom

Erfolgt die Ablösung des bisherigen Liganden vom C-Atom unter Mitnahme beider Bindungselektronen als Anion, so muss auch der neue Substituent ein Anion sein. Der neu eintretende Substituent ist **nucleophil**. Die Substitution ist **anionoid, nucleophil (S_N)**.

Löst sich der alte Ligand unter Zurücklassung der Bindungselektronen als Kation ab, muss der neue Substituent ebenfalls ein Kation sein: **elektrophile, kationoide Substitution (S_E)**.

Nimmt der alte Ligand nur ein Bindungselektron mit (Homolyse), muss der neue Substituent ein Elektron in die Bindung einbringen. Er ist ein Radikal. Der Reaktion liegt eine **radikalische Substitution (S_R)** zugrunde.

3.8.3 Reaktionen am ungesättigten Kohlenstoffatom

Die Reaktionen an ungesättigten Kohlenwasserstoffverbindungen sind v. a. Additionsreaktionen und selten Substitutionen.

3.8.4 Carbonsäureamide

Säureamide leiten sich vom Ammoniak NH_3 durch Ersatz von H durch Säurereste (R–CO- oder R–SO_2-) ab. Von physiologischer Bedeutung sind die primären Amide von Carbonsäuren R–CO–NH_2, wie **Asparagin** und **Glutamin** sowie das Diamid der Kohlensäure **Harnstoff**. Sulfonamide sind Pharmazeutika.

Wird eine Amidbindung zwischen den Carbonylgruppen und den Aminogruppen von Aminosäuren gebildet, entstehen **Peptide**. Die Bindung wird **Peptidbindung** genannt. Säureamidbindungen entstehen auch bei der Verknüpfung der NH_2-Gruppe des Sphingosins mit einer C_{24}-Fettsäure (Ceramid).

3.8.5 Aromaten

An aromatischen Verbindungen, wie dem Benzolkern, finden keine Additionen, sondern **Substitutionen** statt. Substitutionen in ortho(o)- und para(p)-Stellung sind relativ gleichwertig. Substituenten, die vorwiegend in diese Stellungen dirigieren, nennt man **Substituenten 1. Ordnung**. Diese sind Cl, Br, J, –CH_3 (Alkylreste), –OH, –NH_2, –OR (Alkoxylreste). Es handelt sich hierbei um Atome oder Atomgruppen, die überwiegend keine Doppelbindungen enthalten.

Substituenten 2. Ordnung dirigieren in meta (m)-Stellung. Diese sind NO_2, C=O, -CHO, -COOH, -SO_3H. Sie enthalten vielfach eine Doppelbindung.

Der dirigierende Einfluss der Substituenten beruht auf ihrer Polarität. Man unterscheidet zwischen:

- anionoider (negativer, nucleophiler) Substitution durch Substituenten 1. Ordnung: $\bar{Cl}$, $\bar{Br}$, $\bar{J}$, $-\bar{C}H_3$, $-\overset{-+}{OH}$, $\overset{-+}{NH_2}$, $-\overset{-+}{OR}$ und
- kationoider (positiver, electrophiler) Substitution durch Substituenten 2. Ordnung: $\overset{+-}{NO_2}$, $\overset{+-}{C}=\overset{+-}{O}$, $-\overset{-+}{C}\overset{-}{O}\overset{-}{O}\overset{+}{H}$, $-\overset{+-}{SO_3}\overset{+}{H}$.

Ist ein negativer Substituent am Benzolring vorhanden, so wird das bindende C-Atom positiv induziert. Die benachbarten C-Atome sind dann alternierend negativ und positiv. Die umgekehrte Induktion erfolgt bei positiven Substituenten.

Danach kann also nach Bindung von Substituenten 1. Ordnung nur eine kationoide Substitution in o- und

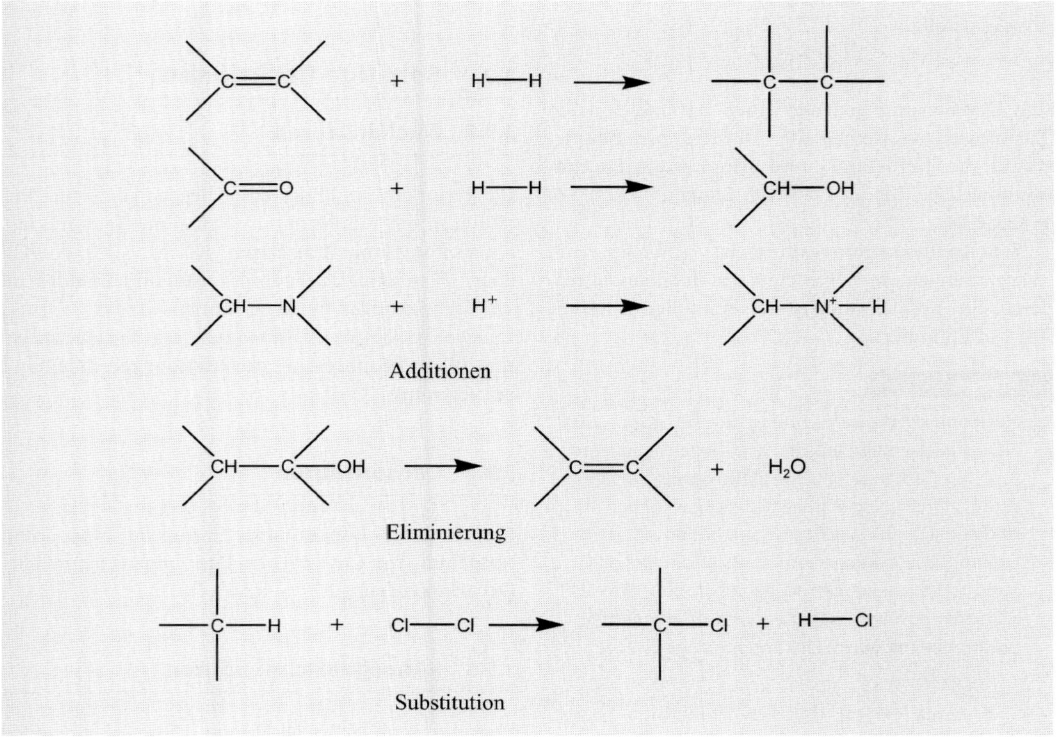

Abb. 3.3. Addition, Eliminierung und Substitution

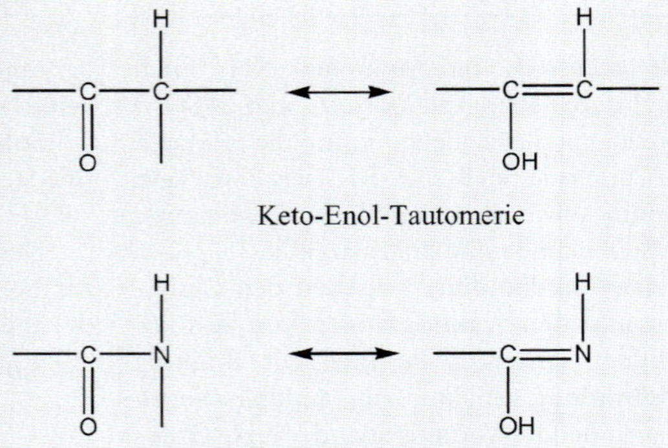

Abb. 3.4. Keto-Enol-Tautomerie und Lactam-Lactim-Tautomerie

p-Stellung erfolgen, bzw. bei der anionoiden Substitution in m-Stellung.

Merke

Additionen, Eliminierungen und Substitutionen spielen im intermediären Stoffwechsel eine wichtige Rolle (Abb. 3.3), z. B. bei der Dehydratation von Hydroxylgruppen enthaltenden Verbindungen oder der Wasseranlagerung an ungesättigte Kohlenwasserstoffe.

Eine **Umlagerung** bedeutet einen intramolekularen Ortswechsel von Atomen oder Atomgruppen. Beispiele sind die **Keto-Enol- und die Lactam-Lactim-Tautomerie** bei Ketonen bzw. bei Aminen (Abb. 3.4) (► Kap. 2.3.4).

Von **Kondensationsreaktionen** spricht man, wenn 2 Verbindungen unter Wasseraustritt miteinander reagieren. Eine Kondensation ist stets eine Folge von Addition und Eliminierung.

Merke

Nucleophil ist die Bezeichnung für eine Gruppe, die als »kernliebendes« Teilchen (z. B. negativ geladene Anionen, Carbanionen) eine **elektrophile Verbindung** angreift. Nucleophile Reaktionen können als Addition, Eliminierung oder Substitution ablaufen. Elektrophile Reaktionen laufen als Additions- oder Substitutionsreaktionen ab. Als elektrophile Species reagieren positive Ionen (Kationen) oder polarisierte Gruppen mit einem Elektronenmangel.

Prüfungsfallstricke

Nucleophil – Gruppierungen, die positive Ladungen anziehen und (in Folge einer polarisierten Bindung) einen Elektronenüberschuss haben; »kernsuchend«.

Elektrophil – Gruppierungen, die infolge eines Elektronenmangels (aus einer polarisierten Bindung) negative Ladungen anziehen.

3.9 Sonstige Reaktionen

3.9.1 Nucleinsäuren

Die Pyrimidin- und Purinbasen liegen in den Nucleinsäuren in der Ketoform vor (Keto-Enol-Tautomerie), um als **komplementäre Basen** (A/T bzw. U und G/C) über Wasserstoffbrückenbindungen miteinander in Wechselwirkungen treten zu können.

Die Nucleotide als Monomere der Nucleinsäuren sind über Phosphorsäurediesterbindungen miteinander verknüpft.

3.9.2 Carbonsäuren

Carbonsäuren können ihre Carboxylgruppe unter Abspaltung von CO_2 abgeben. Den Vorgang nennt man **Decarboxylierung**.

3.9.3 »Anorganische« Säuren

Phosphorsäure, Schwefelsäure und Kohlensäure spielen im intermediären Stoffwechsel eine wichtige Rolle.

Schwefelsäureester sind Bestandteile der Sulfatide, der sauren Mucopolysaccharide und von Konjugationsprodukten von Aromaten, wie den Estrogenen als Ausscheidungsprodukten. Als Säureamide (»Sulfonamide«) finden sie Anwendung in der Therapie bakterieller Infektionen.

Phosphorsäureester sind Bestandteile des intermediären Stoffwechsels. Als Säureanhydride (Polyphosphate) ATP, GTP, CTP und UTP spielen sie eine wichtige Rolle.

Merke

Das **Diamid der Kohlensäure** ist der Harnstoff.

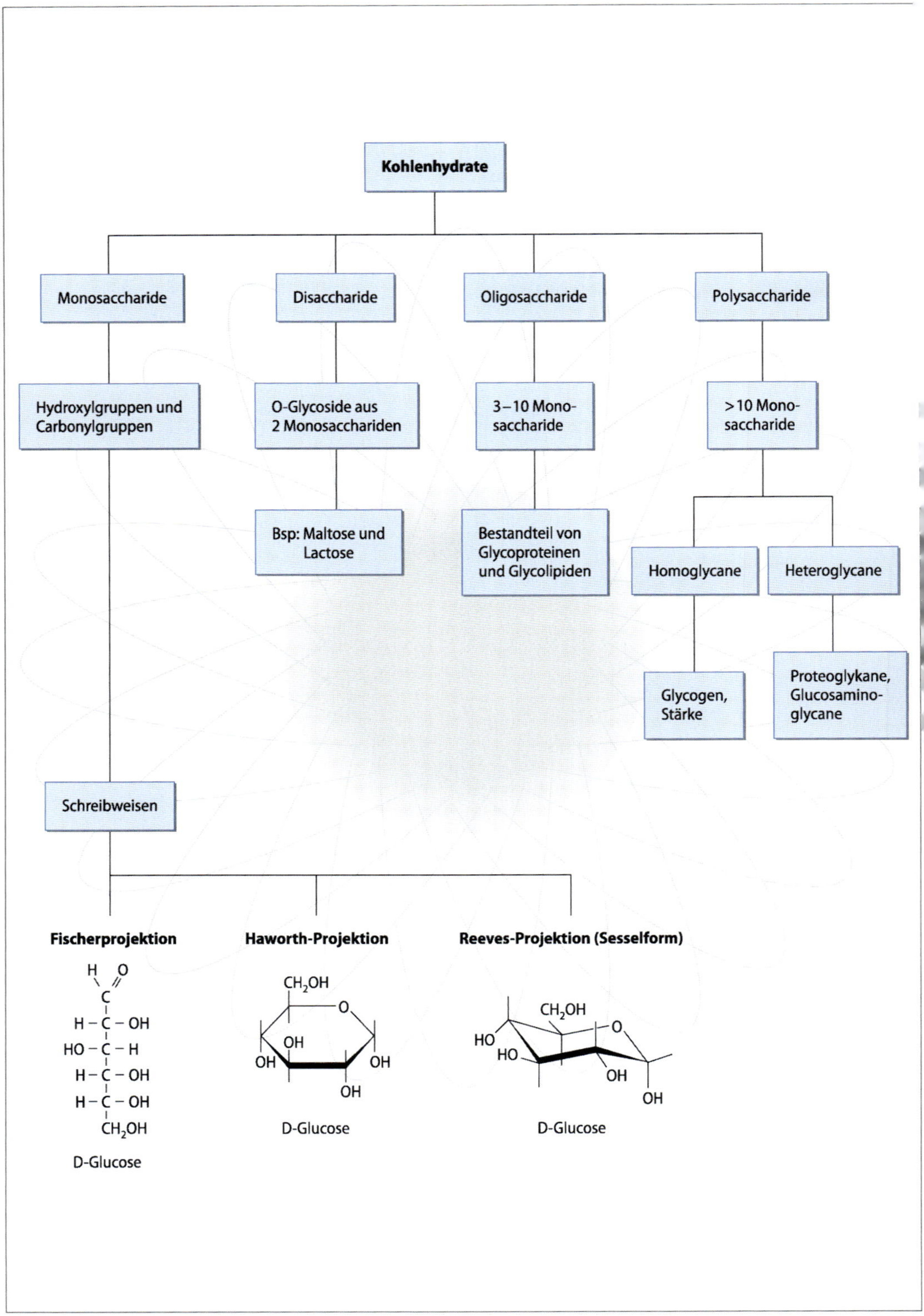

Kohlenhydrate
Monosaccharide
Disaccharide
Oligosaccharide
Polysaccharide
Hydroxylgruppen und Carbonylgruppen
O-Glycoside aus 2 Monosacchariden
3–10 Monosaccharide
>10 Monosaccharide
Bsp: Maltose und Lactose
Bestandteil von Glycoproteinen und Glycolipiden
Homoglycane
Heteroglycane
Glycogen, Stärke
Proteoglykane, Glucosaminoglycane
Schreibweisen
Fischerprojektion
Haworth-Projektion
Reeves-Projektion (Sesselform)
D-Glucose
D-Glucose
D-Glucose

Kohlenhydrate

Mind Map

Kohlenhydrate treten als Mono-, Di-, Oligo- und Polysaccharide auf. Sie spielen als Reservesubstanzen und Energielieferanten sowie Strukturbestandteile im menschlichen Organismus eine wichtige Rolle. Monosaccharide entsprechen überwiegend der Summenformel $C_nH_{2n}O_n$. Monosaccharide treten über glycosidische (acetalische) Bindungen zu Di- und Polysacchariden zusammen. Über N-glycosidische Bindungen mit N-haltigen Agluconen entstehen Nucleoside sowie pharmakologisch bedeutsame Verbindungen (Herzglycoside).

4.1 Monosaccharide

4.1.1 Klassifizierung

Monosaccharide sind die einfachen Verbindungen der Kohlenhydrate. Ihre Grundformel ist $\mathbf{C_n(H_2O)_n}$. Sie enthalten neben Hydroxyl- auch Carbonylgruppen. Steht die Carbonylgruppe am ersten C-Atom (Aldehyd), werden die Vertreter **Aldosen** genannt. Eine Carbonylgruppe am zweiten C-Atom (Keton) definiert **Ketosen**.

Merke

Monosaccharide sind **Oxidationsprodukte** mehrwertiger Alkohole.

Entsprechend der Anzahl von C-Atomen lässt sich eine homologe Reihe von Triosen, Tetrosen, Pentosen, Hexosen, Heptosen usw. definieren. Daher gibt es Aldotriosen und Ketotriosen usw.

4.1.2 Beispiele

Die einfachsten Monosaccharide sind die Aldotriose **Glyceral** (Glyceraldehyd) und die Ketotriose **Dihydroxyaceton**. Der Glyceraldehyd (Glyceral) enthält ein asymmetrisch substituiertes C-Atom und zeigt demzufolge optische Aktivität (Chiralität). Dihydroxyaceton besitzt kein stereogenes Zentrum.

Erythrose ist eine aus 4 C-Atomen bestehende Aldose mit Bedeutung im Pentosephosphat-Zyklus.

Wichtige Pentosen sind die **Ribose** und **2-Desoxyribose** als Aldosen und die **Ribulose** und **Xylulose** als Ketosen.

Hexosen sind **Glucose**, **Galactose** und **Mannose** als Aldosen und die **Fructose** als Ketose.

Die aus 7 C-Atomen bestehende **Sedoheptulose** spielt nur im intermediären Stoffwechsel eine Rolle.

4.1.3 Schreibweisen

Monosaccharide können in der offenkettigen Fischer-Darstellung, jedoch auch in Ringform in den Formel von Haworth oder in der Sesselkonformation dargestellt werden (◘ Abb. 4.1).

4.1.4 Stereochemie

Freie Hexosen liegen immer als Pyranosen vor. Glucose, Fructose, Galactose und Mannose sind Hexosen gut wasserlöslich und kristallisierbar. Ribose und 2-Desoxyribose sind die häufigsten Pentosen. Sie sind nicht durch Hefe vergärbar.

Die häufigsten im menschlichen Organismus vorkommenden Monosaccharide sind D-Pentosen und D-Hexosen (Enantiomere). Diese liegen nur in äußerst geringer Menge als lineare Aldehyde oder Ketone vor. Durch eine intramolekulare Halbacetalbildung zwischen der Carbonylgruppe und einer Hydroxylgruppe kommt es zur Ausbildung von Ringen, die fünfgliedrig (**Furanosen**) oder sechsgliedrig (**Pyranosen**) sein können. Dabei wandert das H-Atom der Hydroxylgruppe an den Sauerstoff der Carbonylgruppe, wobei eine **acetalische (glycosidische) Hydroxylgruppe** entsteht.

Dadurch wird ein neues asymmetrisch substituiertes C-Atom gebildet (bei Aldosen am C1, bei Ketosen am C2), wodurch die Zucker nach der Stellung der OH-Gruppe als α- oder β-Diastereomere (**Anomere**) bezeichnet werden. Bei der α-Form steht die OH-Gruppe unten, bei der β-Form oben in der Haworth-Projektion des Ringsystems. Beide Formen stehen in wässriger Lösung im Gleichgewicht.

Pyranosen und Furanosen sind nicht planar, wie man bei der Betrachtung der Haworth-Formeln annehmen könnte. Sie können ähnlich wie Cyclohexan in der **Sessel- oder Wannenform** vorliegen. Die Sesselform ist die bevorzugte Konformation. Die Substituenten stehen axial bzw. äquatorial (Beispiel Cyclohexan).

Dabei steht bei der α-D-Glucose die glycosidische OH-Gruppe axial (d. h. nach unten senkrecht zur Ringebene), bei der β-D-Glucose äquatorial (angenähert in Ringebene). Die beiden anomeren Formen wandeln sich in wässriger Lösung leicht ineinander um (Mutarotation). Sie unterscheiden sich voneinander im Schmelzpunkt, der Löslichkeit und der spezifischen Drehung polarisierten Lichts.

Unter **Mutarotation** versteht man die Erscheinung, dass beim Auflösen von Monosacchariden (und einigen Disacchariden) in Wasser eine kontinuierliche Änderung der optischen Drehung polarisierten Lichts bis zum Erreichen eines Endwerts erfolgt. Dies beruht auf der Einstellung des Gleichgewichts zwischen den α- und β-Anomeren.

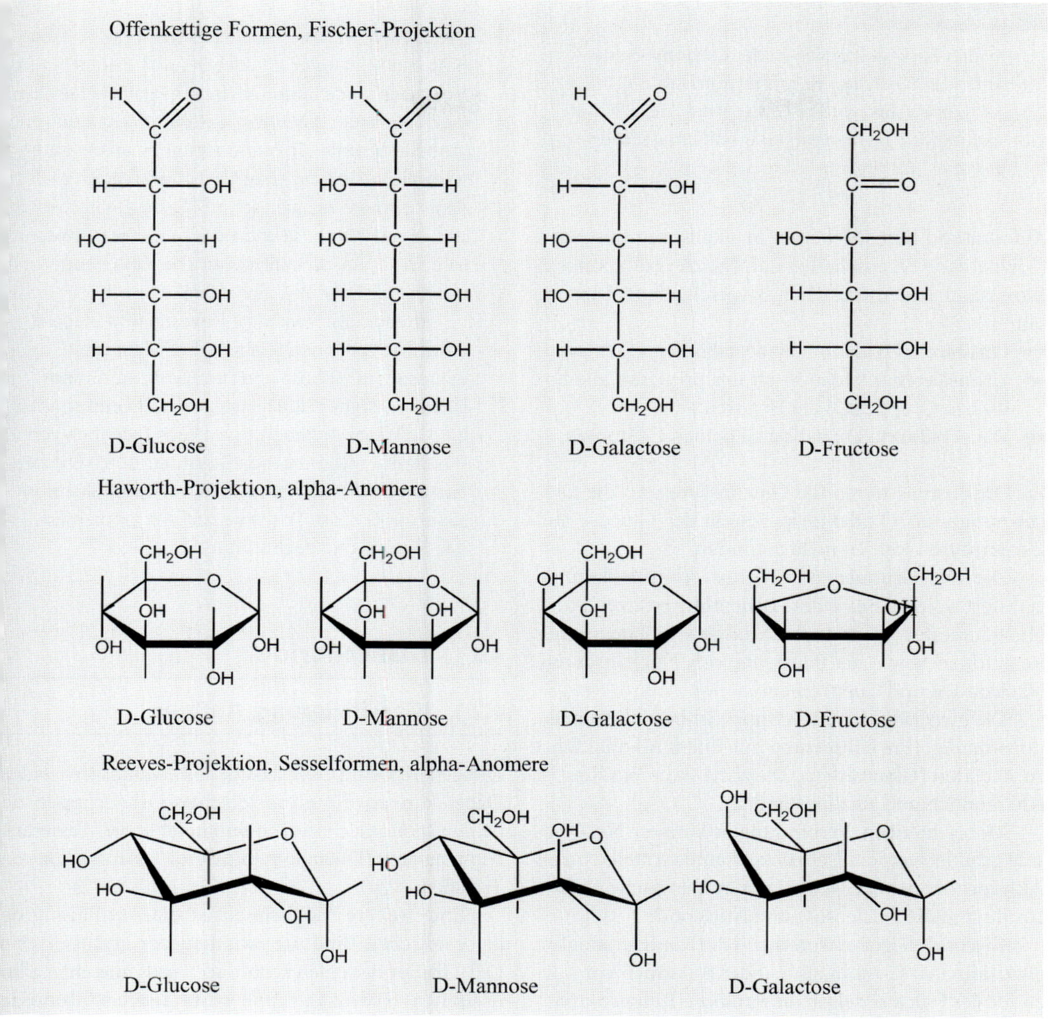

Abb. 4.1. Fischer-Darstellung, Haworth-Projektion und Reeves-Projektion von Monosacchariden

Merke

Die Drehung polarisierten Lichtes (+/–) hat nichts mit der **D- oder L-Konfiguration** zu tun. Die Zuordnung zu D- oder L-Formen der Enantiomere ergibt sich aus der Fischer-Projektion. Die am weitesten von der Carbonylgruppe stehende sekundäre OH-Gruppe bestimmt die Zuordnung unter Bezug auf den D- oder L-Glyceraldehyd. Anomerie wird durch die Stellung der glycosidischen OH-Gruppe bestimmt. Epimerie der physiologisch wichtigen Hexosen ergibt sich aus den Stellungen der OH-Gruppe am C_2 (Mannose) oder C_4 (Galactose).

4.1.5 Reaktionen

Die Reduktion von Monosacchariden führt zu mehrwertigen Alkoholen, z. B.

- Glucose zu Sorbitol,
- Mannose zu Mannitol,
- Fructose zu Sorbitol und Mannitol,
- Galactose zu Galactitol.

Merke

Bei den Zuckeralkoholen ist der **Carbonyl-Sauerstoff** zu einer Hydroxylgruppe reduziert, z. B. D-Glyceraldehyd wird zu Glycerol reduziert. Dieser Alkohol wird nicht mehr mit D und L klassifiziert, weil er nicht chiral ist.

Aldosen und Ketosen weisen in alkalischen Lösungen reduzierende Eigenschaften auf. Durch Oxidation von Monosacchariden entstehen 3 verschiedene Carbonsäuren:
- **Onsäuren**, Oxidation am acetalischen C_1-Atom;
- **Uronsäuren**, Oxidation an der primären alkoholischen Gruppe (C6 bei Hexosen);
- **Zuckersäuren**, Oxidation an beiden C-Atomen.

Im Organismus treten die Gluconsäure und die Glucuronsäure als Oxidationsprodukte der Glucose auf. Zuckersäuren werden nicht gefunden.

Die OH-Gruppen der Monosaccharide können verestert werden. Besondere Bedeutung besitzen Phosphorsäureester als Zwischenprodukte biochemischer Reaktionen sowie als Bausteine von Nucleinsäuren, Nucleotiden und Coenzymen.

Die glycosidische OH-Gruppe ist besonders reaktionsfreudig. Ihre Umsetzung mit einem Alkohol führt zu **Acetalen (Glycosiden).** Die acetalische Bindung ist etherähnlich und alkalibeständig.

Mit N-haltigen Verbindungen können N-Glycoside gebildet werden. Der zuckerfremde Anteil wird als **Aglycon** bezeichnet. Wichtige physiologische N-Glycoside sind die Nucleoside und Nucleotide.

Glycoside liegen entsprechend der Konfiguration am glycosidischen C-Atom als α- oder β-Formen vor. Glycoside der Fructose zeigen die Furanose-Ringstruktur.

Bei Ersatz einer Hydroxylgruppe durch eine Aminogruppe ($-NH_2$) entstehen **Aminozucker**.

Physiologisch wichtige Aminozucker sind Glucosamin und Galactosamin. Die Aminogruppe befindet sich am C2. Sie kann eine Verbindung mit Ethansäure (Essigsäure) eingehen. Dabei entstehen N-Acetyl-Aminozucker.

Merke

Monosaccharide sind die kleinsten Bausteine der **Kohlenhydrate**. Sie stellen die Oxidationsprodukte mehrwertiger Alkohole dar (Aldosen, Ketosen). Entsprechend der Anzahl der C-Atome ergibt sich eine homologe Reihe von **Aldotriosen** bzw. **Ketotriosen** zu den entsprechenden **Pentosen** und **Hexosen**. Monosacccharide besitzen optisch aktive C-Atome. Man unterscheidet D- und L-Zucker. Monosaccharide bilden ein inneres Halbacetal, wodurch ein neues Asymmetrie-Zentrum entsteht (Anomerie). Unter Epimerie versteht man die unterschiedliche Stellung einer OH-Gruppe verschiedener Isomere zu einander, z. B. C_2 der D-Glucose zu C_2 der D-Mannose und/oder zu C_4 der D-Galactose. Die acetalische (glycosidische) OH-Gruppe besitzt eine hohe Reaktionsfähigkeit.

Physiologisch wichtige Hexosen sind Glucose, Galactose, Mannose, Fructose. Die wichtigsten Pentosen sind Ribose und Desoxyribose. Aminozucker entstehen durch Ersatz der OH-Gruppe am C2 durch eine Aminogruppe. Durch Oxidation von Hexosen am C1 entstehen Onsäuren, durch Oxidation am C6 Uronsäuren, z. B. Glucon- und Glucuronsäure aus Glucose. Wichtige Zuckeralkohole sind das Glycerol und das Sorbitol.

4.2 Disaccharide

4.2.1 Klassifizierung, Aufbau

Disaccharide sind O-Glycoside aus 2 Monosacchariden. Dabei können die glycosidischen OH-Gruppen der beiden Monosaccharide miteinander unter Wasseraustritt reagieren (**Dicarbonylbindung**, Disaccharide vom Trehalose-Typ).

Eine weitere Möglichkeit ist die Ausbildung der glycosidischen Bindung zwischen der glycosidischen OH-Gruppe des einen Monosaccharids und einer alkoholischen Hydroxylgruppe eines zweiten Monosaccharids (**Monocarbonylbindung**, Disaccharide vom Maltose-Typ).

4.2.2 Beispiele

Physiologisch wichtige Disaccharide sind Maltose, Isomaltose, Cellobiose, Lactose und Saccharose.

Maltose (Malzzucker) besteht aus zwei 1,4-α-glycosidisch verbundenen Glucosemolekülen. Sie ist ein 1,4-α-D-Glucopyranosido-D-glucopyranosid.

Isomaltose wird aus zwei 1,6-α-glycosidisch gebundenen Glucosemolekülen gebildet. Sie ist eine 1,6-α-D-Glucopyranosido-D-glucopyranose.

Cellobiose ist ein β-Glucosid. Zwei Glucosen sind 1,4-β-glycosidisch miteinander verknüpft. Sie ist ein 1,4-β-D-Glucopyranosido-D-glucopyranosid.

Lactose (Milchzucker) ist ein β-Galactosid. Sie besteht aus Galactose und Glucose, die 1,4-β-glycosidisch gebunden sind. Sie ist ein 1,4-β-D-Galactopyranosido-D-glucopyranosid. Alle diese Disaccharide entsprechen dem Monocarbonyl-Typ.

Saccharose (Rohrzucker, Kochzucker) enthält eine Dicarbonylbindung zwischen Glucose und Fructose. Dabei ist die Glucose α-glycosidisch, die Fructose β-glycosidisch gebunden. Ihre Struktur entspricht einem 1-α-D-Glucopyranosido-2-β-D-fructofuranosid.

Merke

Trehalose ist ein 1,1-α-D-Glucopyranosido-D-glucopyranosid, die in der Hämolymphe von Insekten vorkommt.

4.2.3 Reaktionen

Disaccharide mit Dicarbonylbindungen vom **Trehalose-Typ** wirken nicht reduzierend und zeigen keine Mutarotation (Beispiel: Saccharose).

Disaccharide mit Monocarbonylbindungen vom **Maltose-Typ** wirken reduzierend und zeigen Mutarotation, weil sie noch eine freie glycosidische OH-Gruppe besitzen (Beispiele: Maltose, Isomaltose, Cellobiose, Lactose).

4.3 Oligo- und Polysaccharide

4.3.1 Klassifizierung, Aufbau

Oligosaccharide bestehen aus 3–10 Monosacchariden, Polysaccharide aus mehr als 10 Monosacchariden, die O-glycosidisch miteinander verbunden sind.

Oligosaccharide aus Mannose, Galactose und Aminozuckern sind Bestandteil von **Glycoproteinen**. Die Kohlenhydrat-Ketten sind O-glycosidisch über Serin/Threonin bzw. N-glycosidisch über Asparagin an die Proteine gebunden. Sie enthalten häufig endständig N-Acetyl-Neuraminsäure oder Fucose.

Oligosaccharide, gebunden an Sphingosin (Ganglioside) oder Polyprenole (z. B. an Dolicholphosphate) sind Bestandteil von **Glycolipiden**.

Polysaccharide werden in **Homo- und Heteroglycane** unterschieden.

Homoglycane sind nur aus einem Monosaccharid aufgebaut. Wichtige Vertreter sind die Stärke, das Glycogen und die Zellulose.

Am Aufbau von Heteroglycanen beteiligen sich verschiedene Monosaccharide. Heteroglycane kommen meist in Verbindung mit Peptiden, Proteinen und Lipiden vor. Wichtige Vertreter sind Proteoglycane und Glycosaminoglycane.

4.3.2 Struktur

Stärke besteht aus 2 Komponenten, der Amylose und dem Amylopectin. Amylose ist ein aus 1,4-α-glycosidisch linear verbundenen Glucoseresten aufgebautes Polysaccharid. Sie ist wasserlöslich und bildet mit Iod eine blaue Einschlussverbindung. Im Amylopectin liegen Verzweigungen der Molekülketten durch 1,6-α-glycosidisch gebundene Glucosemoleküle neben den 1,4-Bindungen vor. Amylopectin quillt in Wasser. Stärkemoleküle sind aus 10^4 bis mehr als 10^5 Glucoseeinheiten aufgebaut. Stärke ist das Reservekohlenhydrat von Pflanzen und ein wichtiges Nahrungsmittel.

Glycogen, das Reservekohlenhydrat tierischer Organismen, ähnelt in seinem Aufbau dem Amylopectin, ist aber stärker verzweigt und hat ein wesentlich höheres Molekulargewicht (Leberglycogen 5×10^6, Muskelglycogen 10^6). Durch die büschelförmigen Verzweigungen ist die Molekülgestalt kugelförmig.

Merke

Die **Hauptglycogenvorräte** befinden sich in Muskulatur und Leber. Der Glycogengehalt der Muskulatur beträgt maximal 1% des Feuchtgewichts (insgesamt 250 g). In der Leber sind es 10% (insgesamt 150 g). Glycogen kommt außer in den Erythrozyten in allen Körperzellen vor.

Zellulose ist Bestandteil pflanzlicher Zellwände. Sie bildet faserartige Strukturen aus. Dies wird durch den Aufbau aus β-1,4-verknüpften Glucoseeinheiten erreicht. Zellulose kann im Magen-Darm-Trakt des Menschen nicht abgebaut werden (Ballaststoff).

Weitere in der Natur verbreitete Polysaccharide sind

- **Inulin**, bestehend aus 1,2-β-glycosidisch verknüpften Fructosemolekülen, kann zu Nierenfunktionsdiagnostik verwendet werden;
- **Pectine**, aus Galacturonsäure aufgebaut, die mit Methanol verestert ist, bewirkt das Gelieren von Fruchtsäften;
- **Chitin**, ein aus N-Acetylglucosamin bestehendes Kohlenhydrat; ist die Gerüstsubstanz von Insekten und Krebsen;
- **Dextran**, bestehend aus 1,6-α-glycosidisch verbundenen Glucosemolekülen, ist Bestandteil von Infusionslösungen.

Der Heteroglycananteil der **Proteoglycane** wird durch **Glycosaminoglycane** repräsentiert.

Diese bestehen aus langen Ketten sich wiederholender Disaccharideinheiten aus einem Aminozucker und einer Uronsäure bzw. Galactose. Wichtige Vertreter sind:

- **Hyaluronsäure:** [1,4-β-N-Acetylglucosamin-1,3-β-glucuronat]$_n$;
- **Chondroitin-6-sulfat:** [1,4-β-N-Acetylgalactosamin-6-sulfat-1,3-β-glucuronat]$_n$;
- **Chondroitin-4-sulfat:** [1,4-β-N-Acetylgalactosamin-4-sulfat-1,3-β-glucuronat]$_n$;
- **Dermatansulfat:** [1,4-β N-Acetylgalactosamin-4-sulfat-1,3–α-iduronat]$_n$
- Iduronsäure ist ein Strukturisomeres der Glucuronsäure.
- **Heparin:** [1,4-α-Glucosamin-1,4-β-glucuronsäure oder –1,4-α-Iduronsäure]$_n$;
- **Keratansulfat:** [1,3-β-N-Acetylglucosamin-1,4-β-galactose]$_n$.

KLINIK

Hyaluronsäure ist Bestandteil der **Synovialflüssigkeit**, des **Knorpels** und der **Grundsubstanz der Nabelschnur**. Chondroitin- und Dermatansulfate sind am Aufbau der der **extrazellulären Matrix des Knorpels und des Knochens** beteiligt. Heparin wirkt gerinnungshemmend und zusammen mit den Heparansulfaten der Endothelzellmembran aktivierend auf die **Lipoprotein-Lipase**. Heparansulfate auf der luminalen Seite der Endothelien schaffen eine nicht benetzbare Oberfläche, die eine spontane Aktivierung der Blutgerinnung verhindert.

Ein Proteoglycan-Komplex aus Knorpel (Aggrecan) zeigt folgenden Aufbau: an ein 400–4000 nm langes Hyaluronsäure-Molekül sind bis zu 100 Linkerproteine gebunden. Jedes Linkerprotein bindet etwa 50 Keratansulfat- und 100 Chondroitinsulfatketten. In diesem Komplex beträgt der Proteinanteil 5%.

Glycosaminoglycane binden erhebliche Mengen an Wasser und Kationen.

Prüfungsfallstricke

Glycosaminoglycane sind keine Bestandteile des Zytoskeletts, sondern der Interzellularsubstanz und der Basalmembranen.

Heparin ist keine Komponente des Bindegewebes, sondern Bestandteil der Granula von Mastzellen und Granulozyten.

Merke

Durch die glycosidische Bindung zwischen der acetalischen OH-Gruppe eines Zuckers mit OH-Gruppen anderer Zucker entstehen **Di-, Oligo- und Polysaccharide**. Reagieren 2 Monosaccharide mittels ihrer glycosidischen OH-Gruppe miteinander, entstehen Disaccharide vom Dicarbonyl-Typ, die keine reduzierenden Eigenschaften und Mutarotation besitzen. Disaccharide vom Monocarbonyl-Typ reduzieren und zeigen Mutarotation. Maltose, Isomaltose, Lactose (Monocarbonyle) und Saccharose (Dicarbonyl-Typ) sind wichtige Disaccharide.

Polysaccharide unterteilt man in Homo- und Heteroglycane. Die Homoglycane Stärke, Glycogen und Cellulose bestehen nur aus Glucose. Die wichtigsten Heteroglycane sind die Glycosaminoglycane, die aus sich wiederholenden Disaccharideinheiten aus acetyliertem oder sulfatiertem Glucosamin oder Galactosamin und v. a. Uronsäuren bestehen.

Oligosaccharide sind Strukturbestandteile von Glycoproteinen und Glycolipiden. Sie enthalten häufig endständig Neuraminsäure oder Fucose.

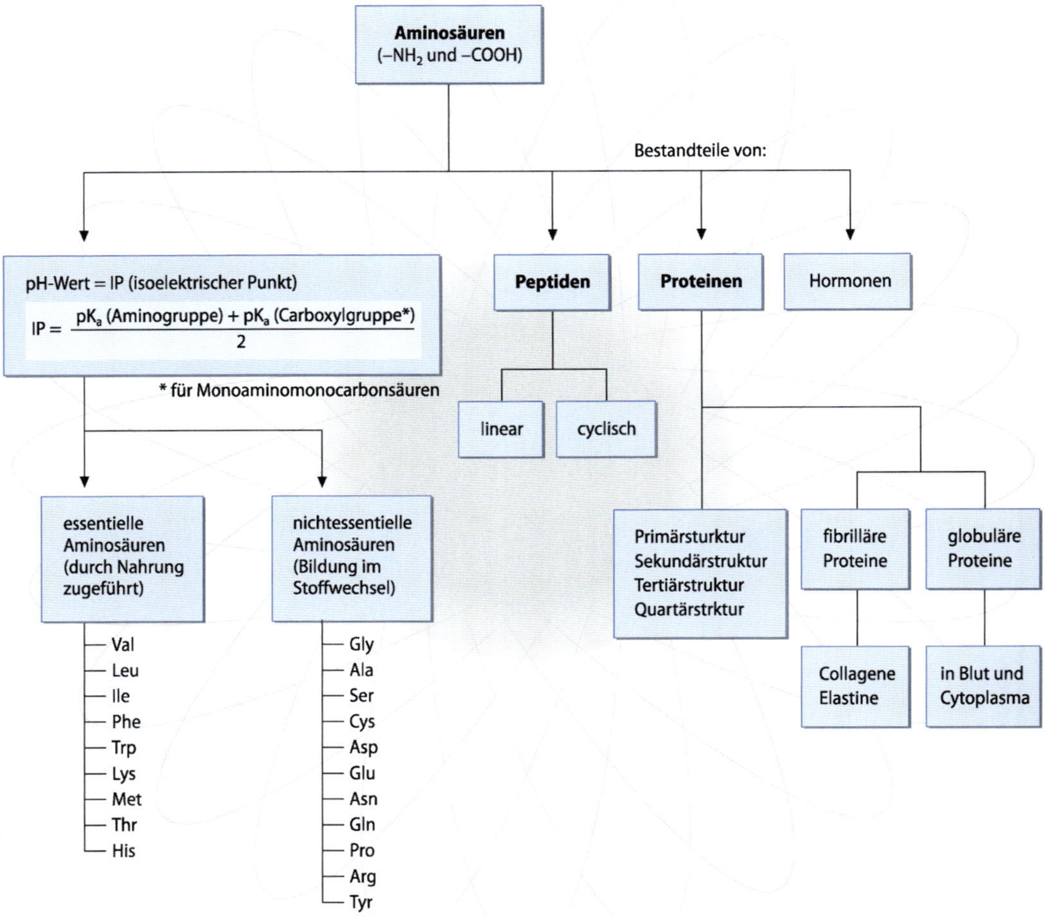
Aminosäuren
(–NH_2 und –COOH)
Bestandteile von:
pH-Wert = IP (isoelektrischer Punkt)
$IP = \frac{pK_a\text{ (Aminogruppe)} + pK_a\text{ (Carboxylgruppe*)}}{2}$
* für Monoaminomonocarbonsäuren
Peptiden
Proteinen
Hormonen
linear
cyclisch
essentielle Aminosäuren (durch Nahrung zugeführt)
nichtessentielle Aminosäuren (Bildung im Stoffwechsel)
Val
Leu
Ile
Phe
Trp
Lys
Met
Thr
His
Gly
Ala
Ser
Cys
Asp
Glu
Asn
Gln
Pro
Arg
Tyr
Primärsturktur
Sekundärstruktur
Tertiärstruktur
Quartärstrktur
fibrilläre Proteine
globuläre Proteine
Collagene
Elastine
in Blut und Cytoplasma

5 Aminosäuren, Peptide, Proteine

Mind Map

Aminosäuren sind die monomeren Bestandteile von Peptiden und Proteinen. Die Peptidbindung (Säureamidbindung) ist das grundlegende Bauprinzip der Aminosäuresequenz. Polypeptide und Proteine besitzen übergeordnete Strukturen, die unter dem Begriff Konformation zusammengefasst werden können. Die Konformation bestimmt die Funktionen der Proteine.

5.1 Aminosäuren

5.1.1 Klassifizierung

Aminosäuren enthalten die beiden funktionellen Gruppen $-NH_2$ und $-COOH$. Von besonderer Bedeutung als Bestandteil von Peptiden und Proteinen sind die L-α-Aminosäuren der in ◘ Abbildung 5.1 dargestellten allgemeinen Formel.

Ferner sind sie Ausgangsstoffe für biologisch wichtige Verbindungen (z. B. Hormone).

Daneben haben auch β- und δ-aminosubstituierte Carbonsäuren Stoffwechselbedeutung.

Eine Einteilung der proteinogenen Aminosäuren kann nach verschiedenen Gesichtspunkten erfolgen:

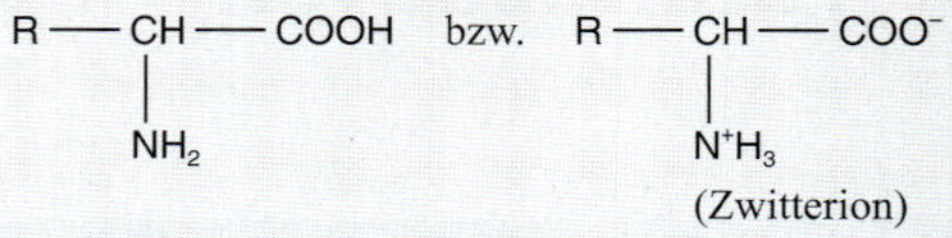

◘ **Abb. 5.1.** Allgemeine Formel der L-α-Aminosäuren

- Aminosäuren mit aliphatischen oder zyklischen Resten,
- Aminosäuren mit zusätzlichen funktionellen Gruppen, z. B. $-NH_2$, $-COOH$, OH–, SH–, Imidazol-, Indol-, Phenyl-, Guanidino- und Säureamidgruppen,

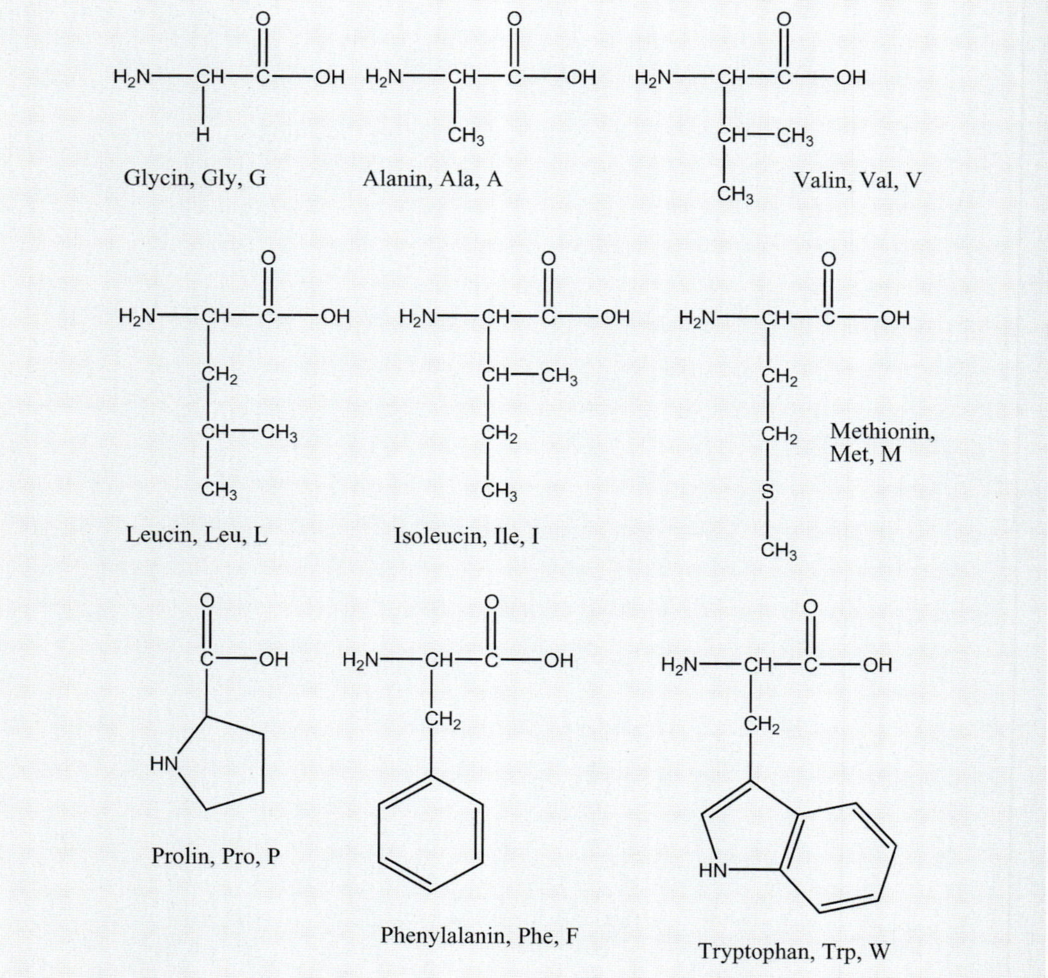

◘ **Abb. 5.2.** Aminosäuren mit apolaren aliphatischen oder aromatischen Seitenketten

- nach der Anzahl der C-Atome,
- nach der Hydrophilie bzw. Hydrophobizität (Eigenschaften) der Seitenkette R.

Die letzte, nach funktionellen Gesichtspunkten erfolgte Einteilung wird in der Biochemie bevorzugt.

Apolare aliphatische oder aromatische Seitenketten besitzen die Aminosäuren Glycin (Gly, G), Alanin (Ala, A), Valin (Val, V), Leucin (Leu, L), Isoleucin (Ile, I), Methionin (Met, M), Prolin (Pro, P), Phenylalanin (Phe, F) und Tryptophan (Trp, W) (■ Abb. 5.2).

Polare, ungeladene Seitenketten haben die Aminosäuren Serin (Ser, S), Threonin (Thr, T) (Hydroxylgruppe), Asparagin (Asn, N), Glutamin (Gln, Q) (Säureamidgruppe), Cystein (Cys, C) (Sulfhydrylgruppe), Selenocystein (Sec) (Selenwasserstoffgruppe) und Tyrosin (Tyr, Y) (p-Hydroxyphenylgruppe) (■ Abb. 5.3).

Polare, geladene Seitenketten treten in den Aminosäuren Asparaginsäure (Asp, D), Glutaminsäure (Glu, E) (Carboxylgruppe = saure Aminosäuren) (■ Abb. 5.4), Histidin (His, H) (Imidazolrest), Lysin (Lys, K) (ε-Aminogruppe), Arginin (Arg, R) (Guanidinogruppe). Die letzten 3 Aminosäuren werden als basische Aminosäuren bezeichnet (■ Abb. 5.5).

Eine weitere Einteilungsmöglichkeit ergibt sich mit der Frage, ob Aminosäuren im menschlichen Organismus synthetisiert werden können oder nicht: **Essenzielle Aminosäuren** müssen mit der Nahrung zugeführt werden. Dazu gehören Val, Leu, Ile, Phe, Trp, Lys, Met, Thr und His. Die **nichtessenziellen Aminosäuren** (Gly, Ala, Ser, Cys, Asp, Glu, Asn, Gln, Pro, Arg, Tyr) werden im Stoffwechsel gebildet.

Nicht proteinogene Aminosäuren (mehr als 100 in den verschiedensten Organismen) üben spezielle Stoffwechselfunktionen aus. Beispiele aus der menschlichen Biochemie sind Ornithin, Citrullin, Dihydroxyphenylalanin, Homocystein, Homoserin, 5-Hydroxytryptophan.

5.1.2 Eigenschaften

Mit Ausnahme des Glycins sind Aminosäuren optisch aktiv. Die 22 in Proteinen vorkommenden Aminosäuren (**proteinogene Aminosäuren**) gehören der **L-Konfiguration** an.

Prüfungsfallstricke

Prolin ist keine Aminosäure, sondern eine Pyrrolidincarbonsäure.

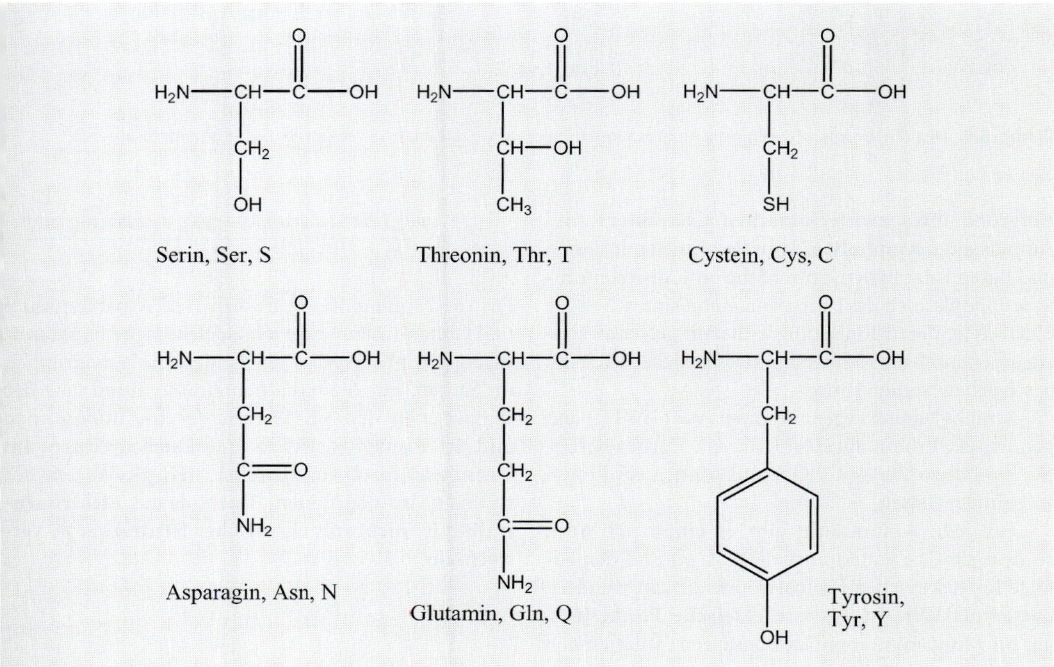

■ **Abb. 5.3.** Aminosäuren mit polaren, ungeladenen Seitenketten

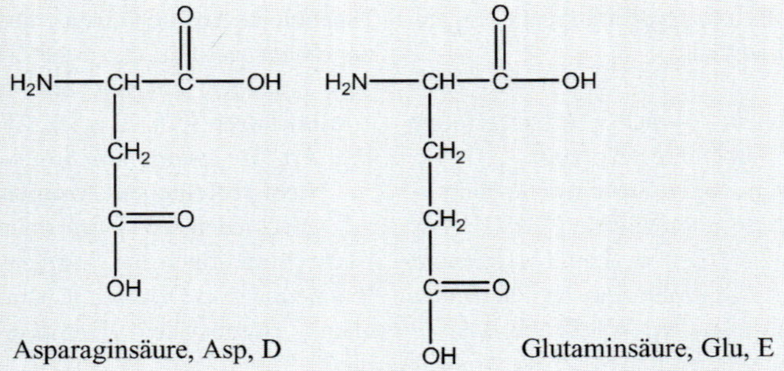

Abb. 5.4. Asparaginsäure und Glutaminsäure als Aminosäuren mit polaren, geladenen Seitenketten (saure Aminosäuren)

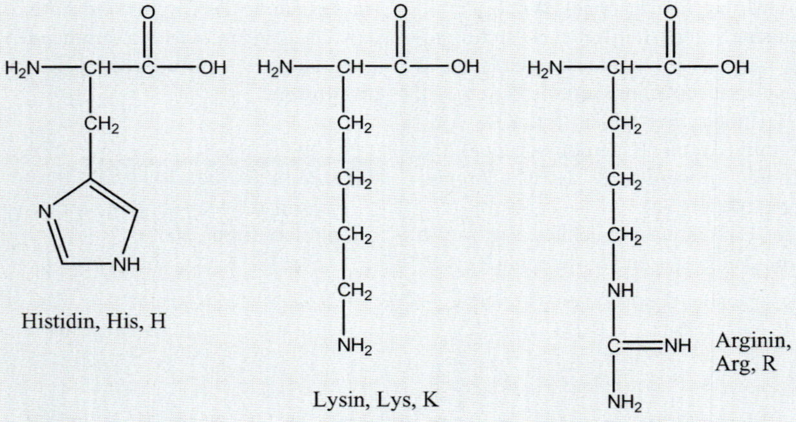

Abb. 5.5. Histidin, Lysin und Arginin als Aminosäuren mit polaren, geladenen Seitenketten (basische Amniosäuren)

Aufgrund ihres **zwitterionischen Charakters** sind Aminosäuren **Ampholyte,** denn sie können mit Säuren und Basen Salze bilden. Sowohl die protonisierte Aminogruppe als auch das Carboxylatanion sind schwache Elektrolyte, deren Ionisationsverhalten getrennt voneinander durch die Henderson-Hasselbalch-Gleichung beschrieben werden kann.

Aminogruppen liegen protoniert vor ($-N^+H_3$) und können ein Proton abgeben (Säuren). Carboxylgruppen sind dissoziiert ($-COO^-$) und können ein Proton aufnehmen (Basen).

Für jede Aminosäure gibt es einen pH-Wert, an dem sie als Zwitterion vorliegt (s. o.) und demzufolge im elektrischen Gleichstromfeld nicht wandert. Dieser pH-Wert ist der **isoelektrische Punkt (IP),** der für Monoaminomonocarbonsäuren zwischen den pK-Werten der Amino- und Carboxylgruppen um pH 6 liegt.

$$IP = \frac{pK_a\,(A\min ogruppe) + pK_a\,(Carboxy\lg ruppe)}{2}$$

Für die Monoaminodicarbonsäuren Asparaginsäure und Glutaminsäure liegt der isoelektrische Punkt zwischen den pK_a-Werten der beiden Carboxylgruppen im Sauren. Für die basischen Aminosäuren liegt der IP zwischen den pK-Werten der α-Aminogruppe und der zweiten basischen funktionellen Gruppe im Basischen (für Lysin zwischen den pK-Werten der α- und ε-Aminogruppen). Das bedeutet: **Elektroneutralität ist nicht mit chemischer Neutralität zu verwechseln.**

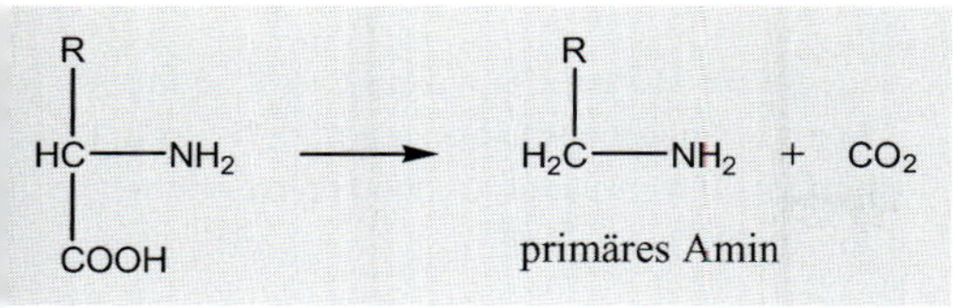

Abb. 5.6. Bildung von Aminen durch Abspaltung einer Carboxylgruppe

Merke

Monoaminomonocarbonsäuren puffern am isoelektrischen Punkt nicht.

Saure und basische Aminosäuren hingegen puffern am isoelektrischen Punkt.

Die Abspaltung der Carboxylgruppe (Decarboxylierung) führt zur Bildung von Aminen (Abb. 5.6).

Einige Aminosäuren unterliegen **posttranslationalen Modifikationen**. Diese sind:

- Hydroxylierungen von Lysin und Prolin in den Kollagenen,
- Methylierungen von Lysin, Histidin, Arginin z. B. in Histonen,
- Acetylierung von Lysin in Histonen,
- Phosphorylierung von Serin, Threonin und Tyrosin in vielen Enzymen,
- γ-Carboxylierung von Glutamat bei Blutgerinnungsfaktoren und anderen calciumbindenden Proteinen.

5.1.3 Beispiele

Auf proteinogene und nicht proteinogene Aminosäuren mit Stoffwechselbedeutung, essenzielle und nichtessenzielle Aminosäuren wurde verwiesen.

5.1.4 Reaktionen

Die Carboxylgruppe der Aminosäuren kann **verestert** und **amidiert** werden. Die Aminogruppe ist mit Acylresten umsetzbar.

Die SH-Gruppe des Cysteins kann mit einem benachbarten Cysteinrest durch Oxidation eine **Disulfidbrücke** bilden (Cystin) (Abb. 5.7). Sulfhydrylgruppen sind an Redox-Reaktionen beteiligt.

Die OH-Gruppen von Aminosäuren werden v. a. mit Phosphorsäure verestert.

Eine allgemeine Nachweisreaktion für Aminosäuren mit geringer Empfindlichkeit ist die **Ninhydrinreaktion**. Der Aminosäure-Nachweis mit **Fluoreszenzfarbstoffen** erhöht die Nachweisempfindlichkeit um ein Vielfaches.

5.2 Peptide

5.2.1 Klassifizierung und Aufbau

Es gibt **lineare** und **zyklische** Peptide. Aminosäuren kondensieren über ihre Amino- und Carboxylgruppen unter Wasseraustritt zu Peptiden (Abb. 5.8).

Diese Säureamid-Bindung wird **Peptidbindung** genannt. Sie ist Mesomerie-stabilisiert, d. h. die Doppelbindung ist nicht eindeutig der CO-Gruppe, sondern auch anteilig der NH-Gruppierung zuzuordnen (partielle Doppelbindung). Sie ist sehr resistent gegenüber Säure- oder Basenhydrolyse. Infolge der Mesomerie ist sie planar. Die in Proteinen auftretende Peptidbindung hat überwiegend eine trans-Konfiguration. Eine cis-Konfiguration ist bei Peptidbindungen möglich, an deren Ausbildung Prolin beteiligt ist (Abb. 5.9).

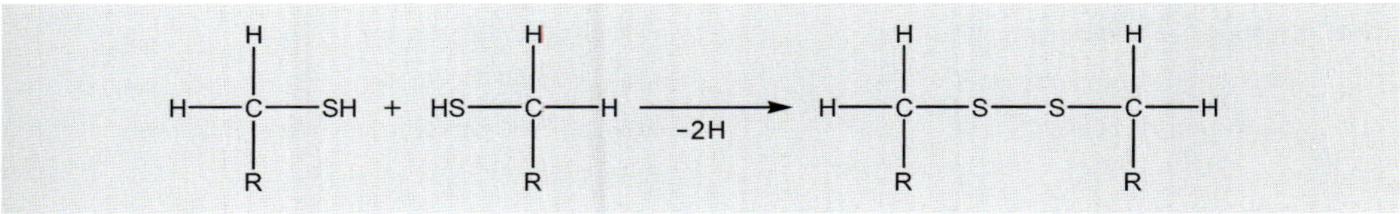

Abb. 5.7. Bildung einer Disulfidbrücke

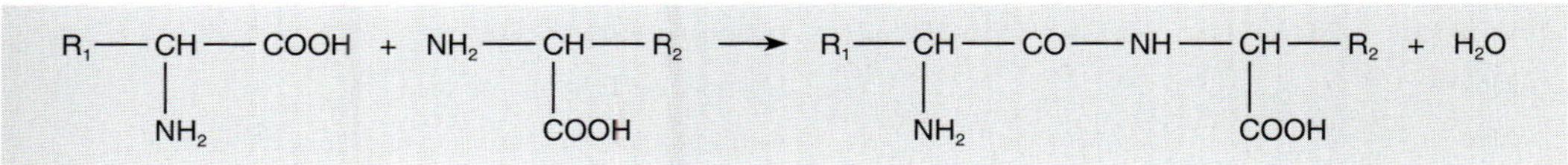

Abb. 5.8. Bildung von Peptiden

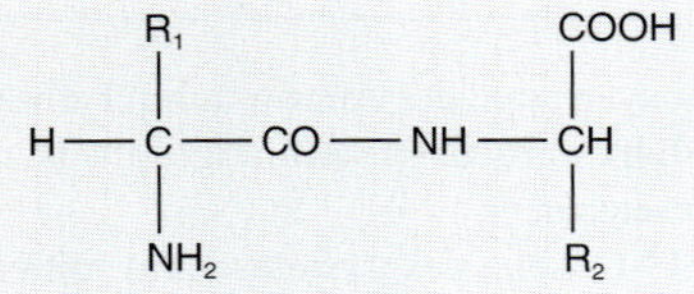

Abb. 5.9. Transfiguration der Peptidbindung

Merke

Je nach Anzahl der aufbauenden Aminosäuren erhält man Di-, Tri- oder Oligopeptide (bis 10 Aminosäuren). Bis zu etwa 100 Aminosäuren (Molekulargewicht etwa 10.000) spricht man von Polypeptiden, darüber von Proteinen. Der Übergang ist fließend.

Die meisten Proteine enthalten bis zu 2000 Aminosäuren, Ausnahme **Titin** (einkettiges Muskelprotein mit 27.000 Aminosäuren; Molekulargewicht: 3×10^6). Proteine mit Molekulargewichten über 60.000 sind häufig aus mehreren Polypeptidketten aufgebaut. Die physikalisch-chemischen und biologischen Eigenschaften eines Peptids werden durch seine **Aminosäurereste** bestimmt.

Prüfungsfallstricke

An welchen Pol eines elektrischen Gleichstromfeldes wandert ein Peptid mit der Sequenz Glu-His-Trp-Ser-Gly-Leu-Arg-Pro-Gly bei pH 3 oder pH 11?
▼

Bei pH 3 hat das Peptid eine Nettoladung von +2 und wandert deshalb zur Kathode. Bei pH 11 beträgt die Nettoladung –1 und damit wandert es zur Anode.

Zu Verbindungen mit Peptidstruktur gehören zahlreiche Hormone (Tab. 5.1).

Das Tripeptid **Glutathion** (Glu-Cys-Gly) ist aufgrund seiner SH-Gruppe in Redox-Reaktionen der Zellen einbezogen und spielt eine wichtige Rolle bei der Abwehr oxidativen Stresses (Abb. 5.10).

Merke

Durch **Wasserabspaltung zwischen Carboxyl- und Aminogruppen** von Aminosäuren entstehen Peptidbindungen (Säureamidbindungen), die Mesomerie-stabilisiert und damit planar sind. Die Peptidbindung ist das Bauprinzip von Peptiden und Proteinen. Die Eigenschaften von Peptiden und Proteinen werden durch die Aminosäure-Seitenketten bestimmt. Peptide spielen als Mediatorstoffe eine wichtige Rolle bei physiologischen und pathologischen Prozessen.

5.2.2 Peptidbindungen

Zu Peptidbindungen siehe die Ausführungen in ► Kap. 5.2.1 und ► Kap. 5.3.2.

Tab. 5.1. Peptidhormone

Peptid	Aminosäurereste	Funktion
TRH (Thyreotropin releasing hormone)	3	Stimulierung der TSH-Sekretion
CRH (Corticotropin releasing hormone)	41	Stimulation der ACTH-Sekretion
ACTH (Adrenocorticotrophes Hormon)	36	Stimulierung der Glucocorticoidsynthese und -sekretion
Vasopressin	9	Blutdruckregulation, Wasserdiurese
Oxytocin	9	Stimulierung der Kontraktion glatter Muskulatur (Uterus, Milchdrüse)
Angiotensin II	8	Aldosteronsekretion, Blutdruckregulation
Endorphine	10–30	Liganden der Opiat-Rezeptoren
Enkephaline	5	Liganden der Opiat-Rezeptoren
Insulin	51	Regulation von Kohlenhydrat- und Lipidstoffwechsel
Glucagon	29	Regulation des Kohlenhydratstoffwechsels

Abb. 5.10. Glutathion

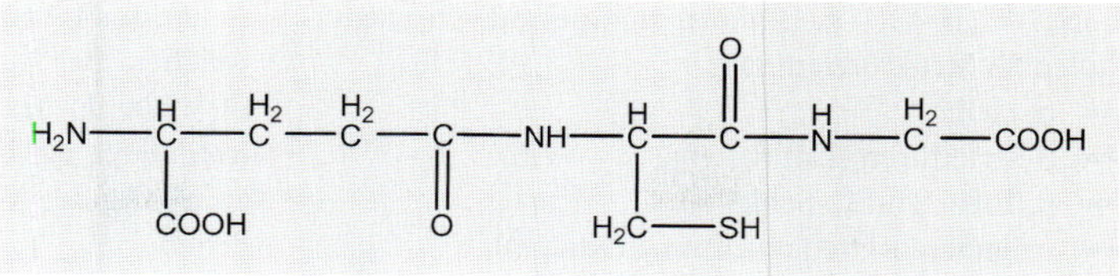

5.2.3 Reaktionen

Zur Aufklärung der Struktur und Sequenz von Peptiden spielt die Massenspektrometrie die wichtigste Rolle.

5.3 Proteine

5.3.1 Klassifizierung, Aufbau

Proteine sind lineare unverzweigte Polykondensationsprodukte von Aminosäuren. Sie sind Kolloide. Sie weisen osmotische Eigenschaften auf, die als **kolloidosmotischer oder onkotischer Druck** bezeichnet werden. Proteine sind Polyelektrolyte aufgrund ihres Gehalts an sauren und basischen Aminosäuren.

Proteine sind molekulare Maschinen, die Moleküle selektiv erkennen, binden, transportieren oder verändern. Sie leisten chemische und mechanische Arbeit. Proteine üben demzufolge viele Funktionen im Organismus aus (Tab. 5.2).

Proteinstrukturen

Primärstruktur

Die **Aminosäuresequenz oder die Primärstruktur** ist die Folge der über Peptidbindungen verbundenen Aminosäuren in einem Peptid bzw. Protein. Die Sequenz wird so geschrieben, dass die Aminosäure mit freier NH_2-Gruppe links (N-terminales Ende) und die Aminosäure mit freier COOH-Gruppe am weitesten rechts steht (C-terminales Ende). Dies entspricht dem Verlauf der Peptidbindung –C→NH–.

Die Sequenz der Aminosäuren bestimmt die räumliche Struktur (Konformation) und die Funktionen. Proteine können in den Zellen unterschiedliche Funktionen ausüben. So sind die Linsen-Crystalline Strukturproteine der Augenlinse. Sie wirken aber in anderen Körperzellen auch als Hitzeschockproteine, Chaperone und Enzyme.

Tab. 5.2. Funktionen von Proteinen

Protein	Funktion
Enzym	Biokatalysator
Hormon	Regulator
Kollagen	Bestandteile der extrazellulären Matrix und des Bindegewebes
Membranproteine	Rezeptoren, Transporter, Ionenkanäle
Actin/Myosin	Muskelkontraktion, Zytoskelett
Fibrinogen/Fibrin	Blutgerinnung, Schutz vor Blutverlusten
Immunglobuline	Schutz vor Infektionen, Abwehr

Homologe Proteine. Die Aminosäuresequenz ist genetisch determiniert. Proteine, die von einem gemeinsamen Urgen abstammen, werden als homologe Proteine bezeichnet (z. B. die Proteine der Globin- und Immunglobulin-Superfamilien). Sie sind das Ergebnis einer **divergenten Evolution**.

Der Sequenzvergleich homologer Proteine ergibt,

- dass bestimmte Aminosäuren in der Sequenz nicht austauschbar, also invariant und essenziell für die Struktur und Funktion sind;
- dass konservierte Reste einen Austausch mit chemisch sehr ähnlichen Resten zulassen (Asp-Glu, aber nicht Asp-Arg) und deshalb ebenfalls strukturell bedeutsam sind;
- dass variable Aminosäuren, v. a. an der Proteinoberfläche lokalisiert, ausgetauscht werden, ohne Veränderungen in Struktur und Funktion zu induzieren. Nur etwa 40% der Aminosäuren in der Cytochrom c-Familie (Evolutionsdauer ca. 2 Milliarden Jahre) sind variant, was beweist, dass sich in der Evolution Sequenzmotive mit essenziellen Funktionen durchsetzen konnten.
- Der Sequenzvergleich homologer Proteine kann zur Konstruktion phylogenetischer Stammbäume verwendet werden.

Analoge Proteine. Ähnliche Tertiärstrukturen als Bestandteile von Domänen (s. u.) können sich auch unabhängig voneinander in der Evolution entwickeln (**konvergente Evolution**). Das Ergebnis sind analoge Proteine.

Sekundärstruktur

Die Sekundärstrukturen der Proteine ergeben sich aus der Faltung des Rückgrats der Polypeptidkette

$(-NH-C_{\alpha}H-CO-)_n$ in Form sich periodisch wiederholender Strukturelemente:
- α-Helix;
- β-Strukturen (Faltblätter);
- β-Turns und Ω-Schleifen;
- irreguläre Kettenanordnung (Knäuel).

Die **α-Helix** ist eine rechtsgewundene Schraube mit 3,6 Aminosäuren pro Windung und einem Gangunterschied (Identitätsperiode) von 0,54 nm. Die Struktur wird durch H-Brücken stabilisiert, die sich parallel zur Helixachse zwischen den NH- und CO-Gruppen der Peptidbindungen ausbilden. Die Aminosäureseitenketten weisen nach außen. Die durchschnittliche Länge einer Helix in einem globulären Protein beträgt 10 Aminosäuren =1,5 nm. Prolin unterbricht die helicale Faltung.

In den Kollagenen treten **suprahelicale Strukturen** auf. Ein Tropokollagenmolekül besteht aus 3 linksgängigen Einzelhelices, die sich zu einer rechtsgängigen Tripelhelix zusammenlagern. Doppelhelices finden sich in den α-Keratinen der Haare und in den schweren Ketten des **Myosins**.

Im **β-Faltblatt** ist die Polypeptidkette zick-zackförmig gefaltet, wobei die gefalteten Polypeptidketten parallel oder antiparallel angeordnet sind. Die Strukturen werden durch H-Bindungen stabilisiert, die sich zwischen den benachbart liegenden Peptidbindungen der Polypeptidketten aufbauen. Auch eine benachbarte Helix kann über H-Brücken ß-Strukturen stabilisieren. Die Aminosäureseitenketten ragen oben und unten aus der Faltungsebene heraus.

α–Helices können sich in β-Faltblätter umlagern (αβ–Transformation). Dies ist verbunden mit einer Abnahme der Löslichkeit, z. B. Bildung von Amyloidaggregaten bei degenerativen Hirnerkrankungen und Prionen-Erkrankungen (Pr^c in Pr^{sc}).

KLINIK

Sowohl das unlösliche β-Amyloid bei der **Alzheimer-Erkrankung**, Amyloidablagerungen bei anderen **Amyloidosen**, als auch das Pr^{Sc}-Prionenaggregat bei der **spongiformen Enzephalitis** und der neuen **Creutzfeld-Jakob-Erkrankung** werden aus löslichen Vorläufermolekülen mit α-Helix durch Umlagerungen in β-Strukturen gebildet.

Bei den α-Helices und auch bei den Faltblättern sind es die planaren Säureamidebenen, die sich zu Schrauben oder Ziehharmonika-Strukturen falten.

Turns ermöglichen einen Richtungswechsel im Verlauf der Polypeptidkette, da Helices und Faltblätter weitgehend lineare Strukturen aufbauen. β-Turns bestehen aus 4 Aminosäuren, in die Prolin einbezogen ist welches die Ausbildung einer Helix nicht zulässt Ω-Schleifen bestehen aus etwa 18 Aminosäuren mit irregulärer Anordnung, die ebenfalls eine Richtungsänderung des Verlaufs einer Polypeptidkette ermöglichen.

Knäuelstrukturen sind Anordnungen der Polypeptidkette, die nicht durch α- oder β-Strukturen beschreibbar sind. Sie sind nicht identisch mit den Zufallsknäueln, die bei der Proteindenaturierung entstehen.

Tertiärstruktur

Die Tertiärstruktur berücksichtigt alle Aspekte der Aminosäuresequenz, die über größere Abstände wirken. Entscheidend sind die Kontakte der Aminosäurereste zueinander. Bei der Tertiärstruktur berücksichtigt man Besonderheiten, die sich aus den Wechselwirkungen sekundärer Strukturmerkmale miteinander ergeben:
- α-Proteine sind durch antiparallele Anordnungen von α-Helices gekennzeichnet;
- β-Proteine enthalten vorwiegend antiparallele β-Strukturelemente;
- reguläre α/β-Proteine, vorwiegend als β/α/β-Motiv, enthalten in antiparalleler Anordnung 2 β-Strukturen, in die eine Helix integriert ist;
- (kleine) irreguläre α- und/oder β-Proteine enthalten neben einem hohen Anteil an Knäuelstrukturen α- oder β-Strukturmotive.

Prüfungsfallstricke

Die Wechselwirkungen sekundärer Strukturmerkmale, wie z. B. ein ß/α/ß-Motiv, werden auch als Supersekundärstrukturen bezeichnet, die man als Gruppierungen von Sekundärstrukturen und als Übergänge zwischen der Sekundär- und Tertiärstruktur betrachten kann.

Domänen sind sich unabhängig voneinander faltende, getrennt voneinander liegende kompakte Bereiche einer Aminosäuresequenz mit eigener Sekundär- und Tertiärstruktur innerhalb eines Proteins. Sie besitzen die Charakteristika eines eigenständigen Proteins mit bestimmten Funktionsmerkmalen (Bindung von Coenzymen und anderen Liganden, katalytisches Zentrum eines Enzyms). Die meisten Domänen umfassen einen Polypeptidkettenabschnitt von 100–200 Aminosäureresten. Benachbarte Domänen sind durch uncharakteristische Peptidsegmente verknüpft, welche leicht durch proteolytische Enzyme gespalten werden können, ohne dass die Funktion der Domänen beeinträchtigt wird. Domänen werden von bestimmten Exons (s. DNA) codiert.

Quartärstruktur
Die Quartärstruktur beschreibt die Zusammensetzung eines Proteins aus identischen oder nichtidentischen Untereinheiten mit eigener Sekundär- und Tertiärstruktur, ihre gegenseitige räumliche Anordnung sowie ihre Kontakte und Wechselwirkungen. Die Untereinheiten sind durch nichtkovalente Bindungen miteinander verbunden. Die Anzahl der Untereinheiten ist meist geradzahlig. Es sind häufig 4–6.

Proteine mit Molekulargewichten über 60.000 bestehen häufig aus Untereinheiten.

Prüfungsfallstricke

Eine weiter gefasste Definition der Quartärstruktur umfasst alle Proteine, die aus Untereinheiten bestehen – ob sie nun kovalent (Disulfidbrücken) oder nichtkovalent miteinander verbunden sind.

Konformation
Die Gesamtheit der über die Primärstruktur hinausgehenden Strukturmerkmale wird auch als **Konformation** der Proteine bezeichnet. Ein Charakteristikum der meisten Proteine ist, Liganden spezifisch über nichtkovalente Bindungen reversibel zu binden. Dadurch werden in den Proteinen Konformationsänderungen induziert. Als Liganden wirken Ionen, kleinmolekulare organische Verbindungen, aber auch Makromoleküle, wie z. B. Proteine. Die Fähigkeit, ihre Konformation zu ändern, macht Proteine zu hochspezialisierten Funktionsträgern des Lebens.

Prüfungsfallstricke

Die Aminosäuresequenz bestimmt die Konformation. Die Konformation ist die Grundlage für die Funktionen eines Proteins.

Konformationsstabilisierende Bindungen und Denaturierung

Konformationsstabilisierenden Bindungen sind:
- nichtkovalent
  - Wasserstoffbrückenbindungen;
  - van der Waal'sche Bindungskräfte und hydrophobe Wechselwirkungen;
  - Ionenbeziehungen zwischen protonierten basischen Gruppen und Carboxylatanionen;
- kovalent
  - Disulfidbrücke zwischen 2 oxidierten SH-Gruppen benachbarter Cysteinreste. Diese können innerhalb einer Polypeptidkette Schleifen ausbilden (intrachenar) oder Polypeptidketten miteinander verbinden (interchenar). Sie stabilisieren die Konformation, aber bestimmen sie nicht.

Eine weitere kovalente Bindung in nur wenigen Proteinen ist die **Isopeptidbindung** zwischen der γ-Carboxylgruppe des Glutamats und der ε-Aminogruppe des Lysins (Fibrin, Ubiquitin).

Prüfungsfallstricke

Die Peptidbindung ist keine konformationsstabilisierende Bindung.

Die Auflösung der konformationsstabilisierenden Bindungen führt zu einer **Denaturierung** der Proteine. Hierbei werden die übergeordneten Proteinstrukturen zerstört. Denaturierend wirken
- physikalische Faktoren wie hohe Temperaturen, hohe Drücke, ionisierende Strahlung, UV-Licht und
- chemische Agenzien wie Säuren und Basen, hohe Konzentrationen an Harnstoff und Guanidin-HCl, Schwermetallionen sowie langkettige Fettsäuren (Na-Dodecylsulfat).

Durch Disulfidbrücken stabilisierte Proteine sind erst nach Spaltung der Disulfidbindungen vollständig denaturierbar. Denaturierte Proteine entfalten sich **unter Auflösung der übergeordneten Proteinstrukturen**. Sie bilden **Zufallsknäuel**, die miteinander aggregieren und in Abhängigkeit vom denaturierenden Agens präzipitieren können.

Unter bestimmten Umständen kann Denaturierung reversibel sein, sofern die Aminosäuresequenz nicht modifiziert wurde.

Merke

Denaturierung der Proteine führt zum Verlust ihrer biologischen Funktionen.

5.3.2 Eigenschaften

Proteine haben folgende Eigenschaften:
- Proteine sind **Kolloide**. An semipermeablen Membranen erzeugen sie einen **kolloidosmotischen Druck**.
- Proteine sind **Ladungsträger** und wandern in einem elektrischen Gleichstromfeld (Elektrophorese). An semipermeablen Membranen induzieren sie als geladene Kolloide eine Ungleichverteilung diffusibler Ionen (Donnan-Verteilung).

- Bei der Ultrazentrifugation sedimentieren Proteine entsprechend ihrer molekularen Masse (Ausnahme Lipoproteine). Die Ultrazentrifugation eignet sich zur Bestimmung des Molekulargewichts.
- Röntgenkristallographische Untersuchungen vermitteln die dreidimensionale Struktur von Proteinen.
- Proteine lassen sich aufgrund unterschiedlicher Größe, Ladungen und Bindungsaffinitäten reinigen.

Eine befriedigende Einteilung der Proteine unter Berücksichtigung aller ihrer Eigenschaften gibt es nicht.

Proteine können **Nichtproteinanteile** in kovalenter oder nichtkovalenter Bindung enthalten. Sie werden dann bezeichnet als
- Glycoproteine und Proteoglycane;
- Lipoproteine;
- Nucleoproteine;
- Hämoproteine;
- Metalloproteine;
- Flavoproteine.

Nach ihrer Struktur und Wasserlöslichkeit lassen sie sich einteilen in:
- wasserlösliche, globuläre Proteine
  - Albumine (in reinem Wasser löslich, kein Einsalzeffekt),
  - Globuline (Einsalz-Effekt);
- wasserunlösliche, fibrilläre Proteine.

Fibrilläre Proteine sind die Kollagene, Elastine, Keratine der Haare und Nägel. Albumine und Globuline als **globuläre Proteine** kommen im Blut- und Zytoplasma vor.

Faserproteine, deren Polypeptidketten lange Stränge bilden, bestehen überwiegend aus einer Sekundärstruktur (α-Helix). Globuläre Proteine mit annähernd kugelförmig gefalteten Polypeptidketten enthalten mehrere verschiedene Sekundärstrukturen.

Merke

Einsalzeffekt: Eine bestimmte Ionenkonzentration ist notwendig, um Proteine in Wasser zu lösen. Die Ionen kompensieren die hohen Dipolmomente der Proteine und bringen ihre Hydrathülle nach Bindung an das Protein zur Erhöhung der Löslichkeit ein.
Aussalzeffekt: Hohe Salzkonzentrationen entziehen den Proteinen die Hydrathülle. Diese fallen aus einer wässrigen Lösung im nativen Zustand aus.

Eine Einteilung nach funktionellen Gesichtspunkten aus den Sequenzdaten der **humanen Genomanalyse** könnte in Zukunft nach folgenden Gesichtspunkten erfolgen:
- 17% der Proteine des Proteoms (Gesamtheit aller Proteine des Organismus, geschätzt 100.000–150.000) dienen der Signaltransduktion und dem Transport;
- 14% sind Nucleinsäure-bindende Proteine, die der Synthese, dem Abbau, der Reparatur, der Erkennung und Ablesung von Nucleinsäuren dienen;
- 10% sind Enzyme, die für den Stoffwechsel erforderlich sind;
- 19% sind in sonstige Funktionen einbezogen, wie Motilität;
- 40% der Sequenzen des Proteoms sind bestimmten Proteinfunktionen noch nicht zuzuordnen.

Merke

Proteine sind lineare, unverzweigte Polykondensationsprodukte von Aminosäuren. Die **Peptidbindung** ist das Bauprinzip der Aminosäuresequenz (Primärstruktur). Die Raumstruktur der Proteine (Konformation) wird durch die Sekundär-, Tertiär- und Quartärstrukturen beschrieben. Die Konformation ist die Grundlage der Funktion. Die Denaturierung von Proteinen besteht in der Auflösung konformationsstabilisierender Bindungen mit einer Entfaltung der Polypeptidkette und dem Verlust der Funktion.

Eine umfassende Einteilung der Proteine ist nicht möglich. Berücksichtigung können finden: der Anteil an Nichtproteinbestandteilen, die Wasserlöslichkeit als Ergebnis von Konformationen und funktionelle Zuordnungen aus Ergebnissen der Analyse des menschlichen Genoms.

5.3.3 Strukturaufklärung

► Kap. 5.3.1

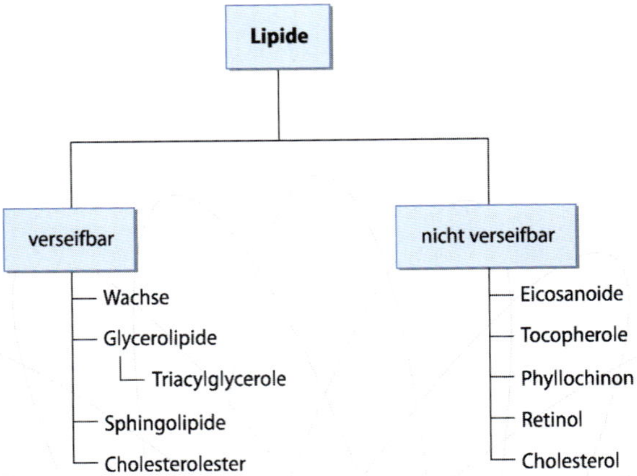
Lipide
verseifbar
Wachse
Glycerolipide
Triacylglycerole
Sphingolipide
Cholesterolester
nicht verseifbar
Eicosanoide
Tocopherole
Phyllochinon
Retinol
Cholesterol

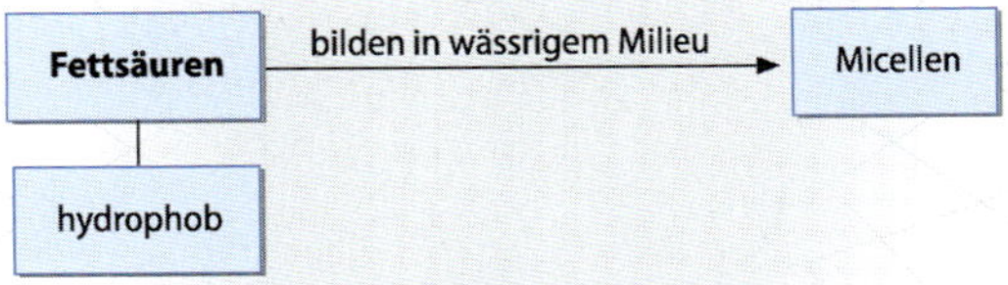
Fettsäuren
bilden in wässrigem Milieu
Micellen
hydrophob

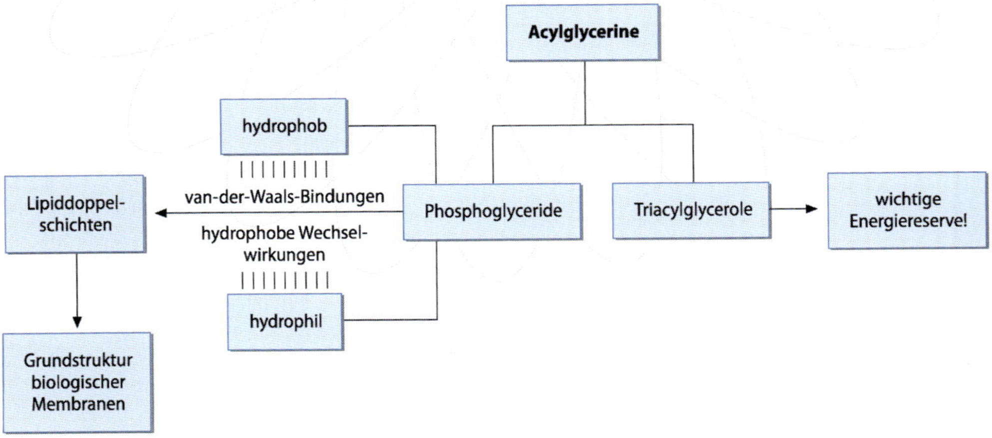
Acylglycerine
hydrophob
van-der-Waals-Bindungen
hydrophobe Wechsel-
wirkungen
hydrophil
Lipiddoppel-
schichten
Grundstruktur
biologischer
Membranen
Phosphoglyceride
Triacylglycerole
wichtige
Energiereserve!

6 Fettsäuren, Lipide

Mind Map

Lipide sind eine sehr heterogene Stoffklasse, die ein gemeinsames Merkmal besitzt: die Unlöslichkeit in Wasser. Bausteine vieler Lipide sind Fettsäuren, längerkettige aliphatische Carbonsäuren. Zu den Lipiden gehören auch Derivate des Isoprens wie die Steroide und die Vitamine A und D.

Lipide sind chemisch eine sehr heterogene Stoffklasse, die in organischen Lösungsmitteln, wie Chloroform/ Methanol oder Ether, gut löslich sind. In wässrigen Lösungen lösen sie sich schlecht oder gar nicht.

Man kann Lipide in verseifbare und nichtverseifbare Lipide einteilen:

Verseifbare Lipide sind Ester, die nach dem beteiligten Alkohol eingeteilt werden:

- **Wachse:** langkettiger einwertiger Alkohol und eine Fettsäure;
- **Glycerolipide**, der dreiwertige Alkohol Glycerol ist der Grundbaustein. Zu den Glycerolipiden gehören:
  - die **Triacylglycerole** (Neutralfette) und
  - **Phosphoglyceride** (Derivate der Phosphatidsäure (Phosphatidylcholin, Phosphatidylethanolamin, Phosphatidylserin, Phosphatidylinositol);
- **Sphingolipide**, deren Alkohol Sphingosin ist, mit den Phosphorylcholin enthaltenden Sphingomyelinen und den Glucose, Galactose, Aminozucker und Neuraminsäure enthaltenden Glycolipiden;
- **Cholesterolester**, wobei Cholesterol mit einer Fettsäure verestert ist.

Nicht verseifbare Lipide sind:

- die Fettsäuren (gesättigt, ungesättigt, essenziell); die **Eicosanoide** sind Fettsäurederivate.
- Isoprenderivate Retinol, Phyllochinon, Tocopherole, Dolichol sowie das freie Cholesterol und die sich von ihm ableitenden Steroide (Gallensäuren, Vitamin D-Derivate, Steroidhormone).

Eine weitere praktikable Einteilung der Lipide kann wie folgt erfolgen:

- einfache Lipide,
  - Neutralfette und Wachse,
- komplexe Lipide,
  - Glycerophosphatide,
  - Sphingomyeline (Phospholipide des Sphingosins),
  - Glycolipide,
    - Cerebroside (Sulfatide),
    - Ganglioside,
- Steroide,
  - Cholesterin,
  - Gallensäuren,
  - Provitamin D und Steroidhormone.

Lipide erfüllen verschiedenartige Funktionen im Organismus (Tab. 6.1).

Tab. 6.1. Funktionen von Lipiden

Lipid	Funktion
Triacylglycerole	Energiereserve, perirenales und retroorbitales Strukturfett
Phospholipide	Membranbestandteile
Glycolipide	Membranbestandteile
Cholesterol	Membranbestandteil, Ausgangssubstanz für Steroidhormone, Gallensäuren und das Vitamin D-Hormon
Gallensäuren	Fettverdauung
Steroidhormone	Regulation des Kohlenhydrat- und Eiweißstoffwechsels sowie der Reproduktion
Eicosanoide	Mediatorstoffe und gewebshormonähnliche Substanzen

6.1 Fettsäuren

6.1.1 Klassifizierung

Fettsäuren sind langkettige, aliphatische gesättigte und ungesättigte Carbonsäuren.

6.1.2 Beispiele

Zu den Fettsäuren gehören die gesättigten Monocarbonsäuren Myristinsäure $C_{14}H_{28}O_2$ (Tetradecansäure), die **Palmitinsäure** $C_{16}H_{32}O_2$ (Hexadecansäure), die **Stearinsäure** $C_{18}H_{36}O_2$ (Octadecansäure) und Lignocerinsäure $C_{24}H_{48}O_2$ (Tetracosansäure).

Einfach ungesättigte Fettsäuren sind die **Palmitoleinsäure** $C_{16}H_{30}O_2$ (cis-Δ^9-Hexadecensäure), die **Ölsäure** $C_{18}H_{34}O_2$ (cis-Δ^9-Octadecensäure) und die **Nervonsäure** $C_{24}H_{46}O_2$ (cis-Δ^{15}-Tetracosensäure).

Mehrfach ungesättigte Fettsäuren sind die **Linolsäure** $C_{18}H_{32}O_2$ (cis-$\Delta^{9,12}$-Octadecadiensäure, ω^6-Fettsäure) mit 2 Doppelbindungen, die **Linolensäure** $C_{18}H_{30}O_2$ (cis-$\Delta^{9,12,15}$-Octadecatriensäure, ω^3-Fettsäure) mit 3 Doppelbindungen und die **Arachidonsäure** $C_{20}H_{32}O_2$ (cis-$\Delta^{5,8,11,14}$-Eicosatetraensäure, ω^6-Fettsäure) mit 4 Doppelbindungen.

Ungesättigte Fettsäuren liegen in den Lipidmembranen in der cis-Konfiguration vor. Sie sind weniger hydrophob als die gesättigten Fettsäuren, weil sie die Ordnung hydrophober Aggregate mit gesättigten Fettsäuren beeinträchtigen.

Linol- und Linolensäure sind **essenzielle Fettsäuren,** weil sie im menschlichen Organismus nicht gebildet

werden. Doppelbindungen, die mehr als 9 C-Atome von der Carboxylgruppe entfernt sind, werden durch Dehydrierungen nicht eingeführt.

Für die Nomenklatur der C-Atome und Doppelbindungen in Fettsäuren gelten folgende Regeln:
- das C-Atom 1 ist die Carboxylgruppe;
- das der Carboxylgruppe benachbarte C-Atom 2 wird als α-C-Atom, die folgenden als β-, γ- usw. bezeichnet. Die endständige Methylgruppe erhält die Kennzeichnung ω;
- die Stellung einer Doppelbindung wird durch das Symbol Δ gekennzeichnet. Die Zählung beginnt am C_1 der Carboxylgruppe.

Prüfungsfallstricke

Unter der Bezeichnung ω3 oder ω6 werden ungesättigte Fettsäuren aufgeführt, die eine Doppelbindung 2 oder 5 Stellen vor der ω-endständigen Methylgruppe enthalten.

Derivate der mehrfach ungesättigten Linolen- und Arachidonsäure sind die Prostaglandine, Prostacyclin, Thromboxane und Leukotriene (Eicosanoide).

6.1.3 Eigenschaften

Fettsäuren sind infolge ihrer Alkylreste **hydrophob**. Durch ihre Carboxylgruppe erhalten sie amphiphile Eigenschaften und bilden in einem wässrigen Milieu **Micellen** (Abb. 2.14b).

6.1.4 Reaktionen

Verseifen von Fetten bedeutet die chemische Spaltung (Hydrolyse) der Esterbindungen durch H^+- oder OH^--Ionen. Seifen sind die Alkali-Salze der Fettsäuren.

Fettsäuren können verestert werden, z. B. mit Carnitin oder Glycerol. Sie gehen Säureamidbindungen mit Sphingosin ein.

Ungesättigte Fettsäuren bilden mit Sauerstoff oder seinen Radikalen leicht Peroxide.

6.2 Acylglycerine

6.2.1 Klassifizierung, Struktur

Bei den **Triacylglycerolen (Neutralfetten)** sind alle 3 Hydroxylgruppen des Glycerols mit Fettsäuren, v. a. Palmitin-, Stearin- und Ölsäure verestert, bei den Diacylglycerolen 2 Hydroxylgruppen und bei den Monoacylglycerolen nur eine Hydroxylgruppe. Neutralfette mit einem hohen Anteil an ungesättigten Fettsäuren haben einen niedrigen Schmelzpunkt (Öle). Neutralfette sind die wichtigsten Energiereserven des Körpers.

Prüfungsfallstricke

Die retroorbitalen und perirenalen Fettgewebe weisen aufgrund ihres hohen Gehalts an gesättigten Fettsäuren einen hohen Schmelzpunkt auf. Sie werden als »Strukturfette« nicht zur Energiegewinnung abgebaut.

Bei den **Phosphoglyceriden** sind 2 Hydroxylgruppen des Glycerols mit Fettsäuren verestert, wobei die an der sekundären alkoholischen Gruppe gebundene Fettsäure eine mehrfach ungesättigte ist, z. B. Linolen- oder Arachidonsäure. Die zweite primäre Hydroxylgruppe ist mit Phosphorsäure verestert. Das einfachste Phosphoglycerid ist demnach die **Phosphatidsäure**.

Durch Veresterung des Phosphorsäurerestes der Phosphatidsäure mit Cholin entsteht **Phosphatidylcholin** (Lecithin), mit Ethanolamin oder Serin die **Phosphatidylethanolamine bzw. -serine** (Kephaline), mit Inositol das **Phosphatidylinositol.** Durch Abspaltung der Fettsäure an der sekundären Hydroxylgruppe eines Phosphatids erhält man **Lysophosphatide**, die hämolysierend wirken.

Merke

Phosphatidylinositol kommt nur in kleinen Mengen in den Zellmembranen vor (etwa 1%). Es ist ein **Ankermolekül** für periphere Membranproteine (Acetylcholin-Esterase) sowie Präcursor für die intrazellulären Botenstoffe Inositoltrisphosphat (Inositol-1,4,5-Trisphosphat, IP_3) und Diacylglycerol (DAG).

Phosphoglyceride finden sich den Zellmembranen. Sie sind **amphiphile** Moleküle, d. h. sie besitzen einen hydrophilen Molekülanteil, der v. a. aus dem Phosphatrest und den mit ihm verknüpften Aminoalkoholen bzw. Inositol besteht. Der hydrophobe Anteil wird durch die langkettigen Alkylreste bestimmt. Dadurch können sich **Lipiddoppelschichten** ausbilden, welche die Grundstrukturen biologischer Membranen darstellen, wobei die Fettsäurereste über hydrophobe Kontakte sich innerhalb der Schicht und die hydrophilen Anteile sich an den Außenseiten der Schicht anordnen (Abb. 2.14a). Die Ausbildung solcher Doppelschichten geht von selbst vor sich und wird durch die hydrophoben Wechselwirkungen und van der Waal'sche Bindungen angetrieben.

Liposomen als artifizielle Produkte aus Phospholipiden entstehen, wenn sich Lipiddoppelschichten in Wasser zu Vesikeln orientieren. Sie ermöglichen maximale Stabilität. Das Innere eines Liposoms besteht aus einer wässrigen Phase. Liposomen eignen sich als Vehikel für hydrophile Substanzen durch Membranen.

Lipiddoppelschichten sind für Ionen und die meisten polaren Stoffe undurchlässig. Ausnahmen sind Gase und Wasser. Vorgänge an Zellmembranen werden durch integrale und periphere Membranproteine vermittelt. Die Membranfluidität wird von der Fettsäurezusammensetzung (Länge der Fettsäuren, cis-ungesättigte Fettsäuren) und Cholesterol bestimmt. Ungesättigte und kurze Fettsäuren erhöhen die Fluidität. Cholesterol mindert die Membranfluidität. Membran-Cholesterol ist nicht verestert.

Weitere Derivate der Phosphatidsäure sind **Plasmalogene,** die etwa 10% der Phospholipide von Hirn und Muskulatur ausmachen. Der Unterschied zu Phosphatidylcholin besteht darin, dass die primäre oder sekundäre alkoholische Gruppe des Glycerols nicht mit einer Fettsäure verestert, sondern ein Fettsäurealdehyd in Form eines Enolethers gebunden ist.

Die Mitochondrienmembranen enthalten in besonders hoher Konzentration das **Cardiolipin**. Es ist ein **Diphosphatidylglycerol**, bei dem die beiden primären OH-Gruppen des Glycerols mit Phosphatidsäure verestert sind.

6.2.2 Eigenschaften

► Kap. 6.2.1

6.3 Sphingolipide

6.3.1 Klassifizierung, Struktur

Sphingosin ist ein ungesättigter Aminodialkohol aus 18 C-Atomen. Über eine Säureamid- Bindung mit einer C_{24}-Fettsäure, z. B. Lignocerin- oder Nervonsäure, entsteht die Grundverbindung der **Sphingolipide**, das **Ceramid.** Durch Veresterung der primären OH-Gruppe des Ceramids mit Cholinphosphat werden die **Sphingomyeline** gebildet. Wird diese OH-Gruppe mit Kohlenhydraten verbunden, entstehen die **Glycosphingolipide**. Wird ein Galactose- oder ein Glucosemolekül gebunden, erhält man **Cerebroside**. Ist ein Galactoserest der Cerebroside mit Schwefelsäure verestert, entstehen **Sulfatide**.

Werden Oligosaccharidketten, die aus Glucose, Galactose, Aminozuckern und N-Acetyl-Neuraminsäure bestehen, acetalisch an die primäre OH-Gruppe des Ceramids gebunden, werden **Ganglioside** gebildet. Neuraminsäure ist in den Oligosaccharidketten immer endständig.

6.3.2 Eigenschaften

Die Sphingolipide sind ebenfalls amphiphil und Membranbestandteile. Der hydrophobe Molekülanteil besteht aus der **säureamidartig gebundenen Fettsäure** und dem **langkettigen Alkylrest des Alkohols**. Die hydrophilen Anteile werden aus der **hydrophilen Kopfgruppe des Sphingosins** mit 2 alkoholischen Gruppen und der Säureamidbindung sowie durch den Phosphatester des Aminoalkohols Cholin oder die gebundenen Kohlenhydrate gebildet. Die Cerebroside und Ganglioside befinden sich immer auf der Außenseite der Zellmembran. Sie kommen gehäuft in den Zellmembranen von Nervenzellen vor.

6.4 Steroide

Steroide = **Isoprenoide** sind Polymere des Isoprens (2-Methyl-1,3-butadien).

6.4.1 Klassifizierung, Struktur

Das Kohlenstoffringsystem des **Cholesterols** ist das Steran, bestehend aus 3 Cyclohexanringen und einem **Cyclopentanring** (Perhydrocyclopentanophenanthren) (Abb. 6.1). Im B-Ring des Sterans ist zwischen C-Atom 5 und 6 eine Doppelbindung vorhanden, am C-Atom 3 befindet sich eine Hydroxylgruppe, die verestert werden kann. An den C-Atomen 10 und 13 stehen 2 Methylgruppen, am C-Atom 17 eine Isooctylseitenkette.

Prüfungsfallstricke

Das Steran-Ringsystem besteht aus 17 C-Atomen.

Unverestertes Cholesterol ist Membranbestandteil. Die Fettsäureester des Cholesterols stellen intrazelluläre Speicherformen dar.

Vom Cholesterol leiten sich die Gallensäuren, Provitamin D sowie die Steroidhormone ab. Isoprenderivate sind auch die Vitamine A, E und K sowie die Dolichole.

Gallensäuren enthalten eine um 3 C-Atome verkürzte Seitenkette mit einer COOH-Gruppe am C_{17}

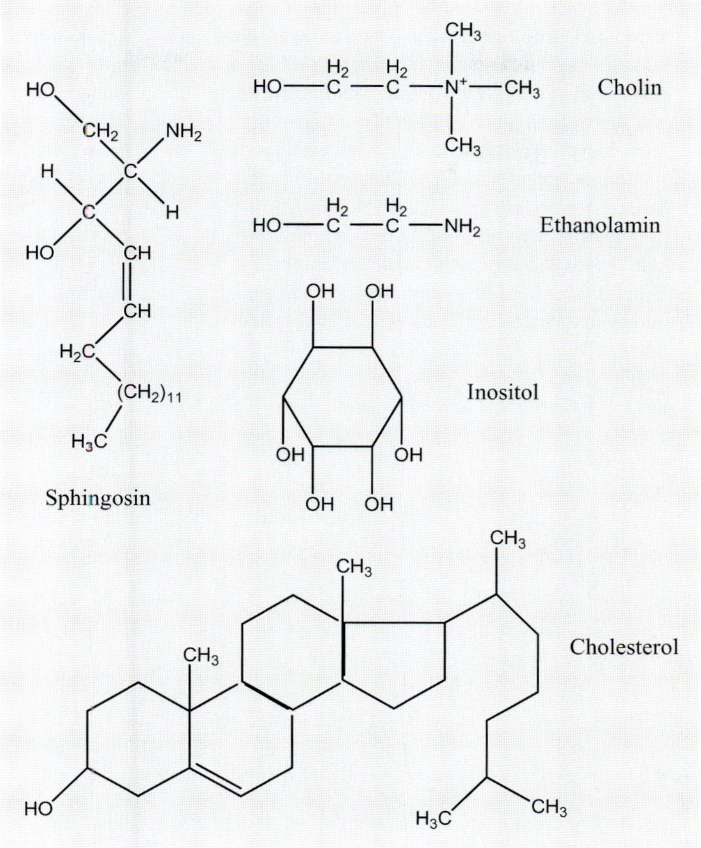

Abb. 6.1. Lipidbestandteile

sowie zusätzliche OH-Grppen. Der B-Ring ist hydriert. Sie sind amidartig an Glycin (Glycocholsäuren) oder Taurin (Taurocholsäuren) gebunden. Sie wirken emulgierend auf die Nahrungsfette im Verdauungstrakt.

Merke

Dolicholphosphate übertragen Kohlenhydrate bei der Glycoproteinbiosynthese.

Terpene sind C_{10}-Verbindungen aus 2 Isoprenmolekülen. Sie sind Bestandteile etherischer Öle und als Geranylphosphat Zwischenprodukte der Cholesterolsynthese. Sesquiterpene bestehen aus 15 C-Atomen (3 Isoprene). Als Farnesylphosphat spielen sie ebenfalls eine Rolle bei der Cholesterolsynthese. Diterpene sind C_{20}- und Triterpene C_{30}-Verbindungen. Steroide, wie Cholesterol, entstehen durch Zyklisierung des Triterpens **Squalen.** Terpene werden auch als Prenylderivate bezeichnet.

KLINIK

Lipide werden im Blut als **Lipoproteine** transportiert.

Merke

Lipide sind eine heterogene Stoffklasse, die sich durch eine geringste Wasserlöslichkeit auszeichnen. Sie dienen als **Energiespeicher** und der **Wärmeisolation**, sie bauen Zellmembranen auf und sie sind Hormone und Signalmoleküle. Die wichtigsten Lipide sind Triacylglycerole (Triglyceride, Neutralfette), Phospholipide, Glycolipide, Cholesterol und Prenylderivate.

Phospholipide sind Ester des Glycerols mit zwei Fettsäuren und einem Phosphatester eines Aminoalkohols, sowie die Sphingophospholipide (Sphingomyeline) aus dem Aminoalkohol Sphingosin, einer C_{24}-Fettsäure und einem Cholinphosphat-

▼

ester. Die Fettsäure ist als Säureamid an das Sphingosin gebunden (Ceramid) (▪ Abb. 6.1). Phospholipide sind amphiphil und finden sich zusammen mit Glycolipiden und Cholesterol in Zellmembranen. Phospholipide sind nicht nur Membranbestandteile, sondern auch die Quelle von intrazellulären Botenstoffen.

Glycolipide sind Derivate des Ceramids. Bei den Cerebrosiden ist die primäre OH-Gruppe mit Glucose oder Galactose verbunden. Die Veresterung von Galactose mit Schwefelsäure führt zu den Sulfatiden.

Ganglioside enthalten längere und verzweigte Zuckerketten mit endständiger Neuraminsäure. Prenylderivate (C_{10}- und C_{15}-Abkömmlinge des Isoprens) sind Vorläufermoleküle des Cholesterols. Vom Cholesterol leiten sich die Gallensäuren, Steroidhormone und das Vitamin D ab. Eicosanoide sind Abkömmlinge der mehrfach ungesättigten Arachidonsäure.

Neutralfette sind die wichtigste Energiereserve des Organismus. Als periorbitales und perirenales Fett sind sie Strukturbestandteil mit mechanischen Funktionen. Lipoproteine sind die Lipidtransporteure des Bluts.

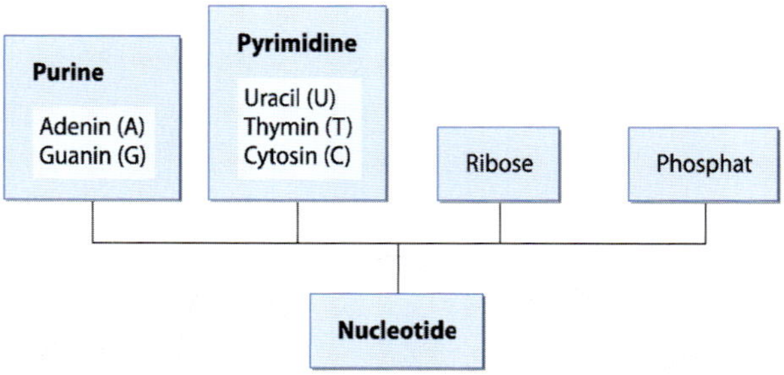
Purine
Adenin (A)
Guanin (G)
Pyrimidine
Uracil (U)
Thymin (T)
Cytosin (C)
Ribose
Phosphat
Nucleotide

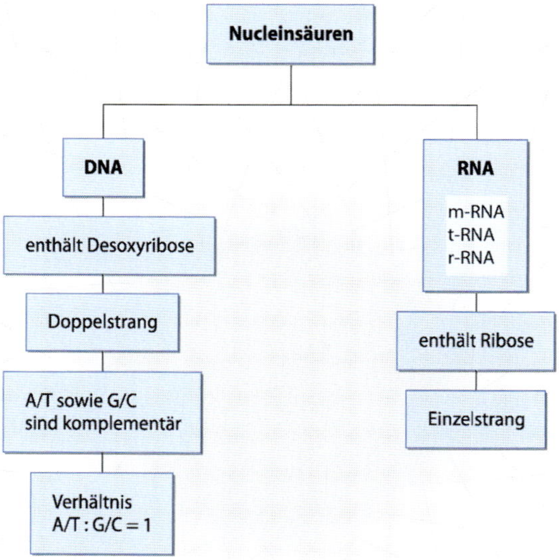
Nucleinsäuren
DNA
enthält Desoxyribose
Doppelstrang
A/T sowie G/C sind komplementär
Verhältnis A/T : G/C = 1
RNA
m-RNA
t-RNA
r-RNA
enthält Ribose
Einzelstrang

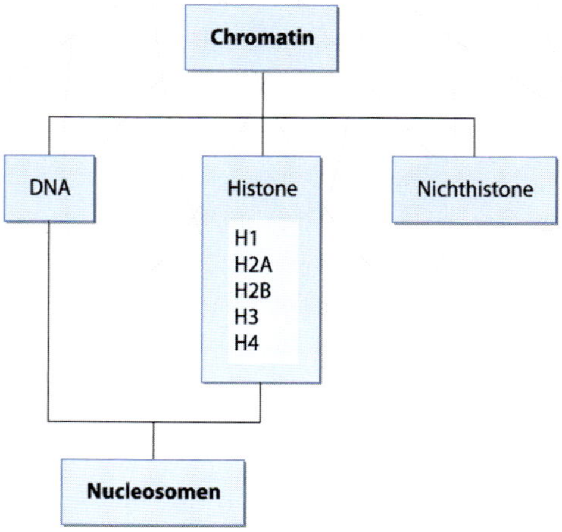
Chromatin
DNA
Histone
H1
H2A
H2B
H3
H4
Nichthistone
Nucleosomen

7 Nucleotide, Nucleinsäuren, Chromatin

Mind Map

Nucleinsäuren (DNA, RNA) sind Makromoleküle, an deren Aufbau folgende Stoffklassen beteiligt sind: Purin- und Pyrimidin-Basen in der Lactamform, die Pentosen Ribose und Desoxyribose sowie Phosphorsäure.

Basen und Pentosen bilden Nucleoside, die mit Phosphorsäure verestert die Nucleotide aufbauen. Nucleotide sind die Monomeren der Nucleinsäuren. Sie werden über Phosphorsäure-Diesterbindungen miteinander verknüpft. Chromatin ist der Nucleinsäure (DNA)-Proteinkomplex des Zellkerns.

7.1 Nucleotide

7.1.1 Struktur

Bausteine der Nucleotide sind:
- die heterozyklischen Purin- und Pyrimidinbasen Adenin, Guanin sowie Uracil, Thymin und Cytosin (in tierischer DNA kann Cytosin auch methyliert als Methyl-Cytosin vorliegen),
- Ribose oder 2-Desoxyribose und
- Phosphat.

Pyrimidine mit N_3 und Purine mit N_9 gehen eine **β-N-glycosidische Bindung** mit dem C'1 der Ribose bzw. 2-Desoxyribose ein und bilden N-Glycoside, die als **Nucleoside** bezeichnet werden.

Durch Veresterung der OH-Gruppe am C'5 der Ribose bzw. der Desoxyribose erhält man ein **Nucleotid** (Abb. 7.1).

Merke

Heterozyklische Purin- oder Pyrimidinbasen sind mit Ribose bzw. 2-Desoxyribose β-N-glycosidisch zu Nucleosiden verbunden. Das N_9 einer Purinbase bzw. das N_3 einer Pyrimidinbase gehen mit der OH-Gruppe am C'_1 der Ribose bzw. Desoxyribose eine etherähnliche Bindung ein. Durch Veresterung der Nucleoside mit Phosphorsäure erhält man Nucleotide. Nucleotide sind nicht nur Monomere der Nucleinsäuren, sondern sie üben auch wichtige Funktionen im Zellstoffwechsel aus. Über Phosphodiesterbindungen werden Nucleotide zu Nucleinsäuren verbunden.

Freie Nucleotide haben eine große Bedeutung
- im Energiestoffwechsel der Zellen (Adenylsäuresystem =ATP, ADP, AMP; GTP als Energiedonator in der Proteinsynthese, Substratkettenphosphorylierung im Citratzyklus),
- bei der Aktivierung von Monosacchariden (UDP-Glucose, UDP-Galactose, GDP-Mannose, GDP-Fucose),
- bei der Aktivierung von Lipidkomponenten (CDP-Cholin, CDP-Etanolamin, CDP-Diacylglycerol) und der Neuraminsäure (CMP-Neuraminsäure) sowie
- als Bestandteil der Coenzyme NAD, NADP, FAD und CoA.

7.1.2 Reaktionen

Nucleotide sind die Monomeren der Nucleinsäuren. Durch **Phosphosäurediesterbindungen** zwischen dem C'3-OH des ersten Nucleotids (freies C'5-OH) und C'5-OH der Pentosen des folgenden Nucleotids entstehen die Nucleinsäuren RNA mit Ribonucleotiden und DNA mit Desoxyribonuleotiden.

7.2 Nucleinsäuren

7.2.1 Klassifizierung

Unterschieden werden:
- **Desoxyribonucleinsäuren** (DNA) mit Desoxyribose als Bestandteil der Nucleotide;
- **Ribonucleinsäuren** (RNA) mit Ribose als Bestandteil der Nucleotide.

7.2.2 Struktur

Nucleinsäuren haben ein links stehendes 5'-Ende und ein rechts stehendes 3'-Ende in der konventionellen Schreibweise der Basensequenzen. Das 5'-Ende ent-

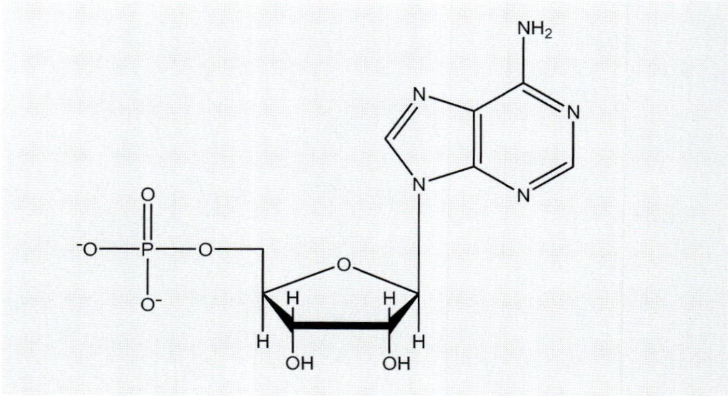

Abb. 7.1. Ribonucleotid des Adenins, Adenosinmonophosphat, AMP

spricht der Position des ersten und das 3′-Ende der Position des letzten Nucleotids. Gepaarte Nucleotidstränge verlaufen **antiparallel**, d. h. einer in 5′-3′-, der andere 3′-5′-Richtung.

Das Rückgrat der Nucleinsäuren bilden die Pentosephosphate. Die biologische Spezifität der Nucleinsäuren wird durch die Basenfolge geprägt. Innerhalb der Nucleinsäuren treten die Basen in der Lactam-Form auf.

In der DNA gibt es kein Uracil, dafür die Pyrimidinbase Thymin. RNAs (mit Ausnahme der t-RNAs) enthalten kein Thymin, dafür Uracil.

Desoxyribonucleinsäure (DNA)

DNA enthält die genetische Information für RNA und Proteine. Die Hauptmenge der DNA ist im Zellkern lokalisiert, nur eine vergleichsweise kleine Menge findet sich in den Mitochondrien. Die DNA von Prokaryonten ist überwiegend zirkulär, die DNA von Eukaryonten bildet lange Fäden (Ausnahme zirkuläre mitochondriale DNA).

Die DNA ist eine doppelsträngige Helix, in der die beiden Stränge antiparallel angeordnet sind. Dabei stehen Purinbasen den Pyrimidinbasen gegenüber (A/T; G/C). Diese Basenpaarung nennt man **komplementär**. Damit ist das Verhältnis A/T und C/G in einer DNA immer = 1. In eukaryontischer DNA überwiegen A und T.

Zwischen den komplementären Basen, die sich infolge ihrer **Hydrophobizität** in das Innere der Helix orientieren, bilden sich Wasserstoffbrücken aus (A/T=2; G/C=3), die den DNA-Doppelstrang stabilisieren. Die Einhaltung der Komplementarität der Basenpaarung bestimmt die Basensequenz in beiden Strängen.

- Codogener DNA-Strang: ATGCTAC,
- Komplementärer DNA-Strang: TACGATG,
- Komplementärer RNA-Strang: UACGAUG.

Prüfungsfallstricke

In der Basensequenz der DNA finden sich **Palindrome**. Ein Palindrom zeichnet sich durch eine zweizählige Symmetrieachse aus. Die Sequenz vom 5′- zum 3′-Ende des einen Strangs ist gleich der Sequenz vom 3′- zum 5′-Ende des antiparallelen anderen Strangs, z. B. 5′–GAATTC–3′, 3′–CTTAAG–5′. Palindrome markieren Bindungsstellen für Proteine, wie den **Restriktionsendonucleasen**.

Die DNA-Schraube kommt in **3 Konformationen** vor: A, B, Z. Die B-Form überwiegt, da sie die stabilste ist. In ihr stehen die Basenpaare in einem Winkel von 90° zur Helixachse. Die B-Form enthält in der rechtsgängigen Doppelhelix 10 Basenpaare pro Windung auf einer Länge von 3,3 nm bei einem Durchmesser von 2,4 nm. Die Doppelhelix bildet große und kleine Furchen aus. Besonders in den großen Furchen können Proteine, die bei der Regulation der Transkription eine Rolle spielen, Basensequenzen erkennen und an sie spezifisch binden.

DNA wird durch Erhitzen bis zu 90°C denaturiert. Dabei wird sie durch Auflösung der H-Brücken zwischen den komplementären Basen in die Einzelstränge zerlegt. Bei langsamem Abkühlen lagern sich die Einzelstränge wieder zur Doppelhelix zusammen (Renaturierung). Unter experimentellen Bedingungen kann ein DNA-Strang auch mit einem komplementären RNA-Molekül oder kleinen komplementären Oligonucleotiden spezifisch assoziieren. Der Vorgang wird **Hybridisierung** genannt und ist die Grundlage gentechnischer Untersuchungen.

KLINIK

Southern-Blot: Abbau von DNA mit Restriktionsendonucleasen führt zu Fragmenten unterschiedlicher Größe. Diese Fragmente werden in einem Agarosegel elektrophoretisch aufgetrennt. Vom Agarosegel werden die aufgetrennten Restriktionsfragmente auf eine Nitrocellulose- oder Nylon-Membran übertragen (»geblottet«) und mit geeigneten radioaktiv markierten Oligonucleotiden (Gensonden) hybridisiert. Die hybridisierten Banden schwärzen einen Film und können mittels Autoradiographie nachgewiesen werden. Fluoreszenzmarkierte Sonden werden ebenfalls verwendet.
Northern-Blot: wie beim Southern-Blotting, nur dass ungespaltene RNA statt DNA elektrophoretisch getrennt und auf Membranen übertragen wird.
Western-Blot: Proteine werden elektrophoretisch getrennt, auf eine Membran übertragen und auf der Membran mit geeigneten Antikörpern oder Lectinen nachgewiesen.

Membranen sind besser zu handhaben als die Elektrophoresegele.

Polymerasekettenreaktion (PCR) dient der Vermehrung spezifischer DNA. Der DNA-Doppelstrang wird bei 90°C denaturiert; nach Abkühlen auf ca. 60°C werden 2 Oligonucleotide (bestehend aus 15–30 Nucleotiden) zugesetzt, die dem 5′-Ende jedes DNA-Strangs komplementär sind. Die Oligonucleotide geben das Raster vor, in dem die DNA amplifiziert wird. Mittels einer temperaturbeständigen DNA-Polymerase (Taq-Polymerase) werden bei über 70°C die beiden DNA-Stränge zu Doppel-
▼

strängen komplettiert. Der Reaktionszyklus kann viele Male wiederholt werden, woraus sich eine exponenzielle Zunahme der amplifizierten DNA ergibt. Durch reverse Transkriptase kann RNA in DNA umgeschrieben und amplifiziert werden.

c-DNA-Banken sind revers transkribierte Kopien eines zellulären m-RNA-Pools. Reverse Transkriptasen überschreiben RNA in DNAs. Die aus m-RNAs erzeugten DNA-Kopien werden c-DNAs genannt. Im Gegensatz zur genomischen DNA enthalten sie keine Introns.

Durch DNA-Spaltung nach der PCR mit sequenzspezifischen Restriktionsenzymen erhält man Fragmente mit individual-spezifischen **Restriktionslängenpolymorphismen (RFLPs)**, deren Darstellung Grundlage des genetischen Fingerabdrucks oder anderer Genpolymorphismen ist. Diese Enzyme sind bakterielle Endonucleasen, die im Bakterium der Eliminierung fremder DNA dienen. Sie spalten an spezifischen Sequenzmotiven. Sie sind unentbehrlich in der molekularbiologischen Forschung.

Prüfungsfallstricke

Die Synthese identischer Kopien eines doppelsträngigen DNA-Abschnitts in der PCR erfordert den Einsatz DNA-komplementärer Oligonucleotide.

Die DNA ist Träger der Erbinformation (Gene für Proteine und RNA). Die Komplementarität der Basenpaarung ist die Grundlage für die identische **Replikation der DNA**, die Überschreibung genetischer Information in RNA (**Transkription von Genen**) und die **Translation** (Überschreibung einer m-RNA-Basensequenz in eine Aminosäuresequenz).

Merke

Die Gesamtheit aller Gene ist das **Genom**, die Gesamtheit aller in einem Organismus oder in einer Zelle vorkommenden Proteine ist ihr Proteom.

Ribonucleinsäuren (RNA)

Die im Vergleich zur DNA wesentlich kleineren RNAs sind prinzipiell **einsträngig**. Komplementäre Kettenabschnitte können sich jedoch zu übergeordneten Strukturen falten. Die RNAs sind in die Realisierung der Erbinformation einbezogen. Sie werden an der DNA als Kopien von Genen synthetisiert (**Transkription**). Die Übersetzung der in der RNA gespeicherten Information in eine Aminosäuresequenz wird als **Translation** bezeichnet.

Man unterscheidet zwischen RNAs des Zellkerns und des Zytoplasmas. Im Zellkern bzw. Nucleolus kommen die Vorläufermoleküle der zytoplasmatischen RNAs prä-m-RNA = hn-RNA, prä-r-RNA, prä-t-RNAs sowie die sn-RNAs (kleine nucleare RNA) assoziiert mit Proteinen vor, (RNPs). Im Zytoplasma befinden sich die ribosomale RNA im Bestand der Ribosomen, m-RNAs, t-RNAs sowie die sc-RNA (kleine zytoplasmatische RNA) als Bestandteil des **signal recognition particle** (Proteinsynthese ► Kap. 5.2.1 m-RNA).

Prüfungsfallstricke

In der biologischen Evolution waren RNAs die ersten Informationen tragenden und weitergebenden sowie katalytisch aktiven Polymere (»RNA-Welt«).

Messenger-RNA (m-RNA)

Die m-, messenger-RNAs (Boten-RNAs) codieren in Form von **Basentripletts** die Aminosäuresequenz der Proteine (genetischer Code). Sie enthalten an ihrem 5′-Ende eine **»cap-Region«** (^{7}-Methyl-GTP), die über eine Säureanhydrid-Bindung an die Nucleinsäure gebunden ist. Dadurch wird sie durch einen Angriff von **Exonucleasen** geschützt. Die cap-Struktur ist weiterhin wichtig für den Transport aus dem Kern und die Bindung der m-RNA an die kleine Untereinheit des Ribosoms im Prozess der Proteinbiosynthese.

Der cap-Struktur folgt nach einer kurzen Sequenz nichtcodierender Nucleotide das Startcodon AUG für Methionin, gefolgt von codierenden Basentripletts und Stop-Codons. Am 3′-Ende enthält sie eine Poly-A-Sequenz von bis zu 200 AMP-Nucleotiden, die für ihre Präsenz im Zytoplasma erforderlich ist. Der m-RNA-Abbau wird durch die Abspaltung der Poly-A-Sequenz eingeleitet.

t-RNA

Die Transfer-RNAs (t-RNAs) sind die **Adaptermoleküle für die Proteinsynthese**. Sie erkennen über ihr Anticodon-Triplett die in Form von Basentripletts der m-RNA (genetischer Code) enthaltene Information für die Aminosäuresequenz. Sie verfügen am 3′-Ende über die Basensequenz CCA zur spezifischen Bindung ihrer Aminosäure. Infolge der Degeneriertheit des genetischen Codes gibt es für die meisten Aminosäuren mehr als eine t-RNA. In Eukaryoten wurden bis 49 gefunden. Ein weiteres Kennzeichen ist ihr hoher Anteil an so genannten **Nebenbasen**, z. B. Hypoxanthin und Thymin.

t-RNAs haben eine kleeblattförmige Sekundärstruktur mit 4 ungepaarten Schleifen und 4 basengepaarten Stämmen. Die Anticodon-Schleife trägt das Anticodon, welches antiparallel komplementär zum Codon der m-RNA ist. Das bedeutet, die erste Base des Anticodons paart mit der dritten Base des m-RNA-Codons bei der Proteinbiosynthese.

Die räumliche Struktur (Konformation) der t-RNAs ist L-förmig und besteht aus 2 **doppelhelicalen Schenkeln**. Dadurch ergeben sich 2 einander gegenüberstehende Pole. An den Enden dieser Schenkel befinden sich einerseits das CCA-Ende zur Bindung der Aminosäuren und andererseits der Anticodon-Bereich.

r-RNA

Die ribosomale RNA (r-RNA) ist in der kleinen Untereinheit des Ribosoms bei Eukaryonten eine 18 S r-RNA. In der großen Untereinheit finden sich 28 S, 5,8 S und 5 S schwere Ribonucleinsäuren. Die 18 S-RNA ist mit 33 Proteinen, die RNAs der großen Untereinheit sind mit 49 Proteinen assoziiert, die nicht nur strukturelle Funktionen haben, sondern sich auch an der Proteinbiosynthese beteiligen.

Ribosomen sind **Eiweiß-synthetisierende Organellen** im Zytoplasma, am endoplasmatischen Retikulum und in den Mitochondrien. Die mitochondrialen Ribosomen entsprechen in ihrem Aufbau den Ribosomen von Prokaryonten.

Zwischen der kleinen und der großen Untereinheit des Ribosoms wird ein Kanal gebildet, durch welchen die m-RNA im Prozess der Proteinbiosynthese hindurch befördert wird. An eine m-RNA können im Abstand von etwa 80 Nucleotiden viele Ribosomen binden und proteinsynthetisierende Polysomen bilden. Die gebildeten Polypeptidketten treten durch einen besonderen Kanal in der großen Untereinheit aus dem Ribosom aus.

Merke

RNA enthält **Ribose** und kein Thymin (Ausnahme t-RNA). Sie ist einsträngig. Komplementäre Kettenabschnitte können sich jedoch zu übergeordneten Strukturen falten. Es gibt RNA im Kern und Zytoplasma. Die Kern-RNA besteht aus den Vorläufer-RNAs für die zytoplasmatischen RNAs sowie der sn-RNA, die als RNPs assoziiert mit Proteinen vorliegen. Im Zytoplasma treten 3 Haupt-RNA-Arten auf: die r-RNAs, m-RNAs und t-RNAs.

Es gibt 4 r-RNA-Species in den Ribosomen (28S, 18S, 5,8S, 5S), die insgesamt 70% der Zell-RNA ausmachen. Die m-RNA stellt 5–10% der zytoplasmatischen RNA. Die t-RNAs machen 10–15% der Zell-RNA aus. Die zytoplasmatischen RNAs sind in die Proteinbiosynthese einbezogen.

7.2.3 Reaktionen

► Kap. 7.2.2

7.3 Chromatin

Eukaryontische DNA ist mit Histon- und Nichthistonproteinen assoziiert, die das Chromatin des Zellkerns aufbauen. Histone sind kleine Arginin- und Lysinreiche basische Proteine, die mit der sauren DNA Verbindungen eingehen, die als **Nucleosomen** bezeichnet werden. Das Molekulargewicht der Histone liegt zwischen 11.000 und 25.000. Nach ihrer **elektrophoretischen Mobilität** werden sie in 5 Klassen eingeteilt: H1, H2A, H2B, H3 und H4.

7.3.1 Struktur

Je zwei H2A, H2B, H3 und H4 bilden ein tonnenförmiges Octamer (**Core-Protein**), um welches sich die DNA in einer Länge von 140–150 Basenpaaren (1,8 Windungen) in einer linksgängigen Superhelix legt (Nucleosom). Nucleosomen sind durch eine 50–60 Basenpaare lange Linker-DNA verbunden, an die H1 assoziiert ist. Diese »Perlenkette« baut die 10 nm-Fibrille des Chromatins auf, die genetische Aktivität besitzt und die Transkribierbarkeit der DNA gewährleistet.

Die Nucleosomen-Kette verdrillt sich zu der 30 nm-Fibrille (etwa 6 Nucleosomen pro Windung), die genetisch nicht mehr aktiv ist. Mit Hilfe der Nichthistonproteine bilden sich aus der 30 nm-Fibrille hochkondensierte Schleifen, die die DNA-Strukturen in den Chromosomen bestimmen. Histon H1 »verklammert« in der 30 nm-Fibrille benachbarte Nucleosomen.

Prüfungsfallstricke

Grundsätzlich unterscheidet man 2 unterschiedlich stark kondensierte Formen des Chromatins:
- Euchromatin: weniger kondensiert, genetisch aktiv;
- Heterochromatin: genetisch nicht aktiv, wird nicht transkribiert.

Histone werden nicht im Zellkern, sondern im Zytoplasma synthetisiert. Histone sind nicht glycosyliert.

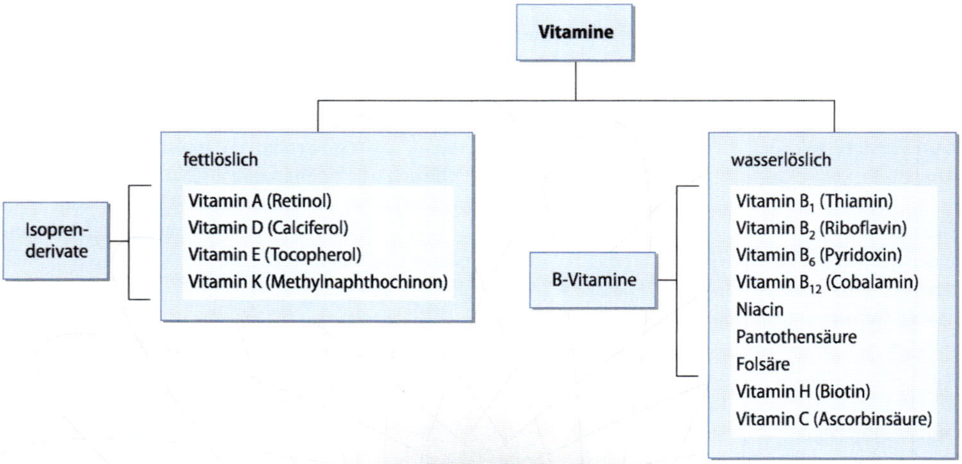

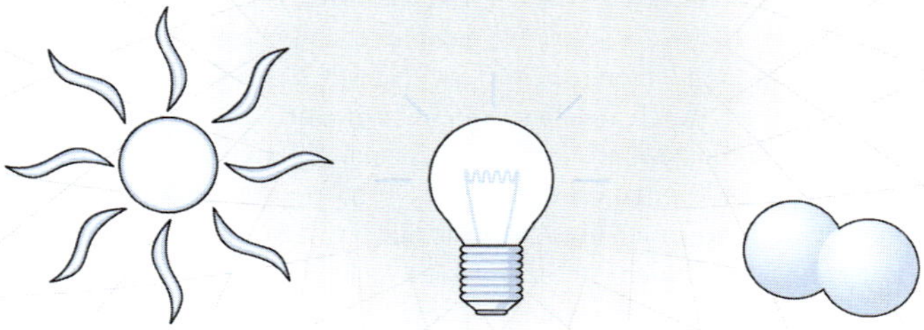

können Vitamine zerstören!

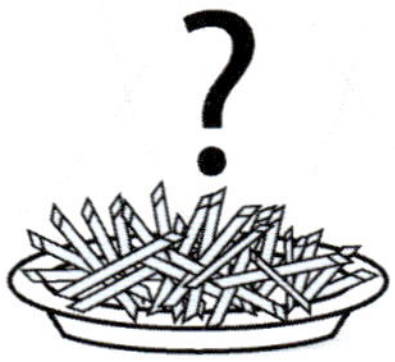

Vitamine sind essentielle Nahrungsbestandteile!

8 Vitamine, Vitaminderivate, Coenzyme

Mind Map

Vitamine sind lebensnotwendige organische Verbindungen, die im Stoffwechsel nicht oder nicht in ausreichender Menge gebildet werden können und mit der Nahrung entweder als fertige Vitamine oder als Provitamine zugeführt werden müssen. Sie sind an katalytischen Reaktionen (als Coenzyme) oder steuernden Funktionen (hormonähnlich) beteiligt. Deshalb werden für physiologische Wirkungen nur geringe Mengen benötigt (0,003–75 mg/Tag).

8.1 Allgemeines

Eine ausreichende Vitaminversorgung ist bei gemischter und abwechslungsreicher Kost gewährleistet. Schwangere und stillende Frauen haben einen erhöhten Vitaminbedarf, der ggf. eine Supplementierung erfordert (s. Folsäure).

Vitaminmangelzustände (Hypovitaminosen) entstehen:
- bei falscher Ernährung (zu geringe Zufuhr, falsche Nahrungsmittelzubereitung),
- bei Beeinträchtigung der intestinalen Resorption (chronische Durchfälle, Malabsorption infolge Atrophie der Dünndarmschleimhaut oder Darmresektion),
- bei erhöhtem Bedarf (Fieber, Stress, Alkohol, Rauchen, Wechselwirkungen mit Arzneimitteln) und
- nach erhöhten Verlusten (z. B. Dialysen bei chronischer Niereninsuffizienz).

Die vielfältige Teilnahme und synergistische Wirkung zahlreicher Vitamine als Coenzyme im Zellstoffwechsel führen häufig auch beim selektiven Mangel eines Vitamins zu wenig charakteristischen Allgemeinsymptomen, da mehrere Stoffwechselprozesse betroffen sein können.

Avitaminosen können zum Tod führen.

Hypervitaminosen sind selten und treten nur bei den fettlöslichen Vitaminen A und D auf, die gespeichert werden können. Der **tägliche Bedarf** ist für die einzelnen Vitamine sehr unterschiedlich. Ein Erwachsener benötigt durchschnittlich 3 µg Vitamin B_{12}, 10 µg Vitamin D, 60–80 µg Vitamin K, 150–300 µg Folsäure, 1 mg Vitamin A, 1,5–2 mg Vitamin B_1, B_2 und B_6, 15–20 mg Niacin, 25 mg Vitamin E und etwa 75 mg Vitamin C.

Merke

Der Bedarf an **Vitaminen** ist bei Säuglingen, Kindern, schwangeren und stillenden Frauen erhöht.

Vitamine sind essenzielle Nahrungsbestandteile und für die Gesundheit des Menschen erforderlich.

8.1.1 Definition und Klassifikation

Vitamine werden nicht nach ihrer chemischen Struktur eingeteilt, sondern nach ihrer Löslichkeit:
- Fettlösliche Vitamine: A, D, E, K; alle fettlöslichen Vitamine sind Isopren-Derivate;
- Wasserlösliche Vitamine: B-Vitamine, Biotin, Vitamin C.

Dabei werden Vorgänge wie Resorption, Transport, Verteilung, Speicherung und Ausscheidung berücksichtigt.

8.1.2 Herkunft und Stabilität

Die Vitaminbiosynthese erfolgt in Mikroorganismen und Pflanzen. Eine Biosynthese durch die Darmflora ist mit Ausnahme von Vitamin K, welches im Kolon resorbiert werden kann, bedeutungslos.

Vitamine können durch Einwirkung von Hitze, Licht, Luftsauerstoff und saure bzw. alkalische pH-Werte zerstört werden. Dem ist bei der Zubereitung von Lebensmitteln Rechnung zu tragen.

Wasserlösliche Vitamine treten in das Kochwasser über.

Beim Lagern von Obst und Gemüse unterliegen zahlreiche Vitamine einem enzymatischen Abbau. Dem lässt sich durch schnellen Verbrauch oder Lagerung bei tiefen Temperaturen (–18°C) begegnen.

8.1.3 Beispiele

Fettlösliche Vitamine

Die fettlöslichen Vitamine sind in Tabelle 8.1 zusammengefasst, die Strukturformeln in Abbildung 8.1 dargestellt.

Vitamin A (Retinol)

Vitamin A besteht aus **4 Isopreneinheiten**. Infolge seiner **mehrfach ungesättigten Polyenstruktur** ist es sehr empfindlich gegenüber Oxidation, Licht und Wärme. Retinal und Retinsäure sind biologisch wichtige Derivate des Retinols.

Vorkommen: Retinol kommt ausschließlich in tierischen Organismen vor, wo es aus den pflanzlichen Pro-

Tab. 8.1. Fettlösliche Vitamine

Name	Nomenklatur nach IUPAC	Wirksame Verbindung
Vitamin A	Retinol	Retinol, Retinal, Retinsäure
Provitamin A	β-Carotin	β–Carotin
Vitamin D	Calciferole	Ergocalciferol (D_2), Cholecalciferol (D_3)
Vitamin E	Tocopherole	α-, β-, γ-, δ-Tocopherole
Vitamin K	Methylnaphthochinon	Phyllochinon (K_1), Menachinon

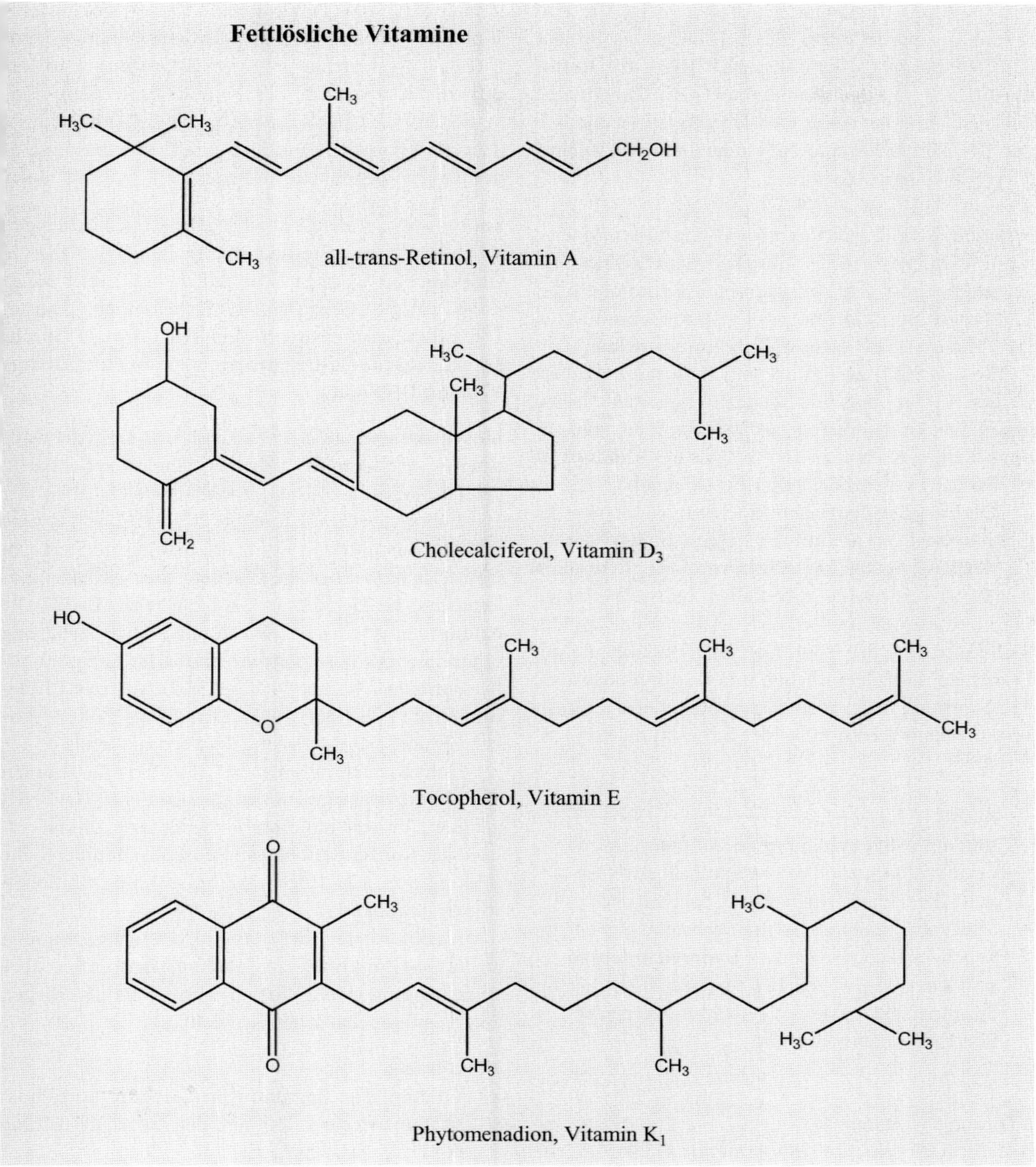

Abb. 8.1. Fettlösliche Vitamine

vitaminen, den Carotinen, gebildet wird. Leber, Milch und Milchprodukte sowie Seefische (Heilbutt, Makrele) sind bedeutende Vitamin-A-Quellen.

Biochemie. Vitamin A wird im Dünndarm resorbiert und zur Leber transportiert. Die **Ester des Retinols** werden im Darm hydrolysiert und Retinol micellar vollständig resorbiert. Lipide und Gallensäuren fördern die Resorption. Vitamin E schützt vor **Oxidation im Magendarmkanal**. In der Mukosa findet eine Veresterung des Retinols mit Palmitinsäure statt. Der Ester wird von Chylomikronen aufgenommen. Über die Chylomikronen remnants gelangt Retinol zur Leber, wo es gespeichert wird.

Transport zu den Zielzellen: Im Blut wird Retinol gebunden an das Retinol bindende Protein (prä-Albumin-Fraktion) transportiert. An den Zielzellen wird Retinol an ein zelluläres Retinol bindendes Protein (CRBP) abgegeben. Es gibt auch **CRBPs für Retinsäure**. Diese transportieren Retinol (Retinsäure) in den Zellkern, wo es an einen nucleären Rezeptor (ähnlich den T3-, Steroid-Rezeptoren) bindet und eine Protein-/Glycoproteinsynthese initiiert.

Funktion. Retinol und Retinsäure beeinflussen Wachstum und Differenzierung von Epithelzellen und Knochengewebe. Retinol (nicht Retinsäure) spielt eine Rolle in der Embryogenese, Morphogenese und Reproduktion (Spermatogenese, Oogenese, Plazenta-Entwicklung).

Retinol kann zu Retinal und Retinsäure oxidiert werden. Retinol und seine Oxidationsprodukte liegen in der Zelle in 2 isomeren Zuständen vor: cis- und all-trans. Retinal ist essenzieller Cofactor des **Rhodopsins** (Sehvorgang s. Lehrbücher der Physiologie).

Die Integrität der Haut und Schleimhäute sowie der Cornea hängt von Retinol ab (Epithelschutz-Vitamin).

Retinol kann auch als **Prohormon** der Retinsäure aufgefasst werden, die in fast allen Zellen über einen Retinoidrezeptor im Zellkern wirkt. Zielzellen der Retinsäure sind die Haut, Cornea, Schleimhäute der Bronchien, Lungenepithelien und das Immunsystem. Retinsäure reguliert über Rezeptorproteine im Zellkern die Genexpression bei der Entwicklung von Epithelien.

KLINIK

Vitamin-A-Hypovitaminosen sind gekennzeichnet durch Nachtblindheit, Xerophthalmie, Verhornung der Cornea; Hyperkeratose der Haut und Schleimhäute; Störungen des Wachstums und der Knochenbildung bei Kindern. **Hypervitaminosen** sind sehr selten. Sie zeigen eine unspezifische Symptomatik: Schmerzen, Periostverdickung der Röhrenknochen, Haarverlust.

β-Carotin (Provitamin A)

β-Carotin (Provitamin A) kommt nur in Pflanzen vor. Es wird im Dünndarm zusammen mit Fetten resorbiert. In der Mukosa wird es zu 2 Molekülen Retinal oxidativ gespalten. Ein Teil gelangt unverändert zur Leber. Retinal wird zu Retinol reduziert oder zu Retinsäure oxidiert.

Merke

β-Carotin ist ein wichtiges **Antioxidans und Radikalfänger** in der Lipidphase. Es inaktiviert am effizientesten Singulett-Sauerstoff.

Vitamin D (Vitamin D-Hormon)

Vitamin D ist ein Oberbegriff für Seco-Steroide, deren B-Ring aufgebrochen ist. Von Bedeutung sind das pflanzliche Ergocalciferol (D_2) und das tierische Cholecalciferol (D_3). Beide unterscheiden sich nur dadurch, dass das pflanzliche Produkt eine Doppelbindung in der Isooctyl-Seitenkette besitzt.

Vorkommen: Vitamin D ist in nur geringen Mengen v. a. in tierischen Produkten enthalten. Fischleberöle sind reich an Vitamin D. In Milch und Butter hängt der Vitamin D-Gehalt von der Jahreszeit ab (Vitamin D-Synthese im Sommer höher). **Die normale Durchschnittskost des Mitteleuropäers ist nur eine dürftige Vitamin D-Quelle**.

Biosynthese: Cholecalciferol kann aus **7-Dehydrocholesterol**, welches in der Leber aus Cholesterol entsteht, gebildet werden. 7-Dehydrocholesterol wird in der Haut abgelagert und durch UV-Licht (280–340 nm) und Wärme mittels Spaltung des B-Rings im Steran zu Cholecalciferol umgelagert. In der Leber wird das Cholecalciferol zu 25-Hydroxy-Cholecalciferol (25-OH-D_3) oxidiert. In der Niere wird durch 1-Hydroxylierung unter Einwirkung des **Parathormons** die biologisch aktive Form des Vitamin D_3, das **1,25-Dihydroxy-Cholecalciferol (1,25-$(OH)_2$-D_3, Calcitriol)**, gebildet. Ähnlich verläuft die Aktivierung des Ergocalciferols.

Hohe Konzentrationen an 1,25-$(OH)_2$-D_3 hemmen die 1-Hydroxylase. Dafür wird alternativ 24,25-$(OH)_2$-D_3 gebildet, dessen biologische Bedeutung unklar ist. Niedrige Konzentrationen an Phosphat stimulieren die Bildung von 1,25-$(OH)_2$-D_3, hohe Konzentrationen wirken hemmend.

Im Blut werden die Vitamin D-Derivate gebunden an die **Gc-Globuline** (α_2-Globuline) transportiert. Ihre Ausscheidung erfolgt über die Galle. Sie unterliegen einem enterohepatischen Kreislauf.

Funktionen:

- Vitamin D ist **Regulator im Calcium- und Phosphatstoffwechsel**. Es dient der Aufrechterhaltung des Blutcalciumspiegels!
- 1,25-$(OH)_2$-D_3 wirkt wie ein **Steroidhormon,** welches die Transkription verschiedener Gene in der Darmmukosa, im Knochen und in der Niere reguliert.
- **Darm:** Induktion eines Ca-bindenden Proteins (Calbindin, welches dem Ca-Transport durch die Mukosa dient), der alkalischen Phosphatase und einer Ca^{2+}-ATPase. Es erhöht die Permeabilität der Mukosa für Calcium und Phosphat.
- **Knochen:** Durch Angriff an den Osteoklasten in den Knochendiaphysen werden Calcium und Phos-

phat mobilisiert. In den Osteoblasten wird die Bildung von Kollagen, Matrixproteinen und Osteocalcin induziert.
- **Niere:** Erhöhte Calciumresorption in den distalen Nierentubuli.

Bedarf: Vitamin D hat eine Sonderstellung, da es aufgrund körpereigener Synthese nicht unbedingt mit der Nahrung zugeführt werden muss. Entscheidend ist jedoch die Sonnenexposition (Klima, Luftverschmutzung, Kleidung).

Cholecalciferol wird Milch, Butter und Margarine als Nahrungsergänzungsmittel zugesetzt.

KLINIK

Vitamin-D-Mangel führt zu **Rachitis mit Hyperphosphaturie und Hypophosphatämie**, Ausbleiben der Mineralisierung neugebildeten Knochens, nach der Pubertät: Osteomalazie.

»Immigranten-Syndrom«: dunkle Hautfarbe verleiht UV-Resistenz – daher ist die Cholecalciferolbildung in Regionen mit geringer Sonneneinstrahlung besonders vermindert.

Verhüllende Kleidung trägt aufgrund des dann fehlenden UV-Lichts auch zur verminderten Cholecalciferolsynthese bei.

Vitamin E (Tocopherole)

Tocopherole bestehen aus einem **Chromanring mit einer Seitenkette aus 3 Isopreneinheiten**. Die einzelnen Tocopherole unterscheiden sich durch die Stellung und Anzahl der Methylgruppen an der Seitenkette.

Vorkommen: Vitamin E kommt besonders reichlich in Pflanzenölen, Getreideprodukten und auch in tierischen Ernährungsmitteln vor.

Biochemie: Es wird im proximalen Dünndarm zusammen mit Fetten resorbiert. Im Blut wird es zusammen mit den VLDL und LDL transportiert. Vitamin E wird nicht gespeichert.

Funktion: Antioxidans für ungesättigte Verbindungen (essenzielle Fettsäuren, Carotine, Vitamin A), Inaktivierung von Peroxiden und Radikalen.

KLINIK

Infolge seiner antioxidativen Wirkungen wird die therapeutische Anwendung von Vitamin E bei mit **oxidativem Stress** in Zusammenhang stehenden Syndromen in Erwägung gezogen.

Vitamin K (Antihämorrhagisches Vitamin)

Das Grundgerüst des Vitamin K ist ein **Methylnaphtochinon mit isoprenoiden Seitenketten**. Seine biologische Wirkung ist an das Vorhandensein einer Methylgruppe am C_2 des Chinonrings gebunden. Vitamin K_1 ist das pflanzliche Phytomenadion. Vitamin K_2 sind die bakteriellen Menachinone. Vitamin K_3 ist ein synthetisches Produkt (Medikament), an welches im Organismus eine isoprenoide Seitenkette angelagert wird. Infolge der **Hitzestabilität** des Vitamins treten bei der Speisezubereitung kaum Verluste auf. In pflanzlichen und tierischen Nahrungsmitteln ist es weit verbreitet. Früchte und Getreide sind allerdings arm an Vitamin K.

Biochemie: Vitamin K wird in den oberen Dünndarmabschnitten zusammen mit Lipiden resorbiert. Auch eine Resorption im Colon aus einer mikrobiellen Synthese ist möglich. Im Blut wird es gebunden an VLDL transportiert. Es kann nicht gespeichert werden.

Funktion: Vitamin K ist **Coenzym für die γ-Carboxylierung** von Glutamat-Resten der Gerinnungsfaktoren II, VII, IX, X, C und S und von calciumbindenden Proteinen des Knochens (Osteocalcin). Die Proteine erhalten nach der Carboxylierung die Fähigkeit, Ca^{2+}-Ionen zu binden.

Die Vitamin K-abhängige Carboxylase carboxyliert Glutamat-Reste unter Verbrauch von CO_2 und O_2 zu γ-Carboxy-Glutamat, wobei Vitamin K-Hydrochinon in ein Epoxid übergeht. Das Epoxid wird durch eine Epoxid-Reductase und eine Chinon-Reductase, die beide durch Cumarine (Vitamin K-Antagonisten) gehemmt werden, wieder in das funktionsfähige Hydrochinon überführt.

Neugeborene besitzen nur geringe Vitamin K-Vorräte, da Vitamin K die Plazenta schlecht passiert.

KLINIK

Eine Vitamin-K-Hypovitaminose manifestiert sich als **Blutungsneigung** (Hämorrhagie) und ist meist das Ergebnis einer Dicumarol-Therapie.

Dabei ist zu beachten: **Cumarine** hemmen nicht die Vitamin K-Synthese, sondern die Synthese Vitamin-K-abhängiger Gerinnungsfaktoren durch Blockade der Regenerierung des **Vitamin-K-Epoxids** durch die Epoxid- und Chinon-Reduktasen.

Wasserlösliche Vitamine

Wasserlösliche Vitamine werden in ▫ Tabelle 8.1 zusammengefasst; die Strukturformeln in ▫ Abbildung 8.2 dargestellt.

Tab. 8.2. Wasserlösliche Vitamine

Name	Nomenklatur nach IUPAC	Wirksame Verbindung
a) B-Vitamine		
Vitamin B_1	Thiamin	Thiamindiphosphat (TDP, TPP)
Vitamin B_2	Riboflavin	FMN, FAD
Vitamin B_6	Pyridoxin, Pyridoxal, Pyridoxamin	Pyridoxalphosphat (PALP)
Vitamin B_{12}	Cobalamine	Methyl-Cobalamin, Desoxyadenosyl-Cobalamin
Niacin	Niacin	NAD^+/NADP+
Pantothensäure	Pantothensäure	Coenzym A
Folsäure	Folsäure	Tetrahydrofolsäure (FH_4)
b) Vitamin H	Biotin	
c) Vitamin C	Ascorbinsäure	

Vitamin B_1 (Thiamin)

Vitamin B_1 besteht aus einem **Pyrimidin- und einem Thiazolring**, die über eine Methylengruppe miteinander verbunden sind.

Vorkommen: In tierischen und pflanzlichen Lebensmitteln, vorrangig in Getreideprodukten. Thiamin befindet sich besonders im Keim und in der Aleuronschicht der Getreidekörner, die bei hoch ausgemahlenen (weißen) Mehlen entfernt wird (künstlicher Zusatz durch die Getreide-Industrie).

Neben Vollkornprodukten spielen Kartoffeln und Schweinefleisch eine wichtige Rolle für die tägliche Bedarfsdeckung.

Biochemie: Resorption im Dünndarm als freies Thiamin über einen aktiven Na^+-abhängigen Transport, bei hohem Angebot auch durch freie Diffusion. Thiaminphosphate werden nicht resorbiert. Nach Resorption erfolgt Phosphorylierung in der Darmwand und Transport zur Leber. Eine weitgehende Rückresorption findet in den Nierentubuli statt.

Funktion: Als Thiamindiphosphat (TDP, TPP) Coenzym der α-Ketosäure-Dehydrogenase-Komplexe und der Transketolase im Pentosephosphat-Zyklus (Überträger von Aldehyden).

Der Bedarf ist nicht konstant und hängt vom Energiestoffwechsel ab (z. B. Leistungssportler haben einen höheren Bedarf).

KLINIK

Vitamin-B_1-Mangel: **Beri-Beri**, die sich als kardiovaskuläre Form und/oder als in Form neurologischer Störungen (Polyneuropathie) manifestiert. Chronischer Alkoholkonsum kann zu einem Vitamin-B_1-Mangel führen.

Vitamin B_2 (Riboflavin)

Vitamin B_2 besteht aus dem **heterozyklischen Isoalloxazinring**, an welchen der Zuckeralkohol Ribitol gebunden ist.

Vorkommen: Riboflavin ist im Tier- und Pflanzenreich weit verbreitet. Für die Ernährung sind Milch und Milchprodukte, Fleisch und Fisch von entscheidender Bedeutung. Weiße Mehle sind arm an Riboflavin.

Biochemie: Die Resorption erfolgt im proximalen Dünndarm aktiv als freies Riboflavin. In der Mukosa wird es zu FMN phosphoryliert und im Blut gebunden an Albumin zur Leber transportiert. Die Ausscheidung geschieht über die Niere.

Funktion: Als Bestandteil der Coenzyme FMN und FAD ist es prosthetische Gruppe der Flavin-Enzyme (Dehydrogenasen und Oxidasen).

Prüfungsfallstricke

Flavin-abhängige Oxidasen katalysieren die Bildung von H_2O_2 bzw. von O_2^-. Viele dieser Oxidasen enthalten Cu. Flavin-abhängige Dehydrogenasen werden in der Atemkette oxidiert.

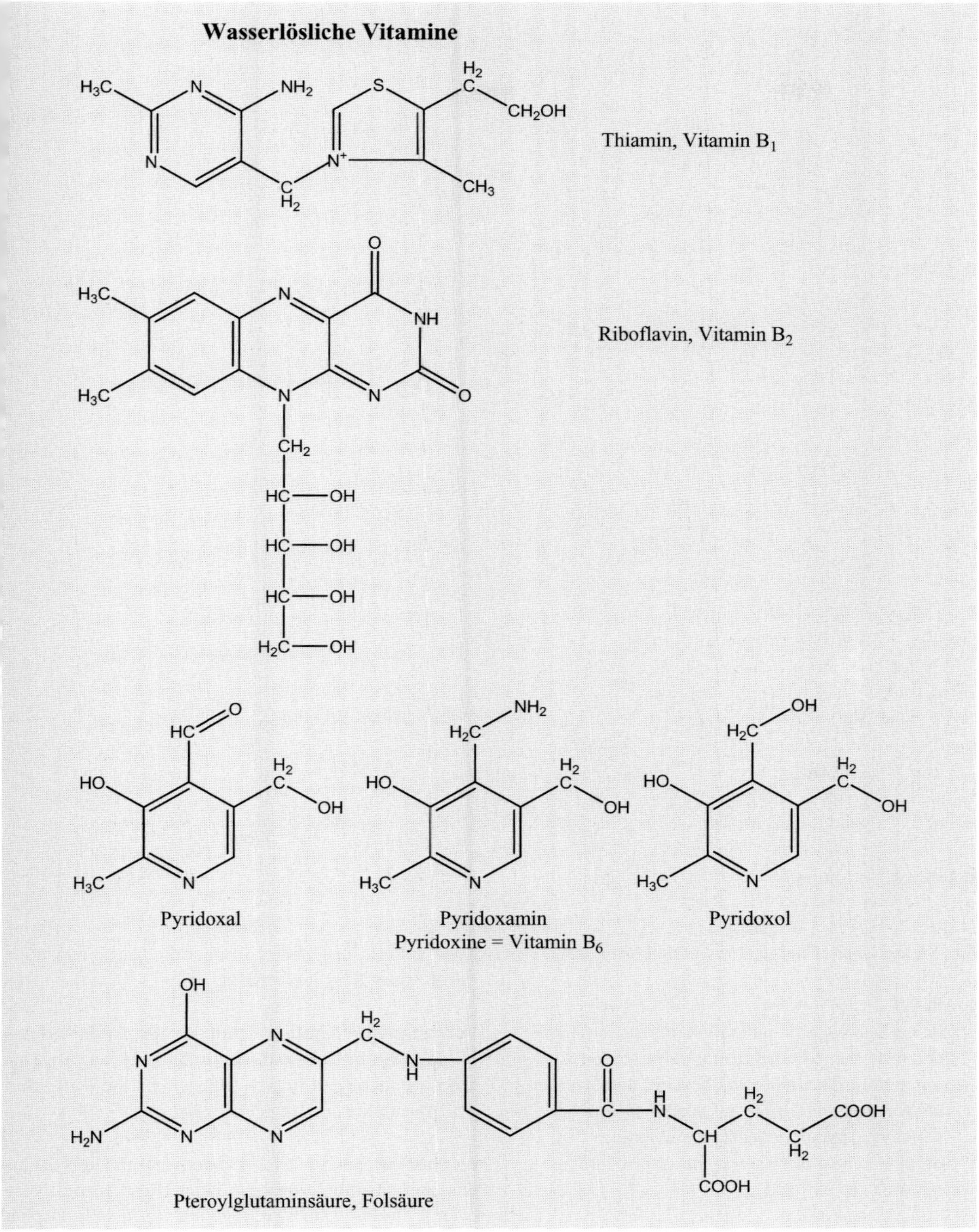

Abb. 8.2. Wasserlösliche Vitamine

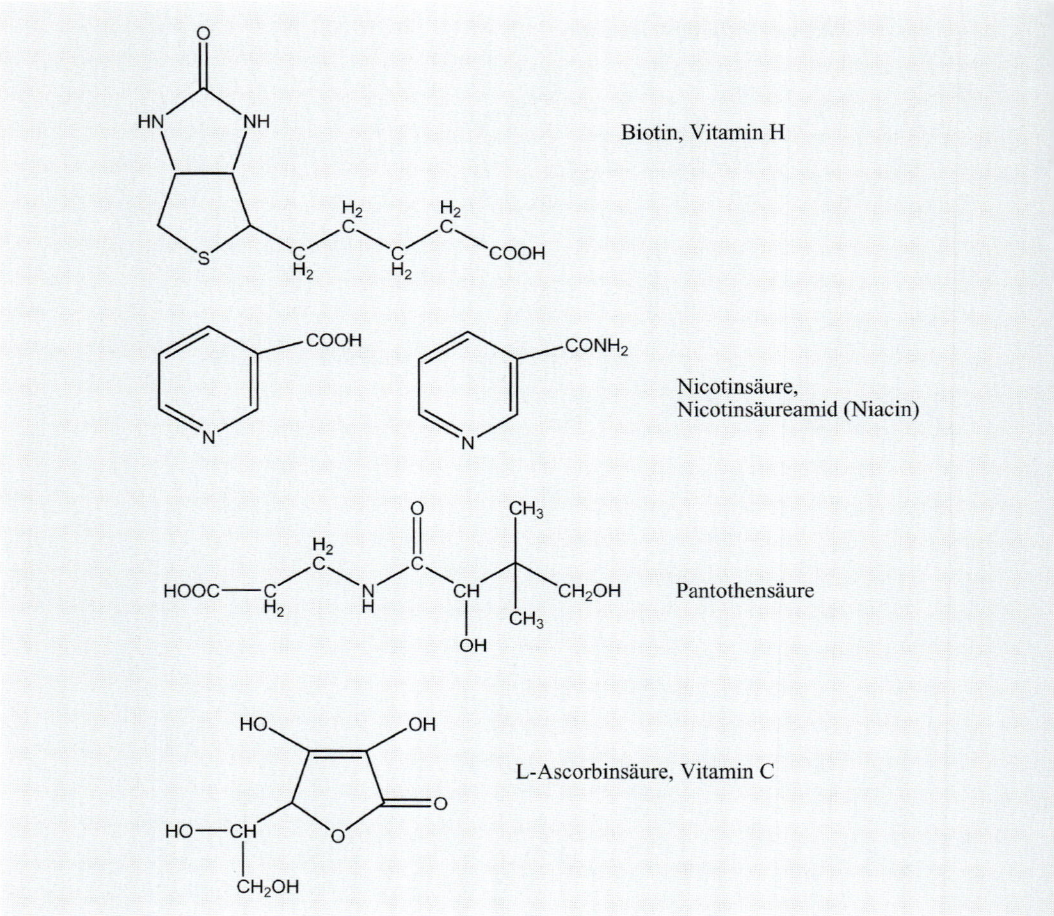

Abb. 8.2 (Fortsetzung)

Der Bedarf ist am Energiestoffwechsel orientiert.

> **KLINIK**
> Reiner B_2-Mangel ist sehr selten und meist mit anderen Vitamin-B-Mangelzuständen assoziiert. Es treten **Veränderungen an der Haut, den Schleimhäuten und der Cornea** auf. Vitamin B_2 wird nach schweren Operationen, Alkoholmissbrauch und bei Einnahme oraler Kontrazeptiva vermehrt benötigt.

Vitamin B_6 (Pyridoxin, Pyridoxal, Pyridoxamin)

Es besteht aus einem **Pyridinring**, der die folgenden Substituenten trägt: eine Methylgruppe, eine Hydroxylgruppe sowie 2 Hydroxymethylgruppen (Pyridoxin). Im Pyridoxal ist eine Hydroxymethylgruppe zum Aldehyd oxidiert, im Pyridoxamin ist die Carbonylgruppe durch einen NH_2-Rest ersetzt.

Vorkommen: Vitamin B_6 ist in der Natur weit verbreitet. Fleisch und Leber sind besonders reich an Pyridoxin, aber auch Kartoffeln, Gemüse, Getreide, Milch und Milchprodukte enthalten viel B_6.

Biochemie: Es wird schnell in den oberen Dünndarmabschnitten aktiv resorbiert. In der Dünndarmmukosa erfolgt die Phosphorylierung zum Pyridoxalphosphat (PALP). Im Blut wird es gebunden an Albumin transportiert. Die Eliminierung findet in der Niere als Pyridoxinsäure statt.

Funktion: Als Coenzym Pyridoxalphosphat (PALP) spielt Vitamin B_6 eine überragende Rolle im Stoff-

Tab. 8.3. Funktionen des Vitamin B_6

Enzym	Funktion
Aminotransferasen	Abbau von Aminosäuren an der α-Aminogruppe
Aminosäuredecarboxylase	Bildung biogener Amine
Serin-Hydroxymethyl-Transferase	reversible Umwandlung von Serin in Glycin
Threoninaldolase	Spaltung von Threonin in Glycin und Acetaldehyd
Kynureninase	Tryptophanabbau, Überführung von Kynurenin in 5-Hydroxyanthranilsäure
Threonin/Serindehydratase	eliminierende Desaminierung von Serin und Threonin
Cysteindesulfhydrase	eliminierende Desaminierung von Cystein
Cystathioninsynthase und Cystathioninlyase	Methionin-Abbau; Cystathioninbildung und -abbau
δ-Aminolävulinatsynthase	Häm-Synthese
Lysyloxidase	Quervernetzungen im Kollagen und Elastin
Serin-Palmitintransferase	Sphingosinsynthese

wechsel der Aminosäuren (Transaminierung, eliminierende Desaminierung, Aminosäuredecarboxylasen, Aminosäurelyasen) (Tab. 8.3).

Der Bedarf hängt im Wesentlichen vom Protein-(Aminosäure-) Umsatz ab. Bestimmte Medikamente, die Vitamin B_6 binden (INH = Isonicotinsäurehydrazid, Hydralazine, D-Penicillamin), erhöhen den Bedarf.

KLINIK

Ein **isolierter B_6-Mangel** ist sehr selten. Die Symptomatik besteht in einer Dermatitis, Schlaflosigkeit, erhöhter Reizbarkeit, Neuropathien, Fe-refraktärer Anämie und einer Oxalaturie (Nephrolithiasis).

Vitamin B_{12} (Cobalamin)

Cobalamine besitzen ein **Porphyrinring-ähnliches Corrin-Ringsystem** mit einem zentralen Cobaltatom, dessen Wertigkeit zwischen Co^+ und Co^{3+} wechseln kann (Abb. 8.3). Die Koordinationszahl ist 6. Co tätigt 4 Bindungen zu den N-Atomen der Pyrrolringe, die 5. Bindungsstelle ist mit Dimethylbenzimidazol besetzt. An die 6. Bindungsstelle können CN^-, OH^-, $-CH_3$, Desoxyadenosylreste oder H_2O gebunden werden; demnach kann –R in Abbildung 8.3 sein:

- 5′-Desoxyadenosyl = 5′Desoxyadenosylcobalamin
- $-CH_3$= Methylcobalamin
- –CN= Cyanocobalamin
- –OH= Hydroxocobalamin
- $-H_2O$= Aquocobalamin
- $-NO_2$= Nitritocobalamin.

Diese Reste haben therapeutische Bedeutung; therapeutisch werden Cyanocobalamin oder Hydroxycobalamin verwendet.

Vorkommen: Cobalamine werden nur durch Mikroorganismen gebildet!

Cobalamin-Quellen für den Menschen sind v. a. tierische Produkte (Leber, Niere, Herz, Eier, Milch). Vegetarische Kost ist **frei** von Cobalaminen!

Merke

Die Leber kann **Cobalamin** über Jahre speichern (2–5 mg, täglicher Bedarf 2–3 µg)! Die Halbwertszeit des Pools beträgt 485 Tage.

Biochemie: Die Resorption erfolgt im Ileum über spezifische Rezeptoren mit dem Intrinsic Factor, einem Glycoprotein der Parietalzellen der Magenschleimhaut, an den Vitamin B_{12} gebunden werden muss. Dabei wird der **Intrinsic-factor-B_{12}-Komplex** durch einen Releasing Factor (abhängig von Ca^{2+} und ATP) gespalten. Im Blut werden Cobalamine mit Transcobalamin I und II (β-Globuline) transportiert. Die Aufnahme in die Hepatozyten erfolgt durch Endozytose, wobei Transcobalamin II lysosomal abgebaut wird. Transport-Cobalamin enthält Co^{2+}. Intrazelluläres Co ist dreiwertig.

60% des resorbierten Cobalamins gelangen zur Leber, 30% zur Muskulatur und 10% in die übrigen Organe und Gewebe.

Cobalamin wird zum Teil in die Galle ausgeschieden und unterliegt einem enterohepatischen Kreislauf.

Im Zytosol wird Cobalamin in Methylcobalamin, in den Mitochondrien in Desoxyadenosylcobalamin überführt und gespeichert. Desoxyadenosylcobalamin ist Coenzym bei der intramolekularen Umlagerung von Carboxylgruppen bei Methylmalonyl-CoA in Succinyl-CoA.

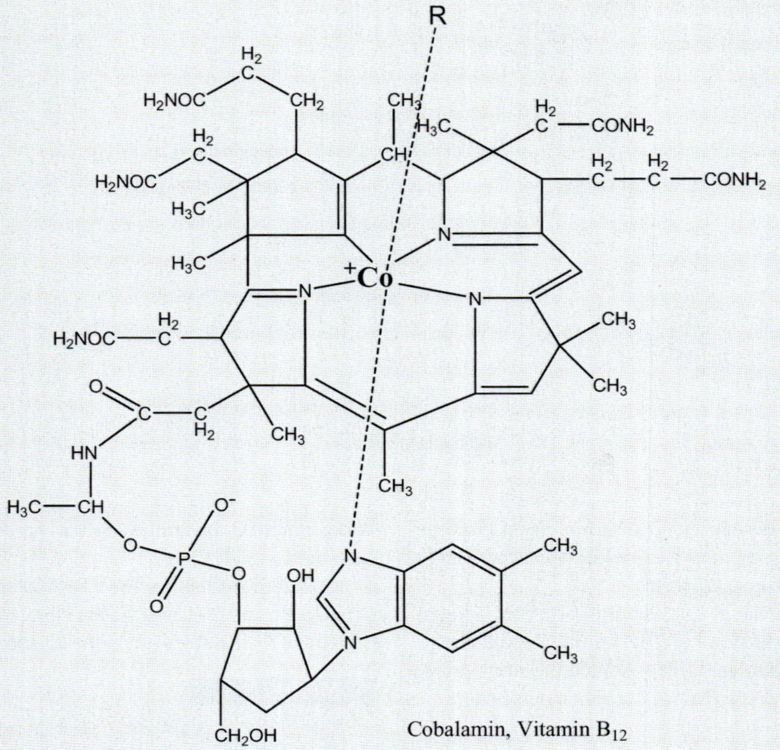

Cobalamin, Vitamin B_{12}

-R kann sein:

5'-Desoxyadenosyl = 5'-Desoxyadenosylcobalamin
$-CH_3$ = Methylcobalamin

-CN = Cyanocobalamin
-OH = Hydroxocobalamin
$-H_2O$ = Aquocobalamin
$-NO_2$ = Nitritocobalamin.
Die abgesetzten Reste haben pharmazeutische Bedeutung.

Abb. 8.3. Cobalamin, Vitamin B_{12}

Methylcobalamin ist an der Methioninsynthese aus Homocystein zusammen mit Methyl-FH_4 beteiligt. Durch diese Reaktion wird zudem FH_4 für den C_1-Stoffwechsel regeneriert.

Merke

Vitamin B_{12} wird ausschließlich von **Mikroorganismen** gebildet. Deshalb kann nur die Zufuhr tierischen Eiweißes den Bedarf decken. Seine Resorption im Ileum ist an den **Intrinsic Factor**, ein Glycoprotein der Magenschleimhaut, gekoppelt. In der Leber wird es gespeichert. Die beim Menschen bekannten Reaktionen sind die **Remethylierung des Homocysteins zu Methionin,** welche auch der Regenerierung von FH_4 dient, sowie die **Bildung von Succinyl-CoA aus Methylmalonyl-CoA**.

KLINIK

Ein Mangel an Vitamin B_{12} führt zur **perniziösen Anämie** und zur **funikulären Spinalerkrankung**. Er kommt zustande durch streng vegetarische Kost, Malabsorption durch fehlenden Intrinsic Factor (Atrophie der Magenschleimhaut, Gastrektomie), Erkrankungen des Dünndarms (Sprue), Fischbandwurm-Befall.

Folsäure

Folsäure ist eine Pteroylglutaminsäure, bestehend aus einem **heterozyklischen Pteridinring**, p-Aminobenzoesäure und Glutaminsäure.

Vorkommen: Folsäure kommt in allen tierischen und pflanzlichen Nahrungsmitteln, zum Teil als Polyglutamat vor. Rindfleisch, Fisch und Obst sind relativ arm an Folsäure.

Biochemie: Folsäure wird als Monoglutamat zu 100% im Dünndarm aktiv resorbiert. Die Resorption wird durch Glucose und Na^+-Ionen gefördert. Polyglutamate werden wesentlich schlechter aufgenommen. Sie müssen durch Carboxypeptidasen erst zum Monoglutamat abgebaut werden.

In der Mukosa und der Leber erfolgt eine Umwandlung in die aktive **Tetrahydrofolsäure** (FH_4) durch die Folatreduktase und die Dihydrofolatreduktase. Im Blut wird Folsäure gebunden an Albumin, Transferrin und α_2-Makroglobulin transportiert. FH_4 wird über die Galle ausgeschieden, eine Rückresorption im Dünndarm ist möglich. Eine Ausscheidung erfolgt auch über die Nieren.

Funktion: FH_4 ist Coenzym im C_1-Stoffwechsel als Formyl-, Methenyl-, Formimino-, Methylen- und Methyl-FH_4 (Tab. 8.4). Die verschiedenen C_1-Verbindungen sind in einander umwandelbar.

KLINIK

Vitamin B_{12} als Methyl-Cobalamin ist ein essenzieller Cofaktor durch die Regenerierung von Methyl-FH_4 zu Tetrahydrofolsäure bei der Remethylierung von Homocystein zu Methionin. Ein Mangel an Vitamin B_{12} führt auch zu einem Mangel an **stoffwechselaktiver Tetrahydrofolsäure**!

Ein Folsäuremangel ist nicht selten, da der Folsäuregehalt der Lebensmittel an der Grenze der wünschenswerten Zufuhr liegt (100–150 µg/Tag). Er ist schwer diagnostizierbar. Hinweise gibt eine **megaloblastische Anämie, verbunden mit Leuko- und Thrombozytopenie.** Schwangere haben einen erhöhten Folsäure-Bedarf. Ein Folsäuremangel in der Schwangerschaft erhöht die Missbildungsrate des Föten, z. B. Spina bifida. Schwangere sollten zusätzlich Folsäure aufnehmen. Alkoholiker haben infolge von Resorptionsstörungen ein Defizit (Ausnahme: Biertrinker).

Niacin (Nicotinsäure, Nicotinamid)

Niacin enthält einen **Pyridinring**, der mit einer COOH-Gruppe (Nicotinsäure) oder einer $CO–NH_2$-Gruppe (Nicotinsäureamid) substituiert ist.

Prüfungsfallstricke

Nicotinsäureamid ist Bestandteil der Coenzyme NAD^+ und $NADP^+$ für zahlreiche Dehydrogenasen. NAD ist zudem Substrat für die ADP-Ribosylierung von Proteinen.

Vorkommen: Das Vitamin ist in allen pflanzlichen und tierischen Lebensmitteln reichlich vorhanden.

Biochemie: Die Resorption findet im Dünndarm Carrier-vermittelt und Na^+-abhängig statt. Die Ausscheidung erfolgt im Harn als Methylierungsprodukt.

Tab. 8.4. Coenzym-Funktionen der Folsäure

Reaktion	Funktion
Serin-Hydroxymethyl-Transferase	reversible Umwandlung von Glycin in Serin zusammen mit PALP
Abbau von Formiminoglutamat	Histidinabbau
Abbau von Formylkynurenin	Tryptophanabbau
Spaltung von Glyoxylsäure	Glycinabbau
Purinnucleotidsynthese	C_8 und C_2 des Purinrings
Desoxythymidylatsynthese	Methylierung von Uracil (dUMP) zu Thymin (dTMP) Pyrimidinnucleotidsynthese
Methylierung von Homocystein	Bildung von Methionin aus Homocystein zusammen mit Methyl-Cobalamin

Nicotinsäure kann in einem Nebenweg des Tryptophan-Abbaus gebildet werden. Die Biosynthese deckt den Bedarf nicht.

KLINIK

Eine Niacinmangel-Erkrankung ist die **Pellagra** (Dermatitis, Demenz, Diarrhoe), die kaum mehr beobachtet wird. Es ist zu bedenken, dass es zahlreiche Pharmaka gibt, die einen Niacinmangel induzieren können.

Pantothensäure

Das Vitamin ist eine Verbindung von β-Alanin mit α,γ-Dihydroxy-β,β-dimethylbuttersäure. Es ist Bestandteil des **Coenzym A (CoA).**

Vorkommen: Pantothensäure ist in allen Lebensmitteln ausreichend vorhanden. Sie liegt aber nicht in freier Form vor, sondern ist Bestandteil von CoA.

Biochemie: CoA wird im Dünndarm zu Pantothensäure abgebaut, die vollständig resorbiert wird. Im Blut wird sie an Plasmaproteine gebunden transportiert und über die Niere ausgeschieden.

Funktion: Als Baustein des Coenzyms A dient sie der Aktivierung von Carbonsäuren.

Mangelerscheinungen sind sehr selten und treten zusammen mit anderen Vitamindefiziten auf.

Biotin

Biotin besteht aus einem **Imidazol- und Thiophanring**, der eine Pentansäure-Seitenkette enthält, welche es über Lysin an Carboxylasen bindet.

Vorkommen: Biotin ist in der Natur weit verbreitet und kommt deshalb in allen Lebensmitteln in ausreichender Menge vor.

Merke

Das im Ei-Eiweiß vorhandene **Avidin** bindet Biotin sehr fest und verhindert seine Resorption. Ähnlich wirkt bakterielles Streptavidin. Von ernährungsphysiologischer Signifikanz sind diese Befunde nicht.

Biochemie: Nach Freisetzung aus seinen Eiweißbindungen wird es im Dünndarm Carrier-vermittelt im Symport mit Na^+-Ionen unter Energieverbrauch resorbiert. Im Blut erfolgt der Transport zu 80% an Eiweiße gebunden. Ausscheidungsorte sind Niere und Darm.

Biotin ist das Coenzym von Carboxylasen:
- Pyruvat-Carboxylase,
- Acetyl-CoA-Carboxylase,
- Propionyl-CoA-Carboxylase.

KLINIK

Ein Mangel ist äußerst selten. Die Symptomatik ist unspezifisch.

Vitamin C (Ascorbinsäure)

Biologisch wirksam ist die **L-Ascorbinsäure**, die von den meisten Säugetieren, aber nicht vom Menschen aus Glucose gebildet werden kann. Sie ist leicht oxidierbar. Die Oxidation wird durch Übergangsmetallionen (Cu, Fe) beschleunigt. Sie ist sehr licht- und temperaturempfindlich. Ihr Oxidationsprodukt, die L-Dehydroascorbinsäure, ist biologisch aktiv, da sie im Organismus zu L-Ascorbinsäure reduziert wird (Abb. 8.4). Ascorbinsäure bildet bei Redox-Prozessen Semidehydroascorbinsäure.

Vorkommen: Vitamin C ist in pflanzlichen und tierischen Produkten weit verbreitet. Besonders hoch ist sein Gehalt in frischem Obst und Gemüse. Wichtig für den Vitamingehalt ist die Lagerung und Zubereitung.

Biochemie: Die Resorption von Ascorbinsäure findet im Duodenum und Jejunum über einen aktiven, Na^+-abhängigen Carrier-Transport statt. Im Blut wird sie zu etwa 24% an Plasmaproteine gebunden transportiert. Sie wird zu Oxalsäure, Threose, Erythrulose und Dioxogluconsäure abgebaut. Die Metabolite werden im Harn ausgeschieden.

Funktion: Eine besondere Wirk- oder Coenzymform gibt es nicht. Vitamin C ist an biochemischen Redox-Systemen beteiligt. Es ist ein wichtiges Antioxidans.
- Ascorbinsäure als Radikalfänger:
  - nichtenzymatische Inaktivierung des Superoxidanion-Radikals O_2^- unter Bildung von H_2O_2 und Semidehydroascorbinsäure;
  - Semidehydroascorbinsäure kann zu Ascorbinsäure reduziert werden.
- Beteiligung an Hydroxylierungsreaktionen:
  - Einbeziehung in das Cytochrom P-450 System bei der 7α-Hydroxylierung von Cholesterol (Gallensäurenbiosynthese);
  - Dopamin-β-Hydroxylase (Bildung von Noradrenalin zusammen mit Cu^{2+} und O_2);
  - Hydroxylierung von Tryptophan zum 5-Hydroxytryptophan (Serotoninbildung);
  - Hydroxylierung von Prolin und Lysin (Kollagensynthese) unter Beteiligung von α-Ketoglutarat, Fe^{2+} und O_2.

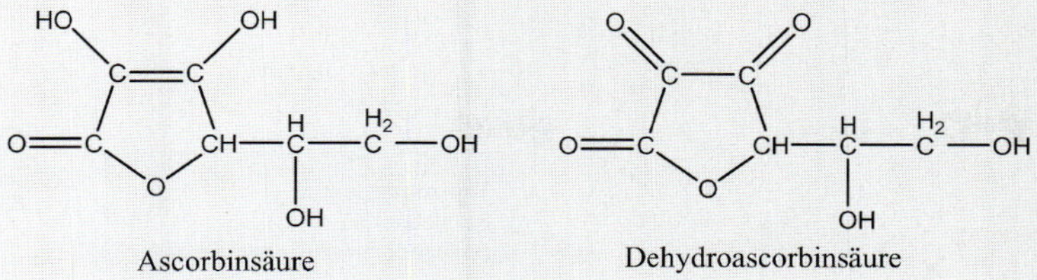

Abb. 8.4. Ascorbinsäure und das Oxidationsprodukt L-Dehydroascorbinsäure

- Beteiligung an Dioxygenase-Reaktionen:
  - Hydroxyphenylpyruvat-Dioxygenase (Bildung von Homogentisinsäure beim Tyrosinabbau zusammen mit Fe^{3+} und O_2);
  - Spaltung von Homogentisinsäure in Maleylacetoacetat;
- Lysyloxidase (Cofaktoren α-Ketoglutarat und Fe^{3+}) zur Bildung von Quervernetzungen im Kollagen und Elastin;
- Bildung von Carnitin aus Lysin (^{6}N-Trimethyllysin-Hydroxylase) unter Beteiligung von α-Ketoglutarat, Fe^{3+} und O_2.
- Peptidylglycin-α-amidierende Oxygenase amidiert Peptide mit einem C-endständigen Glycin, indem durch O_2 Glyoxalat und H_2O abgespalten werden, während die Aminogruppe auf die neue endständige Carboxylgruppe übertragen wird. Beispiele sind Bombesin (Gastrin freisetzendes Peptid), Calcitonin, Cholecystokinin, Oxytocin, Vasopressin u. a.). Cofaktoren sind Fe^{3+} und O_2.
- Förderung der Eisenresorption im Dünndarm;
- Hemmung der Nitrosamin-Bildung; Nitrosamine entstehen aus Nitrit (NO_2^-) und Aminen. Sie sind hepatotoxisch und kanzerogen.
- Einflüsse auf das Immunsystem und endokrine Regelsysteme sind bekannt, aber noch nicht interpretierbar.

KLINIK

Mangelerscheinungen sind **Scorbut und die Müller-Barlow-Erkrankung** (kindlicher Scorbut), die sich v. a. am Bindegewebe manifestieren. Ein frühes Symptom eines Vitamin C-Mangels sind **Blutungen des Zahnfleischs**.

8.2 Biochemischer Mechanismus

Die wasserlöslichen Vitamine entfalten ihre Stoffwechselwirkungen als Bestandteile von Coenzymen. Die fettlöslichen Vitamine A und D binden an spezifische intrazelluläre Rezeptoren und induzieren im Genom spezifische Transkriptionsprozesse. Vitamin K wirkt als Cocarboxylase bei der Carboxylierung von Glutamyl-Resten bei calciumbindenden Proteinen. Die Vitamine A, E und C sowie die ß-Carotene sind wichtige Antioxidanzien. Das Retinal ist am Sehvorgang beteiligt (GK Physiologie, ► Kap. 17.2.3).

8.3 Pathobiochemie

Zu unterscheiden ist zwischen Avitaminosen, Hypovitaminosen und Hypervitaminosen. Hypervitaminosen werden nur bei den fettlöslichen Vitaminen A und D beobachtet. Avitaminosen und Hypovitaminosen sind das Ergebnis einer einer verminderten Zufuhr, einer verringerten Resorption oder einer gestörten Umwandlung in die stoffwechselaktiven Formen.

Klinisch wichtige Hypovitaminosen sind die **Rachitis**, die **Nachtblindheit**, die **perniziöse Anämie** und die **Spina bifida bei Neugeborenen** als Folge eines Folsäuremangels in der Schwangerschaft. Ein allgemeiner Vitaminmangel kann infolge **chronischen Alkoholmissbrauchs** auftreten.

Thermodynamik
bezeichnet die Energieumwandlung der Lebensprozesse

1. Hauptsatz der Thermodynamik
(Energieerhaltungssatz)

$$U' - U'' = \Delta U = Q + A$$

U = innere Energie eines Systems
Q = Wärme
A = Arbeit

formuliert: Energie kann übertragen und umgewandelt werden, aber nicht erzeugt oder zerstört werden

2. Hauptsatz der Thermodynamik

$$\Delta G = \Delta H - T\Delta S$$

G = freie Enthalpie
H = Gesamtenthalpie
S = Entropie

formuliert: jeder Energietransfer oder Energiewandel vergrößert die Entropie (Unordnung) des Universums

Kinetik
(Reaktionsgeschwindigkeit)

↓

Umwandlung des Ausgangsprodukts A zu Endprodukt Y

$$-d[A]/dt = +d[Y]/dt = v[mol/s]$$

Alles was sich bewegt, besitzt kinetische Energie! → In Form von Brown-Molekularbewegung → **keine** Arbeit

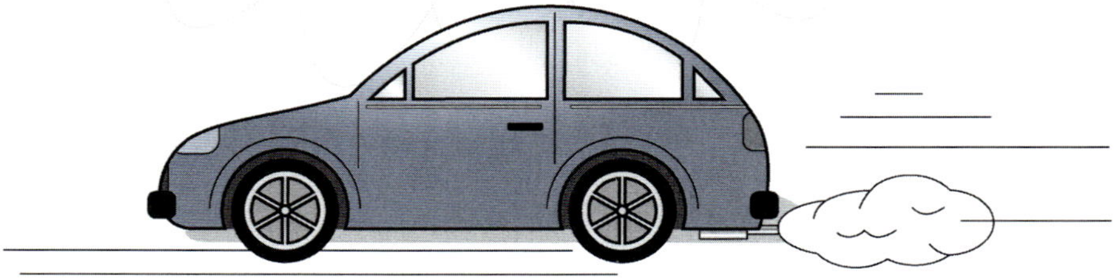

9 Grundlagen der Thermodynamik und Kinetik

Mind Map

Die Thermodynamik beschreibt die bei Zustandsänderungen (z. B. chemischen Reaktionen, Temperatur) auftretenden Energieaustauschvorgänge. Sie gestattet Aussagen über die Möglichkeit des Ablaufs chemischer Reaktionen. Die Kinetik beschreibt die Abhängigkeit der Reaktionsgeschwindigkeit chemischer Reaktionen von ihren Mechanismen.

9.1 Grundbegriffe der Energetik und Kinetik

Zu den Grundlagen und Grundbegriffen der Thermodynamik und Kinetik wird auf die Ausführungen im Kapitel 3 (besonders ► Kap. 3.1.2 und ► Kap. 3.1.3) verwiesen.

Sachverzeichnis

A

B

C

F

G

H

I

J

K

L

M

N

O

P

Q

R

S

T

U

V

W

X

Y

Z

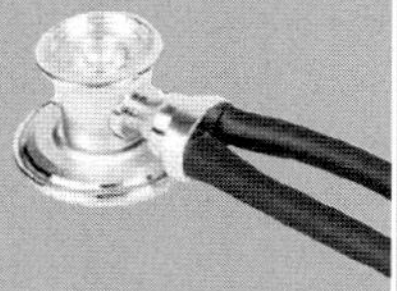

Original Prüfungsfragen

www.lehrbuch-medizin.de

Mit Buch und Website zum Erfolg

- Original-Prüfungsfragen von 2002 bis heute
- mit ausführlichen Antwortkommentaren
- personalisierter Zugang und personalisierte Erfolgsstatistiken
- gezielte Vorbereitung und organisierte Planung der nächsten Lerninhalte
- Forum zum Austausch mit Leidensgenossen
- Prüfungssimulation – kreuzen bis zum »Nichts geht mehr«
- Fragenauswahl möglich – heute nur Biochemie? Morgen dann alles zur Niere?

Alles was Sie brauchen sind PIN, PC und WWW!

Und so funktioniert es:

1. PC mit Online-Anschluss und Buch mit PIN
2. auf www.lehrbuch-medizin.de gehen – auf Original Prüfungsfragen klicken und registrieren
3. siebenstellige PIN hier rechts im Buchdeckel freirubbeln
4. mit der PIN den persönlichen Zugang zu den Prüfungsfragen freischalten
5. die PIN verfällt, sobald die Neuauflage des Buches erschienen ist

Wichtige Hinweise

- Sobald die PIN freigerubbelt ist, kann das Buch nicht mehr zurückgegeben werden.
- Der Zugang zu den Original-Prüfungsfragen mit Antwortkommentaren ist nur dem Käufer eines Buches mit PIN gestattet und ausschließlich für den eigenen, privaten Gebrauch bestimmt.
- Der Zugang darf nicht weitergegeben, verkauft oder gemeinsam genutzt werden

Alle Informationen und Nutzungsbedingen finden Sie auf www.lehrbuch-medizin.de.